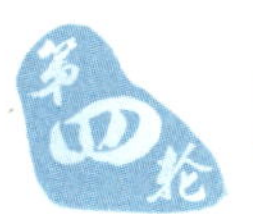

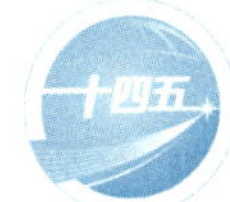

国家卫生健康委员会“十四五”规划教材

全国高等中医药教育教材

供中医学、针灸推拿学、中西医临床医学、护理学、中药学、康复治疗学等专业用

生理学

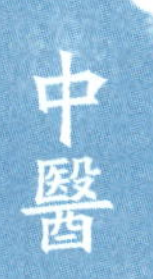

第4版

主　编　郭　健　杜　联

副主编　周乐全　尤行宏　李　育　韩　曼

人民卫生出版社

·北京·

图书在版编目（CIP）数据

生理学 / 郭健，杜联主编．—4 版．—北京：人民卫生出版社，2021.7（2025.11 重印）
ISBN 978-7-117-31586-9

Ⅰ. ①生… Ⅱ. ①郭…②杜… Ⅲ. ①人体生理学 — 中医学院 — 教材 Ⅳ. ①R33

中国版本图书馆 CIP 数据核字（2021）第 118664 号

生 理 学
Shenglixue
第 4 版

主 编：郭 健 杜 联
出版发行：人民卫生出版社（中继线 010-59780011）
地 址：北京市朝阳区潘家园南里 19 号
邮 编：100021
E - mail：pmph @ pmph.com
购书热线：010-59787592 010-59787584 010-65264830
印 刷：三河市宏达印刷有限公司
经 销：新华书店
开 本：850 × 1168 1/16 印张：21
字 数：550 千字
版 次：2003 年 12 月第 1 版 2021 年 7 月第 4 版
印 次：2025 年 11 月第 11 次印刷
标准书号：ISBN 978-7-117-31586-9
定 价：72.00 元
打击盗版举报电话：010-59787491 E-mail：WQ @ pmph.com
质量问题联系电话：010-59787234 E-mail：zhiliang @ pmph.com

编　委（按姓氏笔画排序）

王冰梅（长春中医药大学）
王红伟（河南中医药大学）
尤行宏（湖北中医药大学）
方　燕（浙江中医药大学）
甘贤兵（安徽中医药大学）
包怡敏（上海中医药大学）
伍庆华（江西中医药大学）
伍冠一（广西中医药大学）
刘慧敏（山东中医药大学）
汝　晶（云南中医药大学）
杜　联（成都中医药大学）
李　育（南京中医药大学）
李　韶（大连医科大学）
李白雪（成都中医药大学）
明海霞（甘肃中医药大学）
周乐全（广州中医药大学）
赵焕新（山西中医药大学）
施文荣（福建中医药大学）
郭　健（北京中医药大学）
彭　芳（贵州中医药大学）
蒋淑君（滨州医学院）
韩　曼（陕西中医药大学）
程　薇（北京中医药大学）
曾　辉（湖南中医药大学）
谭俊珍（天津中医药大学）
薛明明（内蒙古医科大学）

秘　书　陈俞材（北京中医药大学）

数字增值服务编委会

主　编　郭　健　杜　联

副主编　周乐全　尤行宏　李　育　韩　曼

编　委　（按姓氏笔画排序）

王冰梅（长春中医药大学）　李白雪（成都中医药大学）
王红伟（河南中医药大学）　明海霞（甘肃中医药大学）
尤行宏（湖北中医药大学）　周乐全（广州中医药大学）
方　燕（浙江中医药大学）　赵焕新（山西中医药大学）
甘贤兵（安徽中医药大学）　施文荣（福建中医药大学）
包怡敏（上海中医药大学）　郭　健（北京中医药大学）
伍庆华（江西中医药大学）　彭　芳（贵州中医药大学）
伍冠一（广西中医药大学）　蒋淑君（滨州医学院）
刘慧敏（山东中医药大学）　韩　曼（陕西中医药大学）
汝　晶（云南中医药大学）　程　薇（北京中医药大学）
杜　联（成都中医药大学）　曾　辉（湖南中医药大学）
李　育（南京中医药大学）　谭俊珍（天津中医药大学）
李　韶（大连医科大学）　薛明明（内蒙古医科大学）

秘　书　陈俞材（北京中医药大学）

修订说明

为了更好地贯彻落实《中医药发展战略规划纲要(2016—2030年)》《中共中央国务院关于促进中医药传承创新发展的意见》《教育部 国家卫生健康委 国家中医药管理局关于深化医教协同进一步推动中医药教育改革与高质量发展的实施意见》《关于加快中医药特色发展的若干政策措施》和新时代全国高等学校本科教育工作会议精神,做好第四轮全国高等中医药教育教材建设工作,人民卫生出版社在教育部、国家卫生健康委员会、国家中医药管理局的领导下,在上一轮教材建设的基础上,组织和规划了全国高等中医药教育本科国家卫生健康委员会"十四五"规划教材的编写和修订工作。

为做好新一轮教材的出版工作,人民卫生出版社在教育部高等学校中医学类专业教学指导委员会、中药学类专业教学指导委员会和第三届全国高等中医药教育教材建设指导委员会的大力支持下,先后成立了第四届全国高等中医药教育教材建设指导委员会和相应的教材评审委员会,以指导和组织教材的遴选、评审和修订工作,确保教材编写质量。

根据"十四五"期间高等中医药教育教学改革和高等中医药人才培养目标,在上述工作的基础上,人民卫生出版社规划、确定了第一批中医学、针灸推拿学、中医骨伤科学、中药学、护理学5个专业100种国家卫生健康委员会"十四五"规划教材。教材主编、副主编和编委的遴选按照公开、公平、公正的原则进行。在全国50余所高等院校2 400余位专家和学者申报的基础上,2 000余位申报者经教材建设指导委员会、教材评审委员会审定批准,聘任为主编、副主编、编委。

本套教材的主要特色如下:

1. 立德树人,思政教育　坚持以文化人,以文载道,以德育人,以德为先。将立德树人深化到各学科、各领域,加强学生理想信念教育,厚植爱国主义情怀,把社会主义核心价值观融入教育教学全过程。根据不同专业人才培养特点和专业能力素质要求,科学合理地设计思政教育内容。教材中有机融入中医药文化元素和思想政治教育元素,形成专业课教学与思政理论教育、课程思政与专业思政紧密结合的教材建设格局。

2. 准确定位,联系实际　教材的深度和广度符合各专业教学大纲的要求和特定学制、特定对象、特定层次的培养目标,紧扣教学活动和知识结构。以解决目前各院校教材使用中的突出问题为出发点和落脚点,对人才培养体系、课程体系、教材体系进行充分调研和论证,使之更加符合教改实际、适应中医药人才培养要求和社会需求。

3. 夯实基础,整体优化　以科学严谨的治学态度,对教材体系进行科学设计、整体优化,体现中医药基本理论、基本知识、基本思维、基本技能;教材编写综合考虑学科的分化、交叉,既充分体现不同学科自身特点,又注意各学科之间有机衔接;确保理论体系完善,知识点结合完备,内容精练、完整,概念准确,切合教学实际。

4. 注重衔接,合理区分　严格界定本科教材与职业教育教材、研究生教材、毕业后教育教材的知识范畴,认真总结、详细讨论现阶段中医药本科各课程的知识和理论框架,使其在教材中得以凸显,既要相互联系,又要在编写思路、框架设计、内容取舍等方面有一定的区分度。

5. 体现传承，突出特色 本套教材是培养复合型、创新型中医药人才的重要工具，是中医药文明传承的重要载体。传统的中医药文化是国家软实力的重要体现。因此，教材必须遵循中医药传承发展规律，既要反映原汁原味的中医药知识，培养学生的中医思维，又要使学生中西医学融会贯通，既要传承经典，又要创新发挥，体现新版教材“传承精华、守正创新”的特点。

6. 与时俱进，纸数融合 本套教材新增中医抗疫知识，培养学生的探索精神、创新精神，强化中医药防疫人才培养。同时，教材编写充分体现与时代融合、与现代科技融合、与现代医学融合的特色和理念，将移动互联、网络增值、慕课、翻转课堂等新的教学理念和教学技术、学习方式融入教材建设之中。书中设有随文二维码，通过扫码，学生可对教材的数字增值服务内容进行自主学习。

7. 创新形式，提高效用 教材在形式上仍将传承上版模块化编写的设计思路，图文并茂、版式精美；内容方面注重提高效用，同时应用问题导入、案例教学、探究教学等教材编写理念，以提高学生的学习兴趣和学习效果。

8. 突出实用，注重技能 增设技能教材、实验实训内容及相关栏目，适当增加实践教学学时数，增强学生综合运用所学知识的能力和动手能力，体现医学生早临床、多临床、反复临床的特点，使学生好学、临床好用、教师好教。

9. 立足精品，树立标准 始终坚持具有中国特色的教材建设机制和模式，编委会精心编写，出版社精心审校，全程全员坚持质量控制体系，把打造精品教材作为崇高的历史使命，严把各个环节质量关，力保教材的精品属性，使精品和金课互相促进，通过教材建设推动和深化高等中医药教育教学改革，力争打造国内外高等中医药教育标准化教材。

10. 三点兼顾，有机结合 以基本知识点作为主体内容，适度增加新进展、新技术、新方法，并与相关部门制订的职业技能鉴定规范和国家执业医师（药师）资格考试有效衔接，使知识点、创新点、执业点三点结合；紧密联系临床和科研实际情况，避免理论与实践脱节、教学与临床脱节。

本轮教材的修订编写，教育部、国家卫生健康委员会、国家中医药管理局有关领导和教育部高等学校中医学类专业教学指导委员会、中药学类专业教学指导委员会等相关专家给予了大力支持和指导，得到了全国各医药卫生院校和部分医院、科研机构领导、专家和教师的积极支持和参与，在此，对有关单位和个人表示衷心的感谢！希望各院校在教学使用中，以及在探索课程体系、课程标准和教材建设与改革的进程中，及时提出宝贵意见或建议，以便不断修订和完善，为下一轮教材的修订工作奠定坚实的基础。

人民卫生出版社
2021年3月

前　言

为了适应深化教育改革和发展高等中医药教育的需求，按照全国高等中医药院校的培养目标，我们在全国高等中医药教育教材建设指导委员会和人民卫生出版社的组织下修订了本教材。

在“十四五”规划教材的编订过程中，我们首先坚持“三基”“五性”，并充分发挥中医院校生理学教材的特色，将生理学领域相关的中西医结合研究成果纳入教材中，以培养学生中西医融合的思维模式；同时密切生理和临床、科研的联系，在阐明生理学基本理论和概念时向临床、科研延伸，为学生今后从事科研和临床奠定基础。

本版教材在前一版的基础上，结合学科的新进展，更新了部分教材内容，并对部分教材内容做了修订。在编排体例上，经充分征求教师和学生的意见之后，将上一版合并在一起的神经系统和感官系统重新编排，独立成章，使教材的章节针对性更强，和临床结构更吻合，方便教师教学和学生学习。为了体现以学生为中心的教学理念，方便学生自主有效地学习，我们在各章正文之前按照掌握、熟悉、了解三级制订了学习目标，帮助学生把握学习重点；在各章之中插入知识链接，介绍生理学的新进展以及与生理学知识点相关的疾病，帮助学生开阔思路；补充了思政元素，以培养学生尊重生命、敬畏生命的责任感和使命感；在各章之后补充了复习思考题，启发学生思考，使学生能够对知识融会贯通，学以致用。同时，为了满足目前教学多样化的需求，方便学生随时随地学习，在数字资源中，我们提供了 PPT 课件和章后“扫一扫，测一测”的内容，以及模拟试卷，供学生自测，查漏补缺。

本教材由长期从事生理学教学的一线教师编写而成，具体分工如下：第一章由郭健编写；第二章由曾辉、伍庆华、方燕编写；第三章由王冰梅、伍冠一编写；第四章由彭芳、蒋淑君、薛明明、汝晶编写；第五章由杜联、甘贤兵编写；第六章由周乐全、王红伟编写；第七章由韩曼编写；第八章由尤行宏、施文荣、赵焕新编写；第九章由李育、明海霞、李韶编写；第十章由谭俊珍、李白雪编写；第十一章由程薇、刘慧敏编写；第十二章由包怡敏编写。本教材适用于中医学、针灸推拿学、中西医临床医学、护理学、中药学、康复治疗学等专业的长学制或五年制学生。在编写过程中，我们力求概念准确、清晰，内容简明扼要，重点精练突出，但由于水平和时间的限制，不足之处在所难免，恳请读者在使用过程中及时反馈意见，以便逐步完善教材内容，为再版奠定基础。

编者

2021 年 3 月

目　录

第一章 绪论

笔记栏

PPT 课件

学习目标

掌握生命活动的基本特征、体液与内环境的组成及稳态概念、人体功能活动的调控方式及特点、反馈控制系统(正反馈与负反馈)。

熟悉生理学研究方法。

了解人体生理学的任务和研究内容。

生理学(physiology)是生物学的一个分支,是研究生物体生命活动规律的科学。根据研究对象不同,生理学相应地分化为许多分支学科,如动物生理学、植物生理学以及细菌生理学和病毒生理学等。**人体生理学**(human physiology)以人体正常生命活动为研究目标,与医学实践联系密切。通常将人体生理学简称为生理学。人体生理学的任务是研究人体正常功能活动的发生过程和变化规律,并揭示其发生机制,从而为基础医学和临床医学的学习奠定理论基础。

纵观人类科技史的变迁,随着生产力和科学技术水平的发展,生理学的研究历经古代生理学、近代生理学和现代生理学三个不同的阶段。中医学在古代生理学阶段做出了卓越的贡献。《黄帝内经》从“整体观念”出发,阐释了人体生命活动的规律,其“藏象”学说具有一整套完整的理论,堪称世界古代生理学的一朵奇葩。至今,《黄帝内经》的基本理论依然是指导中医药临床实践和研究的准绳。《黄帝内经》关于血液循环“如环无端”“营周不休”(《灵枢·营卫生会》)的认识,直至1628年才由英国医学家威廉·哈维(William Harvey)通过实验予以证实,哈维也因此开实验生理学之先河,成为近代生理学的奠基人。

威廉·哈维与血液循环

第一节 生理学研究的内容和方法

一、生理学研究的内容

人体是一个统一的整体,在不同的时空条件下,其功能活动将以整个机体为单位做出适应性反应。人体的功能活动与结构密切相依。人体由器官系统组成,器官系统又由组织细胞构成,而细胞则主要由生物分子(糖、脂肪、蛋白质和核酸)构成。人体的各种功能活动必须以相应的结构为基础,因此,对机体功能活动的研究可以从不同角度,采用不同的技术和方法,在不同的水平上进行。

笔记栏

(一) 整体水平

整体水平的研究属于宏观的研究，是以完整机体为对象，研究其功能活动规律以及机体与环境之间的相互联系和相互影响。

以“整体观念”和“天人相应”为基本理论的中国古代生理学是典型的整体水平研究。在“整体观念”下，采用内揣法（“黑箱”方法），以“藏象”学说和“阴阳五行”学说为理论基础，对机体功能活动规律进行了整体性阐释。在“天人相应”理论指导下，系统阐释了在不断变化的外界环境影响下人体的适应性变化。

现代生理学在整体水平进行了广泛的研究，获取了丰富的信息和资料。采用整体无创性检测方法，系统研究了不同时态（觉醒、睡眠、运动等）和空间（高原、潜水、航空等）等条件下，人体生理功能的变化规律，获得了不同时空条件下机体的生理指标。

(二) 器官、系统水平

长期以来，生理学研究基本是器官、系统水平的，其主要任务是研究各器官、系统的功能活动规律以及各器官、系统在整体生命活动中的作用。生理学器官、系统水平的研究，揭示了人体各个系统和各种器官功能活动的基本规律，为药理学、病理生理学，乃至临床学科的发展奠定了理论基础。

(三) 细胞、分子水平

细胞是人体最基本的结构和功能单位，而生物分子是细胞的基本组成成分，故细胞的生理特性是由构成细胞的各种生物分子的理化特性决定的。细胞、分子水平的研究属于微观水平的研究，其主要任务是研究细胞内各亚微结构的功能和生物分子的理化变化过程，探讨各种细胞、生物分子在器官、系统以及整体生命活动中的作用。

20 世纪后叶，细胞、分子水平的研究成果如雨后春笋般涌现，使寻找和诠释机体各种生命活动的细胞、分子以及基因的基础成为可能。20 世纪末，在反思了“基因决定论”和“还原论”的局限性后，生物学研究转向整体整合性研究，提出系统生物学概念，旨在细胞、组织、器官和整体水平上，研究结构和功能各异的生物分子及其相互作用，并可通过计算生物学定量阐明并预测生物功能、表型和行为。生物进化程度越高，调控机制越复杂。因此，在医学研究中，更注重将不同水平的研究结果加以联系和综合，以获得对机体功能全面而完整的认识。

二、生理学研究的方法

生理学是西医学的基础理论科学，同时也是一门实验性科学，科学的实验方法是进入生理学研究领域的钥匙。根据实验对象不同，生理学研究的实验方法分为人体观察法和动物实验法两类。

(一) 人体观察法

只有在不影响健康的前提下，才允许在人体进行无创性的实验观察，比如体重、体温、心率、血压、心电等指标的观察。随着现代科学技术的飞速发展，遥控检测技术、无创伤检测技术、脑电图、心电图、心电向量图、超声多普勒技术、磁共振技术等应用于生理学研究，使生理学研究可以在受试者任意活动条件下，同步观测整体内各器官系统的功能状态，以及环境变化时（如潜水、航空等特殊环境）机体功能状态和生理指标的相应变化。

(二) 动物实验法

以动物为主要实验对象进行实验。通常动物实验都是在特定条件下进行的，因此不能把实验结果简单地引申为普遍性规律，也不能把动物实验的资料不加区别地移用于人体。根据实验进程，将动物实验分为**急性实验法**（acute experiment）和**慢性实验法**（chronic experiment)两类。

1. **急性实验法** 实验周期比较短,可分为在体实验和离体实验两种。

在体实验(in vivo experiment)是指在动物失去知觉(麻醉或损毁大脑)的条件下,通过手术观察某一器官或几个器官的功能活动。例如家兔麻醉后,手术暴露迷走神经和心,然后电刺激迷走神经,观察心的收缩频率和收缩强度的变化。

离体实验(in vitro experiment)是将动物的某一器官、组织或细胞游离出来,置于适宜的人工环境条件下进行实验。例如家兔麻醉后,手术摘除心并置入心营养液中,通过改变心营养液温度和酸碱度的方法,观察心的收缩频率和收缩强度的变化。

急性实验法的优点是实验条件易于控制,可对研究对象进行直接的观察和细致的分析,但其缺点是实验结果未必能如实反映正常完整机体功能活动的规律。

2. **慢性实验法** 是以完整健康的机体为研究对象,并使其与外界环境保持自然的状态,观察机体功能活动的变化。实验需在无菌条件下,通过手术制备各种瘘管,破坏或摘除某些器官,或将刺激电极与引导电极埋置在体内。待手术创伤恢复后,在清醒条件下进行实验观察。例如,观察胃液分泌调节的实验,需先给狗进行无菌手术制备"食管瘘"和"胃瘘",待狗的伤口恢复后,才可进行胃液分泌的研究。

慢性实验法的优点是可以在清醒条件下,长期观察某一功能活动,所获得的实验结果接近自然状态;缺点是整体条件下影响因素较多,结果不易分析。

不同动物实验各有利弊,应根据实验目的选择合适的实验动物和方法。

思政元素

尊重实验动物的3R原则

动物实验是生理学研究不可缺少的研究方法。为了规范实验动物的研究,保障实验动物的福利和权利,避免不必要的伤害,人们制定了3R原则。即实验动物的替代(replacement)、减少(reduction)和优化(refinement)。替代是指使用低等级动物代替高等级动物,或不使用动物而采用其他方法达到与动物实验相同的目的;减少是指尽量减少实验动物使用数量;优化是指对必须使用的实验动物,应尽量减少非人道方法的使用频率或危害程度。我们在设计动物实验时,应遵守3R原则,善待、感恩为人类医学和健康事业献身的实验动物。

三、生理学与医学

医学的任务是防治疾病和促进健康,医学中关于疾病的理论研究是以人体生理学的基本理论为基础的;同时,通过医学实践还可以验证生理学的理论是否正确。因此,生理学是医学的基础学科之一。任何一个医学科学工作者都必须学习和熟悉生理学,充分了解人体正常功能活动规律,为临床医学的学习和实践奠定理论基础。对于中医院校的医学生来说,学习并掌握坚实的生理学理论和熟练的生理学实验技能,有利于日后进行中医药和中西医结合的实践和研究。本书在阐明正常人体功能活动规律的同时,有意向临床医学做必要的延伸和联系,以利于医学生日后临床学科的学习和实践。

笔记栏

第二节 生命活动的基本特征

在整个生命自然发展过程中，生长、发育、成熟、衰老与死亡是所有生物共同的特征，其中新陈代谢、兴奋性、适应性和生殖是这些生命现象的共同基础。

一、新陈代谢

在生命活动中，生物体与环境之间不断进行物质和能量交换、自我更新的过程称为**新陈代谢**(metabolism)。新陈代谢是生命现象的本质特征，贯穿于生命的全过程，新陈代谢一旦停止，生命也将终止。新陈代谢包括同化作用和异化作用两个方面。

(一) 同化作用和异化作用

在新陈代谢过程中，机体从外界摄取各种营养物质，经过改造、转化而成为机体自身固有的成分，称为**同化作用**(assimilation)。同化过程包括物质的合成和能量的储存。机体的固有成分经过分解，释放能量，并形成代谢产物的过程称为**异化作用**(dissimilation)。异化过程包括物质的分解与能量的转化。

(二) 物质代谢和能量代谢

物质代谢包括合成代谢和分解代谢，该过程是在水溶液中进行的酶促生物化学反应。在物质代谢过程中，伴随着能量的储存、释放、转移和利用，称为**能量代谢**(energy metabolism)。物质代谢和能量代谢两者密不可分，在物质进行合成代谢时，是能量的储存过程；而在物质进行分解代谢时，则伴随着能量的释放、转移和利用。

二、兴奋性

人体生活在不断变化的自然环境和社会环境之中，其中某些内、外环境的变化可被机体感知，并引起新陈代谢和功能活动的改变。这种作用于机体的内、外环境变化称为**刺激**(stimulus)，机体对刺激产生的应答性变化称为**反应**(response)。

(一) 兴奋与抑制

机体对刺激发生的反应有两种形式：一种是由相对静止转变为活动，或者由活动较弱转变为活动较强，称为**兴奋**(excitation)；另一种是由活动转为相对静止，或者由活动较强转变为活动较弱，称为**抑制**(inhibition)。抑制并不是无反应，而是与兴奋相反的一种主动活动，它意味着兴奋趋势减弱或不易发生兴奋。例如心跳和呼吸的加快、加强，消化液的分泌增多，属于兴奋；相反，心跳和呼吸的减慢、减弱，消化液的分泌减少，则属于抑制。整个生命活动由无限多样的兴奋与抑制表现出来，并通过兴奋和抑制过程互相配合、协调，以适应环境因素的各种变化。应指出，上述兴奋与抑制表述的是整体条件下的概念，若以单个细胞而言，则兴奋唯一的标志是动作电位。

(二) 兴奋性

机体接受刺激发生反应的能力称为**兴奋性**(excitability)。通常以阈值大小反映兴奋性的高低。所谓**阈值**(threshold)是指能够引起机体发生兴奋的最小刺激强度。阈值越小，则兴奋性越高，反之，兴奋性则越低。

机体各种组织、细胞都有不同程度的兴奋性，其中以神经细胞、肌细胞和腺细胞的兴奋性较高，统称为**可兴奋细胞**(excitable cell)。可兴奋细胞构成了人体最主要的器官和系统，例如调控系统(神经细胞、内分泌细胞)、内脏器官(心肌细胞、平滑肌细胞)以及运动系统(骨骼肌细胞)。可兴奋细胞的高度兴奋性是保证机体能够进行快捷有效的调控和功能活动的物质基础。

有关兴奋与兴奋性的概念,详见第二章(细胞的基本功能)。

三、适应性

机体对内、外环境变化所发生的各种反应,都具有一种特性,即调整机体与环境之间的关系,以保护机体不受损害,并维持机体的正常生存和种族绵延,这种特性称为**适应性**(adaptability)。

适应性是在生物进化过程中,逐渐发展和完善起来的。在客观环境的影响下,机体可以逐渐形成一种与环境相适应的、适合自身生存的反应模式。这种适应环境的能力随着生物不断进化而增强。高等动物特别是人类,由于神经系统和内分泌系统的高度进化,适应性明显增强,机体的适应性调节既迅速又广泛而持久。人体的高度适应性,使机体在遇到各种突然而强烈的环境变化时,产生大量适应性代偿反应,以保护机体免受损害。人类不但对所生存的环境有被动适应的能力,而且还能不断地开发和创造有助于改善生存环境条件的设备(如电扇、暖气、空调、净化器)等。这种主动适应进一步提高了机体对环境的适应能力。但是,机体的适应性是有一定限度的,超过此限度,机体就会产生适应不全,甚至导致病理损害。例如,人类是恒温动物,能够对外界环境温度的变化及时做出相应的适应性调节,以维持体温的稳定。当外界环境温度升高时,机体可通过减少产热、加强散热,以保持体温稳定。但是,当环境温度过高时,超过机体调节的限度,就会中暑。

四、生殖

生物体生长发育到一定阶段后,能够产生与自己相似的子代个体,这种功能称为**生殖**(reproduction)。人体的生殖活动经历着从男性和女性生殖细胞结合、子宫内孕育、分娩等一系列过程,可产生与父母相似的子代个体。人类生殖的生物学意义是繁衍后代,延续种族。因此,生殖也是人体生命活动的基本特征之一。

第三节 内环境及其稳态

一、体液与内环境

人体内的所有液体总称为**体液**(body fluid)。体液是人体的重要组成部分,约占体重的60%(图1-1),其中2/3为**细胞内液**(约占体重的40%),1/3为**细胞外液**(约占体重的20%)。细胞外液主要包括组织液和血浆,前者约占体重的15%,后者约占体重的5%。此外,淋巴液、脑脊液和关节腔液也属于细胞外液,但所占比例甚少。

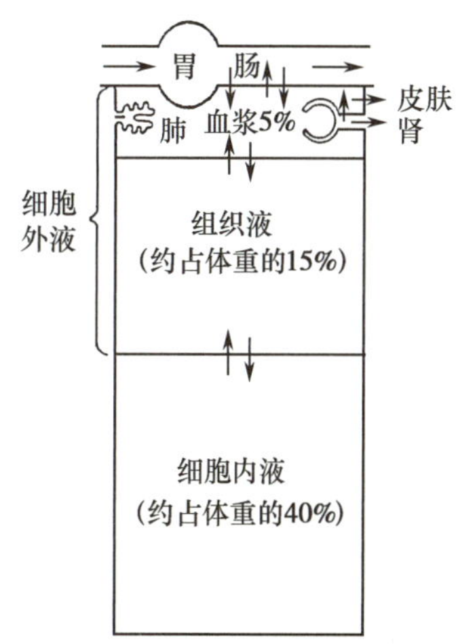

图1-1 体液的分布与其相互关系示意图

细胞是进行新陈代谢的基本单位。细胞内液为细胞新陈代谢提供了进行各种生物化学反应的场所;而细胞外液则是细胞直接接触的液体环境,所以生理学中将细胞外液称为机体的**内环境**(internal environment),以区别个体生存的自然外环境。

笔记栏

体液各部分彼此之间被组织隔开，但又通过不同方式相互沟通。细胞内液和细胞外液的成分有很大的差别，两者通过细胞膜的介导进行物质交换。在细胞外液中，血浆通过毛细血管壁与组织液进行物质交换，又通过周而复始的循环，成为沟通内环境与外环境、进行物质交换的中间环节。因此，血浆是内环境中最为活跃的部分。

二、内环境与稳态

（一）内环境稳态

19 世纪中叶，法国生理学家**伯尔纳**首先提出内环境恒定性的概念。内环境是细胞赖以生存的环境。细胞内液进行新陈代谢所需要的各种物质必须直接从细胞外液中摄取，而细胞内生成的多种产物及代谢废物也要排放到细胞外液中去。因此，细胞外液是细胞获得营养物质、排放代谢产物的公共环境，其理化性质可在一定范围内波动，但应保持相对恒定，才能维持机体正常生理功能的进行。

机体通过多种调节机制，使内环境的各种化学成分（如水、各种营养物质、电解质等）和理化特性（酸碱度、温度、渗透压等）保持相对稳定，即**内环境稳态**。这种稳态是机体通过各系统、器官和细胞的活动以及机体与环境相互作用的结果。

（二）稳态

1929 年美国生理学家**坎农**提出**稳态**（homeostasis）的概念。稳态是指机体在一定的时空范围内，通过整合调控，使机体的各种功能活动在相对狭窄的范围内保持稳定状态。稳态是整合调控的目标。

机体在感知外界环境因素变化的同时，通过整合调控，做出整体的适应性反应，以维持整体稳态。整个生命活动就是在稳态不断遭受破坏而又得到恢复的过程中维持和进行的。稳态是机体自我调节的结果。

至今，稳态已成为生理学乃至整个生命科学中具有普遍意义的基本概念。凡是能保持协调、有序和相对稳定的各种生理过程均属稳态。其范畴已扩展到机体的各级水平，比如整体稳态、各器官系统稳态、细胞稳态和内环境稳态等。

在稳态的整合与调控中，神经系统（主要是中枢神经系统）是主要的调控单元，内分泌系统和免疫系统为辅助调控单元。负反馈控制系统和前馈控制系统是维持稳态的主要机制。

第四节　人体功能活动的调节方式

人体具有完整而复杂的调节机制，通过信息联系，调节着各器官、系统的功能，使它们的活动在空间上和时间上互相配合、互相制约，从而达到稳态。这种整体性的调节作用称为**整合**（integration）。整合调控包括多种调节机制，分述如下。

一、神经调节

神经调节（neuroregulation）是指通过神经系统调控机体功能活动的方式。神经调节是机体最重要的调节机制，其他调节机制都直接或间接地与神经调节发生联系。神经调节的基本方式是反射，反射的结构基础是反射弧，包括感受器、传入神经、神经中枢、传出神经、效应器 5 个环节。感受器是接受刺激的器官，效应器是产生效应的器官，神经中枢包括脑和脊髓，传入神经和传出神经是将中枢神经与感受器和效应器联系起来的通路。反射弧的任何

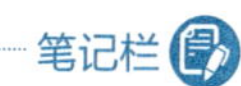

环节发生障碍，反射都不能实现。

19 世纪俄罗斯生理学家巴甫洛夫提出了条件反射学说，将反射分为**条件反射**（conditioned reflex）和**非条件反射**（unconditioned reflex）两类。

非条件反射是先天的、生来就有的，同种属个体共有，反射弧固定的一种初级神经反射活动；相对而言，其数量是有限的。条件反射是建立在非条件反射的基础上，通过后天训练而获得的；由于可任意设定训练条件，因此所形成的条件反射是无限多样的。条件反射必须有神经系统的高级部位参与，因此是一种高级神经活动。

神经调节的特点是反应迅速而且精确，但持续时间短暂。

二、体液调节

体液调节（humoral regulation）是指体内的一些化学物质通过细胞外液或血液循环，作用于机体的某些组织或器官，对其活动起促进或抑制作用。参与体液调节的化学物质可分为两类：①由各种**内分泌细胞**（endocrine cell）分泌的**激素**（hormone）；②各种组织的代谢产物，如 CO_2、乳酸、H^+、组胺、5- 羟色胺等。能够接受这些化学物质调节的细胞，称为它们的**靶细胞**（target cell）。绝大多数激素是通过血液循环，选择性地作用于靶细胞；而组织细胞产生的某些化学物质、代谢产物往往是在局部组织液内扩散，改变附近靶细胞的功能活动。这种调节作用称为**旁分泌**（paracrine）调节。

体液调节的特点是效应发生缓慢，但效应持续时间较为长久，而且作用范围广泛。

某些内分泌腺直接或间接受神经系统的调控，如交感神经直接支配肾上腺髓质，促使其分泌激素，经血液循环运送至全身发挥作用。此时体液调节便成为神经调节反射弧的传出环节，这种调节方式称为**神经 - 体液调节**（neurohumoral regulation）。神经 - 体液调节可发挥两种调节方式的优点，优势互补，从而使产生的效应既迅速，又广泛而持久。

三、免疫调节

免疫调节（immune regulation）是指免疫细胞及其释放的细胞因子通过血液循环或细胞外液，作用于机体的某些组织或器官，对其活动起促进或抑制作用。社会环境产生的精神和心理的刺激，自然环境的光、声、气味、味道以及触、温、痛、压等躯体刺激，都可被相应的感受器接收，通过神经和内分泌系统的调控，使各系统做出适应性反应；但是神经系统无法感受细菌、病毒、毒素、肿瘤和异体蛋白的刺激，而免疫系统则非常敏感。免疫细胞接受这些刺激后，释放免疫调节物（细胞因子），促使机体做出适应性反应，及时清除病因，恢复稳态。可见，免疫系统不仅是一种防卫系统，而且是机体的感受和调节系统。由于免疫细胞可以随血液循环运行全身，因而免疫系统起到了“游动脑”的作用。

四、自身调节

自身调节（autoregulation）是指不依赖于神经、体液和免疫调节，机体组织、细胞自身对刺激发生的一种适应性反应。例如在一定范围内，心肌收缩强度与初长度成正比；在一定的动脉血压范围内，脑血流量、肾血流量保持相对稳定等，均属自身调节。自身调节的幅度较小，也不十分灵敏。

自身调节是低等动物比较主要的调节形式。对高等动物来说，自身调节是生物进化过程中的一种残留。因而对于神经系统特别是大脑非常发达的人类来说，在总体调节机制中，自身调节所占比例极低。

笔记栏

第五节 生理功能的调节控制

20世纪50年代以来，工程学中**控制论**（cybernetics）原理的广泛运用，推动了人体生理功能调控机制的研究。人体功能活动的调节过程与工程技术中的控制过程有许多共同的运行规律和特点。人体功能活动的调节中，存在着各种各样的程序化控制系统，从而使机体的适应性反应迅速而准确。控制系统由控制部分和受控部分组成，包括非自动控制系统、反馈控制系统和前馈控制系统3种模式。

非自动控制系统（nonautomatic system）是一个开环系统，其控制部分不受受控部分的影响，即受控部分不能反馈改变控制部分的活动。例如在应激反应中，当应激性刺激特别强大时，由于下丘脑和垂体神经元对血中糖皮质激素的敏感性减退，即升高的糖皮质激素也不能通过反馈抑制下丘脑和垂体的活动，使糖皮质激素持续分泌。此时刺激决定着反应，而反应不能改变控制部分的活动。这种控制系统无自动控制的能力，而且在体内不多见。下面重点介绍反馈和前馈控制系统。

一、反馈控制系统

反馈控制系统（feedback control system）是一个闭环系统，其控制部分不断接受受控部分的影响，即受控部分不断有反馈信息回输给控制部分，改变控制部分的活动。将受控部分的信息回输给控制部分的过程称为**反馈**（feedback）。这种控制系统具有**自动控制**（automatic control）的能力。在不同的反馈控制系统中，传递信息的方式是多种多样的，如电信号、化学信号或机械信号等。如图1-2所示，反馈控制系统具有比较器、控制部分和受控部分3个环节。输出变量的部分信息经监测装置检测后转变为反馈信息，并回输给比较器，由此构成闭合回路。参考信息即输入信息（S_i），它和反馈信息（S_f）比较后，即得出偏差信息（S_e）。这三者的关系为：$S_e=S_i+S_f$。负反馈时，S_f为负值；正反馈时，S_f为正值。

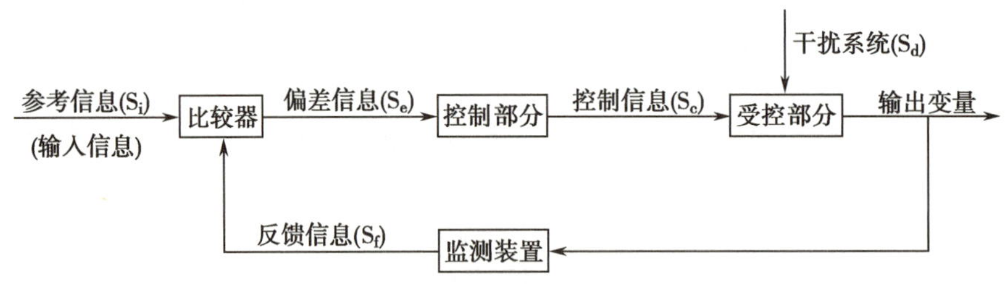

图1-2 反馈控制系统示意图

根据反馈信息作用效果可将反馈分为负反馈和正反馈两种类型。

（一）负反馈

负反馈（negative feedback）是指受控部分发出的反馈信息抑制或减弱了控制部分的活动（图1-3），最终使受控部分的活动向与其原先活动相反的方向改变。其意义是维持机体功能活动的稳态。

FR-1-2
负反馈

当某个系统的活动处于稳定的状态时，如出现一个干扰信号作用于受控部分，则输出变量发生改变，导致反馈控制部分发生变化，这时反馈信息与参考信息发生偏差，偏差信息作用于控制部分使控制信息发生改变，以对抗干扰信息的作用，使输出变量恢复到干扰前的

笔记栏

水平。例如,生理条件下,人体动脉血压能够维持相对稳定,就是借助于具有负反馈特点的"降压反射"实现的。如图 1-3 所示,当动脉血压升高时,对动脉内压力感受器的刺激加强,经传入神经传至心血管调节中枢,抑制心血管活动,使动脉血压回降;反之,动脉血压降低时,则以相反的机制,促使动脉血压回升。

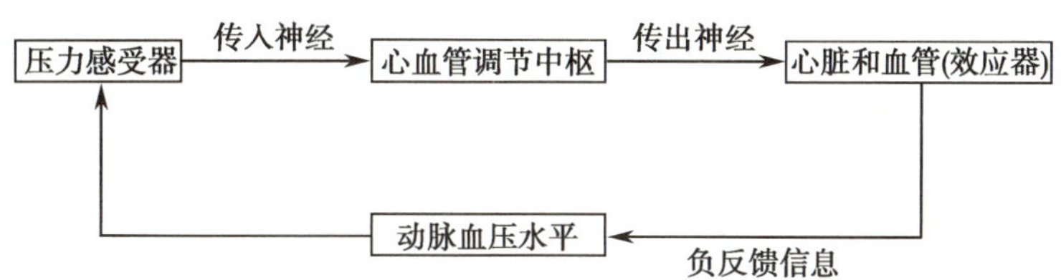

图 1-3 负反馈控制系统示意图

负反馈调节机制是机体受外界环境刺激导致内环境扰动后才发生的校正性调控反应,因此有反应滞后的缺陷。而且负反馈调节在纠正偏差的过程中,会因矫枉过正产生波动。负反馈机制对偏差的敏感程度越高,波动愈大;敏感程度越低,则反应滞后愈久。

(二) 正反馈

正反馈(positive feedback)是指受控部分发出的反馈信息促进或加强了控制部分的活动,使受控部分的活动不断加强。其功能是促使机体某些生理过程逐步加强直至完成,如分娩过程、血液凝固过程、排便反射及排尿反射等均属于正反馈。

正反馈

正反馈时,反馈控制部分处于再生强化状态。如图 1-4 所示,当膀胱内尿液充盈达 400~500ml,膀胱内压超过 10cmH_2O 时,膀胱壁上的牵张感受器受刺激而兴奋,其信息传入排尿中枢。排尿中枢发出排尿指令,经传出神经促使膀胱平滑肌收缩和尿道括约肌舒张,迫使尿液由膀胱进入尿道排出。而尿液流经尿道时,刺激尿道后壁感受器,再次经传入神经将信息传至排尿中枢,进一步加强排尿活动。如此反复循环,促使排尿活动不断加强,直至尿液排净为止。

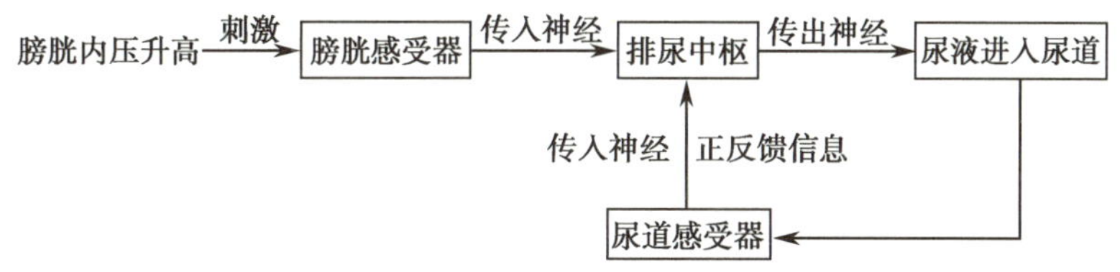

图 1-4 正反馈控制系统示意图

二、前馈控制系统

前馈控制系统是一开放控制系统。当控制部分给受控部分发出指令后,受控部分不发出反馈信息,而是由监视装置在检测到干扰信息后直接发出**前馈**(feed-forward)信息,作用于控制部分调整控制信息,以对抗干扰信息对受控部分的作用(图 1-5)。

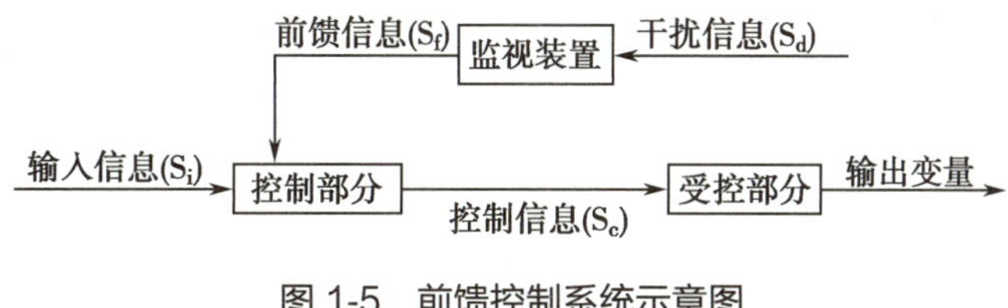

图 1-5 前馈控制系统示意图

笔记栏

前馈调控系统可在预期发生的环境变化到来之前，就预先调整生理系统的调定点，以最高效率启动稳态调控机制。因此，其功能是预先监视干扰，及时做出调节反应，从而使输出变量保持稳定。因而前馈调控可以避免负反馈调节中反应滞后和波动的缺陷。某些条件反射活动可以认为是一种前馈控制系统活动。例如，动物见到食物就引起唾液分泌，比等食物进入口腔后再引起唾液分泌更具有适应性意义。前馈控制往往与负反馈调节互相联系和配合，构成复合调控系统。

（郭 健）

扫一扫
测一测

复习思考题

阐述内环境与稳态的意义及其与中医学“阴阳平衡”理论的关系。

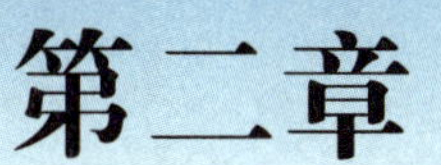

第二章

细胞的基本功能

笔记栏

PPT 课件

学习目标

掌握细胞跨膜物质转运的方式及其特点；掌握跨膜信号转导的概念、G 蛋白耦联受体介导的信号转导；掌握细胞的静息电位、动作电位及其产生原理；掌握骨骼肌收缩的原理和过程。

熟悉酶联型受体介导的信号转导；熟悉刺激与兴奋的引起、兴奋性的周期性变化、兴奋的传导；熟悉等长收缩、等张收缩、强直收缩的概念，影响骨骼肌收缩效能的因素。

了解细胞膜的基本结构和功能特点；了解离子通道介导的信号转导；了解骨骼肌细胞的结构特征、平滑肌的分类和收缩机制。

细胞是组成人体的基本结构和功能单位，体内所有的生理活动都是在细胞及其代谢产物的基础上进行的。组成人体的 200 多种细胞，形态各异，分布于机体的特定部位，执行特定功能，如腺细胞有分泌功能，肌细胞有收缩功能，神经细胞有接受刺激、产生并传导兴奋的功能。对某些细胞群体乃至所有细胞而言，许多基本的功能活动具有普遍性。本章主要介绍细胞这些具有普遍性的功能，包括细胞膜的物质转运功能、细胞的跨膜信号转导功能、细胞生物电现象与肌细胞的收缩功能。

第一节　细胞膜的跨膜物质转运功能

一、细胞膜的基本结构和功能特点

细胞质外的一层薄膜称为**细胞膜**（cell membrane）或**质膜**（plasma membrane），是一种厚 7~8nm 的半透膜，将细胞质与细胞周围环境分隔开来，使细胞能相对地独立于环境而存在。除质膜外，细胞内各种细胞器也存在类似的膜性结构，如核膜、线粒体膜、高尔基复合体膜、内质网膜等。因此，它是细胞最基本的膜结构形式，故统称为**单位膜**（unit membrane）或生物膜。

细胞膜主要由脂质和蛋白质组成，哺乳动物细胞膜中还含有极少量的糖类。其中，蛋白质和脂质的比例在不同种类的细胞中有明显差异，以重量计，在 4∶1~1∶4 之间。功能活跃的细胞中膜蛋白的含量较高；而在功能简单的细胞中膜蛋白的含量较低。各种物质分子在膜中的排列形式，目前最为公认的是由 Singer 和 Nicolson 在 20 世纪 70 年代初期提出的"**液态镶嵌模型**"（fluid mosaic model）：细胞膜是以液态脂质双分子层为基架，镶嵌着具有不同结构和生理功能的蛋白质，糖类分子与脂质、蛋白质结合后附在膜的外表面（图 2-1）。

笔记栏

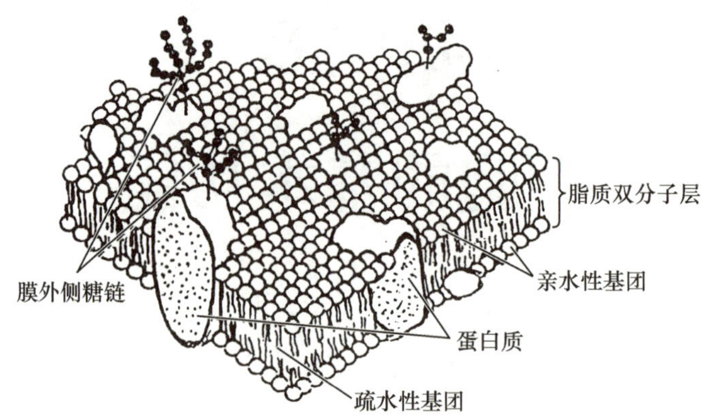

图 2-1　细胞膜的液态镶嵌模型

1. **脂质双分子层**　膜的脂质主要有 3 类，其中磷脂类占总量的 70% 以上，其次是胆固醇，含量低于 30%，此外，还有少量的糖脂。脂质是以双分子层的形式包被在细胞表面。所有的膜脂质都具有双嗜性。以磷脂为例，头端的磷酸和碱基是亲水性极性基团，朝向膜的外表面或内表面；尾端的脂肪酸烃链则属疏水性非极性基团，在膜的内部两两相对。膜中的脂质构成是不对称的，磷脂酰胆碱和含胆碱的鞘脂主要分布在膜外层，而磷脂酰乙醇胺、磷脂酰丝氨酸和磷酯酰肌醇主要分布在膜的内侧，在细胞跨膜信号转导中起重要作用。胆固醇的含量在两层脂质中无明显差别，但细胞膜中胆固醇与磷脂的含量有一定比例，可通过测定胆固醇 / 磷脂的比值来判断膜正常与否。

脂质的熔点较低，决定了膜中脂质分子在体温条件下是液态的，即膜具有一定程度的流动性。脂质双分子层在热力学上的稳定性及流动性使细胞在承受相当大的张力和变形时不会破裂。即使膜结构发生一些较小的断裂，也可以自动融合而修复。水和某些溶质不能自由通过脂质双分子层，因此脂质双分子层既是细胞膜的基架，也是物质通过细胞膜的主要屏障。

2. **细胞膜蛋白质**　细胞膜的主要功能是通过膜蛋白来实现的。根据蛋白在膜上的存在形式不同，可分为表面蛋白和整合蛋白两种。**表面蛋白**（peripheral protein）占膜蛋白的 20%~30%，主要分布在内表面，依靠肽链中带电的氨基酸残基与膜表面的脂质极性基团结合，或以离子键与膜中的整合蛋白结合。**整合蛋白**（integral protein）占膜蛋白的 70%~80%，其肽链一次或多次反复贯穿整个脂质双分子层，两端露出在膜的两侧。由于脂质双分子层是液态的，故而镶嵌在脂质双分子层中的膜蛋白也可做横向移动。

细胞膜蛋白质主要有以下功能：①参与物质的跨膜转运，如转运蛋白、载体蛋白、通道蛋白、离子泵等；②参与信息传递，如通过 G 蛋白耦联受体将特异性化学信号从细胞外传递到细胞内；③与能量转化有关，如 ATP 酶分解 ATP 为生理活动提供能量。与跨膜物质转运功能和受体功能有关的蛋白都属于整合蛋白。

3. **细胞膜糖类**　细胞膜含有少量的糖类，主要是一些寡糖和多糖链。它们都以共价键形式和膜的脂质或蛋白质结合，形成糖脂和糖蛋白，其糖链大多裸露在胞膜的外侧。这些糖链中单糖的种类、结合方式和排列顺序等不同可作为细胞的特异性识别标志。如作为抗原决定簇，表示某种免疫信息；作为膜受体的可识别部分，特异性地与某种递质、激素等化学信号分子结合。在人红细胞 ABO 血型系统中，红细胞的不同抗原特性也是由糖蛋白和糖脂上结合的寡糖链而决定。

二、细胞膜的跨膜物质转运功能

细胞膜的物质转运功能是细胞的基本功能之一。该功能对维持细胞正常代谢，保障细

胞各项功能的顺利进行具有重要意义。细胞在新陈代谢过程中,需要不断摄取氧和营养物质,同时排出代谢产物,这些物质的进出都必须通过细胞膜。具有调控作用的细胞(神经细胞、内分泌细胞、免疫细胞)分泌和释放信息物质(神经递质、激素、细胞因子)也必须通过细胞膜进行转运。因此,跨膜转运的物质种类繁多,理化性质各异,不同的物质具有不同的转运机制。小分子物质的跨膜转运根据其转运过程中是否需额外消耗能量分为被动转运和主动转运两类;大分子物质或物质团块不能直接穿过细胞膜,通过膜泡运输完成转运,包括入胞和出胞两种形式。

当细胞膜两侧存在溶质浓度差时,在细胞膜允许溶质自由通过的前提下,高浓度侧与低浓度侧的溶质在空间的分布不均称为浓度梯度或化学梯度;如果膜两侧电荷的分布不均,存在电位差则称为电位梯度。两种梯度经常同时存在,总称为电 - 化学梯度。

(一) 被动转运

被动转运(passive transport)是指顺电 - 化学梯度的跨膜转运形式,主要特点是不需要额外供能。溶液中的所有粒子都处于不断的热运动中。将含有同种物质但不同浓度的两种溶液放在一起,溶液中的溶质会从高浓度一侧移向低浓度一侧,称为**扩散**(diffusion)。物质的跨膜扩散受温度、该物质在膜两侧的浓度差以及膜对该物质通透性的影响。膜的通透性是扩散的先决条件,浓度差是扩散的动力,决定了扩散方向、数量和速率。带电粒子(离子)的扩散速度还受膜两侧电场力的影响。被动转运分为单纯扩散和易化扩散两种形式。

1. **单纯扩散** 脂溶性小分子物质顺浓度梯度从胞膜高浓度一侧通过脂质分子间隙转运到低浓度一侧的跨膜转运,称为**单纯扩散**(simple diffusion)。这是一种简单的物理现象,扩散的速率和数量取决于膜对该物质的通透性和该物质在膜两侧的浓度差。膜的通透性取决于物质的脂溶性和分子量大小。脂溶性越高而分子量越小的物质,则越容易单纯扩散通过细胞膜,如 O_2、CO_2、NO、类固醇激素和乙醇等均以这种方式进行转运。水分子的极性很小,也能以单纯扩散的方式通过细胞膜,但由于脂质双分子层对水的通透性低,故扩散的速度很慢。

2. **易化扩散** 非脂溶性的小分子物质或带电离子在细胞膜特殊蛋白质的帮助下,顺电 - 化学梯度进行跨膜转运的形式称为**易化扩散**(facilitated diffusion)。根据参与转运的蛋白质不同,易化扩散可分为**载体**(carrier)介导和**通道**(channel)介导两种类型。

(1)载体介导的易化扩散:通过载体蛋白转运一些水溶性的小分子有机物(如葡萄糖、氨基酸等)或离子。载体蛋白与被转运物质在膜高浓度一侧结合后,载体蛋白构象发生改变,将被转运物质转移到膜低浓度一侧,并与载体解离,完成转运过程(图 2-2)。

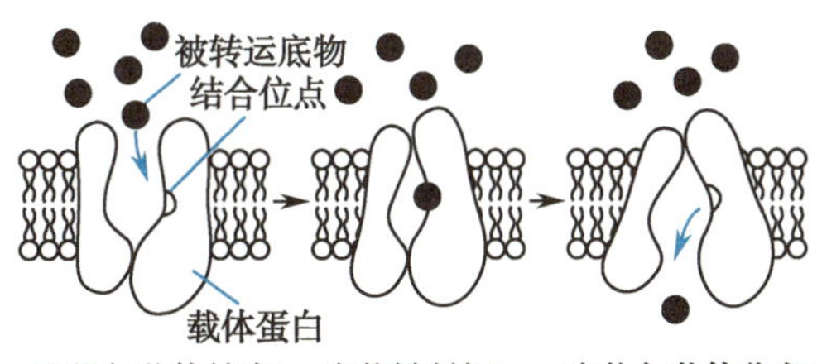

图 2-2 经载体介导的易化扩散示意图

载体介导的易化扩散具有以下特点:①高度特异性:即载体蛋白与被转运物质之间具有高度的结构特异性,如葡萄糖载体只能转运右旋葡萄糖,而不能或不易转运左旋葡萄糖。

笔记栏

②饱和现象：由于转运某一物质的载体、载体上结合位点的数量有限，因此其转运能力也有限度。当被转运物质浓度超过载体蛋白的转运能力时，即使再增加转运物质的浓度，也不可能使转运数量再增加，即达到饱和。③竞争性抑制：若某一载体蛋白对两种结构相似的物质都有转运能力，其中一种物质浓度增加将会抑制载体蛋白对另一种物质的转运。

(2) 通道介导的易化扩散：离子通过通道蛋白进行转运，如 Na^+、K^+、Ca^{2+}、Cl^- 等。通道蛋白属于膜整合蛋白，其内部有一条贯通膜内外的水相孔道，称为**离子通道**(ion channel)。通道具有离子选择性，即每种通道只对一种或几种离子具有通透能力，对其他离子的通透性很小或不通透，故可分别称为 Na^+ 通道、K^+ 通道、Ca^{2+} 通道和非选择性阳离子通道等。离子通道可被某种药物或毒物选择性阻断，这些物质称为通道阻断剂，如**河鲀毒素**(tetrodotoxin, TTX) 为 Na^+ 通道阻断剂，**四乙铵**(tetraethylammonium, TEA) 为 K^+ 通道阻断剂，**维拉帕米**(verapamil) 为 Ca^{2+} 通道阻断剂。

通道介导的易化扩散速率取决于膜两侧离子的浓度差、电位差以及膜对离子的通透性。膜两侧离子的电 - 化学梯度形成的势能是离子跨膜扩散的动力；膜对离子的通透性则取决于通道开放的数量和程度。膜对离子的通透性称为**膜电导**(membrane conductance)，以 g 表示。例如当 Na^+ 通道充分开放时，膜对 Na^+ 的通透性最大，钠电导 (gNa) 也最大。

大部分通道蛋白内有一些可移动的结构或化学基团，在通道内起"闸门"作用。许多因素可引起闸门的运动，导致通道开放或关闭，这一现象称为门控 (gating)。根据触发门控离子通道开放的刺激因素不同，可将通道分为 3 类：①**电压门控通道**(voltage-gated channel)：该通道在膜去极化到一定电位时开放，因此也称为电压依从性通道，如神经细胞轴突膜上的 Na^+ 通道。②**配体门控通道**(ligand-gated channel)：受膜内外环境中某些化学物质的影响而开放，也称为**化学门控通道**(chemically-gated channel)。激素和递质是其最常见的配体。③**机械门控通道**(mechanically-gated channel)：当膜的局部受牵拉变形时被激活，如触觉的神经末梢、听觉的毛细胞及动脉管壁平滑肌细胞等都存在这类通道。

此外，还有一类非门控离子通道，总是处于开放状态，外在因素对其无明显影响，如神经纤维膜上的钾漏通道，这类通道在维持膜静息电位中有重要作用。

水的跨膜转运由渗透压差驱动。水分子从渗透压低的一侧向渗透压高的一侧移动的过程称为渗透。如前所述，水分子在所有细胞均能以单纯扩散的方式通过细胞膜，但扩散速度很慢。而在某些组织，水能通过细胞膜上的**水通道**(water channel) 进行快速跨膜转运。组成水通道的蛋白质称为**水通道蛋白**(aquaporin, AQP)，其水相孔道允许水分子快速通过。目前已发现 10 余种 AQP 亚型，每种水通道都有不同的组织分布和功能特点，如 AQP1 主要分布在红细胞，帮助红细胞适应不同的渗透压变化；AQP1 也位于近曲小管、髓袢降支的顶端膜和基底侧膜以及直小血管降支，对水的运输发挥调节作用；AQP2、AQP3 和 AQP4 位于集合管，参与尿的浓缩；AQP5 主要分布在泪腺和颌下腺，可能与分泌有关。

(二) 主动转运

主动转运(active transport) 是指细胞膜通过本身的能量消耗，将物质逆电 - 化学梯度进行转运的过程，主要特点是需要额外供能。介导主动转运的膜蛋白本质上也属于载体，能与被转运物质特异性结合。根据转运过程中利用能量的形式不同，主动转运分为**原发性主动转运**(primary active transport) 和**继发性主动转运**(secondary active transport) 两种。

1. **原发性主动转运**　是指在主动转运过程中，额外消耗的能量直接由 ATP 分解提供。原发性主动转运的物质主要是带电离子，介导这一过程的膜蛋白称为**离子泵**(ion pump)。其本质是 ATP 酶，能水解细胞内的 ATP 为 ADP，为物质逆浓度差和电位差转运提供能量。离子泵常以转运的离子命名，如钠 - 钾泵、钙泵、质子泵以及碘泵等，其中以钠 - 钾泵的研究

最为充分。

钠-钾泵(sodium-potassium pump),简称**钠泵**(sodium pump),是由α-亚单位和β-亚单位组成的二聚体蛋白质(图2-3)。α-亚单位是催化亚单位,是实现泵功能的主要单位。α-亚单位上有1个催化ATP的位点、3个与Na^+结合的位点及2个与K^+结合的位点。因其需在膜内Na^+和膜外K^+共同参与下才具有ATP酶的活性,故钠泵也称**钠-钾依赖式ATP酶**(Na^+-K^+-ATPase)。β-亚单位是一种糖蛋白,其作用尚未清楚。

在钠-钾泵运行过程中,酶蛋白的两种构象(E_1和E_2)不断相互转换。当细胞内Na^+浓度升高时,α-亚单位与ATP结合,离子结合位点朝向细胞内侧,形成构象E_1。此时α-亚单位与K^+亲和力低,而与Na^+亲和力高,将原本结合的2个K^+释放到细胞内,同时与细胞内3个Na^+结合;结合Na^+后,ATP酶被激活,分解ATP释放能量,并导致α-亚单位磷酸化,促使构象由E_1转变成E_2,离子结合位点转向细胞膜外侧,α-亚单位与Na^+亲和力下降而对K^+亲和力增高,将已结合的3个Na^+解离排至细胞外,并与细胞外2个K^+结合;结合K^+后,α-亚单位发生去磷酸化,结合一个新的ATP,并触发E_2变构回到E_1,从而完成钠-钾泵的一个转运周期。因此,钠-钾泵每分解1分子ATP,可泵出3个Na^+,同时泵入2个K^+,出现一个正电荷的净外移,产生电位差,因此钠-钾泵又称为**生电钠泵**(electrogenic sodium pump)。

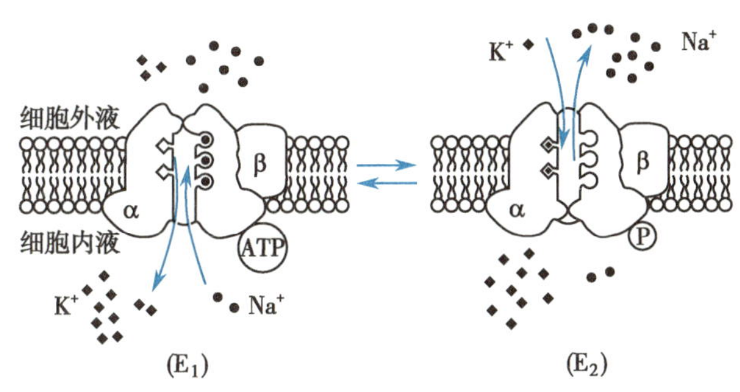

图2-3 钠-钾泵主动转运示意图

钠泵活动的生理意义是:①维持细胞的正常体积与渗透压。钠泵将漏入胞内的Na^+及时排出,减少水分子进入胞内,防止细胞水肿和崩解。②维持细胞的正常兴奋性。钠泵逆浓度梯度转运Na^+和K^+,形成和维持了细胞内外Na^+、K^+的不均匀分布,为细胞内外Na^+和K^+顺浓度差和电位差的跨膜转运提供能量,是维持可兴奋细胞正常兴奋性的基础。③为继发性主动转运提供能量。钠泵活动建立的Na^+浓度势能储备,是葡萄糖和氨基酸等物质继发性主动转运的能量来源。④为代谢提供必需条件。钠泵活动造成的胞内高K^+是许多代谢过程的必需条件,如核糖体合成蛋白质就需要高K^+环境。

2. **继发性主动转运** 有些物质主动转运的动力不直接来自ATP的分解,而是来自原发性主动转运形成的离子浓度梯度,通常是Na^+浓度梯度。在这些离子顺浓度差进行扩散的同时,使其他物质逆浓度梯度和/或电位梯度跨膜转运。这种间接利用ATP的转运方式称为**继发性主动转运**。该离子和其他物质通过细胞膜上同一载体蛋白协同转运的过程,称为联合转运(cotransport)。其中,如果被转运的物质都向同一方向运动,称为**同向转运**(symport),该载体称为**同向转运体**(symporter),如Na^+-葡萄糖同向转运体等;如果被转运的物质转运方向相反,则称为**反向转运**(antiport)或**交换**(exchange),该载体称为**反向转运体**(antiporter)或**交换体**(exchanger),如Na^+-H^+交换体等。

笔记栏

继发性主动转运在体内广泛存在，如小肠黏膜上皮、肾小管上皮对葡萄糖、氨基酸等物质的吸收就属于继发性主动转运（图 2-4）。上皮细胞基底侧膜上钠泵的活动造成细胞内低 Na^+，并在顶端膜的内外形成 Na^+ 的浓度差，于是顶端膜上的 Na^+- 葡萄糖同向转运体在 Na^+ 浓度差提供的势能驱动下，将管腔中的 Na^+ 和葡萄糖一起转运至上皮细胞内。进入细胞内的葡萄糖再经基底侧膜上的另一种葡萄糖载体扩散至组织液而完成吸收。如果用哇巴因抑制钠泵的活动，则葡萄糖的吸收也随之减弱或消失。此外，肾小管上皮细胞的 Na^+-$2Cl^-$-K^+ 同向转运体、甲状腺上皮细胞的 Na^+-I^- 同向转运体等均属于 Na^+ 依赖性的同向转运。人体重要的反向转运主要有 Na^+-H^+ 交换和 Na^+-Ca^{2+} 交换。几乎所有细胞都存在 Na^+-Ca^{2+} 交换体，通常是利用钠泵的活动造成细胞内低 Na^+，在 Na^+ 顺电化学梯度进入细胞内时，将细胞内的 Ca^{2+} 逆浓度梯度转运到细胞外，以维持细胞内 Ca^{2+} 稳态。

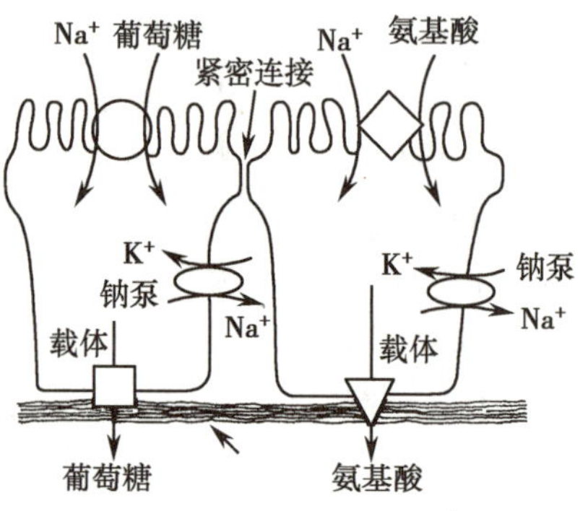

图 2-4　继发性主动转运模式图

（三）入胞与出胞

大分子物质或物质团块进出细胞，都是经历膜包围形成囊泡，通过膜包裹、融合、断裂等复杂的过程才能完成，故称为膜泡运输，可分为**入胞**（endocytosis）与**出胞**（exocytosis）两种过程。

1. **入胞**　是指细胞外的大分子物质或某些物质团块（如细菌、病毒、血浆中的脂蛋白颗粒、大分子营养物质等）进入细胞的过程。如果进入细胞的物质是固体，称为**吞噬**（phagocytosis）；如进入细胞的物质为液体，则称为**吞饮**（pinocytosis）。入胞进行时，首先是细胞周围的某些物质被细胞膜识别、接触，随后与该物质接触的质膜发生内陷或伸出伪足将其包绕，随后膜融合并断离，被转运的物质连同包被它的那部分膜整个进入胞内，形成**吞噬泡**（phagosome）或**吞饮泡**（pinosome）。吞噬泡或吞饮泡常和溶酶体融合在一起，被溶酶体内的各种酶消化，如图 2-5 所示。

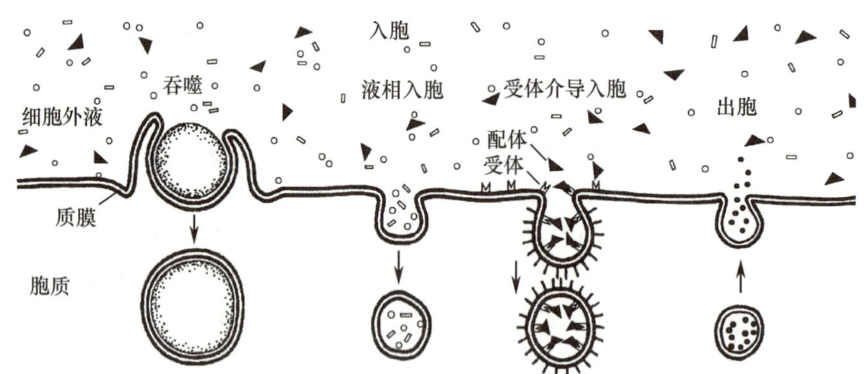

图 2-5　入胞与出胞过程示意图

吞噬仅发生于一些特殊的细胞（如单核细胞、巨噬细胞和中性粒细胞等），形成的吞噬泡直径较大（1~2μm）；吞饮则可发生于体内几乎所有的细胞，吞饮泡直径较小（0.1~0.2μm）。吞饮又可分为液相入胞和受体介导入胞两种形式。**液相入胞**（liquid-phase endocytosis）是指细胞外液及其所含的溶质以吞饮泡的形式连续不断地进入胞内，是细胞本身固有的活动，进入细胞的溶质量和胞外浓度成正比。**受体介导入胞**（receptor mediated endocytosis）是指被

转运物与膜上特异性受体结合，然后通过膜的内陷形成吞噬泡，吞噬泡脱离膜进入膜内。有些物质（如脂蛋白的颗粒、铁离子等）被转运到能利用它的细胞器中；有些物质（异物、细菌等）则被溶酶体中的各种水解酶消化。受体介导式入胞是一种非常有效的转运方式，将物质选择性内移的同时不会有大量的细胞外液进入细胞内，许多大分子物质都是通过此种方式转运，如某些多肽激素、低密度脂蛋白、结合了 Fe^{2+} 的转铁蛋白、结合了维生素 B_{12} 的运输蛋白、抗体、细菌毒素以及一些病毒等。

2. **出胞** 是指大分子物质或某些物质团块以分泌囊泡的形式排出细胞的过程。出胞主要见于细胞的分泌活动，如神经末梢释放神经递质，内分泌腺分泌激素，外分泌腺分泌酶原颗粒和黏液等。不同细胞的各种分泌物大多在粗面内质网上的核糖体中合成，然后在高尔基复合体中加工，在输送过程中，逐渐被膜性结构包被形成**分泌囊泡**（secretory vesicle）。当细胞受到膜外的特殊化学信号或膜电位改变的刺激时，质膜 Ca^{2+} 通道开放，Ca^{2+} 内流，触发囊泡逐渐向质膜内侧移动，囊泡膜和质膜接触并融合，继而破裂，排出囊泡内容物，而囊泡膜则变成细胞膜的组成部分。

入胞和出胞过程均需要耗能，能量来自线粒体内的 ATP。入胞和出胞过程不仅是物质转运的一种形式，而且也是细胞膜和细胞内膜性结构生成、移位和更新的重要中间环节。

第二节 细胞的跨膜信号转导功能

细胞之间依靠信号转导系统来传递信息，以沟通并协调所有细胞的代谢、增殖、分化等活动，确保生物体整体功能顺利进行。信号转导中的信号指的是生物学信号，包括物理信号（如温度、一定波长的电磁波和机械牵张等）和化学信号（如神经递质、激素和细胞因子等）。信号转导是指**跨膜信号转导**（transmembrane signal transduction），即生物活性物质（如神经递质、激素、细胞因子等）与细胞表面（或胞内）**受体**（receptor）特异性结合后，经细胞膜和胞内各种蛋白的信息传递，引起细胞功能改变或诱导基因表达的过程。受体是指细胞中能接受和转导信息的蛋白质，包括膜受体、胞质受体和核受体。能与受体发生特异性结合的生物活性物质统称为**配体**（ligand），分为两类：一类是脂溶性配体，以类固醇激素为代表，它们直接与胞质受体或核受体结合，通过影响基因表达而产生效应（见第十一章）；另一类是亲水性配体，种类众多，亲水性配体或物理信号均首先作用于膜受体，再依次经跨膜和胞内信号转导产生效应，这是本节介绍的主要内容。

一、G 蛋白耦联受体介导的跨膜信号转导

（一）参与 G 蛋白耦联受体信号转导的有关组件及其效应

G 蛋白耦联受体分布广泛，种类繁多，是膜受体中最大的家族。这类受体的激动剂包括儿茶酚胺、乙酰胆碱、5- 羟色胺、氨基酸类及大多数多肽和蛋白质类递质和激素，还有引起嗅觉和味觉的物质、光量子等。所有的 G 蛋白耦联受体都由一条包含 7 次跨膜 α 螺旋的肽链构成，又称 7 次跨膜受体。G 蛋白耦联受体本身不具备酶的活性，也无通道结构，当它被配体激活后作用于与其耦联的 G 蛋白，然后引发一系列信号蛋白分子之间的级联反应来完成跨膜信号转导。参与这一过程的信号分子包括多种信号蛋白和第二信使，信号蛋白主要包括 G 蛋白耦联受体、G 蛋白、G 蛋白效应器和蛋白激酶等。

G 蛋白是**鸟苷酸结合蛋白**（guanine nucleotide binding regulatory protein）的简称，由 α、β 和 γ 3 个亚单位组成，其中 α 亚单位是功能亚单位，有与鸟苷酸结合的位点，也具有 GTP 酶

笔记栏

的活性。根据 α 亚单位的不同，可将 G 蛋白分为 G_s、G_i、G_q、G_t、G_g、G_{12} 等亚类。当 G 蛋白与 GTP 结合时为激活态，但当 G 蛋白上的 GTP 水解为 GDP 时则失去活性。当激素与 G 蛋白耦联受体结合时，受体构象改变，结合并激活 G 蛋白，激活的 G 蛋白 α 亚单位与 GTP 结合，解离出 GDP。随后，激活态的 G 蛋白分成 α-GTP 复合物和 β-γ 二聚体两部分，各自激活其下游的效应器，把信号从细胞膜外转导到膜内。下游的效应器包括离子通道和激活第二信使的酶等。通过激活或抑制第二信使的酶活性，使得胞质内第二信使的浓度增加或降低，进而影响胞质内各种蛋白激酶的活性。蛋白激酶通过催化底物蛋白磷酸化，并经历一系列反应后产生特定的生物学效应（图 2-6）。

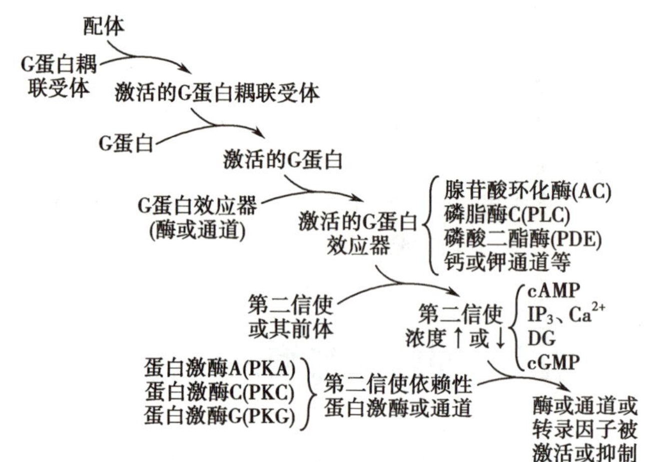

图 2-6 G 蛋白耦联受体介导的跨膜信号转导通路

cAMP：环磷腺苷；cGMP：环磷鸟苷；IP_3：三磷酸肌醇；DG：二酰甘油

（二）G 蛋白耦联受体介导的主要信号转导通路

1. 受体 -G 蛋白 -AC-cAMP-PKA 信号转导通路 环磷腺苷（cAMP）是这一通路的关键信号分子，因而也称为 cAMP 第二信使系统。参与该通路的 G 蛋白有 G_S 和 G_i 两种，被激活后可产生不同的效应。

（1）配体（L_S）→受体（R_S）→ G 蛋白（G_S）→激活腺苷酸环化酶（AC）→ cAMP↑→激活蛋白激酶 A（PKA）→促进蛋白质磷酸化→细胞产生特定的生物学效应。

（2）配体（L_i）→受体（R_i）→ G 蛋白（G_i）→抑制腺苷酸环化酶（AC）→ cAMP↓→抑制蛋白激酶 A（PKA）→抑制蛋白质磷酸化→细胞产生特定的生物学效应。

PKA 除了使底物蛋白磷酸化产生细胞特定的生物学效应外，其解离的催化亚基可进入核内，通过 cAMP **反应元件结合蛋白**（CREB）、cAMP **反应元件调节子**（CREM）等转录调节因子，调控基因表达，通过新生成的蛋白质产生各种生物学效应。同种递质（或激素）可激活不同受体，依据受体所耦联的 G 蛋白不同，发挥相互拮抗的作用。

2. 受体 -G 蛋白 -PLC- 磷脂酰肌醇信号转导通路 三磷酸肌醇（inositol triphosphate, IP_3）和二酰甘油（diacylglycerol, DG）是这一通路的关键信号分子，因而也称为 IP_3/DG 第二信使系统。在这一通路中，配体与受体结合后与 G_q 或 G_i 耦联而激活膜上的磷脂酶 C（phospholipase C, PLC），PLC 水解膜脂质中二磷酸磷脂酰肌醇（PIP_2）生成 IP_3 和 DG，两者分别通过不同信号途径产生效应。

（1）IP_3-Ca^{2+} 信号转导通路：IP_3 是小分子水溶性物质，扩散入胞质后与 IP_3 受体结合可激活细胞内的钙库，如肌质网膜上 Ca^{2+} 通道开放，引起肌质网的 Ca^{2+} 外流，升高胞质的 Ca^{2+}

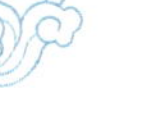

笔记栏

浓度，从而产生众多 Ca^{2+} 依赖的生理效应。

(2) DG-PKC 信号转导通路：DG 是脂溶性物质，当 Ca^{2+} 浓度升高时，DG 在膜的内表面结合并激活蛋白激酶 C（PKC），使底物蛋白磷酸化产生生物效应。PKC 的底物蛋白种类很多，如糖原合成酶、转铁蛋白、Na^+-K^+ATP 酶等。因此，PKC 参与的生理过程相当广泛。

二、酶联型受体介导的跨膜信号转导

酶联型受体也属于跨膜蛋白，但每个受体分子只有一个跨膜区段，其胞外结构域可与配体结合，而胞内结构域则具有酶活性，或者能与其他酶分子结合。这类受体的主要类型有**酪氨酸激酶受体**（tyrosine kinase receptor，TKR）、**酪氨酸激酶结合型受体**（tyrosine kinase associated receptor，TKAR）和**鸟苷酸环化酶受体**（guanylyl cyclase receptor）等。

（一）酪氨酸激酶受体和酪氨酸激酶结合型受体

酪氨酸激酶受体的胞内结构域具有酪氨酸激酶活性。当胞外的配体与受体结合时，胞内的酪氨酸激酶被激活，导致受体本身及（或）细胞内靶蛋白的磷酸化，引起细胞功能改变或触发下一步信号转导。激活这类受体的信号分子主要是各种生长因子，如表皮生长因子、胰岛素等。酪氨酸激酶结合型受体与前者不同，其本身没有蛋白激酶活性，但与配体结合后即可在胞内结合并激活胞质中的蛋白激酶，通过对下游信号蛋白的酪氨酸残基磷酸化而产生生物效应。激活这类受体的信号分子主要是由巨噬细胞和淋巴细胞产生的各种细胞因子和一些肽类激素，如白介素、干扰素、促红细胞生成素、生长激素、催乳素和瘦素等。这两类受体的信号转导需要通过胞内多种信号蛋白的级联反应，甚至通过对基因表达的调控才能产生效应，效应产生速度较慢，主要涉及细胞的代谢、生长、分化、增殖和存活等过程。

（二）鸟苷酸环化酶受体

鸟苷酸环化酶受体的胞内结构域具有**鸟苷酸环化酶**（guanylyl cyclase，GC）活性，一旦受体被配体激活，将通过其 GC 活性催化胞质内的 GTP 生成环磷鸟苷（cGMP），随后激活 cGMP 依赖性蛋白激酶 G（PKG），使底物蛋白磷酸化，产生生物学效应。激活这类受体的信号分子主要有**心房钠尿肽**（atrial natriuretic peptide，ANP）和**一氧化氮**（nitric oxide，NO）。

三、离子通道介导的跨膜信号转导

（一）化学门控通道

化学门控通道是一种同时具有受体和离子通道功能的膜蛋白。当激动剂（配体）和受体结合时，离子通道开放，引起特定的离子跨膜流动，故称为**离子通道型受体**（ion channel receptor）或**促离子型受体**（ionotropic receptor）。这类受体接受的信号分子大多是神经递质。常见的离子通道型受体有 N_2 型乙酰胆碱受体、谷氨酸受体、A 型 γ- 氨基丁酸受体（$GABA_A$ 受体）等。比如运动神经末梢释放的乙酰胆碱（ACh）可激活骨骼肌终板膜中的 N_2 型 ACh 受体阳离子通道，引起 Na^+ 和 K^+ 的跨膜流动，导致膜电位改变，最终引起肌细胞兴奋。离子通道型受体介导的信号传递路径简单、速度快，是一种快速跨膜信号转导方式。

（二）电压门控通道和机械门控通道

电压门控通道和机械门控通道通常不称为受体，但是它们能接受电信号和机械信号的刺激，通过通道的开、闭以及由此造成的离子跨膜流动把信号传递到细胞内部，具有与化学门控通道相似的信号转导功能。如心肌细胞横管膜上的 L 型 Ca^{2+} 通道是一种电压门控通道。心肌细胞兴奋后，横管膜的去极化可激活 L 型 Ca^{2+} 通道使之开放，引起 Ca^{2+} 的内流。内流的 Ca^{2+} 作为第二信使，进一步激活肌质网上的 Ca^{2+} 释放通道，引起胞质 Ca^{2+} 浓度升高，进而触发心肌细胞的收缩，实现电信号（动作电位）的跨膜信号转导。

笔记栏

第三节　细胞的生物电现象

机体的组织细胞无论是处于安静还是活动状态，都具有电的变化，称为**生物电现象**(bioelectricity phenomenon)。临床上诊断用的心电图、脑电图、肌电图、视网膜电图、胃肠电图等检查，是人体生物电活动综合表现的记录。它们以细胞的生物电活动为基础，由大量细胞的电活动总和而成。因此，从细胞水平观察和理解生物电现象及其产生机制，对于了解细胞、器官以及整体功能活动至关重要。

生物电基本上都是低电压、微电流，一般在几微伏到 100 多毫伏之间。因此生物电必须经过电极引导、放大才能观测其强度、时间和变化速率等指标。通常采用尖端直径只有 1μm 或更细的微电极刺入细胞内，测定细胞在安静或活动时细胞膜内外的电位差。20 世纪 50 年代，Hodgkin 和 Huxley 应用**电压钳技术**(voltage clamp technique)研究了枪乌贼巨轴突电压门控 Na^+ 通道和 K^+ 通道，分析了 Na^+ 电流和 K^+ 电流的时间和电压依赖性，提出生物电产生的**离子学说**(ion theory)，为阐明动作电位的成因做出了贡献。20 世纪 70 年代中期，Neher 和 Sakmann 利用**膜片钳技术**(patch clamp technique)记录细胞膜中单一离子通道的电流和电导，为从分子水平了解离子通道的启闭、选择性和通透性等膜信息提供了直接的手段。本节重点介绍神经细胞和骨骼肌细胞的生物电变化及产生机制。

ER-2-1
生物电的发现

生物细胞以膜为界，膜内外存在的电位差称为**跨膜电位**(transmembrane potential)，简称**膜电位**(membrane potential)，包括**静息电位**(resting potential，RP)和**动作电位**(action potential，AP)两种表现形式。图 2-7 以神经纤维为例，显示了膜电位的记录装置和波形特征。

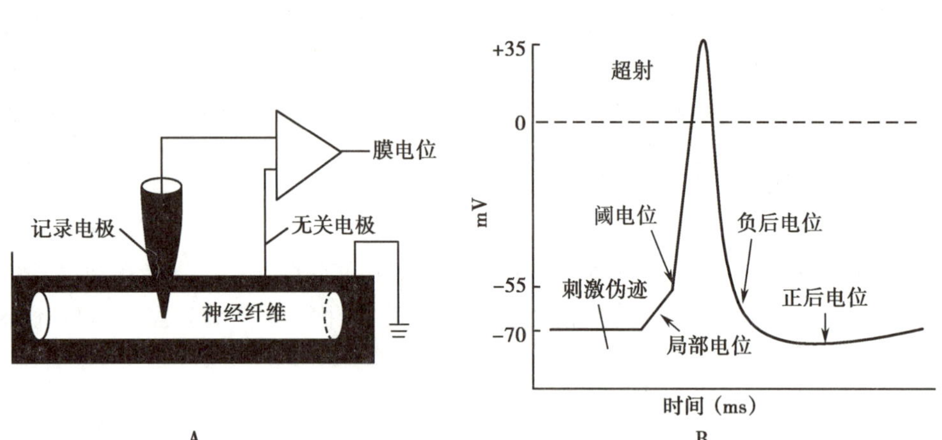

图 2-7　测量单一神经纤维静息电位和动作电位的实验模式图
A. 实验装置；B. 神经纤维电位变化

一、静息电位及其产生原理

(一) 静息电位

细胞安静时存在于细胞膜内外两侧的电位差，称为静息电位。细胞的静息电位都表现为膜内侧为负电位，外侧为正电位。生理学上把静息电位出现时细胞膜电位所处的外正内负的稳定状态称为**极化**(polarization)。将细胞外电位规定为零，那么静息电位的大小则以细胞内负值的大小来表示。静息电位是一切活的细胞共有的生物电现象，一般总是稳定在某一水平，例如哺乳动物神经细胞和骨骼肌细胞的静息电位值为 -70~-90mV，腺细胞为 -40~-70mV，人的红细胞约为 -10mV。

与安静时的膜电位相比，细胞内负值越大，表示膜两侧的电位差越大，即静息电位越大。若静息电位在原先水平的基础上进一步增大，表示膜的极化状态增强，称为**超极化**（hyperpolarization）；反之，静息电位减小，表示极化状态的减弱，称为**去极化**（depolarization）；去极化至零电位后膜电位如进一步变为正值，则称为**反极化**（reverse polarization）或称**超射**（overshoot）；细胞膜去极化后再向静息电位方向恢复的过程称为**复极化**（repolarization）（图 2-8）。

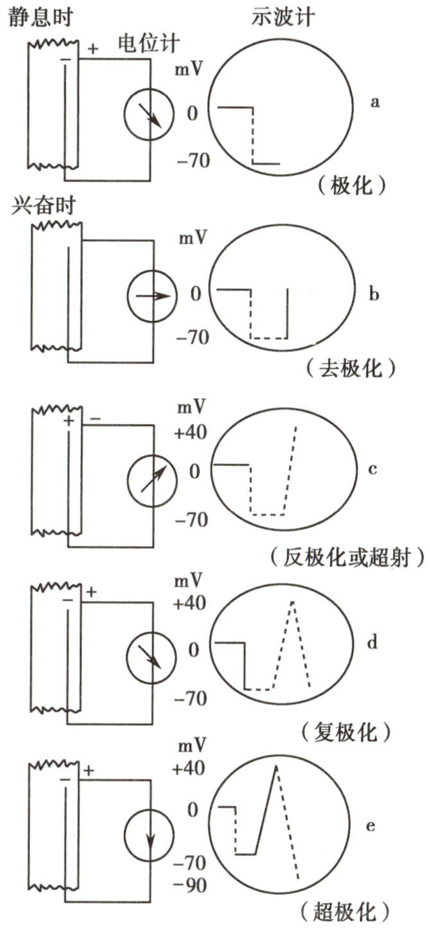

图 2-8　细胞接受刺激发生兴奋后膜状态的转变

（二）静息电位产生原理

细胞膜内 K^+ 浓度高于膜外，约为膜外浓度的 30 倍，K^+ 必然有一个顺浓度梯度向膜外扩散的趋势。细胞外 Na^+ 浓度高于膜内，约为膜内浓度的 10 倍，因此 Na^+ 有向膜内扩散的趋势。细胞膜在安静时对 K^+ 有良好的通透性（g K^+ 较高），而对 Na^+ 相对不通透（g Na^+ 很小）。因此 K^+ 可顺浓度梯度向膜外扩散，而 Na^+ 不能或很少内流。由于细胞膜对细胞内带负电的大分子有机物（A^-）几乎不通透，导致 A^- 留在细胞内。这样随着 K^+ 的外流扩散，膜两侧产生电位差，即膜外带正电，膜内带负电。与此同时，根据同性电荷相斥的原理，膜两侧电位差成为 K^+ 进一步外流的阻力。最初，作为推动 K^+ 外流的动力（K^+ 浓度差）较大，而 K^+ 外流的阻力（电位差）较小，因而 K^+ 外流。随着 K^+ 外流的增加，膜两侧的电位差逐渐加大，阻止 K^+ 外流的力量也不断加大。当 K^+ 外流的动力和阻力达到平衡时，K^+ 的跨膜净扩散量为零。于是，由 K^+ 外流所造成的膜两侧电位差也稳定于某一数值不变，这种内负外正的电位差称为 **K^+ 平衡电位**（K^+ equilibrium potential，E_K）。根据 Nernst 公式，K^+ 平衡电位（E_K）的数值可由膜两侧原有的 K^+ 浓度算出，即：

$$E_K=\frac{RT}{ZF}\times\ln\frac{[K^+]_O}{[K^+]_i}$$

式中 E_K 是 K^+ 平衡电位，R 是气体常数，T 为绝对温度；Z 是离子价，F 是法拉第常数；式中只有 $[K^+]_O$ 和 $[K^+]_i$ 是变数，分别代表膜外和膜内的 K^+ 浓度。通过计算，上式可简化为：

$$E_K=60\lg\frac{[K^+]_o}{[K^+]_i}$$

由 Nernst 公式计算得到的 K^+ 平衡电位的数值为 -90~-100mV，与实际测得的静息电位数值接近而略高。如果人为地改变细胞外液中 K^+ 的浓度，使 $[K^+]_o/[K^+]_i$ 比值发生改变，静息电位的数值也相应地变化。其结果与根据 Nernst 公式计算得到的预期值基本一致。由此可见，大多数细胞的静息电位主要由细胞内 K^+ 的外流产生。

由于安静时膜不仅对 K^+ 有通透性，而对 Na^+ 也有较小的通透性（只有 K^+ 通透性的

笔记栏

1/100~1/50),Na^+ 内流入膜内将抵消部分 K^+ 外流所造成的膜内负电位。另外,安静时细胞膜对 Cl^- 也有一定的通透性,Cl^- 的内流也会造成膜内带负电。因此膜两侧实际是 K^+、Na^+、Cl^- 的混合离子溶液,膜对这些离子都有不同程度的通透性,静息电位的大小取决于膜对 K^+、Na^+、Cl^- 的通透性,导致其实测值要比 K^+ 平衡电位的理论值要小一些。

二、动作电位及其产生原理

(一) 动作电位

动作电位是指可兴奋细胞在受到一次有效刺激后,膜电位在静息电位的基础上产生的一个快速、可传播的电位波动。它是各种可兴奋细胞发生兴奋时所具有的特征性表现,因此,动作电位是可兴奋细胞兴奋的标志。

1. **动作电位波形的基本特征**　各种可兴奋细胞动作电位波形的形状、幅度和持续时间各不相同,但都分为去极相和复极相两部分。现以神经纤维动作电位为例(图 2-9)介绍如下。

(1) **去极相**:动作电位上升支,可分为两部分。最初一部分上升速度缓慢,即缓慢去极化。当去极化到一定程度(阈电位水平)时,去极化速度突然加快形成**锋电位**(spike potential)的上升支。

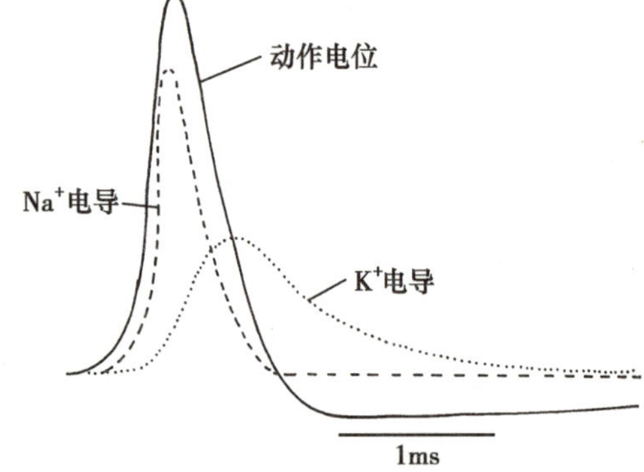

图 2-9　神经纤维动作电位和膜电导改变的关系

(2) **复极相**:动作电位下降支,也可分为两部分。最初是快速复极化部分,形成锋电位的下降支。当复极化达动作电位振幅 70%(近静息电位一侧)左右时,紧接锋电位有一复极化缓慢的**后电位**(after-potential)。后电位有两部分:①**负后电位**(negative after-potential),也称**去极化后电位**(depolarizing after-potential);②**正后电位**(positive after-potential),也称**超极化后电位**(hyperpolarizing after-potential),最后回到静息电位水平。

锋电位由去极相陡峭的上升支和复极相快速下降的部分共同构成,是产生动作电位的象征,是动作电位最主要部分,因此,锋电位可看作是动作电位的同义语。

2. **动作电位特性**　可兴奋细胞动作电位具有以下共同的特性。

(1)"全或无"定律:如果给予可兴奋细胞的刺激强度太小,不能引起动作电位;一旦刺激强度达到阈值时,就能引起一个幅度最大的动作电位,继续增加刺激强度,动作电位的幅度也不会增大。

(2)不衰减传播:动作电位产生后并不局限于受刺激部位,而是迅速向周围传播,直至整个细胞都依次产生动作电位。动作电位在传播过程中其幅度不因传导距离的增加而减小。

(3)连续产生的动作电位不会发生融合:给予神经一串连续刺激可使神经产生多个动作电位,而每两个相邻的动作电位之间总有一定的间隔,表现为一个个分离的脉冲式发放。即连续产生的动作电位不会互相叠加在一起,这是因为有绝对不应期的存在。

(二) 动作电位产生原理

1. **去极相(上升支)**　动作电位的去极化过程主要由细胞外 Na^+ 快速内流产生。

当去极化使膜电位达到某个临界值(阈电位)时,细胞膜上的电压门控 Na^+ 通道迅速被激活,大量钠通道开放,使膜对 Na^+ 的通透性突然增大,Na^+ 大量内流,产生动作电位的上升

支。由于钠通道具有正反馈开放特点，产生再生性的 Na^+ 内流，使细胞膜迅速去极化，产生锋电位的上升支直至达到峰值。这一过程可被河鲀毒素（TTX）阻断。

在去极化过程中，细胞膜两侧 Na^+ 的浓度差以及由静息时 K^+ 外移造成的外正内负的电位差是 Na^+ 内流的动力，而 Na^+ 内流所造成的膜内正电位，则是 Na^+ 进一步内流的阻力。随着 Na^+ 内流的增加，这种阻力也不断增大，当 Na^+ 内流的动力与阻力达到平衡时，Na^+ 的跨膜净扩散量为零，这时膜两侧的电位差达到了一个新的平衡点，即 Na^+ **平衡电位**（Na^+ equilibrium potential，E_{Na}）。将膜内、外 Na^+ 的浓度代入 Nernst 公式可计算出 Na^+ 平衡电位的数值，该数值与实际测得的动作电位超射值很接近。

2. **复极相（下降支）** 动作电位的复极化过程主要由细胞内 K^+ 外流产生。K^+ 外流的动力是膜内、外 K^+ 的浓度差以及反极化状态下的电位差。

动作电位上升支达峰值后迅速转入复极化过程，并形成锋电位的降支。其机制有二：①膜上钠通道开放的时间很短，很快就进入“失活”状态，即钠通道关闭，膜对 Na^+ 的通透性迅速变小。②膜对 K^+ 的通透性进一步增大，超过对 Na^+ 的通透性，于是膜内 K^+ 又在浓度差和电位差（膜内带正电）的推动下向膜外扩散。

关于后电位产生机制，有人认为负后电位是膜复极化时 K^+ 迅速外流积聚于膜外附近，使膜内外 K^+ 浓度差变小，因而暂时阻碍了 K^+ 外流；正后电位则可能由于此时钠泵活动加强，泵出的 Na^+ 超过泵入的 K^+ 而使膜电位暂时出现轻度的超极化。

复极后，膜电位已恢复到静息电位水平，细胞膜对 Na^+、K^+ 的通透性也恢复，但是膜内、外的离子分布尚未恢复。此时细胞内 Na^+ 浓度比兴奋前稍有增加，细胞外 K^+ 浓度也增加。据估计，神经纤维每兴奋一次，进入细胞内的 Na^+ 量可使膜内 Na^+ 浓度增加 1/80 000，逸出的 K^+ 量也近似这个数值。因此细胞膜上的钠泵被激活，将细胞内增加的 Na^+ 运至细胞外，并将细胞外多余的 K^+ 摄回细胞内，使细胞膜内外的离子分布恢复到原初安静时的水平。

（三）离子通道的通透性与动作电位

细胞兴奋时 Na^+ 和 K^+ 通透性的变化与动作电位的变化一致。膜对离子的通透性也就是膜电导的变化与离子通道的活动有关，取决于离子通道开放、关闭状态以及通道开放的数量等。当膜电位向去极化方向改变时，Na^+ 通道开放，其特点是开放和关闭都很迅速。而且随着去极化程度的增大，Na^+ 通道开放的概率也增加，说明这种 Na^+ 通道是电压门控通道。Na^+ 通道的激活、失活和恢复都与细胞膜上蛋白分子的构型改变有关。Na^+ 通道**激活**（activation）是指通道处于开放状态，允许 Na^+ 通过；Na^+ 通道**失活**（inactivation）是指通道处于关闭状态，不允许 Na^+ 通过，并且在此阶段再接受新的刺激也不能再开放。Na^+ 通道**复活**（recovery）则是指通道由失活状态转为静息时的**备用**状态。几乎在 Na^+ 通道失活的同时，电压门控 K^+ 通道开放，出现 K^+ 外流（图 2-9）。这种电压门控 K^+ 通道不同于参与静息电位形成的 K^+ 通道，而与电压门控 Na^+ 通道相似，也是同时被跨膜电位的去极化激活的，但 K^+ 通道开放出现较迟。当 K^+ 通道开放时，Na^+ 通道已经进入失活状态。这时由于膜内的高 K^+ 浓度促使 K^+ 外流，使膜内电位变负，最后恢复到静息时的 K^+ 平衡状态。总之，电压门控 Na^+ 通道和 K^+ 通道的开、关是神经纤维动作电位产生的机制。

三、细胞的兴奋与兴奋性

可兴奋细胞产生兴奋的共同标志是动作电位，而可兴奋细胞接受刺激产生动作电位的能力和特性，称为细胞的兴奋性。

（一）刺激与兴奋

1. **刺激引起兴奋的条件** 刺激是指能引起机体组织细胞发生反应、产生兴奋的环境变

笔记栏

化。刺激的种类很多,有化学性刺激、物理性刺激(机械、温度以及声、光、电等)、生物性刺激以及社会心理性刺激等。由于电刺激操作方便,各种刺激参数易于控制,而且一般能引起组织兴奋的电刺激并不造成组织损伤,又可重复使用,因此实验室中常采用各种形式的电刺激。

(1)刺激量:不是任何刺激都能引起组织细胞的兴奋。要引起组织细胞产生兴奋,刺激必须达到一定的条件,即一定的刺激强度、一定的刺激持续时间以及一定的强度-时间变化率。在刺激持续时间足够长的条件下,能引起兴奋的最小刺激强度叫**基强度**(rheobase)。刺激的持续时间包括两种指标:①**利用时**(utilization time)是指保持强度-时间变化率不变,采用基强度作刺激,能够引起可兴奋细胞兴奋所需的最短刺激时间;②**时值**(chronaxie)是指保持强度-时间变化率不变,采用两倍基强度的刺激,引起可兴奋细胞兴奋所需的最短刺激时间。

为研究方便,常采用强度指标来说明刺激与兴奋的产生。在刺激的持续时间和强度-时间变化率固定的情况下,能够引起可兴奋细胞产生兴奋的最小刺激强度,称为**阈强度**(threshold intensity),或**阈值**(threshold value),它可反映细胞兴奋性的高低。等于阈强度的刺激称为**阈刺激**(threshold stimulus),大于或小于阈强度的刺激分别称为阈上刺激和阈下刺激。

(2)强度-时间曲线:刺激的三个参数可以相互影响。研究时通常固定其中一个参数,观察其余两个参数的相互影响。例如用神经或肌肉组织进行实验时,一般采用不同波宽的方波作为刺激,测定不同波宽下引起组织兴奋所需的刺激强度。由于每个方波的斜率相同,因此不同强度的方波刺激的强度-时间变化率固定不变,只要观察刺激强度(即方波的振幅)与刺激的持续时间(即方波的波宽)两个参数,就可了解两者之间的相互关系。实验观察结果如图2-10。

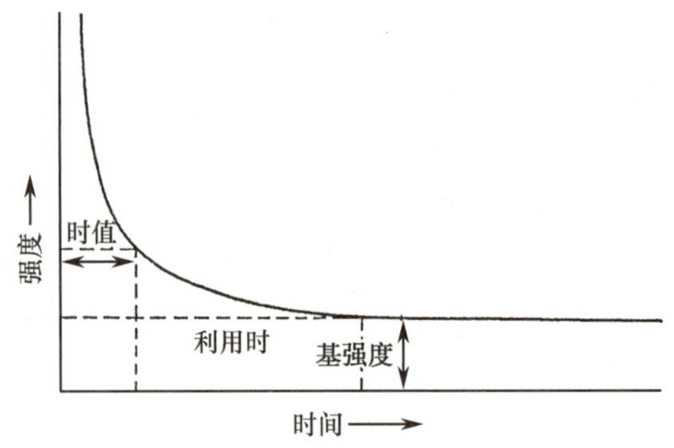

图2-10 可兴奋组织的强度-时间曲线

曲线上任何一点都代表一个具有一定强度和时程的能引起组织兴奋的最小刺激量。该曲线表明:①当刺激强度低于某一临界值时,即使刺激时间无限延长,也不能引起细胞兴奋,表现为曲线的右下支与横坐标平行。②当刺激时间小于某一临界值时,即使刺激强度无限大,也不能引起细胞兴奋,表现为曲线左上支与纵坐标平行。③在一定范围内,刺激的持续时间越短,引起组织兴奋所需的刺激强度越大;反之,刺激的持续时间越长,引起组织兴奋所需的刺激强度越小。④在一定范围内,刺激强度愈小,引起组织兴奋所需的刺激持续时间愈长;反之,刺激强度愈大,能引起组织兴奋所需的刺激持续时间愈短。

2. **阈电位** 神经和骨骼肌的细胞膜 Na^+ 通道是电压门控通道,当膜电位去极化到某一临界值时,细胞膜上 Na^+ 通道大量开放,Na^+ 大量内流而产生动作电位。这个能够引起膜对 Na^+ 通透性突然增大并产生动作电位的临界膜电位称为**阈电位**(threshold potential)。阈电位的本质就是触发电压门控 Na^+ 通道正反馈开放的临界膜电位。只有阈刺激和阈上刺激才能促使膜去极化到达阈电位。阈电位一般比静息电位小10~20mV。在神经和肌肉细胞,阈电位为 -50~-70mV。

3. 电紧张电位和局部电位

(1)细胞的被动电学特性:细胞作为静态的电学元件表现出来的特性称为被动电学特

性，包括膜电容、膜电阻和细胞内液的轴向电阻。

1）膜电容：任何两个导体中间以绝缘体隔开的装置称为电容器。两块金属平行板之间以绝缘介质隔开，再加上电位差 V，则 $C=Q/V$。Q 为导体上总电荷，C 为电容。细胞内液与外液相当于两块金属板（导体），而细胞膜是一个较好的绝缘体，类似电容器。但细胞膜上有离子通道，当膜中的离子通道开放引起离子跨膜流动时，相当于在电容器上充电或放电，从而在膜两侧产生电位差。

2）膜电阻：细胞膜虽然很薄，但电阻很高，但由于膜具有电容特性、离子的通透性及整流特性，因而膜电阻要小很多。膜电阻常用其倒数膜电导来表示。

3）轴向电阻：某些细胞的直径较小，长轴延伸的距离较长，例如神经元的轴突。这些细胞沿长轴存在轴向电阻。直径越小、距离越长，轴向电阻就越大。

（2）电紧张电位：由膜的被动电学特性决定的膜电位称为**电紧张电位**（electrotonic potential），没有离子通道的激活和膜电导的改变。当两个与直流电源相连的电极与神经纤维相接触时，电流可从正极通过膜外的溶液流向负极；另一方面，电流也可从正极流向膜内，再从膜内流出膜外而到达负极。这些穿膜电流，不仅在电极下的膜上流动，而且还会扩散到电极附近的一定区域，再进行穿膜流动（图 2-11）。

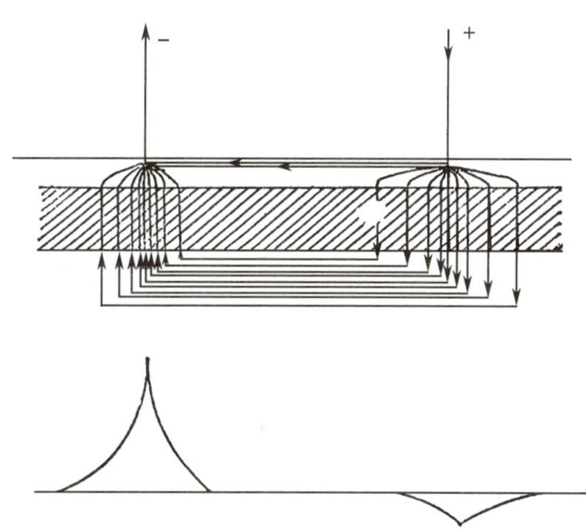

图 2-11　膜外电流与电紧张电位

在电极下的一点上，电流密度最大；离电极愈远，电流密度愈小。这种电流的流动，即**电容电流**（capacitive current），将会伴随膜电位的改变而改变。在正极，增加了膜外的正电荷，使膜电容充电，增加了膜外的正电位，形成超极化；在负极，相当于在膜内通电流，使膜电容放电，减少了膜外的正电位，形成去极化；这种由外加电流引起的膜电位改变就是电紧张电位，前者称为**超极化电紧张电位**，后者称为**去极化电紧张电位**。电紧张电位幅度很小，向周围扩布时，随着传导距离的增加而电位的幅度逐渐减小以至消失，呈衰减式的传导，这种传播方式称为电紧张方式传导。

（3）局部电位：较小的电流刺激（阈下刺激）作用于可兴奋细胞将产生电紧张电位。如图 2-12 所示，在负极处与正极处分别引起大小相等而方向相反的膜电位改变，但是这种镜像式的改变，只是在刺激电流较弱的情况下产生。当刺激电流的强度接近于阈值时，两刺激电极处所发生的电位改变幅度就不再相等，在负极处电位改变（去极化）的幅度，将会明显大于正极处（超极化）改变的幅度。这是因为增大的去极化效应激活了少量的 Na^+ 通道，产生的 Na^+ 内流与去极化电紧张电位融合所致。这种去极化效应增大时的膜电位改变，称为**局部电位**（local potential）或**局部兴奋**（local excitation）。局部电位未达到阈电位水平，因而不能爆发动作电位，但它与阈电位的差值减小，这时膜如果再受到刺激，就比较容易到达阈电位而发生兴奋，即局部兴奋可以提高细胞膜的兴奋性，这种效应称为**易化**（facilitation）。

局部电位是可兴奋细胞的主动反应，具有如下特点：①不符合“全或无”定律。在阈下刺激的范围内，它可随刺激的增大而增大。②衰减式传导。即以电紧张方式向周围扩布，随着传导距离的增加，局部电位的幅度逐渐减小以至消失，因此局部电位不能在膜上作远距离传播。③总和现象。局部电位可以叠加，没有不应期。因此，几个阈下刺激引起的局部电位

笔记栏

可以叠加起来，即发生总和。如果在细胞膜的同一部位先后给予两个阈下刺激，在第一个阈下刺激引起的局部电位尚未消失前，紧接着给予第二个阈下刺激，所引起的局部电位可与第一个局部兴奋叠加起来，称为**时间总和**（temporal summation）；如果在细胞膜相邻的两个部位同时给予阈下刺激，这两个相邻的局部电位也可以叠加起来，称为**空间总和**（spatial summation）。如果局部电位经总和去极化到阈电位时，细胞膜便可产生一次动作电位。

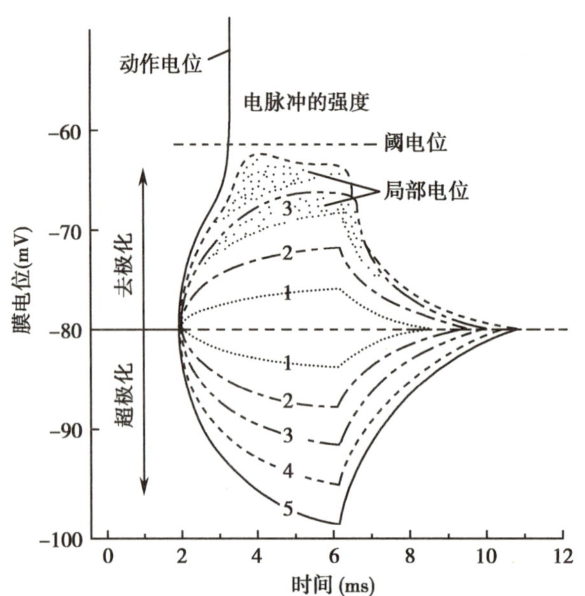

图 2-12 电紧张电位、局部电位与动作电位示意图
静息电位水平以上为去极化电紧张电位和局部电位，
静息电位水平以下为超极化电紧张电位

综上所述，细胞的兴奋可由两种方式引起：一种是给予一个阈值或阈值以上的刺激，使静息电位去极化到阈电位，从而爆发动作电位；另一种是给予多个阈下刺激，使局部电位发生总和，从而使静息电位减小到阈电位水平，爆发动作电位。总和现象的生理意义就在于使局部电位有可能转化为动作电位。

（二）可兴奋细胞的兴奋性

可兴奋细胞接受一次有效刺激产生兴奋后，其兴奋性将会产生一系列的规律性改变。在这些变化之后，细胞的兴奋性才完全恢复正常。

1. 细胞兴奋后兴奋性的周期性变化

（1）绝对不应期：在细胞受刺激发生兴奋后的较短时期内，无论给予多么强大的刺激，都不能使其再次发生兴奋（动作电位），称为**绝对不应期**（absolute refractory period）（图 2-13ab），此时兴奋性为零。

（2）相对不应期：绝对不应期之后的一段时间内，大于阈强度的刺激才能引起新的动作电位，称为**相对不应期**（relative refractory period）（图 2-13bc），此时细胞的兴奋性低于正常。

（3）超常期：相对不应期之后，细胞的兴奋性又稍高于正常水平，此时若给予一个小于阈强度的刺激就可能引起新的动作电位，称为**超常期**（supranormal period）（图 2-13cd），此时细胞的兴奋性高于正常。

（4）低常期：超常期之后，细胞的兴奋性又转入低于正常的时期，需用大于阈强度的刺激才能引起新的动作电位，称为**低常期**（subnormal period）（图 2-13de）。

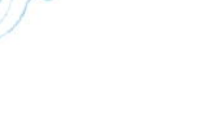

从图 2-13 可见，神经纤维的绝对不应期相当于锋电位时期；相对不应期相当于负后电位的早期；超常期相当于负后电位的后期；低常期相当于正后电位的时期。

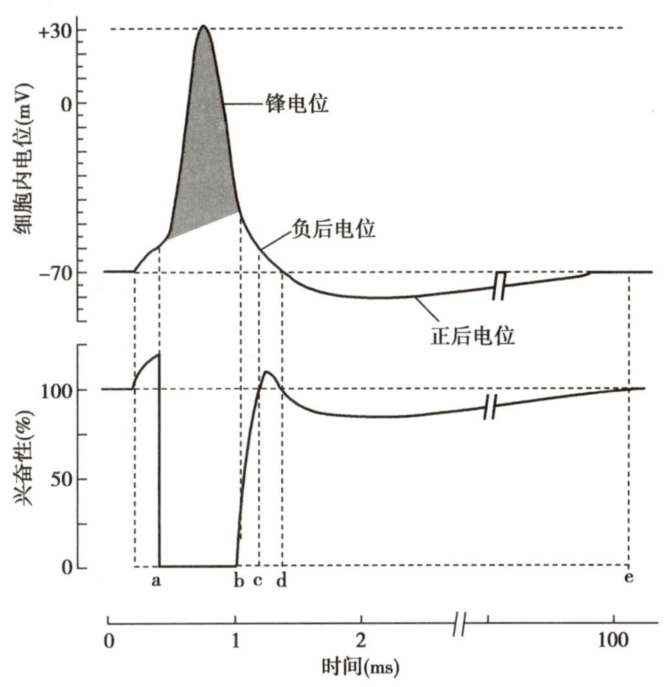

图 2-13　兴奋性变化与动作电位的时间关系示意图
ab：绝对不应期；bc：相对不应期；cd：超常期；de：低常期

2. **兴奋性周期性变化的机制**　在细胞兴奋及恢复的整个过程中，兴奋性发生上述变化与细胞膜离子通道的变化有关。当细胞在静息状态时，膜上的 Na^+ 通道处于备用状态。可兴奋细胞接受有效刺激后，膜内 Na^+ 通道被迅速激活，Na^+ 快速而大量内流，产生锋电位。但 Na^+ 通道开放时程短暂，此后即使去极化还在继续，但通道开放的概率几乎下降到零，即 Na^+ 通道迅速失活。因此，可兴奋细胞在产生兴奋，出现锋电位的一段时期内，不可能再接受任何新的刺激，产生新的动作电位，即形成绝对不应期。绝对不应期之后，一些失活的 Na^+ 通道逐渐开始恢复（即复活），但尚未全部恢复，因此需要较强的刺激才能引起细胞兴奋，形成相对不应期。超常期相当于负后电位的后期，此时 Na^+ 通道已基本恢复到静息时的备用状态，而且此时膜电位更靠近阈电位，故兴奋性较高。低常期时膜为超极化状态，离阈电位水平更远，故兴奋性低于正常。

（三）兴奋在同一细胞上的传导

可兴奋细胞的细胞膜任何一点受刺激产生动作电位，都可以沿着细胞膜进行不衰减地传导，直至传遍整个细胞。在细胞膜产生动作电位的部位是膜内带正电，膜外带负电。而邻近的部位则是膜内带负电，膜外带正电。因此，膜的已兴奋部位与邻近未兴奋的静息部位之间存在电位差。在电位差的驱动下，膜外正电荷由静息部位向兴奋部位移动，膜内的正电荷由兴奋部位向静息部位移动，形成**局部电流**（local current）。动作电位通过局部电流在细胞膜上进行传导，使整个细胞膜都依次发生动作电位（图 2-14）。由于局部电流的刺激作用足以使静息电位去极化到阈电位，所以动作电位能沿着细胞膜做不衰减的传导。

在无髓鞘的神经纤维，兴奋是以局部电流的形式沿细胞膜顺序传导。而有髓鞘神经纤维的轴突外面包有高电阻的髓鞘，电流不易通过，只有郎飞结处的轴突没有髓鞘，可与细胞外液直

笔记栏

接接触，允许离子跨膜移动。因此，有髓鞘神经纤维发生兴奋时，兴奋以局部电流的形式在郎飞结之间传导，这种传导方式称为**跳跃式传导**（saltatory conduction）。所以，有髓鞘神经纤维的兴奋传导速度要比无髓鞘神经纤维快，这对高等动物能快速对外界刺激做出反应具有重要意义。

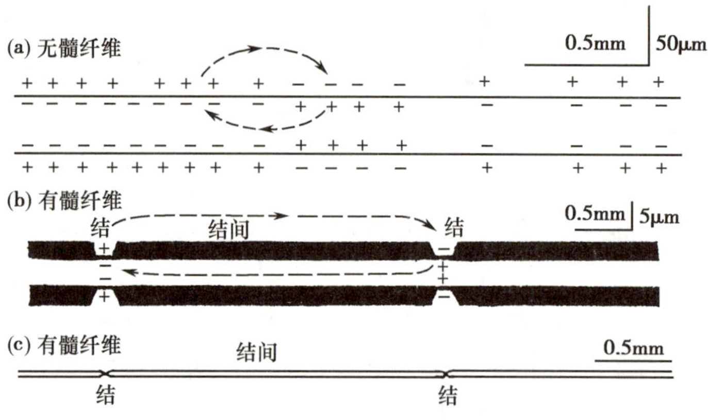

图 2-14　神经冲动传导机制的模式

第四节　肌细胞的收缩

人体各种形式的运动都是通过肌肉的舒缩来完成。肌肉结构的不同导致肌肉舒缩的形式和特点也有差别。

一、骨骼肌细胞的收缩

骨骼肌组织约占体重的 40%，其收缩与舒张对完成躯体运动和呼吸动作具有重要意义。从结构上来说骨骼肌属于横纹肌，从功能上来说骨骼肌属于随意肌。骨骼肌受躯体运动神经支配，当躯体运动神经兴奋时，通过神经纤维的传导和神经肌肉接头的信息传递，引起骨骼肌兴奋，而后动作电位沿肌细胞膜传导，进而通过兴奋 - 收缩耦联触发肌细胞收缩。

（一）骨骼肌细胞的微细结构

骨骼肌的基本结构和功能单位是肌细胞，也称为肌纤维。肌细胞内含有大量的肌原纤维和高度发达的肌管系统，这些结构排列高度有序，是骨骼肌完成收缩功能的基础。

1. 肌原纤维和肌节　每个肌细胞都含有上千条的**肌原纤维**（myofibril），直径为 1.5μm 左右，与肌纤维长轴平行排列。在光镜下每条肌原纤维都呈现规则的明、暗交替横纹，分别称为明带和暗带（图 2-15），因此骨骼肌也称为横纹肌。暗带的长度比较固定，在暗带中央有一段相对透明的区域，称为 H 带，它的长度随肌肉舒缩而变化。在 H 带中央有一条暗线，称为 M 线。明带的长度可变，肌肉舒张时较长，肌肉收缩变短，并且在一定范围内可因肌肉被动牵引而变长。明带中央也有一条暗线，称为 Z 线。肌原纤维上相邻的两条 Z 线之间的区域，是肌肉收缩和舒张的基本单位，称为**肌节**（sarcomere）。肌节的长度在不同情况下可变动于 1.5~3.5μm 之间。

肌原纤维由粗肌丝和细肌丝按一定规律排列而成。**粗肌丝**（thick filament），其直径约 10nm，长度约为 1.5μm，构成了暗带。M 线则是把成束的粗肌丝固定在一起的结构。**细肌丝**（thin filament），直径约 5nm，由 Z 线向两侧明带伸出，每侧的长度都是 1.0μm。

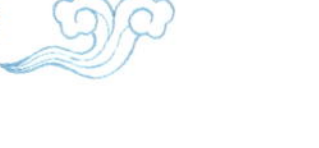

笔记栏

2. **肌管系统** 包绕在每一条肌原纤维周围的膜性囊管状结构称为**肌管系统**(sarcotubular system)。肌管系统由横管系统和纵管系统构成,是骨骼肌发生兴奋-收缩耦联的结构基础。

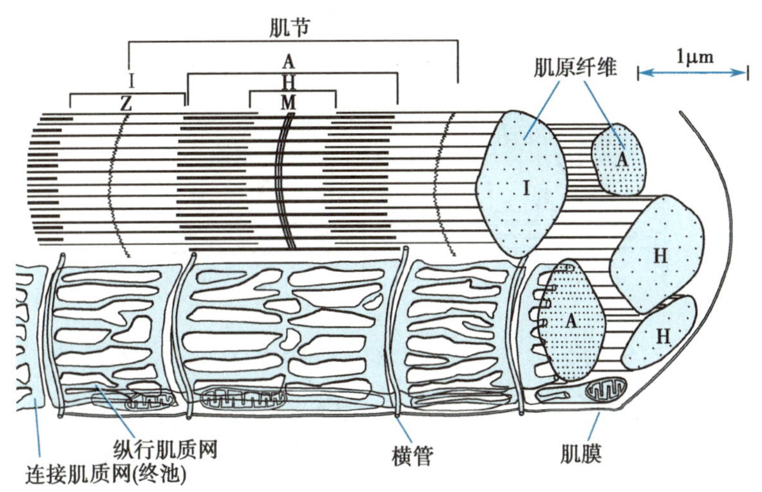

图 2-15 骨骼肌细胞的肌原纤维和肌管系统

A:暗带;I:明带;H:暗带中的H带;M:M线;Z:Z线

(1)横管系统:**横管**(transverse tubule)也称T管,是肌细胞膜从表面向内凹入而成,其走行方向和肌原纤维相垂直。在肌原纤维上,横管在明带和暗带的交界处形成环绕肌原纤维的管道。横管的功能是将肌细胞膜上传导的动作电位传入肌细胞内部的肌原纤维周围。横管管腔内的液体与细胞外液相通,而不与胞质相通。

在肌膜和横管膜上有L型电压门控钙通道分布,它们的激活与肌细胞的兴奋-收缩耦联活动有关。

(2)纵管系统:**纵管**(longitudinal tubule)即L管,也称**肌质网**(sarcoplasmic reticulum,SR),相当于其他细胞的内质网。SR是细胞的Ca^{2+}贮存池,其Ca^{2+}浓度高于肌质。SR的走行方向和肌原纤维平行,分为彼此相通的两部分:①**纵行肌质网**(longitudinal SR,LSR),即包绕在肌原纤维周围的SR,网膜上有钙泵,可将胞质中的Ca^{2+}主动转运到SR内。②**连接肌质网**(junctional SR,JSR),即SR接近横管时末端膨大的部位,又称为**终池**(terminal cisterna)。终池内的Ca^{2+}浓度是肌质内的数千至上万倍,终池膜上有钙释放通道,即ryanodine受体(RYR)。该通道开放,终池释放Ca^{2+}到肌质中,升高肌质钙浓度。横管与其两侧的终池形成**三联管**(triad)结构。三联管是发生兴奋-收缩耦联活动的关键结构。

(二)肌丝的分子结构

1. **粗肌丝** 主要由**肌球蛋白**(myosin)组成,一条粗肌丝大约含有200个肌球蛋白分子,每个肌球蛋白分子由一个长杆部和两个球形的头部组成,状似"豆芽"。它由6条多肽链(2条重链和4条轻链)构成,长杆部由2条重链互相缠绕而成双螺旋,每一个头部由一条重链和两条轻链构成(图2-16A)。肌球蛋白的长杆部朝向M线聚合成束,形成粗肌丝的主干,部分双螺旋延伸到主干外,形成与头部相连的臂部,臂部与头部一起称为**横桥**(cross bridge),横桥有规则地裸露在粗肌丝主干的表面(图2-16B)。在粗肌丝近M线约0.2μm的部分没有横桥。

肌肉安静时横桥与主干的方向相垂直,由粗肌丝表面突出约6nm,每个横桥都能分别同环绕它们的6条细肌丝相对,有利于粗细肌丝之间的相互作用。横桥有两个特性:①与细肌丝上的肌动蛋白可逆性地结合,而后横桥向M线方向扭动,拖动细肌丝向暗带滑行;②具有ATP酶的活性,可通过分解ATP获得能量,作为横桥摆动和做功的能量来源。

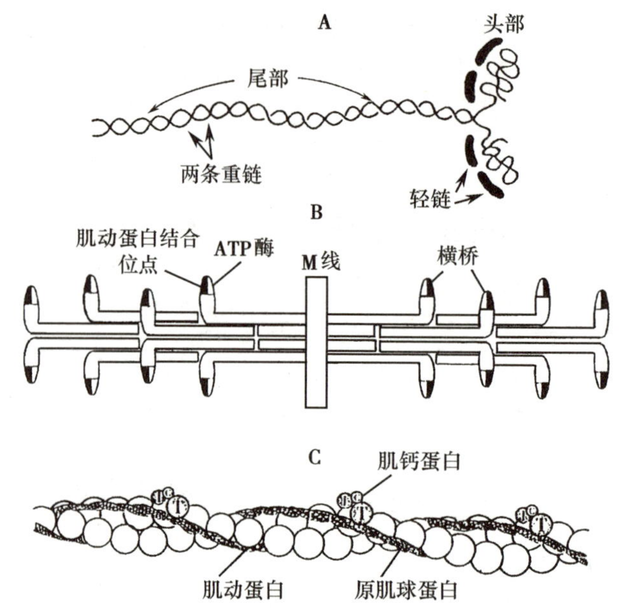

图 2-16 肌丝的分子组成

A. 构成肌球蛋白分子的肽链;B. 肌球蛋白分子在粗肌丝中的方位;

C. 细肌丝的分子组成

2. **细肌丝** 由**肌动蛋白**(actin)、**原肌球蛋白**(tropomyosin)和**肌钙蛋白**(troponin)组成,它们在细肌丝中的比例是 7∶1∶1。

(1)肌动蛋白:肌动蛋白分子单体呈球状,许多肌动蛋白单体以双螺旋聚合成纤维状肌动蛋白,构成细肌丝的主干(图 2-16C)。肌动蛋白上有与粗肌丝横桥结合的活化位点。

(2)原肌球蛋白:也呈双螺旋状,位于肌动蛋白的双螺旋沟中,并与之松散结合。肌肉安静时,原肌球蛋白掩盖了肌动蛋白分子上的活化位点,因而阻碍了横桥和肌动蛋白的结合。

(3)肌钙蛋白:在细肌丝上不直接和肌动蛋白分子连接,只是以一定间隔出现在原肌球蛋白的双螺旋结构上。肌钙蛋白的分子呈球形,是 3 个亚单位(TnT、TnC 及 TnI)组成的复合体(图 2-17)。TnT 附着在原肌球蛋白上,TnI 附着在肌动蛋白上,TnC 上有 Ca^{2+} 的结合位点,每个 TnC 可结合 4 个 Ca^{2+}。当它与 Ca^{2+} 结合时,使原肌球蛋白构象改变,暴露肌动蛋白上的活化位点,解除对横桥和肌动蛋白结合的阻碍。

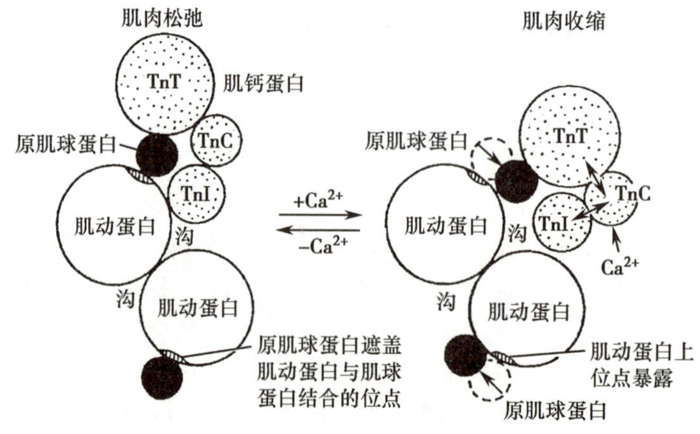

图 2-17 Ca^{2+} 与肌钙蛋白收缩调节作用

TnT、TnC、TnI 为肌钙蛋白的亚单位

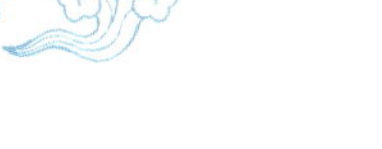

在肌肉收缩过程中，肌动蛋白与肌丝滑行有直接的关系，故和肌球蛋白一同被称为收缩蛋白；而原肌球蛋白和肌钙蛋白不直接参与肌丝滑行，但可影响和控制收缩蛋白质之间的相互作用，故称为调节蛋白。

（三）骨骼肌的收缩原理

1. **骨骼肌的兴奋 - 收缩耦联**　当肌细胞兴奋时，首先在肌细胞膜上产生动作电位，然后才发生肌丝滑行，肌节缩短，肌细胞收缩。这种将肌细胞产生动作电位的电兴奋与肌丝滑行的机械收缩联系起来的中介机制称为**兴奋 - 收缩耦联**（excitation-contraction coupling）。兴奋 - 收缩耦联过程包括 3 个主要步骤：

（1）兴奋通过横管传向肌细胞内部：肌膜上的动作电位沿肌膜和横管传播，并激活肌膜和横管膜上的 L 型钙通道。

骨骼肌肌膜和横管膜上的 L 型钙通道，又称**双氢吡啶受体**（dihydropyridine receport，DHPR），对双氢吡啶类的 Ca^{2+} 通道阻断剂敏感。DHPR 是一个对电位变化敏感的信号转导分子，不作为离子通道发挥作用。

（2）三联管处的信息传递：L 型钙通道激活后，引起终池膜上的 RYR 激活（图 2-18）。

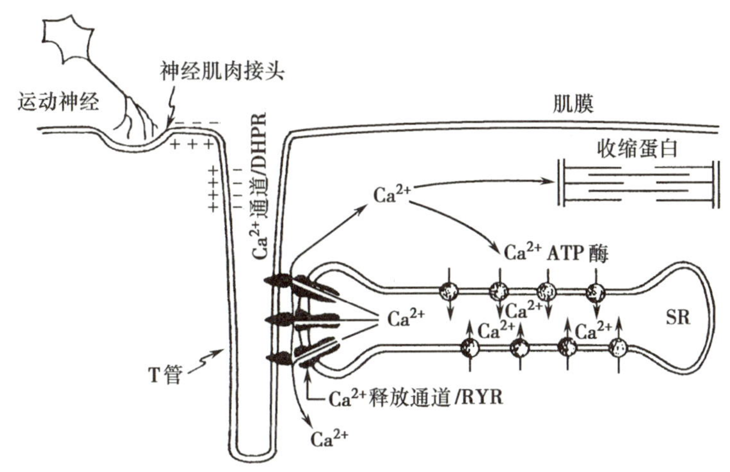

图 2-18　骨骼肌的兴奋 - 收缩耦联示意图

来自神经骨骼肌接头的兴奋激活横管膜的 Ca^{2+} 通道，后者又激活终池膜上的 RYR，引起终池内的 Ca^{2+} 释放

（3）肌质网释放 Ca^{2+} 进入肌质以及 Ca^{2+} 由肌质向肌质网的再聚积：终池膜上的钙释放通道开放，大量的 Ca^{2+} 释放进入肌质，肌质中 Ca^{2+} 浓度升高 100 倍。Ca^{2+} 与肌钙蛋白的 TnC 结合，从而触发肌丝滑行，肌肉收缩。

在引发肌丝滑行后，肌质网膜上的 Ca^{2+} 泵被激活。Ca^{2+} 泵逆浓度差将 Ca^{2+} 从肌质转运到肌质网中。由于胞质中 Ca^{2+} 浓度降低，Ca^{2+} 即与肌钙蛋白解离，引发肌肉舒张。

骨骼肌细胞收缩时，胞质内增加的 Ca^{2+} 几乎全部来自肌质网释放。当骨骼肌肌膜和横管膜去极化时，动作电位只持续几毫秒，膜上的 L 型钙通道被激活但没有开放，几乎没有 Ca^{2+} 流入。L 型钙通道被激活时的构象改变直接触发肌质网膜上 RYR 的开放和 Ca^{2+} 释放（图 2-19）。释放的 Ca^{2+} 最终又被肌质网上的钙泵全部回收。

总之，骨骼肌兴奋 - 收缩耦联的中介因子是 Ca^{2+}，三联管是兴奋 - 收缩耦联的结构基础。

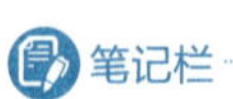

笔记栏

2. **肌丝滑行过程** Huxley 等在 20 世纪 50 年代初期提出肌丝滑行理论(myofilament sliding theory)。粗肌丝与细肌丝之间的滑行是通过横桥周期(cross-bridge cycling)完成的。横桥周期是指肌球蛋白的横桥与肌动蛋白结合、摆动、复位的过程(图 2-20):①在舒张状态下,横桥的 ATP 酶分解 ATP 产生能量使上次摆动后的横桥复位,此时横桥同时与 ADP 和磷酸结合,处于高势能、与肌动蛋白高亲和力的状态。②当胞质中 Ca^{2+} 浓度升高时,Ca^{2+} 迅速与肌钙蛋白结合,使原肌球蛋白移位,横桥与肌动蛋白结合。③横桥摆动,使其头部向桥臂方向摆动 45°,牵引细肌丝向肌节中心移动,横桥储存的势能转化为克服负荷的张力和/或肌节长度的缩短,同时与横桥结合的 ADP 和磷酸被解离下来。④横桥再次与 ATP 结合,导致其与肌动蛋白亲和力降低而分离。

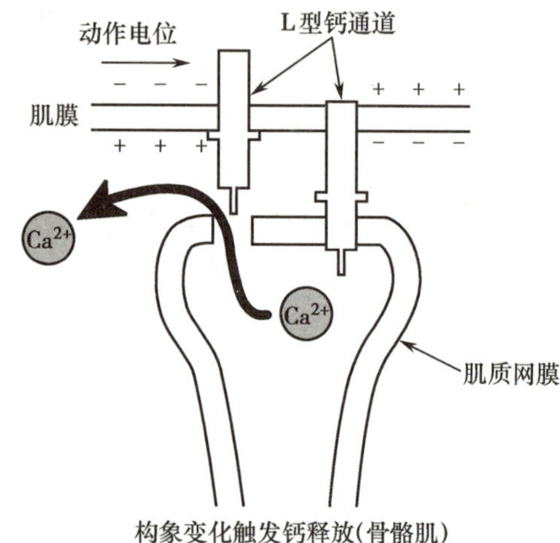

图 2-19 骨骼肌肌质网释放 Ca^{2+} 的机制

在 ATP 不断补充的情况下,横桥不断和后一个肌动蛋白活化位点结合、摆动、复位。如此循环复始运动,横桥依次将细肌丝向 M 线方向牵拉,使肌节缩短,完成肌肉收缩。当胞质内的 Ca^{2+} 浓度下降,Ca^{2+} 与肌钙蛋白解离,肌钙蛋白又重新与肌动蛋白连接,原肌球蛋白变构,恢复对肌动蛋白活化位点的掩盖,细肌丝复位,肌节展长,肌肉舒张。

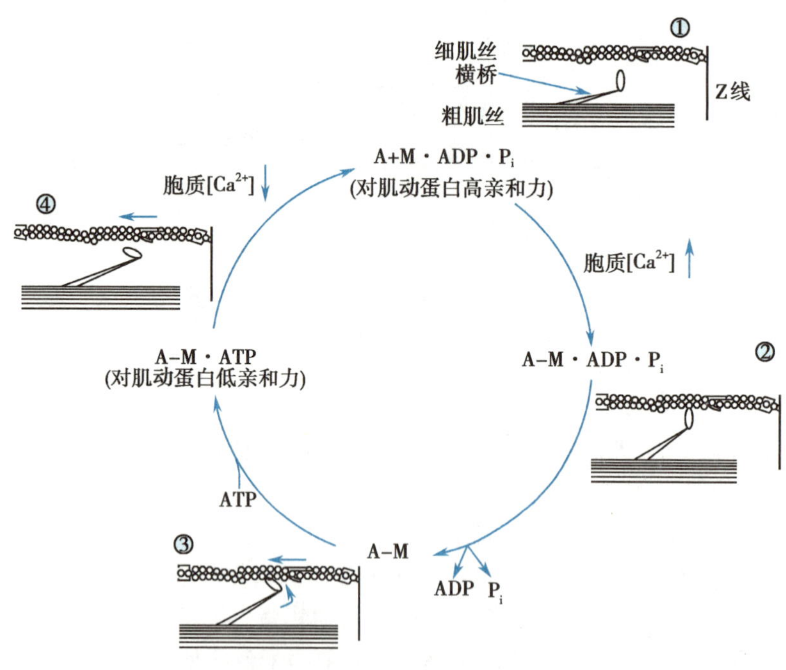

图 2-20 横桥周期示意图

A:肌动蛋白;M:肌球蛋白;A-M:肌动蛋白与肌球蛋白结合物

(四)骨骼肌收缩的形式

骨骼肌收缩可表现为肌肉长度与张力的机械变化,肌肉长度缩短可使躯体对抗某种阻力而移位,完成一定的物理功;肌肉张力增加,可保持躯体一定的体位,但无移位和做功。骨骼肌收缩与收缩时所承受的负荷和肌肉本身的功能状态有关。肌肉收缩时所承受的负荷有

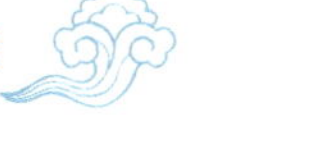

两种：①**前负荷**(preload)是指在肌肉收缩之前肌肉所承受的负荷，它使肌肉在收缩前就处于某种被拉长的状态，即具有一定的**初长度**(initial length)；②**后负荷**(afterload)是指肌肉开始收缩时才遇到的负荷或阻力。

1. **等长收缩和等张收缩**　根据肌肉长度与张力的改变，肌肉收缩可分为**等长收缩**(isometric contraction)和**等张收缩**(isotonic contraction)两种形式。

(1)等长收缩：指只有肌肉张力增大而长度并无缩短的收缩形式。肌肉等长收缩消耗的能量，主要转变为张力增加，并无移位和做功。

(2)等张收缩：指肌肉长度明显缩短，但张力始终不变的收缩形式。消耗的能量主要转变为肌肉缩短及移动负荷而完成一定的物理功。

等长收缩时，横桥产生力作用于细肌丝，但无肌纤维缩短；等张收缩时，横桥产生力作用于细肌丝，细肌丝移动插入粗肌丝间隙，引起肌纤维缩短。通常，肌肉开始缩短前，先有肌张力增加(等长收缩)，当张力超过后负荷时，才表现为肌肉的缩短，从肌肉开始缩短至收缩结束，肌肉张力保持恒定不变(等张收缩)。

在机体内，不同肌肉收缩时所遇到的负荷不同，故其收缩形式也不同。一些与维持身体固定姿势和克服外力(如重力)有关的肌肉，如颈肌收缩时以产生张力为主，近于等长收缩；一些与肢体运动有关的肌肉，则表现不同程度的等张收缩。在整体内骨骼肌的收缩多表现为既改变长度又增加张力的混合收缩形式。不同部位肌肉的功能不同，其收缩形式也各有侧重。

2. **单收缩和强直收缩**　根据给予肌肉的刺激频率不同，肌肉兴奋收缩时可分**单收缩**(twitch)和**强直收缩**(tetanus)两种形式。

(1)单收缩：在实验条件下，给予骨骼肌一次有效电刺激，可产生一次动作电位，随后引起肌肉产生一次迅速而短暂的收缩，称为**单收缩**。整个过程可分为收缩期和舒张期。

(2)强直收缩：是指由多个有效刺激引起收缩重叠的形式。如果给肌肉连续的短促刺激，随着刺激频率的不同，肌肉收缩会出现不同的形式：①当频率较低时，后一个刺激落在前一个刺激引起的收缩过程结束之后，则只引起一连串各自分开的单收缩。②增加频率，若后一个刺激落在前一个刺激引起的收缩过程中的舒张期(即舒张期总和)，则形成**不完全强直收缩**(incomplete tetanus)。③若再增加刺激频率，每一个后续的刺激都落在前一个收缩过程中的收缩期，即收缩期总和，则各次收缩的张力变化和长度缩短完全融合或叠加起来，就形成**完全强直收缩**(complete tetanus)(图2-21)。不完全强直收缩与完全强直收缩均属于总和收缩。骨骼肌每次接受刺激兴奋时，绝对不应期很短，约为1毫秒，故能接受较高频率的刺激再次兴奋，这是强直收缩产生的基础。

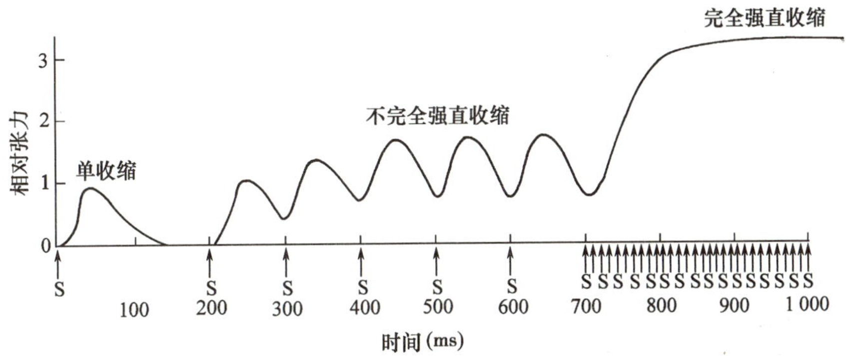

图2-21　不同频率的连续刺激所引起的收缩形式

笔记栏

正常机体内由运动神经传到骨骼肌的兴奋冲动都是快速连续的，因此，骨骼肌的收缩几乎都属于强直收缩。强直收缩较单收缩能产生更大的张力和缩短，例如，强直收缩可以产生的最大收缩张力可达单收缩的 4 倍。

（五）骨骼肌收缩的力学分析

骨骼肌收缩产生的张力、长度改变和做功等效能，受前负荷、后负荷和肌肉收缩能力（骨骼肌本身的功能状态）3 个因素的影响。

1. **前负荷对肌肉收缩的影响** 前负荷决定肌肉的初长度。通过实验可以测定不同的初长度下肌肉收缩产生的张力（图 2-22A）。将肌肉在安静时牵拉到一定长度时，会产生一定的**被动张力**（passive force）。在此基础上施加刺激，又可记录到一个肌肉收缩时张力，此张力为被动张力与肌肉收缩产生的**主动张力**（active force）之和，即**总张力**（total force）。

将肌肉固定于不同的初长度，分别记录在不同初长度时被动张力和施加刺激后的总张力，可得到被动张力和总张力与肌肉长度的关系曲线。将这两条曲线中各同等长度时的张力数值相减，即可得到主动张力与肌肉长度的关系曲线（图 2-22B）。从曲线可见：①曲线升支（肌节长度小于 2.0μm），在前负荷 - 初长度增加时，每次收缩产生的主动张力也相应增加。②曲线平段（肌节长度在 2.0~2.2μm 范围内），当前负荷 - 初长度增加到一定程度时，肌肉收缩产生的主动张力达最大。能够产生最大收缩张力的前负荷、初长度，分别称为**最适前负荷**（optimal preload）、**最适初长度**（optimal initial length）。③曲线降支（肌节长度大于 2.2μm），前负荷 - 初长度超过最适前负荷和最适初长度时，收缩产生的主动张力下降。

上述肌肉前负荷、初长度与肌肉收缩产生的张力之间的关系，取决于细肌丝能够接触的横桥数目。在曲线的 d 点，肌节的初长度最长，粗、细肌丝完全不重叠，肌肉收缩时的主动张力为零；在曲线的 c 点和 b 点，肌节的初长度分别为 2.2μm 和 2.0μm，粗、细肌丝处于最适重叠状态，即所有的横桥都能与细肌丝接触，肌肉等长收缩时的主动张力亦达最大值；在曲线的 a 点，肌节长度为 1.6μm，细肌丝穿过 M 线，造成两侧细肌丝相互重叠并发生卷曲，影响了部分横桥与细肌丝的接触，肌肉收缩产生的张力相应减小。

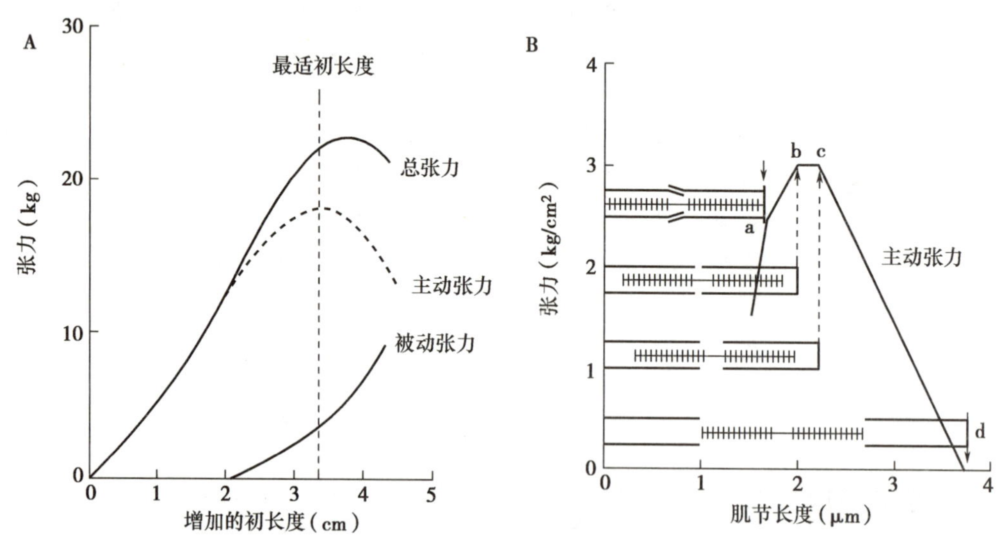

图 2-22 肌肉等长收缩时的长度 - 张力关系

A. 肌肉的长度 - 张力关系曲线；B. 肌节的长度 - 张力关系曲线

2. **后负荷对肌肉收缩的影响** 在前负荷不变的条件下，人为地改变后负荷，可以观测到不同后负荷对收缩张力和缩短速度的影响。当前负荷固定不变时，后负荷愈大，肌肉在缩

短前所产生的张力也愈大，因而肌肉开始出现缩短的时间也愈晚，并且缩短的初速度和缩短的长度也愈小。

将同一块肌肉在不同后负荷条件下产生的张力和缩短速度绘成张力-速度曲线（图2-23）。由图可见，随着后负荷的增加，肌肉收缩产生的张力随之增大，但缩短速度却减小；当后负荷减小时，肌肉产生的张力减小，但可得到一个较大的缩短速度；当后负荷理论上为零时，可以得到该肌肉的最大收缩速度（V_0）。当后负荷过大时，肌肉将完全不能缩短，缩短速度也成为零。肌肉收缩产生的机械功 = 负荷（或张力）× 负荷移动的距离（即肌肉缩短的长度）。当其他因素不变时，后负荷在最大张力 1/3 处，肌肉完成的机械功最大（图2-23）。

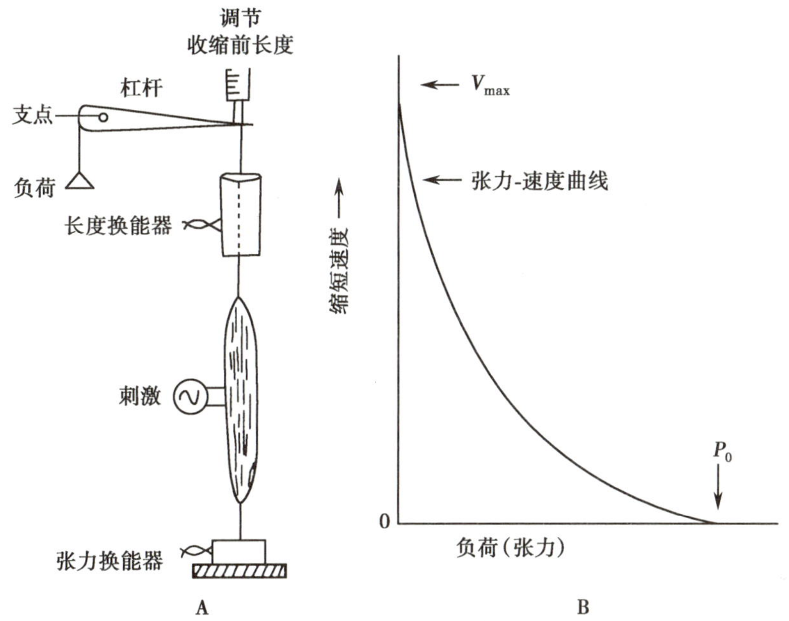

图 2-23　肌肉等张收缩时的张力-速度关系

A. 实验装置；B. 张力-速度关系曲线；V_{max}：负荷为零时肌肉缩短的最大速度；P_0：肌肉收缩的最大张力

3. **肌肉收缩能力对肌肉收缩的影响**　**肌肉收缩能力**（contractility）是决定肌肉收缩效能的内在特性，与肌肉收缩时外部条件（如前、后负荷）的改变无关，而与肌肉收缩和舒张过程中肌肉内在的收缩特性有关，如 Ca^{2+} 浓度和 ATP 酶的活性。缺氧、酸中毒可影响这些内在特性降低肌肉收缩的效果；而 Ca^{2+}、咖啡因、肾上腺素等体液因素则能提高肌肉的收缩效果。

二、平滑肌细胞的收缩

平滑肌分布广泛，多平行排列，构成各种管状中空器官，如消化道、呼吸道、泌尿生殖道以及血管等。它们可以通过舒缩产生张力变化使器官发生运动，还可产生持续性或紧张性收缩，使器官能对抗负荷保持一定的形状。

（一）平滑肌的分类

平滑肌（smooth muscle）按其结构与功能特点可分为**单个单位平滑肌**（single-unit smooth muscle）和**多单位平滑肌**（multi-unit smooth muscle）两大类，但也有一些平滑肌兼有两类平滑肌的特点。

笔记栏

1. **单个单位平滑肌**　也称**内脏平滑肌**(visceral smooth muscle),构成消化道、输尿管、子宫和小血管等。这一类平滑肌的特征有:①功能活动类似功能合胞体,即所有肌细胞对刺激产生的电和机械活动基本同步,这是由于此类肌细胞间有大量缝隙连接,电活动可以由一个肌细胞直接传播到邻近的细胞。②具有自动节律性,在没有外来神经支配时,依靠起搏细胞的自律性并在内在神经丛的作用下可以带动整个肌肉的兴奋并产生舒缩活动。

2. **多单位平滑肌**　主要包括竖毛肌、睫状肌、虹膜肌以及大血管的平滑肌。这一类平滑肌的特征是:①肌细胞之间很少有缝隙连接,因此每个肌细胞的活动都彼此独立。②没有自律性,肌细胞的收缩活动受自主神经的控制,也受激素的影响。收缩的强度取决于被激活的肌纤维数目和神经冲动的频率。

无论哪种类型的平滑肌,都可产生两种形式的收缩,即**时相性收缩**(phasic contraction)和**紧张性收缩**(tonic contraction)。时相性收缩是一种间断的或节律性的收缩,如胃肠道的蠕动属于管壁平滑肌的时相性收缩。而紧张性收缩是持续性的收缩活动,如血管张力属于血管壁平滑肌的紧张性收缩。因此,根据收缩形式可将平滑肌分为**时相性平滑肌**(phasic smooth muscle)和**紧张性平滑肌**(tonic smooth muscle)。

(二) 平滑肌细胞的微细结构

平滑肌细胞一般呈梭形,长度变异较大。平滑肌细胞的肌质网欠发达,没有三联管和肌节的结构,但细胞内部存在发达的细胞骨架。肌质内含有一些卵圆形的致密体,以一定的间隔出现并附着于膜的内侧面形成致密区,与细肌丝相连。平滑肌细胞内充满肌丝,虽不像骨骼肌那样呈平行排列,但是肌丝的排列仍然有序。粗肌丝由肌球蛋白构成。细肌丝主要由肌动蛋白和原肌球蛋白构成,不含肌钙蛋白。细肌丝的数量远多于粗肌丝,两者之比高达 15∶1(横纹肌是 2∶1),因此,1 根粗肌丝会被更多数量的细肌丝包绕,形成相互交错的排列,两侧细肌丝的末端连接于致密体,形成类似于骨骼肌中肌节的功能单位。

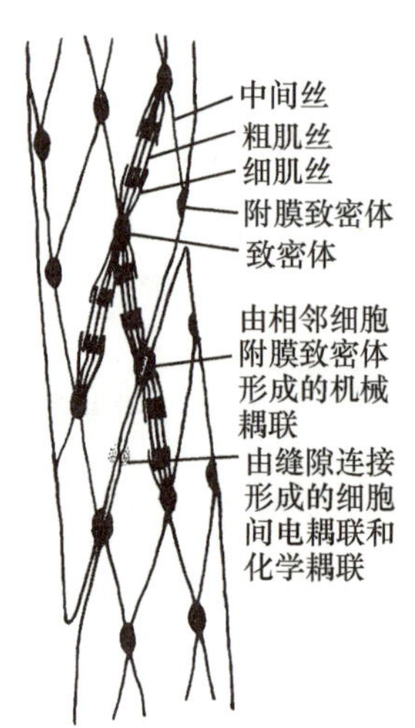

图 2-24　平滑肌内部结构模式图

有些致密区可与相邻细胞的类似结构相对,两层细胞膜也在此处紧密连接,借以传递细胞间的张力,形成细胞间的**机械耦联**。平滑肌细胞间也存在如缝隙连接的其他连接形式,通过它们还可以实现细胞间的**电耦联**和**化学耦联**(图 2-24)。

平滑肌细胞膜没有横管,但有一些纵向排列的袋状凹陷,使得细胞膜表面积和细胞体积之比加大,增加了肌膜的表面积。肌丝主要是被肌膜而不是肌质网包绕,细胞外液中的 Ca^{2+} 经肌膜上的钙通道进入胞内对激活收缩蛋白非常重要,它和从肌质网释放的 Ca^{2+} 是胞质内 Ca^{2+} 浓度升高的主要原因。

(三) 平滑肌的收缩原理

平滑肌兴奋时,细胞外液 Ca^{2+} 内流,肌质网 Ca^{2+} 释放,胞质中的 Ca^{2+} 浓度升高。Ca^{2+} 的作用靶点在粗肌丝。Ca^{2+} 与胞质中的**钙调蛋白**(calmodulin)形成复合物并激活肌球蛋白轻链激酶(myosin light chain kinase,MLCK);使肌球蛋白轻链磷酸化,进而引起肌球蛋白头部构象改变,导致横桥与细肌丝肌动蛋白结合,触发肌动蛋白向肌球蛋白滑动,引起平滑肌纤维收缩。当细胞内 Ca^{2+} 浓度降低时,磷酸酶被激活,使肌球蛋白轻链去磷酸化,导致横桥与细肌丝的肌动蛋白解离,引起肌纤维松弛。由于平滑肌 ATP 分解的速度比骨骼肌慢,Ca^{2+}

笔记栏

被摄回肌质网的过程或经细胞膜被移至细胞外的过程都较慢，因此平滑肌的收缩舒张过程也缓慢。

（曾 辉 伍庆华 方 燕）

复习思考题

1. Ca^{2+} 跨膜转运的方式有哪些？请举例说明。

2. 试述阈刺激、阈电位及两者的区别。

3. 在研究坐骨神经 - 腓肠肌收缩的实验中，如果用锌铜弓刺激坐骨神经，腓肠肌发生收缩，则说明该标本活性良好。试分析此过程中包含的生理学机制。

扫一扫
测一测

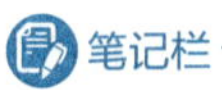

PPT 课件

第三章 血 液

学习目标

掌握血浆渗透压的组成及生理意义、血浆酸碱度；掌握各类血细胞的功能；掌握血液凝固的过程；掌握 ABO 血型、Rh 血型系统，输血原则。

熟悉血液的组成及生理功能；熟悉血浆蛋白作用；熟悉各类血细胞的正常值及生理特性、红细胞的生成与调节；熟悉红细胞凝集、交叉配血试验。

了解造血过程的调节，血细胞形态、生成与破坏；了解抗凝与纤溶。

血液(blood)是一种红色的流体组织，在心血管系统中循环往复，起着运输物质的作用。血液在保证新陈代谢和机体各部分生理功能活动的顺利实现，维持内环境稳态乃至维系生命等方面都具有极其重要的作用。

第一节 概 述

一、血液的组成及血量

血液由**血浆**(plasma)和悬浮于其中的**血细胞**(blood cells)组成。血细胞可分为红细胞、白细胞和血小板三类，其中红细胞数量最多，约占血细胞总数的 99%，白细胞和血小板所占比例很少。将一定量的血液与抗凝剂混匀后，置于有刻度的比容管中，以 3 000r/min 的速度离心 30 分钟后，可以观察到管内的血液分为三层，上层浅黄色半透明的液体即为血浆，下层深红色不透明的是红细胞，红细胞层与血浆交界之间有白色不透明的薄层则是白细胞和血小板(图 3-1)。

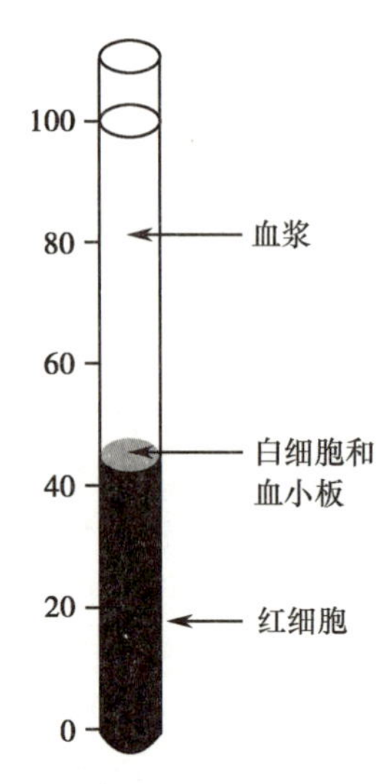

图 3-1 血细胞比容

血细胞在血液中所占的容积百分比，称为**血细胞比容**(hematocrit)。正常成年男性的血细胞比容为 40%~50%，女性为 37%~48%，新生儿约 55%。由于血细胞中白细胞和血小板仅占总容积的 0.15%~1%，故血细胞比容接近红细胞比容，可反映红细胞和血浆的相对量，从而为某些疾病的诊断提供依据。如贫血的患者血细胞比容较低；而在红细胞增多症和烧伤患者则血细胞比容增高。

全身血液的总量称为**血量**(blood volume)，正常成年人的血量为体重的 7%~8%，即每千克体重含有 70~80ml 血液。体重为 60kg 的人，其血量为 4.2~4.8L。人体在安静时，绝大部分血液在心血管系统中快速循环流动，称为**循环血量**；少部分血液滞留于肝、脾、肺、腹腔静脉以及皮下静脉丛等处，流动缓慢，血细胞比容较高，称为**储存血量**。这些储存血液的部位称为**储血库**，在运动或大失血时，这部分血液可被动员释放，补充循环血量。

血量的相对稳定是维持正常血压和各组织、各器官正常血液供应，保持机体正常生命活动的必要条件。当机体急性失血时，如不超过血液总量的 10%，可反射性引起心血管活动加强、血管收缩；同时可释放部分储备血量补充循环血量，而不出现明显的临床症状。如果失血过快过多，失血量超过体内血液总量的 20%，可引起血压的显著下降，导致机体生理功能障碍而出现一系列临床症状；如急性失血超过总血量的 30%，即可危及生命。因此，大量急性失血时需要及时进行输血和补液等治疗以挽救患者生命。

二、血液的生理功能

血液的主要功能如下：

1. **运输功能** 运输是血液的基本功能。血液的组成成分具有多种的运输功能，如通过红细胞运送 O_2 和 CO_2。通过血浆运输各种营养物质、代谢的终产物，包括激素在内的各种生物活性物质以及药物等。

2. **维持内环境稳态** 血液通过与排泄器官紧密联系，在调节内环境中各种营养物质的含量、无机离子浓度、渗透压、温度、pH 值等相对稳定的过程中起着重要作用。比如血浆与红细胞中均存在着缓冲对，能使内环境酸碱度维持相对稳定。内脏组织代谢产生的热量通过血液带到皮肤表面，有利于散热，从而维持体温相对恒定。

3. **免疫和防御功能** 血浆中含有免疫球蛋白等多种免疫物质，能抵御病原微生物的侵袭。各类白细胞具有防御功能，特别是中性粒细胞、巨噬细胞对侵入机体的病原微生物有吞噬作用。淋巴细胞具有特异性免疫功能。血小板和血浆中凝血因子有止血和凝血作用，可以防止机体出血，对机体具有防御和保护功能。

三、血液的理化特性

（一）血液的比重

正常人的全血比重为 1.050~1.060，主要取决于红细胞的数量，血中的红细胞数量越多则比重越大。血浆的比重为 1.025~1.030，主要取决于血浆蛋白的含量。红细胞的比重为 1.090~1.092，大小取决于红细胞内的血红蛋白的含量。

（二）血液的黏度

血液是一种**黏度**（viscosity）较大的液体组织，其黏度主要是由液体内部分子或颗粒间的内部摩擦产生。以水的黏度为 1.0 计算，体外测定全血的相对黏度为 4.0~5.0，血浆的相对黏度为 1.6~2.4（37℃时），全血黏度主要取决于红细胞的数量和红细胞的可塑变形能力。病理情况下，红细胞数量增多或变形能力下降，都可引起血液黏度增加，是形成血管内阻力和影响微循环灌注量的主要因素之一。同时血液黏度也受血流速度的影响，特别是在血液流速缓慢时，红细胞容易叠连或聚集成团，黏度增大。

第二节 血 浆

一、血浆的主要成分及其功能

血浆是一种混合溶液，主要成分是水、蛋白质、多种电解质、小分子有机化合物和 O_2、

笔记栏

CO_2 等。当机体患病时，血浆中的成分和理化性质可出现异常，因此，临床上检测血浆各组成成分的含量有助于某些疾病的诊断和治疗。在血浆中，水占 91%~92%；血浆蛋白占 6.5%~8.5%；其余 2% 为小分子物质，包括多种电解质和小分子有机化合物。这些小分子物质和水都能自由通过毛细血管壁和组织液进行物质交换，因此它们在血浆中的浓度基本与组织液中相同。

（一）血浆蛋白及其功能

1. **血浆蛋白的成分** **血浆蛋白**（plasma protein）是血浆中多种蛋白质的总称。用盐析法可将血浆蛋白分为**白蛋白**（albumin，A）、**球蛋白**（globulin，G）、**纤维蛋白原**（fibrinogen）三大类；用电泳法可将球蛋白进一步分为 α_1- 球蛋白、α_2- 球蛋白、β- 球蛋白、γ- 球蛋白。正常成人的血浆蛋白含量为 65~85g/L，其中白蛋白分子量最小，含量最多，为 40~48g/L。分子量较大的球蛋白含量次之，为 15~30g/L。白蛋白 / 球蛋白（A/G）的比值为 1.5~2.5。除 γ 球蛋白由浆细胞产生外，白蛋白和大多数球蛋白主要由肝脏产生，因此患肝病时，A/G 比值会下降，甚至倒置。

2. **血浆蛋白的功能**

（1）运输功能：血浆蛋白表面有许多亲脂性和亲水性的结合位点，血浆蛋白可与许多小分子物质或某些药物结合，成为运输这些物质的载体。例如，白蛋白与脂肪酸、胆色素以及青霉素等药物结合；α_1- 球蛋白与糖结合；α_2- 球蛋白与维生素 B_{12}、含碘酪氨酸结合；β- 球蛋白与脂类物质结合，血液中的脂类物质有 75% 是与 β- 球蛋白结合的。所有血浆蛋白都能非特异性地与血浆阳离子结合，如血浆 Ca^{2+} 有 2/3 是与血浆蛋白结合的。

（2）形成血浆胶体渗透压：血浆蛋白，主要是白蛋白参与血浆胶体渗透压的形成，在调节血管内外水平衡中起重要作用。

（3）参与凝血、抗凝以及纤溶过程：绝大多数的凝血因子、生理性抗凝物质以及促进纤维蛋白溶解的物质都是血浆蛋白，在机体生理性止血、抗凝和溶栓等生理过程中起重要作用。

（4）参与机体的免疫功能：免疫反应中的免疫抗体、补体等都是血浆蛋白。

（5）缓冲功能：血浆白蛋白与它的钠盐组成缓冲对，缓冲血浆中可能发生的酸碱变化。

（6）营养作用：以 60kg 体重计算，正常成年人的血浆总量约为 3L，体内的血浆蛋白总量可达 200g 以上，它们起着营养储备的作用。体内某些吞噬细胞，如单核巨噬细胞，可吞噬完整的血浆蛋白，之后将其分解为氨基酸，可供其他细胞合成新蛋白。

（二）血浆电解质

血浆中的无机盐绝大部分以离子形式存在。其中阳离子中含量最高的是 Na^+，另外还有 K^+、Ca^{2+}、Mg^{2+} 等；阴离子中含量最高的是 Cl^-，其他还有 HCO_3^-、HPO_4^{2-} 以及 SO_4^{2-} 等。其主要功能包括维持组织细胞的兴奋性、形成血浆晶体渗透压、维持体液的酸碱平衡等。由于血浆电解质分子较小，很容易透过血管壁与组织液交换，血浆中各种电解质的浓度基本等同于组织液中的浓度。

此外，血浆中还有葡萄糖、脂类物质（如甘油三酯、磷脂、胆固醇和脂肪酸等）、维生素等非蛋白有机物以及非蛋白含氮化合物。临床上把非蛋白含氮化合物（包括尿素、尿酸、肌酸、肌酐、氨基酸、多肽和氨等）所含的氮总称为**非蛋白氮**（non-protein nitrogen，NPN）。其中约有一半是**尿素氮**（blood urea nitrogen，BUN）。这些代谢产物最终由肾脏排出体外，当肾功能受损时，其排出受阻而滞留血中，因此测定血中的 NPN 和 BUN 含量，有助于判断肾脏功能。

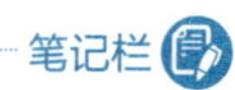

笔记栏

二、血浆的理化特性

(一) 血浆渗透压

1. **渗透现象与渗透压** **渗透**(osmosis)是溶液本身的一种特性,若用半透膜将两种溶质相同但浓度不同的水溶液隔开时,水分子会从低浓度一侧通过半透膜向高浓度高一侧扩散,此现象称为渗透。其动力来自溶液的**渗透压**(osmotic pressure)。溶液渗透压与单位体积溶液中溶质颗粒的数目成正比,而与溶质的种类及颗粒大小无关。浓度高的一侧溶液中因为溶质的颗粒数目多,吸引和保留水分子的能力强,导致水分子向高浓度溶液一侧移动。生物体内渗透压单位用毫渗透克分子 mOsm/(kg·H_2O)表示,简称毫渗量。

2. **血浆渗透压** 正常人血浆渗透压为 290~310mOsm/(kg·H_2O)(37℃时),相当于 770kPa 或 5 790mmHg,由晶体渗透压和胶体渗透压两部分组成。

(1)血浆晶体渗透压:由晶体物质构成的渗透压称为**晶体渗透压**(crystal osmotic pressure),其中约 80% 来自 Na^+ 和 Cl^-。晶体物质分子量小,溶质颗粒数目较多,晶体渗透压约占血浆总渗透压的 99.6%。

由于血浆与组织液中晶体物质的浓度几乎相等,故它们的晶体渗透压也基本相等。水分子易通过细胞膜,而各种晶体物质不易通过。若血浆或组织液与血细胞内液的晶体渗透压不相等,则水会顺渗透压梯度跨膜进出细胞内外,影响细胞的形态和容积,进而影响其功能。因此,血浆晶体渗透压的生理意义在于维持血细胞内外水的平衡和组织细胞的正常体积。

(2)血浆胶体渗透压:由蛋白质形成的渗透压称为**胶体渗透压**(colloid osmotic pressure)。由于血浆蛋白中白蛋白的分子量较小,但其分子数量远多于其他血浆蛋白,因此血浆胶体渗透压主要由白蛋白形成。胶体渗透压仅占血浆总渗透压的 0.4%。

毛细血管壁通透性很高,允许蛋白质以外的其他小分子物质自由进出,当血浆或组织液中晶体渗透压发生改变时,两者会很快得到平衡。但是血浆蛋白不易通过毛细血管壁,而且血浆蛋白的浓度高于组织液中蛋白的浓度,即血浆胶体渗透压大于组织液中胶体渗透压,可吸引组织液中的水向血管内回流,以保持血管内水分的相对稳定。因此,血浆胶体渗透压对于维持血管内外的水平衡有着重要作用。各种因素导致血浆胶体渗透压下降,均可使水在组织中潴留,形成组织水肿。

3. **等渗溶液** 渗透压与血浆渗透压相等的溶液称为**等渗溶液**(isosmotic solution),如临床上和生理学实验中常用的 0.9% NaCl 溶液和 5% 的葡萄糖溶液都是等渗溶液。渗透压高于或低于血浆渗透压的溶液称为高渗或低渗溶液。血细胞不论在高渗或低渗溶液中都会影响其形态和功能。

知识链接

等张溶液

等张溶液(isotonic solution)指能够使悬浮于其中的红细胞维持正常形态和体积的溶液,是由不能自由通过细胞膜的溶质所形成的等渗溶液。NaCl 和葡萄糖都不易通过细胞膜,红细胞可在这些等渗溶液中维持正常的形态和容积,因而 0.9% 的 NaCl 溶液和 5% 的葡萄糖既是等渗溶液,又是等张溶液;1.9% 尿素溶液虽然也是等渗溶液,但尿素易通过细胞膜,红细胞置于其中会立即出现红细胞肿胀、破裂、溶血,所以该溶液不是等张溶液。

笔记栏

（二）血浆酸碱度

正常人的血浆 pH 值在 7.35~7.45 之间波动，血浆 pH 值之所以能够保持相对稳定，是由于血浆及红细胞中存在着一系列由弱酸与弱酸盐组成的缓冲对。其中最重要的酸碱缓冲对是 $NaHCO_3/H_2CO_3$，两者的比值为 20∶1，这表明体内有较多的碱储备。当代谢产生的酸性物质进入血液时，与血浆中 $NaHCO_3$ 发生反应生成 H_2CO_3，后者再转化为 CO_2 呼出体外以降低血中酸度；如果碱性物质进入血液，则与 H_2CO_3 发生反应生成 HCO_3^-，体内多余的 HCO_3^- 通过肾脏排出体外，从而降低血中碱度。此外，血浆的缓冲对还有 Na_2HPO_4/NaH_2PO_4 和蛋白质钠盐 / 蛋白质；红细胞中的缓冲对有 $KHCO_3/H_2CO_3$、K_2HPO_4/KH_2PO_4、$KHbO_2/HHbO_2$ 和 KHb/HHb 等，共同维持血浆 pH 值的相对恒定稳定。当血浆 pH 值低于 7.35，称为酸中毒；pH 值高于 7.45 时则称为碱中毒。血浆 pH 值低于 6.9 或高于 7.8 都将危及生命。

第三节 血细胞生理

一、红细胞

（一）红细胞的形态和数量

循环血液中的红细胞绝大多数为成熟的红细胞，正常成熟**红细胞**（erythrocyte 或 red blood cell，RBC）内没有细胞核，平均直径为 7~8μm。其形态呈双凹圆碟形，边缘较厚，约 2.0μm，中央较薄，约 1μm。此形态和同体积的球形结构相比，增大了红细胞的表面积与体积之比，使细胞中心到细胞表面的距离变短，缩短了扩散的距离，增加了 O_2、CO_2 的扩散面积，从而提高了 O_2、CO_2 的扩散效率，并有助于维持红细胞的可塑变形性、悬浮稳定性和适度的渗透脆性。红细胞保持正常的双凹圆碟形需要消耗能量，其细胞内无线粒体，糖酵解是其获得能量的唯一来源。红细胞从血浆中摄取葡萄糖，通过无氧酵解产生能量，用于维持 Na^+-K^+ 泵的活动，从而维持细胞内外的离子分布、细胞容积和双凹圆碟形状。低温贮存较久的血液，血浆 K^+ 浓度升高，就是由于低温环境下细胞代谢减慢甚至停止，Na^+-K^+ 泵活性降低的结果。

我国成年男性红细胞数量为 $(4.0\sim5.5)\times10^{12}/L$；女性为 $(3.5\sim5.0)\times10^{12}/L$。红细胞内的蛋白质主要是**血红蛋白**（hemoglobin，Hb），我国成年男性血红蛋白含量 120~160g/L，成年女性为 110~150g/L，新生儿可达 200g/L。正常人红细胞数量和血红蛋白浓度有性别、年龄、生活的环境和机体状态的差异。新生儿高，出生 6 个月时降到最低，1 岁以后逐渐升高，青春期达到成年人水平。妇女妊娠期由于血浆量增多，故红细胞数量和血红蛋白含量相对降低。居住在高原地区人的红细胞数量和血红蛋白含量均高于海拔较低地区的人。外周血中除大量成熟红细胞外，尚有少量未完全成熟的红细胞，称为**网织红细胞**（reticulocyte），在成人周围血液中占红细胞总数的 0.5%~1.5%。当人体外周血液中红细胞数量减少，特别是血红蛋白含量低于正常值时，称为贫血。红细胞生成减少、红细胞破坏过多或失血都可引起贫血。

（二）红细胞的生理特性

1. 红细胞的可塑变形性 正常红细胞在外力作用下具有很大的变形能力，称为**可塑变形性**（plastic deformation）。红细胞在全身血管中循环运行时，经常要挤过直径比其自身还小的毛细血管和血窦孔隙，这时红细胞可卷曲变形，通过后又恢复原状。可塑变形能力与红

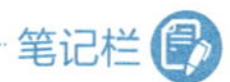

细胞的几何形状密切相关。当红细胞的双凹圆碟形状遭到破坏，变形能力降低。当红细胞膜的弹性、流动性、表面积降低，红细胞黏度增大时，可塑变形能力降低。某些遗传性血红蛋白异常的疾病，如血红蛋白S病（又称镰状细胞综合征）会使红细胞失去双凹圆碟形状，细胞膜弹性减退，变形能力下降。红细胞内血红蛋白浓度增高或发生变性，均可使黏度增大而导致红细胞的变形能力下降。变形能力减弱的红细胞在血液流动过程中还容易破裂而发生溶血。

2. **红细胞的悬浮稳定性** 将经过抗凝处理的血液置于垂直放置的血沉管中，虽然红细胞密度大于血浆，但正常时其下沉的速度十分缓慢。红细胞能悬浮于血浆中不易下沉的特性，称为**悬浮稳定性**（suspension stability）。以抗凝血静置后红细胞在第一小时末下沉的距离（析出的血浆柱高度）表示红细胞的沉降速度，即**红细胞沉降率**（erythrocyte sedimentation rate，ESR），简称血沉。正常成年男性ESR为0~15mm/h，女性ESR为0~20mm/h。红细胞的沉降率越大，表示其悬浮稳定性越小。

红细胞的悬浮稳定性是由于双凹圆碟形的红细胞在下降时与血浆的摩擦阻力和红细胞间同性表面电荷所产生的排斥力阻碍了红细胞的下沉而致。某些疾病（如活动性肺结核、风湿热、晚期癌症等）可使血沉加快，此时多个红细胞彼此以凹面相贴，形成红细胞**叠连**（rouleaux formation）。红细胞叠连会使细胞表面积与体积的比值减小，进而使红细胞与血浆的摩擦阻力下降，故血沉加快。血沉的快慢和形成叠连的难易主要取决于血浆中成分的变化，而不在于红细胞的本身。血浆中白蛋白、卵磷脂含量增多可抑制叠连发生，使血沉减慢；血浆中球蛋白、纤维蛋白原和胆固醇含量增多可加速叠连发生，使血沉加快。

渗透脆性

3. **红细胞的渗透脆性** 红细胞在低渗溶液中发生膨胀、破裂的特性，称为**渗透脆性**（osmotic fragility）。渗透脆性可用来表示红细胞对低渗溶液的抵抗能力。渗透脆性大，表示红细胞对低渗溶液的抵抗力小；反之，则表示红细胞对低渗溶液的抵抗力大。红细胞渗透脆性的大小主要与红细胞表面积 / 容积的比值、细胞膜的弹性有关，衰老的红细胞、球形红细胞渗透脆性增大。

正常成人的红细胞在0.9%的NaCl溶液中保持正常的形态和大小。在渗透压递减的一系列低渗NaCl溶液中，水在渗透作用的驱动下渗入红细胞，使红细胞双凹圆碟形逐渐消失，细胞逐渐膨胀。在0.42%的NaCl溶液中开始部分溶血，在0.35%的NaCl溶液中完全溶血。在某些患溶血性疾病的患者中，红细胞开始溶血和完全溶血的NaCl溶液浓度均比正常人高，表明红细胞膜的渗透脆性增大。实验表明，衰老的红细胞和4℃保存超过42天的红细胞渗透脆性加大，血浆渗透压稍有降低，红细胞即可发生破裂。

（三）红细胞的生理功能

红细胞的生理功能主要是运输O_2和CO_2。在动脉血液中红细胞运输的O_2约为物理溶解的O_2的65倍。在红细胞参与下，血液运输CO_2的能力可提高18倍。红细胞运输O_2和CO_2的功能主要依靠红细胞中的血红蛋白来完成，一旦红细胞破裂，血红蛋白逸出，红细胞即丧失运输能力。

此外，红细胞内有多种缓冲对和丰富的碳酸酐酶，具有缓冲血浆pH值的能力，对维持体内酸碱平衡的相对稳定有一定作用。

（四）红细胞的生成及其调节

1. **红细胞的生成部位及过程** 骨髓是成年人生成红细胞的唯一场所。全血细胞的生成均起源于**造血干细胞**（hemopoietic stem cell），在个体发育过程中，造血器官有一个变迁的过程：即由胚胎初期的卵黄囊造血，继而由肝、脾造血，进而由红骨髓造血。出生后，红骨髓成为人体的主要造血器官。18 岁以后，虽然只有扁骨、短骨及长骨近端骨骺等处的红骨髓才有造血功能，但造血组织的总量已很充裕。成年以后如果还出现骨髓外（肝、脾、淋巴结等处）造血现象，已无代偿意义，而是造血功能紊乱的表现。

各类血细胞的生成、发育和成熟过程是一个连续而又分阶段的过程（图 3-2）。

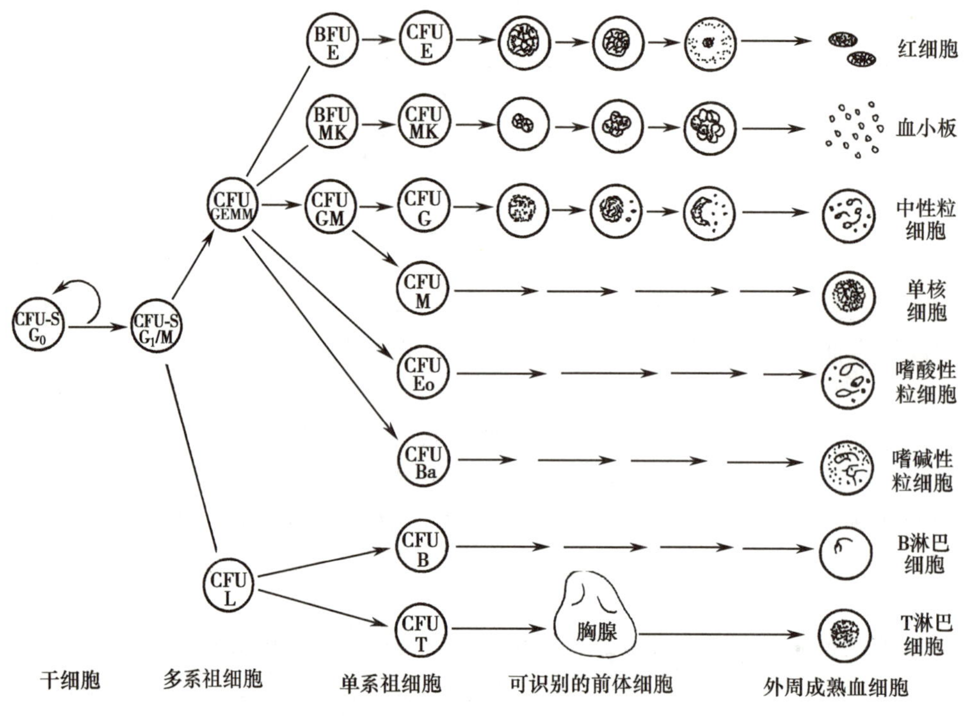

图 3-2 血细胞生成模式图

CFU-S：脾细胞集落形成单位；CFU-GEMM：粒红巨核巨噬系集落形成单位；BFU-E：红系爆式集落形成单位；CFU-E：红系集落形成单位；BFU-MK：巨核系爆式集落形成单位；CFU-MK：巨核系集落形成单位；CFU-GM：粒单系集落形成单位；CFU-G：粒系集落形成单位；CFU-M：巨噬系集落形成单位；CFU-Eo：嗜酸集落形成单位；CFU-Ba：嗜碱集落形成单位；CFU-L：淋巴系集落形成单位；CFU-B：B 淋巴系集落形成单位；CFU-T：T 淋巴系集落形成单位；G_0：G_0 期；G_1/M：G_1 期 /M 期

（1）造血干细胞阶段：该阶段的造血细胞为干细胞，具有自我复制以保持本身数量的稳定，又能分化形成各系**定向祖细胞**（committed progenitors）与重建长期造血的能力，因此，造血干细胞具有很强的增殖潜能。

（2）定向祖细胞阶段：该阶段的造血细胞进一步分化方向已经限定，分别是红系定向祖细胞（即红系集落形成细胞，CFU-E）、粒 - 单核系祖细胞（CFU-GM）、巨核系祖细胞（CFU-MK）和 TB 淋巴系祖细胞（CFU-TB）。

（3）形态可辨认的**前体细胞**（precursors）阶段：该阶段造血细胞已发育成形态可辨认的各系幼稚细胞，这些幼稚细胞进一步分化成熟为具有特殊细胞功能的各类终末血细胞，有规律地释放入血液循环。

红细胞生成经历着从造血干细胞→多系定向祖细胞→红系定向祖细胞→原红细胞→早幼红细胞→中幼红细胞→晚幼红细胞→网织红细胞→成熟的红细胞整个过程。晚幼红细胞不再分裂，脱去细胞核成为网织红细胞，成熟的红细胞从骨髓中逸出后向血液释放，也会

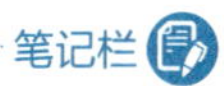
笔记栏

有少量的网织红细胞进入血液循环，但是不应超过0.5%~1.5%。如果外周血液中网织红细胞出现太多，则提示造血功能旺盛。当机体受到放射物质照射或应用某些药物（如氯霉素族、化疗药等）时，抑制骨髓造血功能，使红细胞生成减少，可引起**再生障碍性贫血**（aplastic anemia）。

2. 红细胞生成所需的原料 蛋白质和铁是合成红细胞内血红蛋白的基本原料。红细胞可优先利用氨基酸合成血红蛋白，因此单纯因蛋白质缺乏导致的贫血少见。成人每天需要20~30mg铁用于红细胞生成，但每天仅需从食物中吸收1mg以补充排泄的铁，其余95%均来自内源性铁的重复利用。食物中的铁多为Fe^{3+}，必须在胃酸作用下转变为Fe^{2+}才能被吸收和利用，胃酸缺乏时可影响铁的吸收。衰老的红细胞被巨噬细胞吞噬后，释放出的铁在体内可再利用。进入血液中的铁与**转铁蛋白**（transferrin）结合后被运送到幼红细胞。各种原因所致的体内铁缺乏均可导致血红蛋白合成不足，红细胞体积较小，产生**缺铁性贫血**（iron deficiency anemia）。

3. 影响红细胞成熟的因素 红细胞在发育成熟过程中，合成DNA的过程中必须有叶酸和维生素B_{12}作为辅酶参与。叶酸必须在四氢叶酸还原酶的催化下活化成四氢叶酸后，才能参与DNA的合成。叶酸的活化过程中需要维生素B_{12}的参与，故维生素B_{12}缺乏时叶酸的利用率下降，从而引起叶酸的相对不足。因此叶酸或维生素B_{12}缺乏时，红细胞DNA合成受阻，细胞核发育停滞，而细胞质的成熟却不受影响，细胞核和细胞质发育的不平衡导致细胞体积异常增大，引起**巨幼红细胞性贫血**（megaloblastic anemia）。维生素B_{12}的吸收需要有胃腺壁细胞分泌的**内因子**（intrinsic factor）参与，在回肠末端被吸收，储存于肝。正常膳食条件下，人体每天消耗的叶酸和维生素B_{12}很少，不易出现叶酸和维生素B_{12}缺乏症。但儿童、孕妇、乳母以及肝脏有疾患的患者，对叶酸和维生素B_{12}需要量相对增大，其供应量也应相应补充。先天缺乏内因子或胃大部切除、因萎缩性胃炎造成内因子缺乏或回肠切除术后都可因维生素B_{12}吸收障碍而导致巨幼红细胞性贫血。

叶酸和维生素B_{12}除能促进红细胞成熟外，同样促进其他血细胞在骨髓中的发育，因此缺乏叶酸和维生素B_{12}也可使血液中白细胞和血小板数量减少。

4. 红细胞生成的调节 红细胞生成的调节因素较为复杂，其中红系祖细胞向红系前体细胞的增殖分化是红细胞生成的关键环节。

（1）促红细胞生成素：是肾小管周围的间质细胞产生的糖蛋白（分子量约为34 000），可以促进晚期红系祖细胞的增殖、分化以及幼红细胞的成熟和血红蛋白的合成，加速网织红细胞的释放并提高红细胞膜的抗氧化功能。

低氧是刺激EPO生成的主要因素。机体进入低氧环境几分钟后，EPO的合成和分泌开始增加，24小时后可达高峰，并且在其后的循环血液中出现新生成的红细胞，由于红细胞增多改善了机体组织的缺氧状态，进而使EPO释放减少。因此，通过EPO负反馈调节红细胞的生成，使血中红细胞的数量保持相对稳定。

（2）性激素：雄激素既可直接刺激骨髓红系祖细胞增殖，加速有核红细胞和血红蛋白的生成，也可促使肾脏产生EPO，从而间接刺激骨髓造血。雌激素可降低红系祖细胞对EPO的反应，有抑制红细胞生成的作用。性激素作用的差异可能是男性红细胞和血红蛋白数量高于女性的原因之一。

此外，甲状腺激素、生长激素和糖皮质激素均可通过提高组织对氧的需求，间接刺激红细胞生成。

5. 红细胞的破坏 正常的红细胞在血液中的平均寿命约为120天。红细胞在体内破坏的场所主要是单核巨噬细胞系统，主要器官是在脾、肝，其次为骨髓及其他部位。脾是识

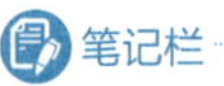

别和清除衰老红细胞最主要的器官。肝对红细胞微小改变的识别能力较差，故肝脏仅对畸变较明显的红细胞才有清除作用。

红细胞衰老后，膜的脆性增加，变形能力下降，不易通过直径比自身小的血管和孔隙，容易滞留于脾和骨髓，被巨噬细胞所吞噬。大约 90% 的衰老红细胞被巨噬细胞所吞噬（血管外破坏）；10% 的衰老红细胞在血流湍急处因机械碰撞而破坏（血管内破坏）。

知识链接

再生障碍性贫血

再生障碍性贫血简称**再障**，是以全血细胞减少为主要表现，伴以出血和感染的一组综合征。其致病基础是红骨髓总容量减少，由造血干细胞数量减少和质的缺陷所致的造血障碍。再障患者的血象呈全血细胞减少，属正常细胞型贫血，红细胞无明显畸形，网织红细胞显著减少。急性型再障起病急，进展迅速；慢性型再障起病缓慢，若治疗得当，坚持不懈，可获得长期缓解，甚至痊愈。

二、白细胞

（一）白细胞的数量和分类

1. **数量　白细胞**（leukocyte 或 white blood cell，WBC）是一类无色有核的血细胞，在血液中多呈球形。正常成人的白细胞总数为 $(4.0\sim10.0)\times10^9$/L，平均约 7×10^9/L。血液中的白细胞数量可因年龄、机体状态而出现一定的生理波动，新生儿明显高于成年人。剧烈运动、情绪激动、进食以及女性月经期、妊娠期和分娩时，白细胞数量有所增加。白细胞数量波动具有昼夜节律，每天 14 时左右数量较高，凌晨较低。

2. **分类和分类计数**　根据白细胞的胞质中有无嗜色颗粒，可将其分为粒细胞和无颗粒细胞。粒细胞又可根据其嗜色特性的不同分为**中性粒细胞**（neutrophil）、**嗜碱性粒细胞**（basophil）和**嗜酸性粒细胞**（eosinophil）；无颗粒细胞包括**单核细胞**（monocyte）和**淋巴细胞**（lymphocyte）。各类白细胞的分类计数比例如下：

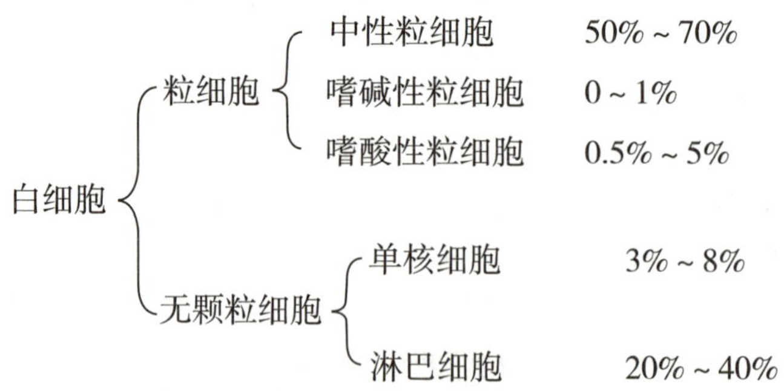

（二）白细胞的生理特性和功能

血液中的白细胞主要通过吞噬作用和免疫活动实现防御和保护功能。其中以中性粒细胞和巨噬细胞为代表的吞噬细胞，执行非特异性免疫功能，吞噬和杀灭侵入机体的病原微生物以及体内的坏死组织细胞和衰老的红细胞；而淋巴细胞作为特异性免疫细胞，可针对某些特异性抗原产生特异性抗体，发挥细胞性免疫和体液性免疫作用。

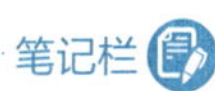

白细胞的吞噬过程有 3 个步骤：①变形渗出。除淋巴细胞外，其他的白细胞都能伸出伪足进行变形运动，通过这种运动，白细胞可穿过毛细血管壁进入组织，称为**白细胞渗出**（diapedesis）。②趋化游走。白细胞具有追随某些化学、生物学物质在组织内游走的特性，称为**趋化性**（chemotaxis）。能诱发白细胞趋化作用的化学物质称为**趋化因子**（chemokine），包括细胞的降解产物、抗原 - 抗体复合物、细菌毒素和细菌、补体活化产物等。这一特性有利于白细胞快速、准确地奔赴被病原微生物入侵部位。③吞噬消化。当白细胞在趋化因子的吸引下游走到细菌等异物附近时，伸出伪足通过入胞作用将异物吞入胞质，完成吞噬。进入胞质后的细菌或异物被胞质内的酶，如蛋白酶、多肽酶、淀粉酶、脂肪酶和脱氧核糖核酸酶等消化和破坏。

1. 粒细胞

（1）中性粒细胞：在**粒细胞**（granulocyte）中，中性粒细胞占绝大多数，具有活跃的变形能力、高度的趋化性和较强的吞噬和消化病原微生物的能力，是血液中主要的吞噬细胞。血管内的中性粒细胞约有一半随血流循环，称为循环池。临床上的白细胞计数反映的是这部分中性粒细胞的数量。另一半附着在小血管的内皮细胞上，称为边缘池。这两部分细胞可以互相交换，并保持着动态平衡。中性粒细胞在血管中平均停留时间为 6~8 小时，很快通过变形运动穿过血管壁进入组织，进入组织后的中性粒细胞不再返回血流。

中性粒细胞对趋化物质的敏感性很高，在血液的非特异性免疫中起着十分重要的作用，处于机体抵御病原微生物，特别是化脓性细菌入侵的第一道防线。通常一个中性粒细胞可吞噬 3~20 个细菌，吞噬大量细菌或异物之后的中性粒细胞，本身也将崩解死亡。死亡后的粒细胞也称脓细胞，脓细胞释放各种溶酶体酶可溶解周围的组织和细菌碎片，形成脓液。边缘池和骨髓内贮存的中性粒细胞在化脓性细菌入侵时，立即进入血液循环，在开始吞噬时本身又能释放出吸引中性粒细胞的物质，从而吸引更多的中性粒细胞向炎症区域游走。因此在感染发生后 2 小时，中性粒细胞的数量便明显升高，6 小时左右局部中性粒细胞的数目达高峰，可增高 10 倍以上。

此外，中性粒细胞还可吞噬、清除坏死组织、衰老的红细胞和抗原 - 抗体复合物等物质。

（2）嗜碱性粒细胞：成熟的嗜碱性粒细胞和肥大细胞功能类似，细胞内含肝素、组胺、嗜酸性粒细胞趋化因子 A 等。这类活性物质的作用有：①通过释放的组胺和过敏性慢反应物质（白三烯）促使毛细血管壁通透性增强、局部充血水肿、支气管平滑肌收缩，从而引起荨麻疹、哮喘等 Ⅰ 型超敏反应。②通过释放肝素抗凝，保持血管通畅。

（3）嗜酸性粒细胞：只有微弱的吞噬能力，对某些抗原 - 抗体复合物有吞噬作用，但吞噬缓慢，且缺乏蛋白水解酶，基本上无杀菌作用。嗜酸性粒细胞具有明显的昼夜周期性波动，清晨较少，午夜时增多。

嗜酸性粒细胞可释放多种介质，其主要功能有：①限制嗜碱性粒细胞和肥大细胞在 Ⅰ 型超敏反应中的作用。嗜碱性粒细胞被激活后能释放嗜酸性粒细胞趋化因子 A，吸引嗜酸性粒细胞聚集到周围，进而嗜酸性粒细胞通过三个方面的机制发挥作用：一是释放前列腺素 E 抑制嗜碱性粒细胞合成和释放生物活性物质；二是吞噬嗜碱性粒细胞释放的生物活性物质颗粒，使其不能发挥作用；三是释放组胺酶等酶类，以灭活嗜碱性粒细胞释放的组胺、白三烯等生物活性物质。②参与对蠕虫的免疫反应。进入机体的蠕虫经过免疫球蛋白（IgG、IgE 抗体）和补体（C_3）的作用后，嗜酸性粒细胞可借助于膜上的 Fc 受体和 C_3 受体黏着于蠕虫的幼虫上，进而释放颗粒内所含的碱性蛋白和过氧化物酶等，损伤幼虫虫体。但蠕虫成虫在体内外均能抵抗嗜酸性粒细胞的损伤作用。因此，当机体发生寄生虫感染、过敏反应等情况时，常伴有嗜酸性粒细胞增多。

笔记栏

2. 无颗粒细胞

(1)单核细胞:体积较大,胞质内没有颗粒。从骨髓中释放入血的单核细胞仍然是尚未成熟的细胞,在血液中停留10~20小时后迁移到周围组织中,进一步发育成熟,成为**巨噬细胞**(macrophage)。肺泡的尘细胞、肝脏的kupffer细胞以及小胶质细胞等均属巨噬细胞。巨噬细胞体积增大,溶酶体和线粒体数量增加,具有比中性粒细胞更强的吞噬能力。其主要功能为:①吞噬并杀灭入侵的病原微生物,如病毒、疟原虫、真菌、结核分枝杆菌、麻风杆菌等;②加工处理并呈递抗原,激活淋巴细胞的特异性免疫功能;③识别和杀伤肿瘤细胞和病毒感染的细胞;④分泌多种生物活性物质,如肿瘤坏死因子、干扰素、白介素等,调节和参与其他细胞的活动;⑤还可在组织中发育成树突状细胞,该类细胞是机体特异性免疫应答的始动者。

(2)淋巴细胞:根据生长发育的过程、细胞表面标志和功能的不同,淋巴细胞主要可分为T淋巴细胞、B淋巴细胞和自然杀伤细胞三大类。T淋巴细胞是在胸腺的作用下发育成熟的,称为**胸腺依赖淋巴细胞**(thymus-derived lymphocyte),占淋巴细胞80%~90%,主要参与细胞免疫,如破坏肿瘤细胞移植的异体细胞等。B淋巴细胞是在骨髓或肠道淋巴组织中发育成熟的,称为**骨髓源淋巴细胞**(bone marrow-derived lymphocyte)。B淋巴细胞多数停留在淋巴组织内,主要参与体液免疫。B淋巴细胞在抗原的刺激下转化为浆细胞,产生抗体,可以识别、凝集、破坏、沉淀体液中的抗原物质。此外,有少数淋巴细胞(占总数的5%~10%)的表面标志既不属于T细胞,又不属于B细胞,这类细胞对病毒感染细胞和肿瘤细胞的杀灭作用是天然的,无须有抗体存在或预先加以致敏,故称为自然杀伤细胞(NK细胞)。NK细胞是固有免疫中一类十分重要的淋巴细胞,通过释放细胞毒和淋巴因子,在抗感染、抗肿瘤、免疫调节和造血调控等方面都有非常重要的作用。

(三) 白细胞的生成及其调节

白细胞与红细胞一样,都起源于骨髓的造血干细胞。各类白细胞都要经历造血干细胞→定向祖细胞→各种可识别的白细胞前体细胞的过程,最后生成具有各种功能的成熟白细胞。

刺激白细胞生长发育、分化增殖的调节因子是由炎症组织内活化的巨噬细胞、成纤维细胞和内皮细胞合成和分泌的。一些造血调节因子在体外可刺激造血干细胞生成集落,故又称**集落刺激因子**(colony stimulating factor,CSF)。根据CSF刺激体外培养的造血干细胞所形成的集落类型,可分为粒细胞集落刺激因子(G-CSF)、粒-巨噬细胞集落刺激因子(GM-CSF)、巨噬细胞集落刺激因子(M-CSF)等,它们都属于糖蛋白。其中GM-CSF可影响多系造血祖细胞的生长发育,能刺激中性粒细胞、单核细胞和嗜酸性粒细胞的生成。GM-CSF与骨髓基质细胞产生的干细胞因子(SCF)共同作用可刺激早期造血干细胞、祖细胞分化;G-CSF与M-CSF主要促进粒系祖细胞、粒系前体细胞增殖、分化以及增强成熟粒细胞的功能活性,动员骨髓内干细胞和祖细胞入血。

(四) 白细胞的破坏

白细胞的寿命相差较大,主要受内环境的变化影响。中性粒细胞在循环血液中停留6~8小时后即进入组织,4~5天后衰老死亡,或经消化道黏膜从胃肠道排出。单核巨噬细胞的寿命为数周至数月。而淋巴细胞寿命较长,它们不断在血液、组织液、淋巴之间往返,在淋巴结等处增殖分化,少数记忆淋巴细胞在体内可存活若干年。嗜酸性粒细胞和嗜碱性粒细胞在组织中可分别生存8~12天和12~15天。

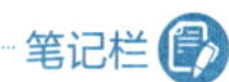

笔记栏

知识链接

白细胞减少症和粒细胞缺乏症

白细胞减少症和粒细胞缺乏症是由于某些致病因素直接损伤骨髓，粒系祖细胞数量或质量异常以及多种疾病使造血功能受损所致。患者血象白细胞计数 $<4.0\times10^9$/L 时，称为**白细胞减少**(leukopenia)；当中性粒细胞绝对计数 $<2.0\times10^9$/L 时，称为**粒细胞减少症**(neutropenia)；当中性粒细胞绝对计数 $<0.5\times10^9$/L 时被称为**粒细胞缺乏症**(agranulocytosis)，为重症粒细胞减少症。多数白细胞减少症无明显临床症状。中性粒细胞是人体抵御病原微生物，特别是对抗急性细菌性化脓性感染的第一线。因此，粒细胞减少症的临床症状是反复发生感染。而粒细胞缺乏症几乎均发生严重感染，极易迅速播散发展为败血症。

三、血小板

(一) 血小板的形态和数量

血小板(platelet，PLT 或 thrombocyte)是从骨髓中成熟的**巨核细胞**(megakaryocyte)胞质裂解脱落下来的具有生物活性的小块胞质，呈两面微凸的圆盘状，直径 2~4μm。电镜可观察到细胞内有 α 颗粒、致密体、溶酶体、开放小管系统、致密小管系统、微管和微丝等复杂的超微结构。正常成人的血小板数量为 $(100\text{~}300)\times10^9$/L。当血小板少于 50×10^9/L 时，微小的创伤或仅血压增高即能使皮肤和黏膜下出现出血点，甚至出现大片瘀斑，称为**特发性血小板减少性紫癜**(idiopathic thrombocytopenic purpura)；若超过 $1\,000\times10^9$/L，则血液黏度升高，易发生血栓性疾病。

(二) 血小板的生理特性

1. **黏附** 指血小板与非血小板物体表面的黏着过程。血小板不能黏附于正常内皮细胞表面。当血管内皮细胞受损时，血小板可黏附于内皮下组织。参与血小板黏附的主要成分包括血小板膜糖蛋白、内皮下组织(胶原)、**抗血管性假血友病因子**(von Willebrand factor，vWF)、纤维蛋白原等。

当血管损伤暴露胶原纤维时，vWF 首先与胶原纤维结合，导致 vWF 变构，然后血小板膜糖蛋白与 vWF 结合，因此 vWF 是血小板黏附于胶原的桥梁。当 vWF 缺乏或胶原纤维变性时，血小板黏附功能受损，可能发生出血倾向。

2. **聚集** 指血小板黏附在血管壁后，彼此互相聚合在一起。血小板聚集有两个时相，第一时相的血小板迅速聚集，也可迅速解聚，又称可逆聚集时相；第二时相出现缓慢，但血小板聚集不能再解聚，也称不可逆聚集时相。

血小板聚集可由两类不同机制诱发：一类为各种化学诱导剂；一类由流动状态下的剪切力作用所致。引起血小板聚集的生理性和病理性化学因素有很多，统称为致聚剂或诱导剂。生理性的致聚剂主要有 ADP、**血栓烷** A_2(thromboxane A_2，TXA_2)、**胶原**(collagen)、**凝血酶**(thrombin)、肾上腺素、5-HT、组胺等；病理性致聚剂有细菌、病毒、抗原 - 抗体复合物、药物等。致聚剂共同的特点是：①各种致聚剂在血小板膜上均有相应的受体；②致聚剂可改变血小板内第二信使的浓度，如使 cAMP 减少或 cGMP、IP_3、Ca^{2+} 增加。

(1) ADP：是引起血小板聚集最重要的物质，特别是由血小板释放的内源性 ADP。血小板聚集反应的形式与 ADP 的浓度有关。在血小板悬液中加入低浓度(0.5μmol/L)的 ADP

笔记栏

只引起第一聚集时相，迅速聚集后又很快解聚；若加入中等浓度（1~2μmol/L）的 ADP，则第一聚集时相解聚不久，又出现不可逆的聚集。第二聚集时相的出现，可能是由血小板释放的内源性 ADP 所引起；高浓度的 ADP 则能迅速引起血小板不可逆的聚集，即直接进入第二聚集时相。ADP 诱导的血小板聚集必须有 Ca^{2+} 和纤维蛋白原的存在，而且要有 ATP 提供能量。

(2) 胶原：是一种较强的聚集剂，只引起血小板不可逆聚集。胶原诱导的聚集是通过 ADP 的释放和前列腺素 - 血栓烷系统的代谢产物形成的。

(3) 血栓烷 A_2：也称血栓素 A_2。血小板内有磷脂酶 A_2，激活后可裂解胞膜磷脂，释放花生四烯酸，在环氧合酶的作用下生成前列腺素 G_2（PGG_2）和 H_2（PGH_2），进一步生成 TXA_2（图 3-3）。

TXA_2 使血小板内 cAMP 减少，游离 Ca^{2+} 增多，有很强的聚集血小板和收缩血管的作用。PGG_2、PGH_2 都有很强的促进血小板聚集的作用，但不稳定，能迅速转变成无活性的物质。此外，人体血管内皮细胞能够使 PGH_2 转变为**前列环素**（PGI_2），其作用与 TXA_2 相反，可使血小板内 cAMP 增多，游离 Ca^{2+} 减少，具有较强的抑制血小板聚集的作用。在正常生理情况下，TXA_2 和 PGI_2 之间处于平衡状态，使血小板不易聚集。当血管损伤时，局部 PGI_2 减少，血小板激活导致 TXA_2 合成增加，使更多的血小板聚集，迅速形成血小板栓子。临床上，小剂量**阿司匹林**（aspirin）能抑制环氧合酶，使 TXA_2 生成减少，可用于预防和治疗血小板聚集，防止血栓形成。

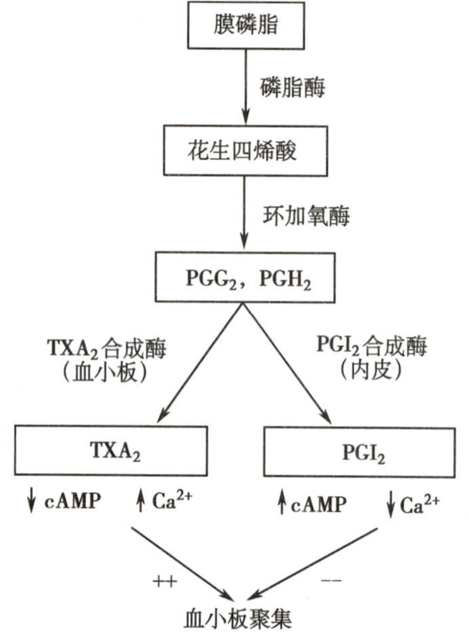

图 3-3　血小板和内皮细胞中前列腺素（PG）代谢示意图

(4) 凝血酶：可引起血小板单相或双相聚集，是一种很强的致聚剂，可促使血小板的脱颗粒作用增强，血小板颗粒中的纤维蛋白原释放作用增强。

3. **释放**　当血小板受到刺激后，在发生黏附和聚集的同时，将贮存于致密体、α- 颗粒或溶酶体中多种生物活性物质释放出来，称为血小板的释放（platelet release）。例如，致密体中的 ADP、ATP、5-HT、Ca^{2+}；α- 颗粒中的 β- 血小板球蛋白、血小板因子 4（PF_4）、vWF、纤维蛋白原等；从溶酶体中释放的有酸性蛋白酶和组织水解酶等。致聚剂往往也是引起血小板释放的物质。当血小板受到刺激时，释放最快的物质是膜磷脂产物（TXA_2 等）及致密体的内容物（ADP、5-HT 等），它们对血小板聚集具有正反馈作用，促进血小板聚集、血管收缩和血液凝固。

4. **吸附**　血小板表面可吸附血浆中的多种凝血因子（如因子 Ⅰ、Ⅱ、Ⅺ、Ⅻ等），增加局部凝血物质的含量，促进凝血和生理止血过程。

5. **收缩**　血小板中有收缩蛋白系统，使血小板具有收缩能力。血凝块形成后，在 Ca^{2+} 的参与下，通过血小板收缩蛋白的作用，使血凝块收缩形成坚实的止血栓，以封住血管创口。

（三）血小板的功能

1. **参与生理性止血**　小血管的管壁损伤后引起的出血，在几分钟内会自然停止，这一过程称为**生理性止血**（hemostasis）（图 3-4）。主要包括小血管收缩、血小板止血栓形成和血液凝固三个基本过程。

(1) 小血管收缩：当小血管损伤，胶原纤维暴露时，在发生黏附、聚集的同时，血小板迅速释放出 5-HT、TXA_2 等缩血管物质，使受损的血管发生收缩，血管口径变小，使局部血流减少，有助于止血。

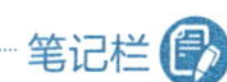

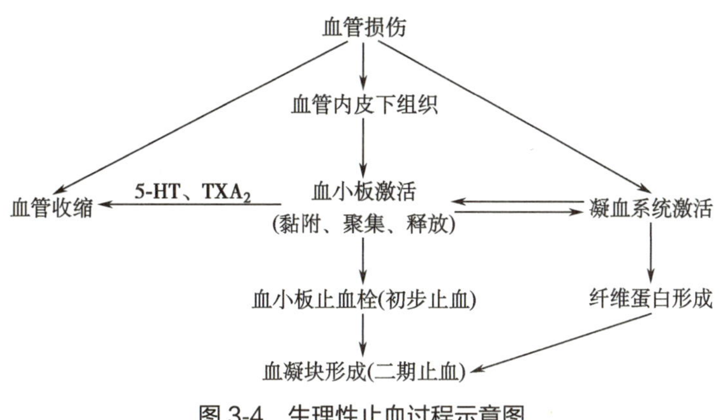

图 3-4 生理性止血过程示意图

(2)血小板止血栓的形成:由于黏附和聚集,胶原组织上的血小板迅速被激活。已激活的血小板不断吸引更多的血小板相互聚集,最终在伤口处形成松软的血小板栓子,黏着并堵塞伤口,起到暂时止血作用。

(3)血液凝固:激活的血小板为凝血因子反应提供磷脂表面,吸附大量凝血因子,启动凝血过程,在局部迅速发生血液凝固,以加固止血栓。

2. **促进血液凝固** 血小板促进血液凝固的作用表现在多方面,如吸附多种凝血因子、为凝血因子反应提供磷脂表面、释放纤维蛋白原、促进纤维蛋白的形成、参与血凝块收缩过程等。

3. **保持血管内皮细胞的完整性** 血小板对毛细血管壁具有营养和支持作用,可减少毛细血管的脆性。血小板可以融合入血管内皮细胞,沉着于血管壁,以填补内皮细胞脱落留下的空隙。血小板还可释放生长因子,如血管内皮生长因子(vascular endothelial growth factor,VEGF)、血小板源生长因子(platelet-derived growth factor,PDGF)等,促进受损血管的修复。

(四)血小板的生成及其调节

生成血小板的巨核细胞是从骨髓造血干细胞分化而来。成熟的巨核细胞胞质伸向骨髓窦腔,并脱落成为血小板进入血流。巨核细胞虽只占骨髓有核细胞的 0.05%,但一个巨核细胞可产生 2 000~5 000 个血小板。从原始巨核细胞到释放血小板入血,需 8~10 天,进入血液的血小板约 2/3 在血液中循环,其余贮存在脾和肝。

血小板平均寿命为 7~14 天,但只有进入血液的最初两天具有生理功能。血小板可因衰老而被脾、肝、肺组织的巨噬细胞吞噬破坏,也可在融入血管内皮细胞,或在发生聚集、释放反应时被破坏。

知识链接

特发性血小板减少性紫癜

大部分**特发性血小板减少性紫癜**(idiopathic thrombocytopenic purpura,ITP)患者血液中可检出抗血小板抗体,故又称为免疫性血小板减少性紫癜。本病分为急性和慢性两种。急性型常见于儿童,其发病多与病毒感染有关,发病急骤,以发热、恶寒、突发广泛而严重的皮肤黏膜紫癜,甚至大片瘀斑或血肿。血小板大量减少,甚至少于 20×10^9/L。慢性型多见于女性,起病隐匿,症状较轻。出血反复发作,皮肤紫癜以下肢远端多见。血小板计数在(30~80) $\times 10^9$/L,外周血涂片可见巨大及畸形血小板。出血程度与血小板数量成反比。

笔记栏

第四节　血液凝固和纤维蛋白溶解

一、血液凝固

血液凝固(blood coagulation)是指血液由流动的液体状态变成不能流动的凝胶状态的过程。它的本质是血浆中可溶性的纤维蛋白原转变为不可溶的**纤维蛋白**(fibrin)多聚体,交织成网,把血细胞网罗在内,最终形成血凝块。血凝块发生收缩并释放出淡黄色的液体,称为**血清**(serum)。血清与血浆的区别在于,血清中缺少纤维蛋白原和凝血时消耗掉的一些凝血因子,但增添了一些凝血过程中释放出来的化学物质。

(一) 凝血因子

血浆与组织中直接参与凝血的物质,称为**凝血因子**(clotting factor)。凝血因子有 14 种,主要由国际凝血因子命名委员会根据发现的先后顺序,以罗马数字编号的 12 种(用 FⅠ~FⅫⅠ表示。其中 FⅥ是血清中活化的 FⅤa,故被删除)。此外,还有前激肽释放酶(prekallikrein, PK)和高分子量激肽原(high-molecular weight kininogen, HK)(表 3-1)。

表 3-1　凝血因子

因子	同义名称	合成部位	基因定位(染色体)
Ⅰ	纤维蛋白原(fibrinogen)	肝	4
Ⅱ	凝血酶原(prothrombin)	肝	11
Ⅲ	组织因子(tissue factor, TF)	内皮细胞和其他细胞	1
Ⅳ	钙离子(Ca^{2+})		
Ⅴ	前加速素(proaccelerin)	内皮细胞和血小板	1
Ⅶ	前转变素(proconvertin)	肝	13
Ⅷ	抗血友病因子(antihemophilic factor, AHF)	肝	X
Ⅸ	血浆凝血活酶(plasma thromboplastin component, PTC)	肝	X
Ⅹ	斯图亚特因子(stuart-prower factor)	肝	13
Ⅺ	血浆凝血活酶前质(plasma thromboplastin antecedent, PTA)	肝	4
Ⅻ	接触因子(contact factor)	肝	5
XⅢ	纤维蛋白稳定因子(fibrin-stabilizing factor)	肝和血小板	6,1
HK	高分子量激肽原(high-molecular weight kininogen, HK)	肝	3
PK	前激肽释放酶(prekallikrein, PK)	肝	4

凝血因子有以下特点:

1. 大多数凝血因子均存在于新鲜血浆中,但 FⅢ(组织因子)由损伤组织释放。

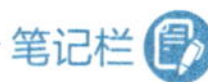

2. 除 FⅣ是 Ca^{2+} 外，其余的凝血因子都是蛋白质，且多数在肝内合成，其中 FⅡ、FⅦ、FⅨ、FⅩ的合成需要维生素 K 的参与，称为依赖维生素 K 的凝血因子。

3. 大部分因子如 FⅡ、FⅦ、FⅨ、FⅩ、FⅪ、FⅫ、FⅩⅢ以及前激肽释放酶，都以无活性的酶原形式存在，必须通过水解作用，暴露或形成活性中心后才具有酶的活性，这一过程称为凝血因子的激活。被激活的因子习惯上在该因子的右下角标上"a"(activated)表示，如活化的 FⅡ表示为 FⅡa。

(二) 血液凝固的过程

血液凝固的过程基本可以分为凝血酶原激活物的形成、凝血酶(FⅡa)形成和纤维蛋白(FⅠa)形成 3 个阶段(图 3-5)。

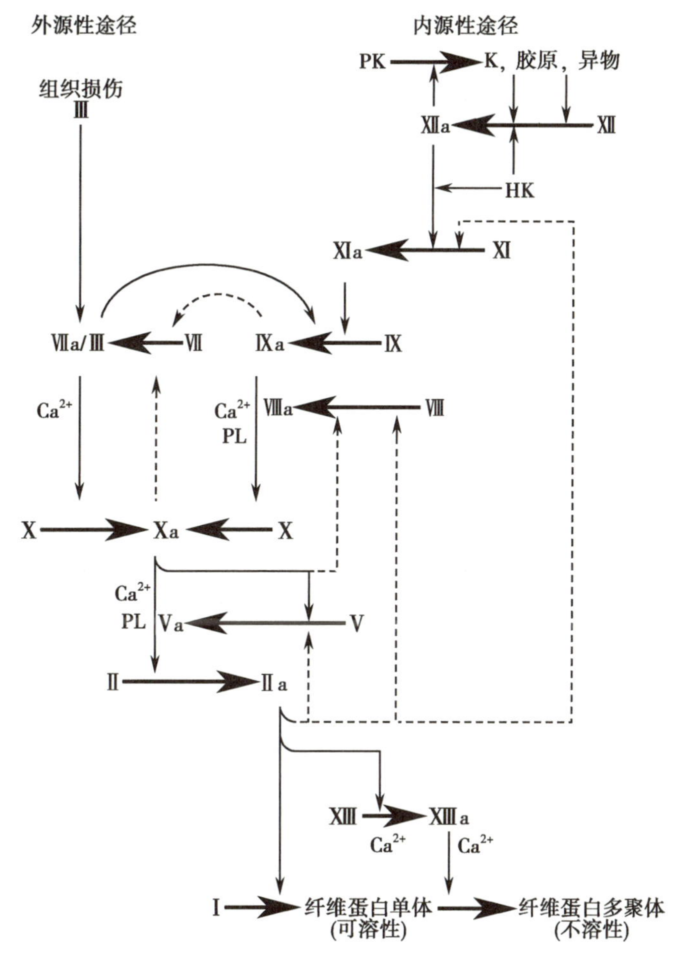

图 3-5 凝血过程示意图

PL：血小板磷脂；S：胶原组织；PK：前激肽释放酶；
K：激肽释放酶；HK：高分子量激肽原
——→表示催化作用；━━➤表示变化方向；----➤表示正反馈促进

1. **凝血酶原激活物的形成** 根据凝血酶原激活物形成的途径不同，血液凝固可分为**内源性凝血途径**和**外源性凝血途径**，两条途径最终都能激活 FⅩ生成 FⅩa，进而进入生成 FⅡa 和纤维蛋白的共同过程。

(1) **内源性凝血途径**(intrinsic coagulation pathway)：指参加凝血的因子全部来自于血

笔记栏

浆，首先由 FⅫ的激活而启动。当血管内膜受损暴露出胶原纤维时，血浆中的 FⅫ与其接触被激活为 FⅫa，FⅫa 使 FⅪ活化成 FⅪa，该过程称为“表面激活”。FⅫ在体外还可由带负电的物质如玻璃、白陶土、胶原纤维等激活。在表面激活阶段，FⅫ a 可使 PK 生成激肽释放酶（K），K 反过来再激活 FⅫ生成更多的 FⅫa，形成表面激活的正反馈效应。此外，HK 也起着辅因子的作用，有利于 FⅫa 激活 FⅪ和 PK。表面激活生成的 FⅪa 再激活 FⅨ，将 FⅨ转变为 FⅨa，这一过程需要 Ca^{2+} 的存在。

FⅨa 形成后，在 Ca^{2+} 的作用下与 FⅧa 在血小板磷脂表面上结合成复合物，即内源性途径**因子X酶复合物**（tenase complex），将 FⅩ激活成为 FⅩa。在此过程中 FⅧa 起着相当重要的辅助因子作用，可使激活过程的反应速度提高 20 万倍。

（2）**外源性凝血途径**（extrinsic coagulation pathway）：由 TF 启动，因此又称为组织因子途径（tissue factor pathway）。在生理情况下，直接与循环血液接触的血细胞和内皮细胞不表达 TF，但约有 0.5% 的 FⅦ处于活化状态。当血管壁损伤时，暴露出 TF，TF 与血浆中的 Ca^{2+}、FⅦa 生成 TF-Ca^{2+}-FⅦa 复合物，进而使 FⅩ激活成 FⅩa。而 FⅩa 又能激活 FⅦ，生成更多的 FⅦa，形成外源性凝血的正反馈效应。

由内源性和外源性凝血途径生成的 FⅩa，与 FⅤa 和 Ca^{2+} 在血小板磷脂表面形成**凝血酶原激活物**，又称**凝血酶原酶复合物**（prothrombinase complex），进而激活凝血酶原。

2. **凝血酶形成** 凝血酶原激活物形成后的数秒内，即可将 FⅡ激活生成 FⅡa。在该反应中，凝血酶原激活物中的 FⅩa 是直接发挥水解作用的蛋白酶，FⅤa 作为辅因子可使凝血酶生成的速度提高 10 000 倍。FⅩa 和 FⅡ通过 Ca^{2+} 共同连接于血小板磷脂表面。

3. **纤维蛋白形成** FⅡa 催化 FⅠ的分解，使每一分子的 FⅠ从 N 端脱下 4 个小分子肽，生成可溶性**纤维蛋白单体**（fibrin monomer）。FⅡ能激活 FⅩⅢ，生成 FⅩⅢa。然后在 FⅩⅢa 的作用下，纤维蛋白单体互相连接形成牢固的**交联纤维蛋白多聚体**（cross linking fibrin），也就是不溶于水的纤维。

以上血液凝固反应的多个步骤都是在血小板提供的磷脂表面上进行的，从而防止凝血因子被稀释以及被血浆中对抗凝血的因素影响。

知识链接

血 友 病

血友病（hemophilia）是一组遗传性凝血功能障碍引起的出血性疾病。临床表现是凝血酶生成障碍，凝血时间过长，终生具有轻微创伤后出血倾向。血友病具有男性发病，女性传递 X 性联隐性遗传的特点。甲型血友病为遗传性缺乏因子Ⅷ造成凝血过程减慢，最常见；而乙型血友病为先天性缺乏因子Ⅸ时，内源性途径激活因子 X 的反应受阻，导致凝血过程延缓；丙型血友病为缺乏因子Ⅺ所致。

二、抗凝系统

血液在血管内周而复始地流动，经常会出现血管内皮损伤，从而激活体内的凝血系统，但由此发生的生理性止血仅限于损伤局部形成一个血栓，而不至于扩展到全身，阻碍血液循环。这表明体内存在一个与血凝系统相对抗的**抗凝系统**（anticoagulation system）。其中内皮

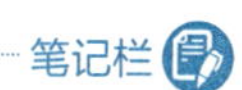

细胞可通过抑制血小板的聚集、激活，并分泌抗凝物质而防止凝血的发生，体内生理性的抗凝物质主要有以下几种。

（一）主要的抗凝物质

1. **丝氨酸蛋白酶抑制物** 血浆中含有多种丝氨酸蛋白酶抑制物，**抗凝血酶**（antithrombin，AT）最具代表性，主要由肝细胞和血管内皮细胞合成，可灭活 60%~70% 的凝血酶。AT 能够封闭凝血因子 FⅨa、FⅩa、FⅪa、FⅫa 以及凝血酶的活性中心，使这些凝血因子失活而抗凝血。正常情况下，抗凝血酶的直接抗凝作用比较慢而弱，但它与肝素结合后，抗凝作用可增强上千倍。

2. **组织因子途径抑制物**（tissue factor pathway inhibitor，TFPI） 是一种相对稳定的糖蛋白，主要来自小血管内皮细胞，为外源性凝血途径抑制物。目前认为 TFPI 是体内主要的生理性抗凝物质，其抗凝机制包括：①与 FⅩa 结合，直接抑制 FⅩa 的活性；②在 Ca^{2+} 存在的前提下，TFPI-FⅩa 复合物与 TF-FⅦa 复合物结合，从而灭活 TF-FⅦa 的活性，通过负反馈抑制外源性凝血过程。

3. **肝素**（heparin） 是一种主要由肥大细胞和嗜碱性粒细胞产生的酸性黏多糖。肺、心、肝、肌等组织中含量丰富，但生理情况下血浆中含量甚微。肝素发挥抗凝作用主要通过与血浆中的 AT 结合，增强 AT 与凝血因子的亲和力，迅速灭活活化的凝血因子。此外，肝素可刺激血管内皮细胞大量释放 TFPI 而抗凝。不论在体内或体外，肝素都具有很好的抗凝作用，临床上应用比较广泛。

4. **蛋白质 C 系统** 包括蛋白质 C（protein C，PC）、凝血酶调节蛋白、蛋白质 S 等。PC 是由肝合成的维生素 K 依赖因子，以酶原形式存在于血浆中，由 FⅡa 激活。激活后，PC 可通过以下途径实现抗凝作用：①在磷脂和 Ca^{2+} 存在时，灭活 FⅤa 和 FⅧa；②阻碍 FⅩa 在血小板磷脂上的结合，以削弱 FⅩa 对凝血酶原的激活作用；③刺激纤溶酶原激活物的释放，增强纤溶酶活性，从而促进纤维蛋白的溶解。血浆中的蛋白质 S 是活化 PC 的辅因子，可使活化的 PC 对 FⅧa 和 FⅤa 的灭活作用大大增强。

（二）影响血液凝固的因素

1. **温度** 在一定范围内，温度降低可使参与凝血的酶活性下降，延缓凝血过程；温度升高则可使酶活性提高，加速血凝，因此外科手术中常用温热盐水纱布按压伤口促进凝血以减少出血。

2. **接触面的光滑程度** 光滑容器的表面可减少血小板的聚集和释放，延缓凝血；接触粗糙的表面可增加血小板的聚集和释放，故临床上常用有粗糙表面的纱布压迫止血。

3. **血浆 Ca^{2+}** 由于凝血过程的多个环节都需要 Ca^{2+} 的参与，当去掉血浆中游离的 Ca^{2+} 时，便可延缓和阻止凝血发生。例如临床输血时用柠檬酸钠与 Ca^{2+} 生成不易解离的可溶性络合物以去掉血浆中游离的 Ca^{2+}；临床化验检查和实验室中常用的抗凝剂草酸盐或乙二胺四乙酸（EDTA）等，可与 Ca^{2+} 生成不溶性的复合物，阻止凝血。

三、纤维蛋白溶解系统

纤维蛋白溶解（fibrinolysis）简称纤溶，是指纤维蛋白或纤维蛋白原被纤溶酶降解液化的过程。纤溶可使凝血过程中形成的纤维蛋白凝块适时溶解、及时清除，有利于血管的通畅、组织的修复和再生。**纤溶系统**（fibrinolytic system）由纤溶酶原、纤溶酶、纤溶酶原激活物和抑制物组成。纤溶分为纤溶酶原的激活与纤维蛋白或纤维蛋白原的降解两个阶段（图 3-6）。

笔记栏

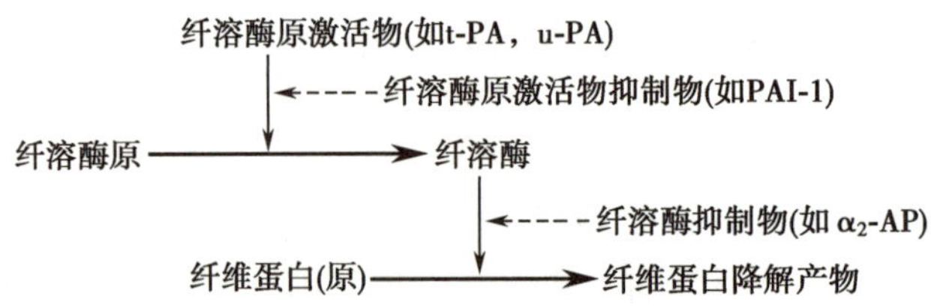

图 3-6 纤溶系统的激活与抑制及作用示意图

⟶催化作用；⟶变化方向；--->抑制作用

t-PA：组织型纤溶酶原激活物；u-PA：尿激酶型纤溶酶原激活物；

PAI-1：纤溶酶原激活物抑制剂 -1

(一) 纤溶酶原的激活

纤溶酶原(plasminogen)主要在肝内合成，嗜酸性粒细胞也可少量合成，纤溶酶原的激活是一种有限水解过程，即在激活物的作用下，纤溶酶原脱去一段肽链形成**纤溶酶**(plasmin)。纤溶酶原的激活有两条途径：

1. **外源性激活途径** 指由**组织型纤溶酶原激活物**(tissue-type plasminogen activator，t-PA)和**尿激酶型纤溶酶原激活物**(urokinase-type plasminogen activator，u-PA)激活纤溶酶原的途径。

(1)t-PA：血浆内的 t-PA 主要由血管内皮细胞分泌，是血液中主要的内源性纤溶酶原激活物。在子宫、肾上腺、前列腺、淋巴结等组织中含量较高。t-PA 主要参与体内纤维蛋白的溶解过程。

(2)u-PA：u-PA 主要由肾小管、集合管上皮细胞合成。炎症时血管内皮细胞与单核细胞也可合成 u-PA。许多细胞表面同时存在 u-PA 受体和纤溶酶原受体，加速纤溶酶的形成。u-PA 的主要功能是溶解血管外蛋白，其次是清除血浆中的纤维蛋白，在组织修复、创伤愈合中发挥作用。

2. **内源性激活途径** 指内源性凝血系统的有关凝血因子(如 FⅫa、FⅪa、PK、KK、HK 等)可激活纤溶酶原为纤溶酶。

(二) 纤维蛋白的降解

纤溶酶属于丝氨酸蛋白酶，是血浆中活性最强但特异性低的蛋白酶。不仅能水解纤维蛋白，还能水解纤维蛋白原以及多种凝血因子(如 FⅡ、FⅤ、FⅧ、FⅩ、FⅪ、FⅫ、FⅧ等)。纤溶酶水解纤维蛋白得到的可溶性小分子多肽，称为纤维蛋白降解产物，不再凝固，有些还具有抗凝血作用。当纤溶系统功能亢进时，机体可因血液中凝血因子大量分解及纤维蛋白降解产物的抗凝作用而发生出血倾向。

(三) 纤溶系统的抑制物

血液中抑制纤溶系统的物质主要有两类：

1. **激活物的抑制物** 主要有**纤溶酶原激活物抑制物**(plasminogen activator inhibitor，PAI)，由内皮细胞和血小板分泌，包括 PAI-1、PAI-2 和 PAI-3 三种，其中 PAI-1 最重要。

2. **抗纤溶酶** 主要是 α_2- 抗纤溶酶和 α_2- 巨球蛋白，由肝细胞与巨噬细胞产生，两者均可抑制纤溶酶，也能抑制 t-PA 和 u-PA。

生理情况下，血管内皮细胞表面能够排斥血小板黏附和聚集，内皮细胞也不表达组织因子。血管内皮细胞释放的各种活性物质中，既有促凝因子，也有抗凝物质；既有促纤溶因素，也有抗纤溶物质。凭借这些物质的综合作用，对凝血和抗凝、纤溶和抗纤溶过程进行精细的调节，维持凝血和纤溶之间的平衡。

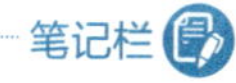

笔记栏

知识链接

弥散性血管内凝血

弥散性血管内凝血(disseminated intravascular coagulation,DIC)是一种继发性的以广泛微血栓形成,并相继出现凝血和止血功能障碍为病理特征的临床综合征。DIC 发生的起始环节是由于某些疾病和病理过程中导致凝血系统激活,大量促凝物质进入循环,使微循环广泛形成微血栓,消耗了大量凝血因子和血小板,并继发纤溶活性增强,引起机体的止血、凝血功能障碍。DIC 的临床主要表现是出血、多器官衰竭以及休克造成组织和器官的功能障碍。

第五节 血型与输血

一、血型与红细胞凝集

1901 年,Landsteiner 发现人类第一个血型系统——ABO 血型,从此揭开了血型的奥秘,并使输血成为临床的重要治疗手段。

(一) 血型

血型(blood group)通常是指红细胞膜上特异性抗原的类型,所以血型一般是指红细胞血型。医学上至今已发现 ABO、Rh、MNSs、Lutheran、lewis、duff 及 Kidd 等 35 个不同的红细胞血型系统,其中,ABO 血型系统和 Rh 血型系统是临床上最为重要的血型系统。

(二) 红细胞凝集

若将血型不相容的两个人的血液滴在玻片上混合,其中的红细胞就会凝集成簇,称为红细胞**凝集**(agglutination)。当血型不相容的血液输入人体时,血管内可发生同样的情况,凝集的红细胞可堵塞毛细血管。在补体的作用下,凝集的红细胞发生溶血,大量的血红蛋白释放并损害肾小管,同时常伴发生过敏反应,危及生命,临床上称之为输血反应。

红细胞凝集的本质是抗原 - 抗体反应,**凝集原**(agglutinogen)在凝集反应中起抗原的作用,即**血型抗原**(blood group antigen)。能与红细胞膜上的凝集原起反应的特异抗体称为**凝集素**(agglutinin),即**血型抗体**(blood group antibody)。凝集素是血浆中的 γ 球蛋白。发生抗原 - 抗体反应时,每一个抗体上有 2~10 个与抗原结合的位点,抗体在若干个带有相应抗原的红细胞之间形成桥梁,使红细胞聚集成簇。

二、ABO 血型系统

ABO 血型系统中有两种不同的抗原,分别为 A 凝集原和 B 凝集原。根据红细胞膜表面存在的抗原不同,ABO 血型系统分为 A 型、B 型、AB 型和 O 型 4 种血型(表 3-2)。

(一) 血型抗原

ABO 血型系统中,凡是红细胞膜上只含 A 凝集原者为 A 型,只含有 B 凝集原者为 B 型,既有 A 凝集原又有 B 凝集原者为 AB 型,既无 A 凝集原又无 B 凝集原者为 O 型。

ABO 血型系统还有亚型,与临床关系密切的是 A 型中的 A_1 型和 A_2 型。在 A_1 型红细胞膜上有 A 和 A_1 两种凝集原,A_2 型红细胞膜上仅含有 A 凝集原。AB 型也相应地分为

笔记栏

A_1B 型和 A_2B 型两种亚型。我国汉族人口中，A_2 型和 A_2B 型只占 A 型和 AB 型人群的 1% 以下。

表 3-2 ABO 血型系统抗原和抗体的分布关系

血型表现型		(血型遗传型)	凝集原(抗原)	凝集素(抗体)
A 型	A_1 亚型	(A_1·A_1 或 A_1·O)	A+A_1	抗 B
	A_2 亚型	(A_2·A_2 或 A_2·O)	A	抗 B、10% 有抗 A_1
B 型		(B·B或B·O)	B	抗 A、抗 A_1
AB 型	A_1B 亚型	(A·B)	A+A_1+B	无抗 A、无抗 A_1、无抗 B
	A_2B 亚型	(A_2·B)	A+B	无抗 A、无抗 B、25% 有抗 A_1
O 型		(O·O)	A、A_1、B 均无	抗 A、抗 A_1 抗 B

ABO 血型的抗原特异性决定于红细胞膜表面糖蛋白或糖脂上所含的糖链，这些糖链都是暴露在红细胞表面的寡糖链(图 3-7)。A 抗原和 B 抗原的特异性就取决于这些寡糖链的组成与连接顺序，H 抗原是形成 A 抗原和 B 抗原的结构基础。4 种 ABO 血型都是在不同的基因控制下，使不同的寡糖连接到红细胞膜上的 H 抗原形成不同的 ABO 血型，因此 ABO 血型系统也称为 ABH **血型系统**。H 抗原的抗原性较弱，因此血浆中都不含有抗 H 抗体。

ER-3-2
血型的发现

前驱物质
H 抗原
A 抗原
B 抗原
半乳糖
N-乙酰葡萄糖胺
N-乙酰半乳糖胺
岩藻糖
葡萄糖

图 3-7 ABH 抗原物质化学结构模式图

(二) 血型抗体

ABO 血型系统中，不同血型的人在其血浆中含有不同的凝集素，但在同一个体的血浆中不会含有与自身凝集原相对抗的凝集素。即在 A 型血的血浆中只含有抗 B 凝集素；在 B 型血的血浆只含有抗 A 凝集素；AB 型血的血浆中既没有抗 A 也没有抗 B 凝集素；而 O 型血的血浆中含有抗 A 和抗 B 两种凝集素。

A_2 型和 A_2B 型血浆中含有抗 A_1 凝集素，它们可能在输血时与 A_1 型红细胞发生凝集。另外，A_2 型和 A_2B 型红细胞膜上的 A 抗原性较弱，在血型鉴定时，不易与抗 A 凝集素反应，容易将 A_2 型和 A_2B 型误定为 O 型和 B 型，因此输血时应特别注意 A_2 和 A_2B 亚型的存在(表 3-2)。

血型抗体有天然抗体和免疫抗体两种。ABO 血型系统的血型抗体属于**天然抗体**(natural antibody)，多为 IgM。IgM 分子量大，不能通过胎盘，不会使母婴血型不合的胎儿发生红细胞凝集。新生儿的血液中没有 ABO 血型的抗体，在出生后 2~8 个月血液中开始出现 ABO 血型抗体，8~10 岁抗体效价达到高峰。天然抗体产生的原因尚未完全阐明，可能是出生后有微量 A 或 B 凝集原，通过食物、细菌或其他方式进入体内，刺激机体产生抗体(对抗自身所没有的抗原)。实验表明，将动物置于无菌环境，没有肠道菌群则完全不产生血型抗体。而且有些细菌能合成和分泌一些与 A 或 B 抗原非常相似的化学物质。免疫性抗体属于 IgG 抗体，分子量小，能通过胎盘进入胎儿体内。当母婴血型不合时，如果母体内有经免疫产生的 IgG 型抗 A 或抗 B 抗体，也会引起胎儿红细胞的破坏，发生新生儿溶血。

（三）ABO 血型的遗传

血型是先天遗传的。ABO 血型系统中，控制 A、B、H 凝集原生成的基因位于 9 号染色体的一对等位基因上。在这对染色体上只能出现 A、B、H 3 个等位基因中的两个，其中一个来自父亲，一个来自母亲，它们决定了子代血型的**基因型**（genotype）。从表 3-2 中可看出每种血型表现型的可能基因型。A 基因和 B 基因是显性基因，O 基因则为隐性基因。3 个基因可组成 6 组基因型，血型的表现型只有 4 种。因此，红细胞膜表现 O 型，其基因型只能是 OO；而表现型是 A 或 B，则基因型分别可能是 AA、AO 和 BB、BO。

了解血型的遗传规律可以从血型的表现型来推断亲子关系。但是必须强调的是，在法医学上做判断时，只能作为否定的参考依据，而不能做出肯定的判断。只有进行基因检测，才能做出肯定的亲子判断。

（四）ABO 血型的测定

正确测定血型是保证输血安全的基础。测定 ABO 血型的方法是在玻片上分别滴上一滴抗 B、抗 A 和抗 A- 抗 B 血清，然后在每种血清中加一滴待测红细胞悬液，轻轻混匀。根据有无凝集现象来判断待测红细胞膜上是 A 抗原还是 B 抗原（图 3-8）。此种方法称为正向定型。

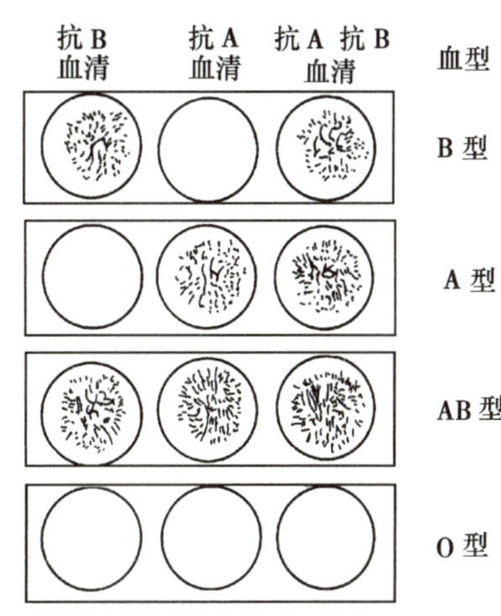

图 3-8 ABO 血型的测定

三、Rh 血型系统

（一）Rh 血型抗原

1940 年 Landsteiner 和 Wiener 共同发现了 Rh 血型系统。他们将恒河猴（Rhesus monkey）的红细胞重复多次注射入家兔体内，使家兔产生抗恒河猴红细胞的抗体，然后取含有这种抗体的血清与人的红细胞混合，发现在美洲白种人中，约 85% 的人的红细胞可被这种血清凝集，表明这些人的红细胞上含有与恒河猴同样的抗原，因此将这种血型称为 Rh **阳性**（Rh positive）血型；不能被这种血清凝集的血型，称为 Rh **阴性**（Rh negative）血型。该血型系统称为 Rh **血型系统**。在我国各族人群中，汉族和其他大多数民族约 99% 为 Rh 阳性，Rh 阴性只占 1% 左右。但在某些少数民族中，Rh 阴性的人较多，可达 5%~10%，甚至更多。

产生 Rh 血型抗原的等位基因位于 1 号染色体，基本的 Rh 系统包括 3 个紧密连锁的基因位点，3 对等位基因（即 C 和 c，D 和 d 以及 E 和 e）控制着 6 种抗原。但是血清中未发现单一的抗 d 抗体，因而认为 d 是“静止基因”，在红细胞膜表面不表达 d 抗原。其余 5 种抗原中，D 抗原发现最早，抗原性最强，因而是最重要的 Rh 抗原。按照红细胞膜上有无 D 抗原分为 Rh 阳性和 Rh 阴性。

（二）Rh 血型抗体

人类血浆中不存在抗 Rh 抗原的天然抗体，只有当 Rh 阴性者接受 Rh 阳性血液后，通过体液免疫才能产生抗 Rh 抗原的免疫性抗体。Rh 阴性的受血者第一次接受 Rh 阳性血液输入时，一般不会发生明显的输血反应。但在第二次或多次输入 Rh 阳性血液时，即可发生抗原 - 抗体反应，输入的 Rh 阳性红细胞被凝集而发生溶血。因此临床上即使重复输入同一个献血者的血液，也必须做交叉配血试验。

Rh 血型系统的抗体属于免疫抗体，主要是 IgG 抗体，分子量小，能透过胎盘。如果 Rh 阴性妇女孕育了 Rh 阳性胎儿，分娩时胎盘剥离可使胎儿 Rh 阳性红细胞可进入母体，刺激

笔记栏

母体产生抗 Rh 抗体。抗 Rh 抗体产生量不多，产生速度也慢，一般需 8~9 周（至多不超过 6 个月）才能产生足够的抗 Rh 抗体；若 Rh 阴性妇女再次孕育 Rh 阳性胎儿，母体内的抗 Rh 抗体可进入胎儿体内，引起新生儿溶血。通常，胎次愈多，产生的溶血病愈重。若 Rh 阴性母亲在生育第一胎之后，及时输入特异性的抗 D 免疫球蛋白，中和进入母体内的 D 抗原，可预防第二胎新生儿溶血的发生。

知识链接

新生儿母婴血型不合溶血病

新生儿母婴血型不合溶血病是由于孕母和婴儿血型不合引起的溶血病，主要包括 ABO 和 Rh 溶血病，简称为新生儿溶血病。ABO 溶血病时，孕母为 O 型，婴儿为 A 型或 B 型；Rh 溶血病时，孕母为 Rh 阴性，婴儿为 Rh 阳性，婴儿的阳性血型来自 Rh 阳性杂合子的父亲。ABO 溶血病较轻，而 Rh 溶血病较重。其主要的临床表现有黄疸、肝脾大、胆红素脑病等。

四、输血与交叉配血

输血是临床非常重要的治疗手段之一。通过输血可以抢救急性大失血、救助生命、保证某些大手术顺利进行。为了保证输血的安全，避免输血反应，最好坚持同型输血原则。在准备输血时，首先应鉴定 ABO 血型，保证供血者与受血者的血型相合。对于生育年龄的妇女或反复输血的患者，还必须注意 Rh 血型相合，避免受血者在被致敏后产生抗 Rh 抗体。

输血前，即使已知供血者与受血者是同型血，也必须进行**交叉配血试验**（cross-match test）。交叉配血试验的**主侧**是指供血者的红细胞与受血者血清进行配合，**次侧**是指受血者的红细胞与供血者的血清进行配合，分别观察它们是否发生凝集（图 3-9）。这样，既可检验血型测定是否有误，又能发现红细胞或血清中是否还存在其他不相容的凝集原或凝集素。如果交叉配血试验的主、次两侧都没有凝集反应，即为配血相合，可以进行输血；如果主侧有凝集反应，即为配血不合，绝对不可进行输血；如果主侧不凝集而次侧有凝集，则只能在紧急情况下缓慢少量输血。例如将 O 型血输给其他血型的受血者，或 AB 型受血者接受其他血型的血液。在这种情况下进行输血时，速度要慢，而且不宜超过 200ml。

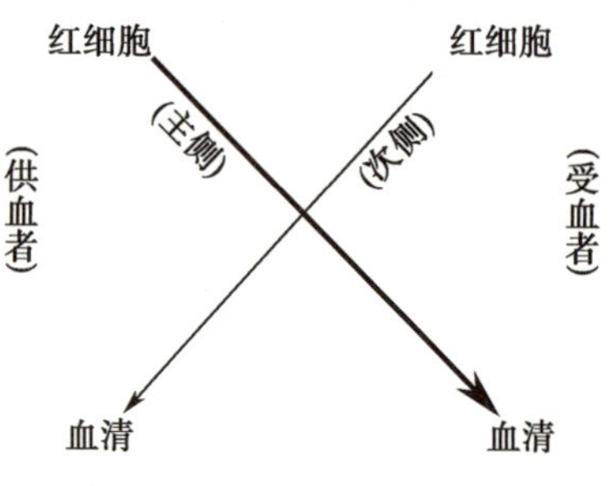

图 3-9 交叉配血试验示意图

输血是一个多环节的过程，每一个环节上的失误都可导致严重后果。因此，输血时必须严格遵守输血原则，密切观察输血过程中患者的表现。如发生输血反应，应立即停止输血。

随着医学和科学技术的进步，输血疗法已经从原来的输全血发展为成分输血。按患者对输血的需求，输入人血中的不同成分，如红细胞、粒细胞、血小板和血浆等。成分输血可增强治疗的针对性，提高疗效，减少不良反应，节约有限的血源。

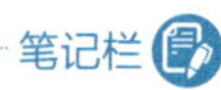

笔记栏

知识链接

自体输血

自体输血(autologous blood transfusion)是采用患者自身血液成分以满足本人手术或紧急情况下需要的一种输血疗法。采用自体输血时,可于手术前若干日内定期采血储存以备手术时应用;也可于术前自体采血,在使用血浆代用品维持患者正常血容量的条件下开展手术,然后在需要时输还给患者。

思政元素

无偿献血,人人有责

由于血液的不可代替性,当遇到各种原因导致大出血的患者时,输血是治疗的唯一手段。无偿献血是无私奉献、救死扶伤的崇高行为,其价值无法用金钱衡量。献血者不会损伤人体健康,还可促进机体的新陈代谢,并且本人及家属享有优先用血的权利。为感谢无偿献血者的贡献,鼓励更多的人无偿献血,宣传并促进全球血液安全规划的实施,世界卫生组织、红十字会等国际组织将每年的6月14日定为世界献血者日。《中华人民共和国献血法》于1998年10月1日开始实施。其中规定:国家实行无偿献血制度,为保证医疗临床用血需要和安全,保障献血者和用血者身体健康,发扬人道主义精神,提倡18~55周岁的健康公民自愿献血。

(王冰梅　伍冠一)

复习参考题

1. 临床上给患者大量输液时,为什么不能用蒸馏水?
2. 何谓贫血?举例说明引起贫血的可能原因有哪些?
3. 在血液凝固的实验中,常常在血液中加入草酸盐,请问加入后血液还会凝固吗?为什么?

扫一扫
测一测

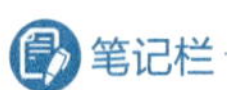

PPT 课件

第四章

血液循环

学习目标

掌握心肌细胞的生物电现象及产生机制；掌握心肌细胞的生理特性及影响因素；掌握心动周期和心率的概念，心泵血的过程、功能评价及影响因素；掌握动脉血压的形成原理及影响因素、静脉回流及影响静脉回心血量的因素、微循环的组成及影响因素、组织液的生成与回流；掌握心血管活动的神经调节，肾上腺素和去甲肾上腺素、肾素-血管紧张素、血管升压素的作用。

熟悉心肌细胞的类型；熟悉心力储备；熟悉正常心音的组成和特征、正常心电图的波形及意义；熟悉各类血管的功能特点、静脉血压；熟悉冠脉循环、肺循环和脑循环的特点及调节。

了解动脉脉搏的波形、淋巴液的生成与回流；了解心肺感受器引起的心血管反射、心房钠尿肽的作用。

循环系统由心、血管和起辅助作用的淋巴管组成。在心搏动的作用下，血液在心血管系统中按一定方向周而复始地流动，称为血液循环。其主要功能是完成体内的物质运输和交换，比如运送氧气、营养物质、二氧化碳和代谢产物，以保证新陈代谢正常进行；其次，内分泌细胞分泌的各种激素及生物活性物质通过血液循环作用于靶细胞，实现体液调节；机体内环境稳态的维持和血液防御功能的实现，也都有赖于血液不断地循环流动；另外，循环系统还具有内分泌功能，如心房肌细胞分泌心房钠尿肽，血管内皮细胞分泌内皮素、一氧化氮等。因此，血液循环是维持生命活动必需的基本生理过程。血液循环一旦发生障碍，新陈代谢便不能正常进行，机体的重要器官将受到损害，甚至危及生命。

心房和心室协调有序的收缩和舒张是心实现泵血功能、推动血液循环的必要条件。心肌细胞膜的兴奋过程则是触发收缩反应的始动因素，而心肌的兴奋和传导也是以心肌细胞膜的生物电活动为基础的。

第一节　心肌细胞的生物电现象

心肌细胞(cardiac muscle cell)跨膜电位的波形和形成机制非常复杂，不同类型的心肌细胞跨膜电位幅度和持续时间各不相同，参与的离子也有一定的差别(图 4-1)。

根据组织学特点和生理特性的不同，心肌细胞可分为两类：

1. **普通的心肌细胞**　又称**工作细胞**(working cell)，包括心房肌和心室肌。其结构特点是具有丰富的肌原纤维，肌原纤维排列成明暗交替的横纹。工作细胞具有兴奋性、传导性

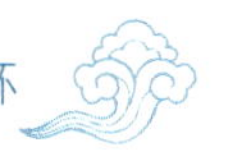

和较强的收缩性,主要执行收缩功能。在正常情况下工作细胞具有稳定的静息电位,不能自动产生节律性的兴奋,属于非自律细胞。

2. **特殊分化的心肌细胞**　其结构特点是肌原纤维稀少,故收缩功能基本丧失。但其胞浆丰富,特化为特殊心肌细胞,它们共同构成**心特殊传导系统**(cardiac specific conduction system)(图 4-2),包括窦房结、房室交界、房室束和浦肯野纤维网。此类心肌细胞具有自动产生节律性兴奋的特性(简称自律性),故称为**自律细胞**(autorhythmic cell)。

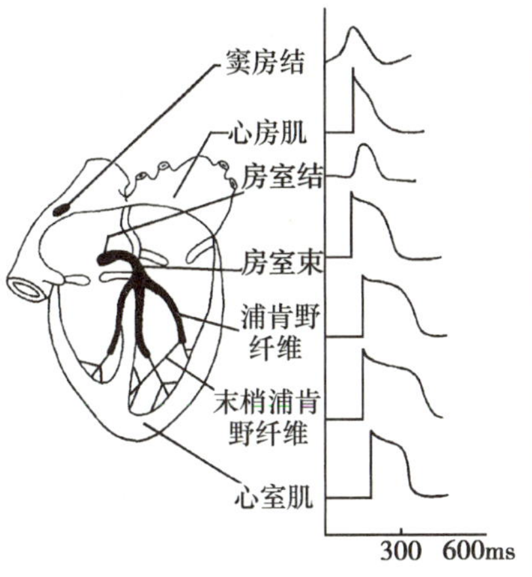

图 4-1　心各部位心肌细胞的膜电位

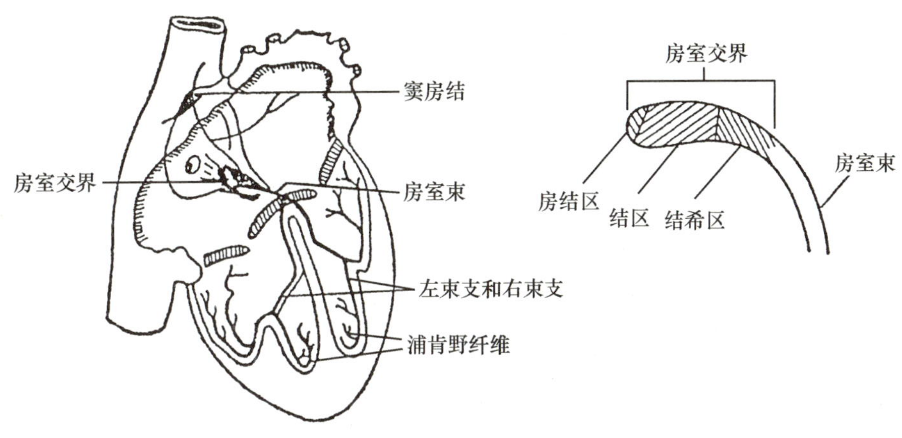

图 4-2　心特殊传导系统示意图

一、工作细胞的跨膜电位及其形成原理

(一) 工作细胞的静息电位

人和哺乳动物的心房肌和心室肌,静息电位为 -80~-90mV。在无外来刺激时,静息电位能维持于稳定的电位水平。其机制与神经和骨骼肌细胞基本相同,即在静息状态下,细胞膜对 K^+ 的通透性较高,但对其他离子通透性很低,因此,K^+ 顺浓度梯度向膜外扩散是形成工作细胞静息电位的主要离子基础。此外,Na^+-K^+ 泵也参与静息电位的形成。

(二) 工作细胞的动作电位

心室肌和心房肌的动作电位机制类似,下面以心室肌细胞为例说明工作细胞动作电位的规律。心室肌细胞动作电位由去极化和复极化两个过程组成(图 4-3),分为 5 个时期。按发生的先后顺序用 0 期、1 期、2 期、3 期、4 期来表示。其中 0 期为去极化过程,1 期、2 期、3 期、4 期为复极化过程。

ER-4-1
心室肌动作电位

1. **去极期(0 期)**　当心室肌细胞兴奋时,膜内电位从静息时的 -90mV 快速去极至 +20~+30mV,细胞膜呈反极化状态,形成动作电位上升支,即 0 期。0 期用时很短,为 1~2ms,去极化速度很快。0 期膜电位变化的幅度称为**动作电位振幅**(action potential amplitude,APA),心室肌细胞动作电位振幅可达 120mV。

0 期形成的机制是由于 Na^+ 快速内流所致。与 0 期去极化相关的 Na^+ 通道是一种快通道,其特征是激活快、失活也快,开放时间短暂。快钠通道具有电压依赖性,可被河鲀毒素阻

笔记栏

断。与神经纤维相似，心室肌细胞受到有效刺激，使膜电位减小达阈电位水平时，Na^+ 通道呈正反馈式开放，产生再生性 Na^+ 内流，这是 0 期快速去极化的根本原因。

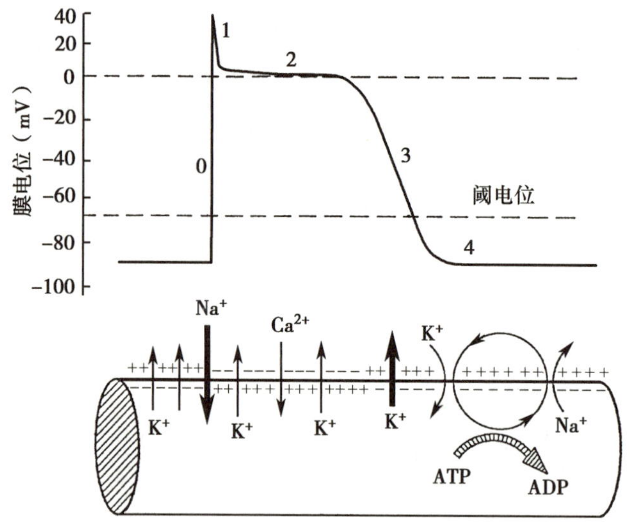

图 4-3 心室肌细胞动作电位及其主要离子活动示意图

当心室肌细胞动作电位 0 期达超射顶点后，随即进入复极化过程。心室肌细胞复极化过程持续时间较长，历时 200~300ms。

2. **快速复极初期（1 期）** 膜内电位由 +20~+30mV 迅速下降至 0mV 左右，形成 1 期，占时约 10ms。

1 期时 Na^+ 通道失活，Na^+ 内流已停止。此时有**瞬时外向电流**（transient outward current，I_{to}）产生，使膜电位迅速向负值转化。I_{to} 可被钾通道阻断剂 4- 氨基吡啶（4-aminopyridine，4-AP）阻断，因此，K^+ 是 I_{to} 的主要离子成分，K^+ 外流是形成 1 期的离子基础。

3. **缓慢复极期（2 期、平台期）** 膜电位下降缓慢，保持在零电位水平附近达 100~150ms 之久，形成复极化过程的**平台期**（plateau）。2 期缓慢复极化是造成心肌细胞动作电位时程较长的主要原因，而且与心肌兴奋 - 收缩耦联、心室肌不应期较长以及不会产生强直收缩等特点有密切关系。

平台期的形成是同时存在的**内向离子流**（inward current）和**外向离子流**（outward current）综合作用的结果。内向离子流为 Ca^{2+} 内流，外向离子流为 K^+ 外流。2 期复极化之初，两种离子流处于相对平衡。随着时间推移，内向离子流逐渐减弱，而外向离子流逐渐增强，因而复极化速度较为缓慢。

Ca^{2+} 通过 L 型 Ca^{2+} 通道顺浓度梯度向细胞膜内扩散。L 型 Ca^{2+} 通道的开放也是电压依赖性的（膜电位水平为 -40~-50mV），其激活、失活过程均较缓慢，因而属于**慢通道**（slow channel）。L 型 Ca^{2+} 通道可被多种钙通道阻断剂阻断，如维拉帕米、Mn^{2+} 等。

4. **快速复极末期（3 期）** 平台期末，复极化速度加快，膜内电位由 0mV 左右较快地恢复到 -90mV，从而完成复极化过程，历时 100~150ms。

3 期的出现是由于 L 型 Ca^{2+} 通道失活，Ca^{2+} 内流停止，而 K^+ 外流进行性增强所致。3 期复极化的 K^+ 外流是再生性的，即 K^+ 外流使膜内电位更负，而膜内电位越负，膜对 K^+ 通透性就越增大，使 K^+ 外流加快，这一正反馈过程导致膜的复极化更加迅速，直到复极化完成。

从动作电位 0 期开始至 3 期复极化完毕的时间称为**动作电位时程**（action potential

duration，APD），心室肌细胞 APD 为 200~300ms。APD 的长短与复极化速度、特别是平台期有密切关系，复极化速度减慢则 APD 延长。心率的变化可使 APD 发生相应的变化，心率加快则 APD 缩短。

5. **静息期（4 期、恢复期）** 指 3 期复极化完毕，膜电位恢复后的时期。心室肌细胞 4 期膜电位虽已恢复到静息水平，但膜内、外离子分布尚未恢复。因此 4 期开始后，心室肌细胞膜的离子主动转运增强，通过以下机制恢复膜内外离子的正常浓度梯度。

（1）**Na^+-K^+ 泵**：通过 Na^+-K^+ 泵活动，每消耗 1 分子 ATP，可排出 3 个 Na^+，同时摄取 2 个 K^+。

（2）**Na^+-Ca^{2+} 交换体**：Na^+-Ca^{2+} 交换体是 4 期恢复膜内外 Ca^{2+} 正常分布的主要方式。它顺浓度差转运 3 个 Na^+ 进入胞内，同时逆浓度差移出 1 个 Ca^{2+} 到胞外，其能量来源于 Na^+-K^+ 泵。

（3）**Ca^{2+} 泵**：可主动泵出少量 Ca^{2+}。

二、自律细胞的跨膜电位及其形成原理

与工作细胞相比，自律细胞 4 期没有稳定的静息电位，膜电位可自动去极化，到达阈电位时，则产生新的动作电位。自律细胞在 3 期末复极达到的最大膜电位水平，称为**最大复极电位**（maximum repolarization potential）。4 期自动去极化是自律细胞产生自动节律性兴奋的基础，其机制与 4 期中逐渐增强的净内向电流相关。不同类型的自律细胞，其净内向电流的离子不同，因此 4 期自动去极化的速度和机制有所不同。下面以浦肯野纤维和窦房结细胞为代表进行阐述。

（一）浦肯野纤维的跨膜电位

浦肯野纤维动作电位与心室肌细胞动作电位相似（图 4-4），可分为去极化过程的 0 期和复极过程的 1 期、2 期、3 期、4 期共 5 个时期。其动作电位的形态和各期形成的离子机制与心室肌细胞基本相同。所不同的是浦肯野纤维 4 期膜电位不稳定，可自动去极化，这是其自律性产生的根本原因。浦肯野纤维的最大复极电位为 -90mV。当自动去极化达到阈电位（-70mV）时，膜上的 Na^+ 通道便被激活，Na^+ 快速内流，再次产生新的动作电位。浦肯野纤维 4 期自动去极化的形成是两种离子流综合作用的结果。

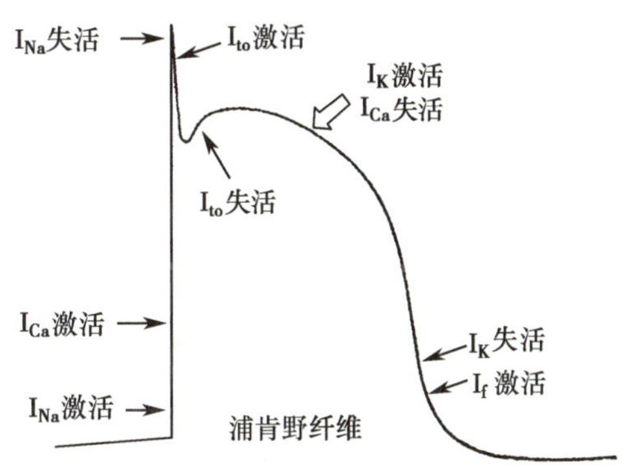

图 4-4 浦肯野纤维动作电位及其主要离子活动示意图

1. **I_f 电流** 这种 4 期内向电流为**起步电流**（pacemaker current），又称起搏电流。I_f 是浦肯野纤维 4 期自动去极化最主要的离子基础。I_f 通道在浦肯野纤维动作电位复极化达 -60mV 时开始被激活，并随着复极化的增加激活程度增加，至 -100mV（超极化）达最大激活，通道充分开放，因而 I_f 被称为超极化激活的非特异性内向离子流。

I_f 通道被激活开放时的膜电位水平，正好在浦肯野纤维自动去极化的范围内，所以具有“起搏”作用。I_f 是一个非选择性的阳离子通道，Na^+ 和 K^+ 均可通过 I_f 通道，因此，产生的是 Na^+ 内流和 K^+ 外流的混合离子流，但以内向的 Na^+ 电流为主，导致 4 期自动去极化。I_f 通道可被铯（Cs）阻断，而河鲀毒素却不能阻断它，表明这是一种不同的 Na^+ 通道。

2. **延迟整流钾电流**（delay rectifier K^+ current，I_k） I_k 通道在膜复极化达 -50mV 时便开始逐渐失活，K^+ 外流逐渐减少，导致膜内正电荷逐渐增加而形成 4 期自动去极化。这种进

笔记栏

行性衰减的 K^+ 外流，是浦肯野纤维 4 期自动去极化的次要离子基础。

（二）窦房结 P 细胞的跨膜电位

窦房结 P 细胞是窦房结内唯一具有自律性的细胞，故称为**起步细胞**（pacemaker cell），又称为起搏细胞。窦房结 P 细胞的跨膜电位可分为 0 期、3 期、4 期（图 4-5）。与浦肯野纤维相比，窦房结 P 细胞的动作电位有以下特点：

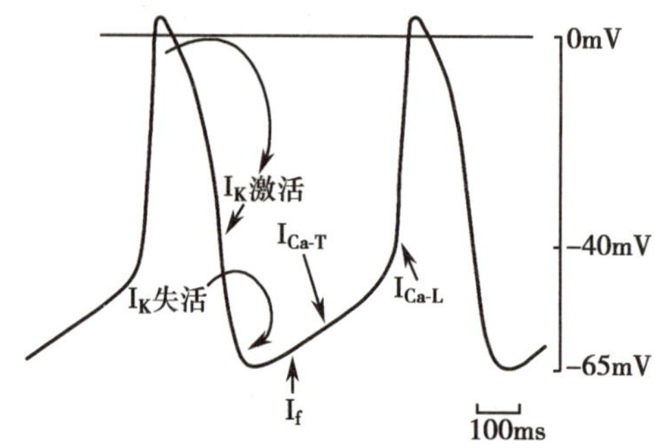

图 4-5　窦房结 P 细胞动作电位及 4 期自动去极化的离子机制

1. **去极期（0 期）**　窦房结 P 细胞去极化速度慢（约 10V/s），幅度低（70~85mV），时程长（约 7ms）。0 期是 L 型钙通道开放，Ca^{2+} 内流形成，可被维拉帕米阻断。

2. **复极期（3 期）**　窦房结 P 细胞复极化过程无明显的 1 期和 2 期。随着 L 型钙通道逐渐失活，而 I_K 通道被激活，K^+ 外流导致复极化。3 期复极化末达最大复极电位，通常为 -60~-70mV，移行为 4 期。

3. **舒张期（4 期）**　与浦肯野纤维相似，窦房结 P 细胞 4 期膜电位不稳定，产生自动去极化。一旦去极化达阈电位（-40mV）时，便激活膜上的 L 型 Ca^{2+} 通道，引起 Ca^{2+} 内流，再次产生新的动作电位。

窦房结 P 细胞的 4 期自动去极化是多种跨膜离子流综合作用的结果，比较复杂，其中主要有以下 3 种电流（图 4-5）：

（1）I_K：I_K 通道激活，K^+ 外流，引起窦房结 P 细胞 3 期复极化，I_K 通道在膜复极化达 -40mV 时便开始逐渐失活，当复极化达最大复极电位（-60mV）时 I_K 通道关闭。具有时间依从性的进行性衰减的 K^+ 外流衰减速率很快，而且与窦房结 P 细胞 4 期自动去极化速率正好同步，提示 K^+ 外流进行性衰减是窦房结 P 细胞的主要起搏离子流。

（2）I_f：窦房结 P 细胞的最大复极电位较小，只有约 -70mV，而 I_f 通道的最大激活电位为 -100mV，因而在窦房结 P 细胞 4 期自动去极化中，I_f 对起搏活动所起的作用不如 I_K 衰减重要。但是，若窦房结 P 细胞发生超极化时，则 I_f 可能成为起搏电流的主要成分。

（3）I_{Ca-T}：为短暂的内向电流。在膜电位达 -50mV 时 I_{Ca-T} 通道激活，产生短暂而微弱的内向电流，主要在自动去极化过程的后期起作用。

三、心肌细胞的电生理类型

根据动作电位 0 期特征及形成原理，可将心肌动作电位分为快反应动作电位和慢反应动作电位。根据心肌细胞所具有的动作电位类型将其分为快反应细胞和慢反应细胞。

（一）快反应细胞

快反应细胞是具有**快反应动作电位**（fast response action potential）的心肌细胞，包括工作细胞（心房肌和心室肌）、房室束、左右束支和浦肯野纤维。快反应动作电位的特点是静息电位或最大复极电位较大（-85~-95mV），0 期去极化速度较快（200~1 000V/s），动作电位振

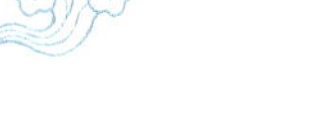

幅较高(100~130mV)。0 期去极化主要与 Na^+ 内流有关。快反应细胞兴奋传导速度较快,为 0.5~4.0m/s。

(二) 慢反应细胞

慢反应细胞是具有**慢反应动作电位**(slow response action potential)的心肌细胞,包括窦房结 P 细胞和房室交界的细胞。慢反应动作电位的特点是最大复极电位较小(-60~-70mV),0 期去极化速度较慢(1~10V/s),动作电位振幅较低(35~75mV)。0 期去极化主要与 Ca^{2+} 内流有关。慢反应细胞兴奋传导速度较慢,为 0.01~0.1m/s。

根据快、慢反应细胞的分类,再结合有无自律性,又可将心肌细胞分为:①快反应非自律细胞,即工作细胞(心房肌细胞和心室肌细胞);②快反应自律细胞,即房室束、左右束支和浦肯野纤维;③慢反应自律细胞,有窦房结 P 细胞、房室交界自律细胞。

在某些实验条件或病理情况下,快反应细胞和慢反应细胞可发生转化。如临床上心肌供血严重不足时,可使快反应细胞呈现慢反应细胞特点,甚至非自律细胞也可获得自律性,变为自律细胞,从而导致心律失常。

第二节 心肌细胞的生理特性

心肌细胞的生理特性包括自律性、传导性、兴奋性和收缩性。其中自律性、传导性、兴奋性以心肌细胞膜的生物电活动为基础,表现为心内兴奋的发生与传播,故属心肌细胞的电生理特性。收缩性是工作细胞在动作电位的触发下,通过兴奋 - 收缩耦联使肌丝滑行的机械特性。

一、自动节律性

心肌细胞在没有任何外来刺激的情况下,能自动按一定节律产生兴奋的能力和特性,称为**自动节律性**(autorhythmicity),简称**自律性**。单位时间内细胞自动产生兴奋的次数是衡量自律性高低的指标。

(一) 心的正常起步点与窦性心律

不同自律细胞的自律性不同,其中窦房结的自律性最高,房室交界和房室束及其分支次之,浦肯野纤维的自律性最低。在无神经、体液因素影响的情况下,窦房结 P 细胞自动兴奋的频率最高可达 100 次 /min,房室交界约为 50 次 /min,而浦肯野纤维只有 25 次 /min。由于窦房结 P 细胞自律性最高,它产生的节律性冲动按一定顺序传播,引起心其他心肌细胞兴奋,产生与窦房结 P 细胞一致的节律性活动。因此,窦房结被称为**正常起步点**(normal pacemaker),又称正常起搏点。窦房结控制产生的心脏节律称为**窦性心律**(sinus rhythm)。

(二) 潜在起步点与异位节律

由于窦房结自律性最高,心的其他自律组织受窦房结控制,其本身的自律性并不表现,只起传导兴奋的作用,故窦房结以外的自律组织被称为**潜在起步点**(latent pacemaker)。异常情况下,如窦房结的自律性下降,或兴奋下传受阻(传导阻滞),此时潜在起步点可取代窦房结的功能而表现自律性,维持心的兴奋和搏动,这时潜在起步点就称为**异位起步点**(ectopic pacemaker),其心搏节律称为**异位节律**(ectopic rhythm)。

窦房结对潜在起步点有两种控制方式:①**抢先占领**(capture),也称**夺获**。窦房结的自律性最高,所以在潜在起步点 4 期自动去极尚未达到阈电位水平之前,来自窦房结的兴奋已抢先激动它,使之产生动作电位,从而使潜在起步点自身的节律兴奋不能出现。②**超速驱动阻抑**(overdrive suppression)是指窦房结 P 细胞的快速节律活动直接抑制潜在起步点较低频率

笔记栏

的兴奋。这种抑制作用具有频率依从性，即频率差别越大，抑制作用越强。因此，当窦房结对潜在起步点的控制突然中断后，潜在起步点不能立即按其自身节律启动心搏动，而是需要一定时间才能从被抑制的状态下恢复。窦房结功能障碍、冲动发放停止或下传受阻后，先由房室交界的自律活动来替代，产生**房室交界性心律**(atrioventricular junctional rhythm)；若窦房结和房室交界自律功能均发生障碍时（双结病变），则由心室自身的自律活动来替代，产生室性心律。因此，在安置心脏人工起搏器的情况下，若要终止起搏器工作时，应逐渐降低起搏器的频率，然后再行终止，避免患者心搏骤停危及生命。

知识链接

病态窦房结综合征

病态窦房结综合征(sick sinus syndrome, SSS)又称窦房结功能不全。SSS系由窦房结及其邻近组织病变，引起的窦房结起搏和/或冲动传出障碍而导致的多种心律失常和临床综合征。其主要的心电图表现是严重的窦性心动过缓、窦房传导阻滞、窦性静止、逸搏或逸搏心律（交界性或室性）以及快慢综合征（窦性心动过缓合并房性快速心律失常）。由于严重的心率减慢使心输出量减少，可出现心、脑、肾等器官供血不足的临床症状，严重者可突发阿-斯综合征(Adams Stokes syndrome)和猝死。

（三）影响自律性的因素

自律细胞产生自律性的原因是4期自动去极化，使膜电位从最大复极电位去极到达阈电位水平引起的。因此，影响自律性的因素包括4期自动去极化速度、最大复极电位水平和阈电位水平（图4-6）。

1. **4期自动去极化速度** 4期自动去极速度直接影响膜电位从最大复极电位到阈电位所需的时间。若4期自动去极速度加快，到达阈电位所需的时间就短，则单位时间内产生自动兴奋的次数增多，自律性增高。

2. **最大复极电位与阈电位之间的差距** 最大复极电位上移（膜电位绝对值减小）和/或阈电位下移（膜电位绝对值增大），均使两者之间的差距减小，自动去极化到达阈电位所需时间缩短，自律性增高；若两者之间差距增大，则自律性降低。

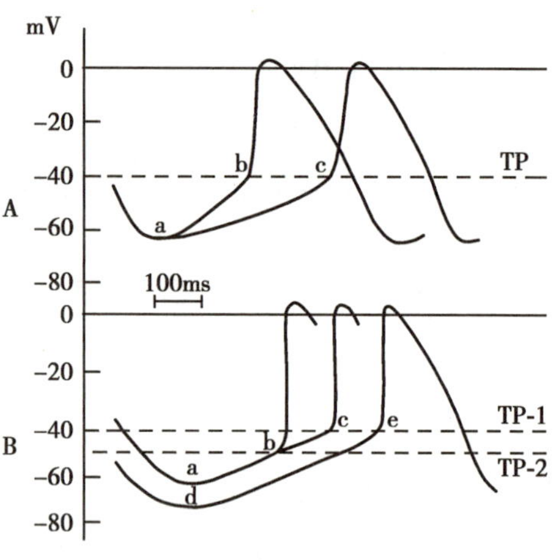

图4-6 影响自律性的因素

A. a~c 正常自动去极化速度；a~b 自动去极化速度加快；B. a~c 正常自动去极化；a~b 阈电位水平下移时的自动去极化；d~e 最大复极电位水平下移时的自动去极化

知识链接

心律失常

心律失常(arrhythmia)是常见的心脏疾患，心电生理特性的改变是心律失常产生的基础，可分为两类。①**自律性增高、异常自律性与触发活动所致冲动形成异常**：心肌细

胞自律性增高，导致不适当的冲动发放；或者原来无自律性的心肌细胞如心房、心室肌细胞由于心肌缺血、药物、电解质紊乱、儿茶酚胺增多等因素导致异常自律性的形成。触发活动是由一次正常的动作电位所触发的后去极，并引发一次新的动作电位产生持续而快速的心律失常。②**折返激动、传导障碍所致冲动传导异常**：当兴奋传出后，又从另外一条路径返回原处，使该处再次发生兴奋的现象称为折返激动，是所有快速心律失常中最常见的发生机制。当冲动传导至某处心肌，恰逢有效不应期，形成生理性传导阻滞。传导障碍并非由于有效不应期所致者则为病理性传导阻滞。

二、兴奋性

所有心肌细胞都具有兴奋性，即具有接受刺激产生动作电位的能力。阈值是衡量心肌兴奋性的指标。阈值大表示兴奋性低，阈值小则表示兴奋性高。

(一) 影响兴奋性的因素

心肌细胞兴奋产生的过程主要受静息电位（最大复极电位）去极化到阈电位的距离以及 Na^+（Ca^{2+}）通道激活的程度两个因素的影响。

1. **静息电位（最大复极电位）与阈电位之间的差距** 静息电位（最大复极电位）上移（膜电位绝对值减小）和/或阈电位下移（膜电位绝对值增大）时，均使两者之间的差距减小，引起兴奋所需的刺激阈值减小，兴奋性升高；若两者之间差距增大，则兴奋性降低。静息电位和阈电位的改变都能影响心肌兴奋性，但以静息电位改变多见。

2. **Na^+（Ca^{2+}）通道状态** 以快反应细胞心室肌为例，Na^+ 通道可表现为激活、失活和备用三种功能状态。Na^+ 通道的活动是电压依从性和时间依从性的。当膜电位处于正常静息电位水平 −90mV 时，Na^+ 通道处于备用状态，Na^+ 通道关闭；当心肌细胞受到有效刺激使膜电位由静息水平去极化到阈电位水平（−70mV）时，Na^+ 通道被激活开放，Na^+ 得以快速跨膜内流。Na^+ 通道激活后即迅速失活，Na^+ 通道关闭，Na^+ 内流迅速终止。处于失活状态的 Na^+ 通道不仅限制了 Na^+ 的跨膜扩散，并且不能很快被再次激活。只有在膜电位恢复到静息电位水平时，通道才重新恢复到备用状态，即恢复再次兴奋的能力。因此，Na^+ 通道是否处于备用状态，是该心肌细胞是否具有兴奋性的前提。而正常的静息电位又是决定 Na^+ 通道能否处于或复活到备用状态的关键。

(二) 心肌兴奋过程中兴奋性的周期性变化

心肌细胞每产生一次兴奋，其膜电位将发生一系列有规律的变化，膜通道经历备用、激活、失活和复活等过程，兴奋性也随之发生相应的周期性变化。心室肌细胞兴奋性的周期性变化如下（图 4-7）。

心室肌细胞兴奋性周期变化

1. **绝对不应期** 心肌细胞兴奋后，从动作电位的去极化开始到复极化 3 期膜电位达 −55mV 的时期内，无论给予细胞多么强大的刺激，细胞膜都不会发生任何程度的去极化，称为**绝对不应期**（absolute refractory period，ARP）。此期产生的原因是 Na^+ 通道处于完全失活状态。

2. **局部反应期** 当复极膜电位处于 −55mV 至 −60mV 的时期内，如果给予强刺激，细胞膜发生部分去极化（局部电位），但不能产生动作电位，因此实际上也不能引起心肌收缩，称为**局部反应期**（local response period），也称**局部兴奋期**。此期产生的原因是 Na^+ 通道完全失活后仅有少量复活，不足以引起兴奋。

绝对不应期和局部反应期合称为**有效不应期**（effective refractory period，ERP），相当于

笔记栏

心肌细胞一次兴奋过程中，由 0 期开始到 3 期膜电位恢复到 -60mV 的时期，该时段不能再次接受刺激产生动作电位。

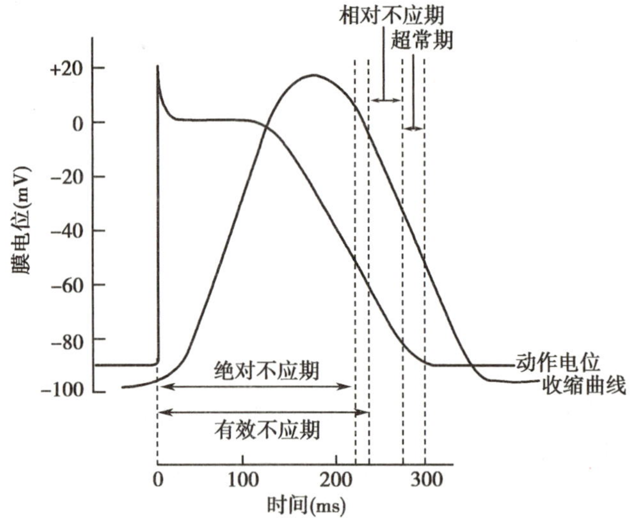

图 4-7 心室肌细胞动作电位、收缩曲线与兴奋性变化的关系示意图

3. **相对不应期** 有效不应期结束后，膜内电位由 -60mV 至 -80mV 的时期，称为**相对不应期**(relative refractory period, RRP)。这一时期内，给予心肌细胞较强大的刺激，可产生动作电位。原因是此期的 Na^+ 通道虽已逐渐复活，但其开放的速度和程度尚未恢复正常，故引起兴奋所需的刺激阈值仍高于正常。相对不应期所产生的动作电位 0 期去极化的幅度和速度都较正常小，兴奋的传导速度也比较缓慢。

4. **超常期** 相对不应期至复极完毕，即膜内电位由 -80mV 至 -90mV 的时期内，给予心肌细胞阈下刺激即可引起兴奋，兴奋性高于正常，称为**超常期**(supranormal period, SNP)。此时 Na^+ 通道已基本恢复到备用状态，同时膜电位的绝对值略小于静息电位，与阈电位之间的差距小，故兴奋性高于正常。但此时 Na^+ 通道尚未完全复活，因此超常期产生的动作电位，其 0 期去极化的幅度、速度和传导的速度都仍然低于正常。超常期以后复极完毕，Na^+ 通道复活。膜电位恢复至正常静息水平，兴奋性也恢复正常。

心室肌细胞有效不应期较长(200~300ms)，相当于心肌整个收缩期和舒张早期。而心肌慢反应细胞的有效不应期比快反应细胞更长，常超出复极化 3 期，甚至达到 4 期，因此其兴奋性完全恢复所需时间更长。

(三) 期前收缩与代偿间歇

正常情况下，窦房结产生的每一次兴奋传播到心房肌或心室肌时，都是在它们前一次兴奋的不应期结束之后，因此整个心能够按照窦房结的节律而兴奋。若心室或心房在窦性节律兴奋的有效不应期之后，受到一次额外刺激时，则可产生一次提前的兴奋和收缩，分别称为**期前兴奋**(premature excitation)和**期前收缩**(premature systole)(图 4-8)。

期前兴奋也有其有效不应期，当紧接期前兴奋之后的又一次窦房结兴奋传到心室时，常常恰好落在期前兴奋的有效不应期内，因而不能引起心室兴奋和收缩，导致一次兴奋和收缩脱失，必须等到再下一次窦房结的兴奋传到心室时才能引起心室收缩。这样，在一次期前收缩之后往往出现一段较长的心室舒张期，称为**代偿间歇**(compensatory pause)，随后才恢复窦性节律。

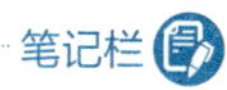

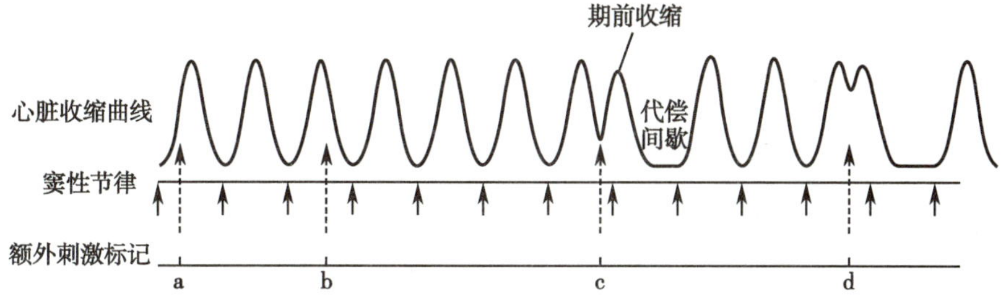

图 4-8 期前收缩与代偿间歇

额外刺激 a、b 落在有效不应期内，不引起反应；额外刺激 c、d 落在有效不应期之后，引起期前收缩和代偿间歇

三、传导性

所有心肌细胞都具有传导性，即心肌细胞能够把来自窦房结的兴奋不间断地传导下去，直至全部心肌都兴奋。动作电位沿细胞膜传导的速度可作为衡量传导性的指标。

(一) 心内兴奋传播的途径和特点

心肌细胞间的联系(闰盘处的缝隙连接)是低电阻结构，传导速度很快，因此心肌细胞在结构上虽互相隔开，但在功能上却如同一个细胞，即**功能性合胞体**(functional syncytium)。心肌细胞膜任何部位产生的兴奋都能以局部电流的方式沿细胞膜传导，也可以通过缝隙连接使相邻的心肌细胞兴奋，从而引起整块心肌的兴奋和收缩。

心的特殊传导系统是心内发生兴奋和传播兴奋的组织，控制着心的节律性活动。该系统由窦房结、房室交界、房室束、左右束支和浦肯野纤维网组成(图 4-2)。

1. **窦房结** 位于右心房和上腔静脉连接处，窦房结内含有特殊分化心肌细胞和普通心肌细胞。前者包括 P 细胞和移行细胞。P 细胞是起步细胞，移行细胞无自律性。窦房结的普通心肌细胞是指位于窦房结周边的心房肌细胞。窦房结内 P 细胞 - 移行细胞 - 心房肌细胞构成一个功能单元，将 P 细胞的兴奋传到心房肌细胞。

2. **心房内传导组织** 在右心房的某些部位(如卵圆窝前方和界嵴处)心房肌纤维排列方向一致，结构整齐，因而其传导速度较其他部位的心房肌快，构成了将窦房结兴奋快速传到房室交界的**优势传导通路**(preferential pathway)。与此同时，心房肌细胞的兴奋从右心房传向左心房。

3. **房室交界** 包括房结区、结区、结希区三个区域，是兴奋从心房传入心室的唯一通道。房室交界具有自律性。在窦房结功能不全时，房室交界的自律细胞发挥替代作用，产生自动节律性兴奋，激动心室。房室交界大部分细胞为移行细胞，起传递兴奋的作用。

4. **心室内传导系统** 由房室束及其分支以及末端浦肯野纤维网构成，其作用是将心房传来的兴奋迅速传播到整个心室。房室束行走于室间隔内并分为左右两支。左右束支分别于左右心室内膜深部下降，逐渐分为细小的浦肯野纤维网，引起心室肌细胞兴奋。

心的兴奋传导途径如下：

窦房结→心房肌(优势传导通路)→房室交界(房结区→结区→结希区)→房室束→左右束支→浦肯野纤维网→心室肌。

由于各种心肌细胞的传导性高低不等，兴奋在心各个部分传播的速度也不相同。心房肌的传导速度较慢(约为 0.4m/s)，而优势传导通路传导速度较快(1.0~1.2m/s)。房室交界区细胞的传导性很低(0.05m/s)，其中结区最低，传导速度仅为 0.02m/s。心室肌的传导速度约为 1m/s，房室束及左右束支的传导速度可达 2m/s。浦肯野纤维的传导速度最快，高达 4m/s，

笔记栏

可确保兴奋能迅速传入心室，使整个心室几乎同时兴奋，完成同步收缩。

兴奋从窦房结开始传导到心室外表面，整个心内传导时间约为0.22秒，其中兴奋从窦房结经心房传到房室交界需0.06秒，心室内传导约需0.06秒，而房室交界处的传导约0.1秒(图4-9)。房室交界传导速度缓慢，兴奋经过此处延搁一段时间，称为**房室延搁**(atrioventricular delay)。房室延搁可使心室在心房收缩完毕之后才开始收缩。当心房收缩时，心室处于舒张状态，故心房收缩可将其中的血液进一步挤入心室，使心室获得最大的充盈，有利于心室射血。

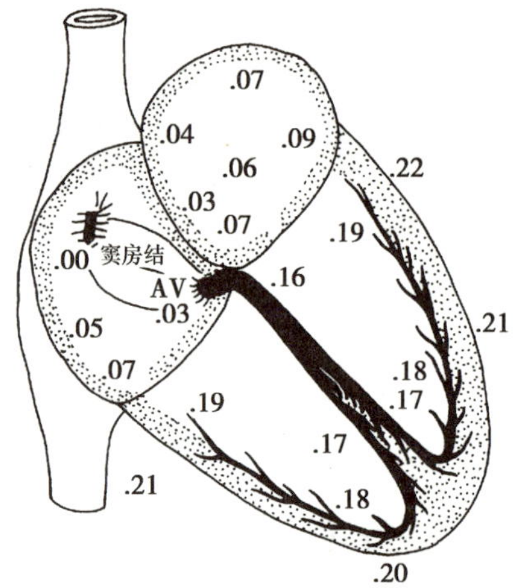

图4-9 兴奋由窦房结开始传导到心各处的时间(秒)

(二) 影响传导性的因素

1. 心肌细胞结构因素 心肌细胞直径与细胞内电阻呈反比关系，直径小的细胞电阻大，产生的局部电流小，兴奋传导速度较缓慢。心房肌、心室肌和浦肯野纤维的直径大于窦房结和房室交界的细胞，其中浦肯野纤维的直径最大(如羊的浦肯野纤维直径可达70μm)，兴奋传导速度最快。房室交界细胞直径只有3μm，结区细胞直径更小，传导速度最慢。心肌细胞的直径是决定传导性的结构因素，但通常心肌细胞直径不会突然发生明显的变化，因此，它不是生理和病理情况下影响心肌传导性的重要因素。

2. 心肌细胞电生理特性的改变

(1) 0期去极化的速度和幅度：心肌细胞兴奋的传导是通过局部电流实现的。局部电流是由兴奋部位膜0期去极化引起的，因此0期去极化的速度愈快，局部电流的形成也就愈快，很快就促使邻近未兴奋部位膜去极化达到阈电位水平，故兴奋传导愈快。0期去极化幅度愈大，兴奋和未兴奋部位之间的电位差愈大，形成的局部电流愈强，扩布的距离愈大，兴奋传导也愈快。快反应细胞0期去极化速度和幅度明显高于慢反应细胞，故快反应细胞传导速度明显快于慢反应细胞。心肌细胞0期去极化速度和幅度又取决于离子通道的状态和离子内流的速度，因此心肌细胞兴奋传导速度的快慢实际取决于Na^+(Ca^{2+})通道可利用率的高低。

(2) 静息电位(最大复极电位)水平：Na^+通道效率具有电压依从性，它取决于受刺激前的静息电位值。正常静息电位时，Na^+通道处于备用状态，在此基础上所激活的Na^+通道，开放的速度快，数量多，产生的动作电位0期去极化速度快，幅度高。若静息电位(绝对值)减小，则产生升支缓慢、幅度低的动作电位(图4-10)。

膜反应曲线(membrane responsiveness curve)是反映Na^+通道效率与静息电位水平关系的曲线，呈S形(图4-11)。曲线表明，正常静息电位水平时，膜受刺激去极化达阈电位，Na^+通道快速开放，0期去极化最大速度可达500V/s；当静息电位(绝对值)减小，0期最大去极化速度下降；当静息电位(绝对值)进一步减小到膜内为-55mV时，去极化速度几乎为0，即Na^+通道已失活而不能开放。除静息电位之外，Na^+通道开放速度还受一些药物的影响。例如，苯妥英钠可使膜反应曲线向左上移位，Na^+通道效率增高，传导性提高；奎尼丁使曲线向右下移位，Na^+通道效率下降，传导性降低。可见，两者可通过影响Na^+通道效率和

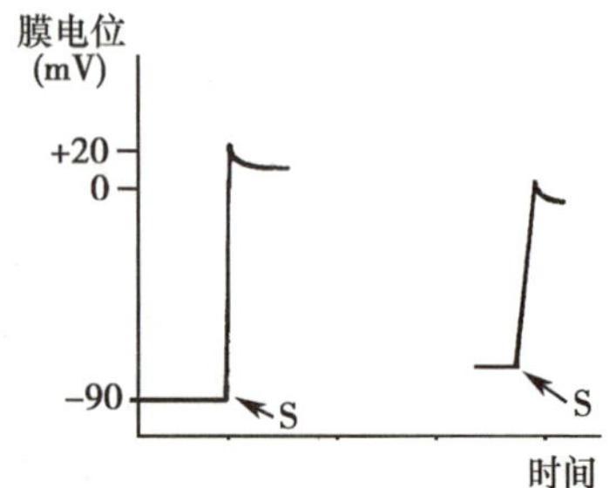

图4-10 静息电位对动作电位升支速度和幅度的影响
S：给予刺激

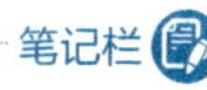

笔记栏

传导性来对抗不同类型的心律失常。

(3)邻近未兴奋部位膜的兴奋性：兴奋的传导是心肌细胞膜依次产生兴奋的过程，因此膜的兴奋性必然影响兴奋的传导。当邻近未兴奋部位的心肌细胞静息电位(最大复极电位)下移，或阈电位上移时，两者的差距增大，兴奋性降低，膜去极达阈电位所需的时间延长，相邻细胞膜传导速度因此减慢。在邻近部位产生期前兴奋的情况下，如果兴奋部位形成的局部电流刺激恰好落在期前兴奋的有效不应期内，则不能引起兴奋，导致传导受阻；如果落在期前兴奋的相对不应期或超常期内，则引起的动作电位上升支去极化速度缓慢，幅度较小，兴奋传导速度减慢。

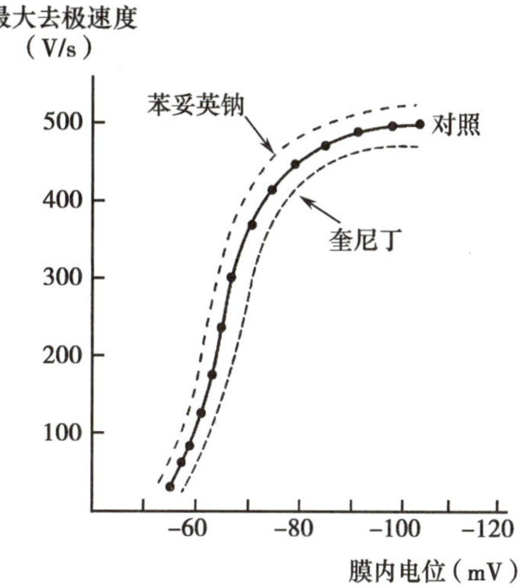

图 4-11 膜反应曲线

知识链接

传导阻滞

传导阻滞指心的某一部位传导兴奋的能力降低，使兴奋传导速度延缓、部分甚至全部兴奋不能下传的现象。传导阻滞可发生在心的各个部位，包括窦房传导阻滞、房内传导阻滞、房室传导阻滞和室内传导阻滞等。其中尤以房室传导阻滞和室内传导阻滞较为重要和常见。房室传导阻滞可分为一度房室阻滞(房室传导时间延长)、二度房室阻滞(又称不完全性房室传导阻滞)和三度房室阻滞(又称完全性房室传导阻滞)。室内传导阻滞分为单分支阻滞、双分支阻滞和三分支阻滞。

四、收缩性

心肌细胞产生动作电位后，通过兴奋 - 收缩耦联，引发肌丝滑行，从而使心肌细胞收缩。

(一) 心肌收缩的特点

1. **对细胞外 Ca^{2+} 有明显的依赖性** 心肌细胞的收缩与骨骼肌细胞一样，需要 Ca^{2+} 作为兴奋 - 收缩耦联的媒介。心肌细胞与骨骼肌细胞的结构有差别：①心肌横管与肌浆网形成二联管，而非骨骼肌细胞的三联管。心肌的肌浆网不如骨骼肌的发达，Ca^{2+} 贮存量较少。②心肌细胞的横管系统发达，其横管的直径是骨骼肌的 5 倍，横管的容积为骨骼肌的 25 倍，为 Ca^{2+} 内流提供了更大的面积。因此，心肌细胞的收缩对细胞外液 Ca^{2+} 有明显的依赖性。细胞外液 Ca^{2+} 浓度很低时，虽然心肌细胞能产生动作电位，却不能引起收缩，这一现象称为**兴奋 - 收缩脱耦联**(excitation-contraction decoupling)。经 L 型 Ca^{2+} 通道内流的 Ca^{2+} 主要起触发肌质网释放 Ca^{2+} 的作用，在心肌细胞内 Ca^{2+} 浓度升高的贡献中，肌质网释放的 Ca^{2+} 占 80%~90%，经 L 型 Ca^{2+} 通道内流的 Ca^{2+} 占 10%~20%。

2. **同步收缩(全或无式收缩)** 心肌是功能性合胞体，且兴奋在心房或心室内传导速度很快，几乎同时到达所有的心房肌细胞或心室肌细胞，可使所有的心房肌或心室肌几乎同时收缩，称为同步收缩。因此心肌或不发生收缩，一旦收缩，则所有的心房肌或心室肌都参与收缩。同步收缩效能高，力量大，有利于心射血。

笔记栏

3. **不发生强直收缩** 心房肌和心室肌一次兴奋后，其有效不应期长，相当于整个收缩期和舒张早期。在此时期内，任何刺激都不能使心肌再次发生兴奋而收缩。因此，心肌不会像骨骼肌那样连续接受刺激而发生强直收缩，而是始终保持收缩与舒张交替的节律性活动，从而保证心的射血和充盈正常进行。

(二) 影响心肌收缩能力的因素

1. **血浆中 Ca^{2+} 的浓度** 由于心肌收缩对细胞外液 Ca^{2+} 有明显的依赖性，因此，血 Ca^{2+} 浓度改变对心肌收缩有较大的影响。在一定范围内，血 Ca^{2+} 浓度升高则心肌收缩能力增强。

2. **低氧和酸中毒** 低氧可使酸性代谢产物增多，因此，低氧和酸中毒均可使 H^+ 浓度增高。H^+ 和 Ca^{2+} 均可与肌钙蛋白结合，呈现竞争性抑制作用。当 H^+ 增加时，Ca^{2+} 与肌钙蛋白的结合减少，心肌收缩能力减弱。另外，低氧还将导致 ATP 生成量减少，也导致心肌收缩能力减弱。

3. **交感神经和儿茶酚胺** 交感神经兴奋或血中儿茶酚胺浓度增高时，能改善心肌细胞膜对 Ca^{2+} 通透性，促进 Ca^{2+} 内流，并能促进肌浆网释放 Ca^{2+}，升高心肌细胞膜内 Ca^{2+} 浓度，增强心肌收缩能力。

第三节 心的泵血功能

心的主要功能是**心泵功能**(cardiac pump function)。通过心房和心室协调有序的收缩和舒张，完成两个连续的相互依存的过程，即心室的射血和充盈，驱动血液在心血管内循环流动。心泵是人体血液循环的总动力。心泵的功能指标有频率(心率)、排出量(心输出量)、压力(房内压、室内压)、容量(心房和心室容积)和功率(心做功量)等。

一、心动周期和心率

心每收缩和舒张一次，构成一个机械活动周期，称为**心动周期**(cardiac cycle)。每一个心动周期分为**收缩期**(systole)和**舒张期**(diastole)。由于心房和心室分开活动，因此心动周期包括心房收缩期和心房舒张期、心室收缩期和心室舒张期。在一个心动周期中，首先是两心房收缩，继而两心房舒张。当心房开始舒张时两心室同步收缩，然后心室舒张。接着两心房又开始收缩进入下一个心动周期。若以心率为 75 次 /min 计，则每个心动周期历时 0.8 秒，其中心房收缩期 0.1 秒，心房舒张期 0.7 秒，心室收缩期 0.3 秒，心室舒张期 0.5 秒(图 4-12)。心室舒张的前 0.4 秒时间，心房也处于舒张状态，这一时期称为全心舒张期。在一个心动周期中，不论是心房还是心室，其舒张期均长于收缩期。

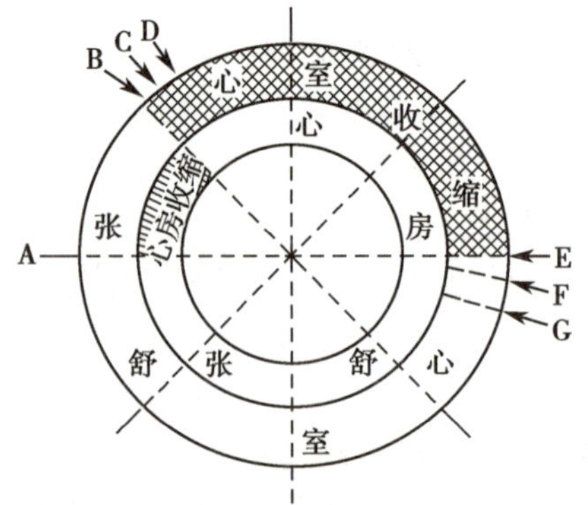

图 4-12 心动周期中房室活动顺序与时间的关系

A：心房开始收缩；B：心房开始舒张，心室开始收缩；C：房室瓣关闭；D：动脉瓣开放；E：心室开始舒张；F：动脉瓣关闭；G：房室瓣开放

由于心泵血主要依靠心室的收缩和舒张，心房的舒缩活动处于辅助地位，故通常所说的收缩期和舒张期是指心室的收缩期和舒张期，即心动周期主要是指心室的舒缩周期。

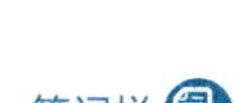

心动周期的持续时间与心率关系密切。心率加快，心动周期缩短，收缩期和舒张期均相应缩短，但舒张期缩短更显著。因此，当心率过快时，心的工作时间相对延长，而休息及充盈的时间明显缩短，使心的泵血功能减弱。

单位时间内心搏动的次数称为**心率**(heart rate，HR)。正常成年人安静状态下，心率为60~100次/min。心率有明显的个体差异，不同年龄、不同性别和不同生理情况下，心率有所不同。新生儿的心率很快，可达130次/min以上，随着年龄增长心率逐渐减慢，至青春期接近成年人的心率。成年人中，女性心率比男性心率稍快。经常进行体力劳动和体育锻炼的人心率较慢。同一个人的心率随生理状态不同而波动，安静或睡眠时心率较慢，而剧烈运动或劳动以及情绪激动时心率加快。

二、心的泵血过程及其机制

心泵血功能的完成取决于两个因素：①心室和心房依次节律性收缩和舒张，造成心房-心室-动脉之间的压力梯度，形成推动血液流动的动力；②房室瓣和动脉瓣的结构特点和启闭活动控制着血流的方向。心泵血功能主要依靠心室的收缩和舒张。心室收缩完成射血过程，心室舒张完成充盈过程。左、右心室同步收缩和舒张，故其泵血过程基本同步进行。现以左心室为例，将一个心动周期分为7个时期(图4-13)来说明心室射血和充盈的过程。

(一)心室的射血与充盈过程

1. **心室收缩期**(ventricular systolic phase)

(1)等容收缩期：心室开始收缩，室内压立即上升，迅速超过房内压，血液推动房室瓣并使其关闭，因此血液不会逆流入心房。室内压继续上升，但尚低于主动脉压，故动脉瓣仍处于关闭状态，心室成为一个封闭的腔。血液是不可压缩的液体，心室肌继续强烈收缩而心室容积并不改变，因而导致室内压急剧升高。从房室瓣关闭至主动脉瓣被打开的这段时间称为**等容收缩期**(isovolumic contraction phase)，历时约0.05秒。本期的特点是室内压大幅度升高，且升高速率很快。

(2)快速射血期：等容收缩期末当室内压升高超过主动脉压时，动脉瓣开放，等容收缩期结束，进入射血期。射血期最初约1/3时间内心室肌仍强烈收缩，室内压持续升高并达峰值，大量血液快速由心室射入主动脉(约占总射血量的80%)，心室容积明显缩小，这段时期称**快速射血期**(rapid ejection phase)，历时约0.10秒。

(3)减慢射血期：由于大量血液被射入主动脉，主动脉压相应增高。与此同时，心室内血液减少以及心室肌收缩强度减弱，射血速度逐渐减慢，心室容积的缩小也相应变得缓慢，这段时期称为**减慢射血期**(reduced ejection phase)，历时约0.15秒。

采用精确的压力测量方法观察到，在快速射血的中期或稍后，心室内压实际已稍低于主动脉压，但由于血液受到心室肌收缩的挤压作用而具有较高的动能，依其惯性作用可以继续推动血液进入主动脉。在本期末，心室容积降低到射血期的最小程度。

2. **心室舒张期**(ventricular diastolic phase)

(1)等容舒张期：心室肌开始舒张，室内压急剧下降。主动脉内血液向心室方向逆流，推动主动脉瓣关闭，阻止主动脉内血液倒流入心室。这时室内压仍高于房内压，房室瓣仍关闭，心室又成为封闭的腔室。此时，心室肌舒张，室内压以极快的速度大幅度下降，但容积并不改变。从动脉瓣关闭直到房室瓣开启的这段时间，称为**等容舒张期**(isovolumic relaxation phase)，历时0.06~0.08秒。

(2)快速充盈期：当室内压下降到低于心房压时，血液顺着房-室压力梯度冲开房室瓣由心房充盈到心室。房室瓣开启的初期，心室肌仍快速舒张，室内压明显降低，甚至成为负

笔记栏

压,形成很大的房-室压力梯度,因此心室对心房和大静脉内血液可产生"抽吸"的作用,大量血液迅速进入心室,心室容积增大,称为**快速充盈期**(rapid filling phase),历时约 0.11 秒,此期进入心室的血液约为总充盈量 2/3。

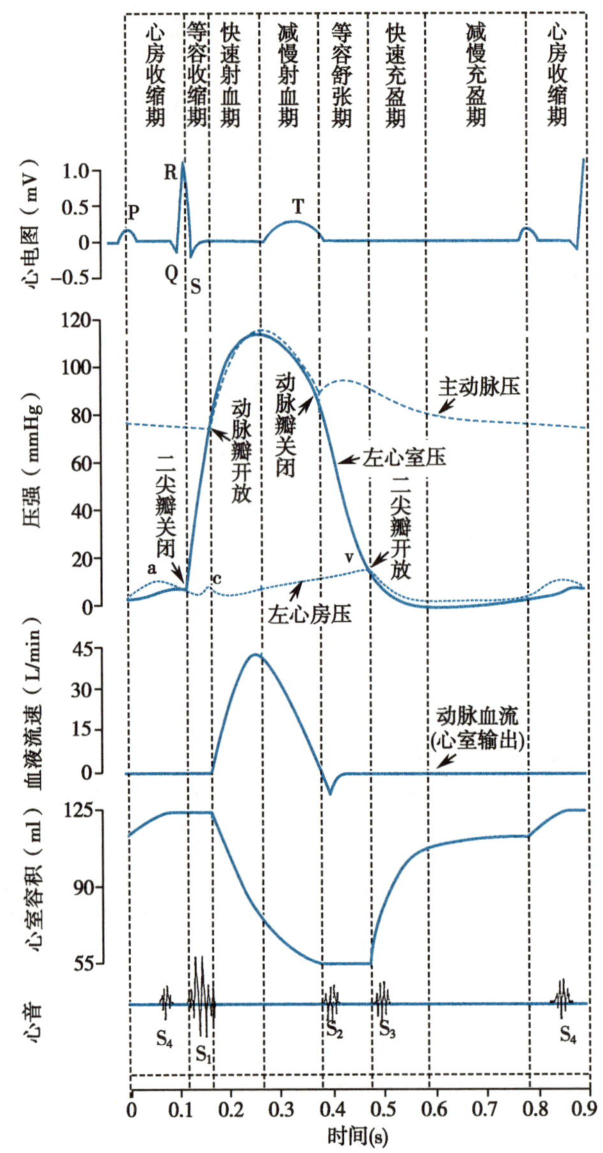

图 4-13 心动周期各时相中左心室压力、容积和瓣膜等变化示意图

P、Q、R、S、T:表示心电图基本波形;a、c、v:心动周期中三个向上的心房波;

S_1、S_2、S_3、S_4:表示第一、二、三、四心音

(3)减慢充盈期:随着血液充盈心室,心室和心房及大静脉之间的压力梯度减小,血液以较慢的速度继续流入心室,心室容积进一步增大,称**减慢充盈期**(reduced filling phase),历时约 0.22 秒。

(4)心房收缩期:心室舒张的最后时期(约 0.1 秒),心房开始收缩。心房收缩之前,整个心均处于舒张期。此时心房和心室内压力都较低。心房收缩时,心房内压进一步升高,使心室血液充盈量进一步增加。心房收缩对心室充盈仅起辅助作用。

右心室泵血活动的过程和机制与左心室相同,但肺动脉压力仅为主动脉压的 1/6,故右

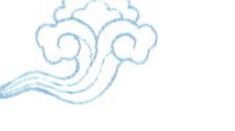

心室内压变化幅度（射血时为 24mmHg）比左心室内压的变化幅度（射血时达 130mmHg）要小得多。

（二）心房在心泵血活动中的作用

1. **心房的初级泵作用** 心房在心动周期的大部分时间里都处于舒张状态。这时心房只是静脉血液返回心室的一条通道，只有在心室舒张的后期心房才收缩。心房收缩期间，进入心室的血量约占总充盈量的 20%。由此可见，心房收缩对于心室充盈不起主要作用。但心房收缩时挤出部分血液以增加心室充盈，使心室舒张末期容积和压力增加，有利于心室射血。如果心房收缩缺失，将会导致房内压增加，不利于静脉血液回流，从而间接影响心室射血。因此，心房收缩起着"初级泵"的作用。心房泵作用的缺失，对静息状态下心的泵血功能影响不大。当机体在运动或应急状态下，因心率加快或心室顺应性下降导致心室的被动充盈减少时，如果心房不能有效收缩，则会因心室舒张末期容积减少而导致心输出量严重不足。

2. **心动周期中房内压的变化** 在心动周期中，房内压变化较小。成年人于安静卧位时，左房压变化幅度为 2~12mmHg；右房压变化幅度为 0~5mmHg。每一心动周期中，左心房压力曲线依次出现 a、c、v 3 个小的正向波（图 4-13）。心房收缩时房内压升高，形成 a 波，心房舒张则曲线下降。当心室收缩时，关闭的房室瓣凸向心房，使房内压略有升高，形成 c 波；随后由于静脉血不断回流入心房，而房室瓣仍处于关闭状态，心房内血量增加，房内压持续升高形成 v 波。

知识链接

心房颤动与心室颤动

心房内发生 350~600 次 /min 不规则的颤动，丧失了有效的收缩能力称为**心房颤动**（房颤）。由于心房收缩对于心室充盈不起主要作用，故房颤时，心室充盈量因此有所减少，但对心室的充盈和射血功能影响不严重。如果发生**心室颤动**（室颤），即心室肌发生更快而不协调的颤动，则可导致心泵血活动立即停止，危及生命。

三、心泵血功能的评价

心通过不断泵血以满足机体代谢的需要，因此心泵出的血液量是衡量心功能的基本指标。

（一）每搏输出量与射血分数

1. **每搏输出量** 一侧心室每次搏动所射出的血液量，称为**每搏输出量**（stroke volume），简称**搏出量**。安静时，健康成年男性的搏出量为 60~80ml。心室舒张末期充盈量最大，此时心室的容积称为舒张末期容积。心室射血期末，容积最小，这时心室容积称为收缩末期容积。舒张末期容积与收缩末期容积之差，即为搏出量。左心室舒张末期容积约 125ml，收缩末期容积约 55ml，搏出量为 70ml。因此，要客观地评定心的泵血功能，在考虑每搏输出量的同时，必须综合考虑心舒末期容积。

2. **射血分数** 搏出量占心舒末期容积的百分比，称为**射血分数**（ejection fraction）。

$$射血分数=\frac{搏出量}{心舒末期容积}\times 100\%$$

笔记栏

心肌收缩力越强，则每搏输出量越多，在心室内存留的血量将越少，射血分数也越大。健康成年人在安静时，射血分数为55%~65%。正常情况下，心舒末期容积增加，每搏输出量也相应增加，射血分数基本不变。但在心功能减退、心室异常扩大的情况下，每搏输出量虽可与正常人无明显差别，但已不能与增大了的心舒末期容积相适应，以致射血分数明显下降。因此，与搏出量相比，射血分数能更准确地反映心的泵血功能，对早期发现心泵血功能异常具有重要意义。

（二）每分输出量与心指数

1. **每分心输出量**　一侧心室每分钟泵出的血液总量，称为**每分输出量**（minute volume），也称**心输出量**（cardiac output），等于搏出量与心率的乘积。由于体循环与肺循环相互串联，左、右两心室的心输出量基本相等。健康成年男性在安静状态下，心率平均为75次/min，搏出量为60~80ml，则心输出量为4.5~6.0L/min。女性比同体重男性的心输出量约低10%。心输出量随机体代谢和活动情况而变化，在肌肉运动、情绪激动、妊娠等情况下，心输出量均增加。

2. **心指数**　人体安静时的心输出量与体表面积成正比，以单位体表面积（m^2）计算的心输出量，称为**心指数**（cardiac index）。安静和空腹情况下的心指数，称为**静息心指数**，是分析比较不同个体心功能常用的评定指标。中等身材的成年人体表面积为1.6~1.7m^2，安静和空腹情况下心输出量为5.0~6.0L/min，故静息心指数为3.0~3.5L/（min·m^2）。

心指数随不同生理条件而不同，女性比男性低7%~10%。新生儿较低[约2.5L/（min·m^2）]，10岁左右时，心指数最大，可达4.0L/（min·m^2）以上，以后随年龄增加而下降，到80岁时，接近于2.0L/（min·m^2）。肌肉运动时，心指数随运动强度的增加成比例地增高。

（三）心做功量

血液在心血管内流动过程中消耗的能量由**心做功**（cardiac work）提供，即将心做功释放的能量转化为压强能和血流的动能，血液才能循环流动。心每收缩一次所做的功称为**每搏功**（stroke work），简称**搏功**。搏功主要用于维持在一定的压强下（射血期心室内压的净增值）射出一定的血液量（每搏输出量）。此外，还有少量用于增加血液流动的动能，可忽略不计。

射血期心室内压的净增值 = 射血期左室压 – 舒张末期左室压

为测算简化，常以平均动脉压代替射血期左室压，用平均心房压代替舒张末期左室压，故得出公式：

搏功（J）= 搏出量（L）× 血液比重 ×（平均动脉压 – 平均心房压）

如左心室搏出量为0.07L，平均动脉压为88mmHg，平均心房压为6mmHg，血液比重为1.055，则每搏功约为0.81J。

每分功（minute work）是指心室每分钟所做的功，等于每搏功乘以心率。若心率为75次/min，则每分功约为60.8J/min。

正常情况下，左、右心室的输出量基本相等，但肺动脉平均压仅为主动脉平均压的1/6，故左心室做功量为右心室的6倍。

用心做功量来评价心泵血功能要比单纯的心输出量更全面。因为心肌收缩不仅是射出一定的血液量，而且这部分血液还具有较高的压力以及很快的流速。心肌的耗氧量与心肌的做功量相平行。其中，心输出量的变动不如心室射血期压力和动脉血压的变动对心肌耗氧量的影响大。因此，心肌收缩释放的能量主要用于维持血压，尤其在对动脉血压不相等的个体，或同一人动脉血压发生变动前后的心泵血功能进行分析比较时，应用心做功的指标则

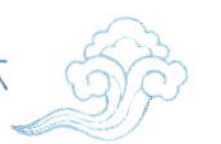

更有意义。

四、影响心输出量的因素

心输出量等于搏出量和心率的乘积，故凡能影响搏出量和心率的因素均可影响心输出量。而搏出量又取决于前负荷、后负荷及心肌收缩能力。

（一）前负荷 - 初长度对搏出量的影响

前负荷和初长度是调节搏出量的重要因素。在完整的心中，**心室舒张末期压力**（ventricular end-diastolic pressure）和**心室舒张末期容积**（ventricular end-diastolic volume）分别反映了心肌的前负荷与初长度，两者均与静脉回心血量有关。

心定律，即“Frank-Starling 定律”，揭示了心能自动地调节心搏出量与静脉回心血量之间的关系。静脉回心血量越多，心在舒张期充盈血量就越多；心肌所受牵拉就越大，心肌前负荷和初长度增加，心搏出量就越多。生理条件下，心能够有效地将回流入心的血液排出，使血液不至于在静脉淤积。这种不需要神经和体液因素参与的自身调节机制，可通过心室功能曲线的测定得到进一步说明。**心室功能曲线**（ventricular function curve）反映了心舒末期压力（容积）和搏出功（搏出量）的关系（图 4-14）。

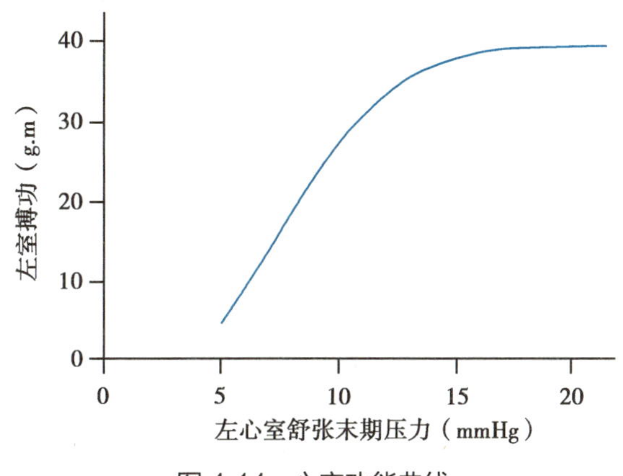

图 4-14 心室功能曲线

心室功能曲线可分三段进行分析：①左室舒张末期压在 12~15mmHg 范围内是人体心室最适前负荷，位于其左侧的一段为心室功能曲线的升支，搏出功随初长度增加而增加。通常左心室舒张末期压为 5~6mmHg。可见，正常情况下，心室是在功能曲线的升支段工作，与前负荷和初长度最适水平相距尚远，这表明心室具有较大程度的前负荷 - 初长度储备。②左室舒张末期压在 15~20mmHg 范围内，曲线逐渐平坦，说明前负荷在此上限范围内时，对搏出功的影响变化不大。③随后的曲线仍然平坦，或略有下倾，并不出现明显的降支，说明正常心室的舒张末期压即使超过 20mmHg，搏出功仍保持不变或仅略有下降。只有心室严重病变时，心室功能曲线才出现下降。

在心室最适前负荷时，肌节初长度为 2.0~2.2μm，这正是肌节的最适初长度，粗细肌丝处于最佳重叠状态，此时肌节等长收缩产生的张力最大。在初长度达最适水平之前，随着前负荷和肌节初长度的增加，粗细肌丝有效重叠的程度增加，激活的横桥连接数目相应增加，肌节乃至整个心室的收缩强度增加，搏出量和搏出功增加。这种通过心肌细胞本身长度的改变，从而引起心肌收缩强度和搏出量改变的调节方式，称为**异长自身调节**（heterometric autoregulation）。

凡能影响静脉回心血量的因素，都能通过异长自身调节改变搏出量。影响静脉回心血量的因素有：①心室充盈的持续时间，如心率增快时，静脉回流和充盈期缩短，充盈量不足，则搏出量减少。②静脉回流速度，回流速度越快，充盈量越大，搏出量增加。静脉回流速度取决于外周静脉压、心房压和心室压之差，压差大，则静脉回流加速。③**心室顺应性**（ventricular compliance）是指心室在单位压力（P）作用下引起的容积（V）改变（$\Delta V/\Delta P$）。当心室顺应性增高时，在相同的心室充盈压下充盈的血量增多（图 4-15）。

笔记栏

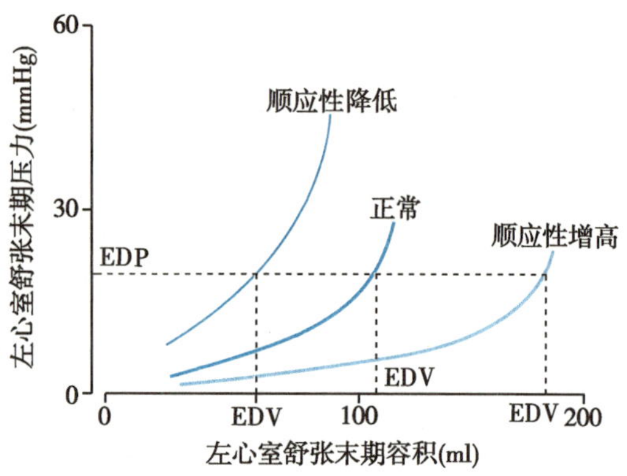

图 4-15 心室压力 - 容积曲线
EDP：舒张末期压力；EDV：舒张末期容积

Starling 机制的主要作用是对搏出量进行精细的调节。例如，当体位改变以及当左右心室搏出量不平衡的情况下，充盈量会出现微小变化，机体通过异长自身调节机制来改变搏出量，使之与充盈量平衡。而对于持续的、剧烈的循环系统功能变化，如体力劳动时搏出量需要持久且大幅度的增高，则依靠神经体液机制以等长调节的方式来提高心肌收缩能力。

（二）后负荷对搏出量的影响

心室射血过程中，大动脉血压起着后负荷的作用。因此，动脉血压的变化将影响心室肌的收缩过程，从而影响搏出量。当动脉血压升高即后负荷增加时，心室射血时的阻力增加，使心室等容收缩期延长，射血期缩短，心室肌缩短的速度和幅度降低，射血速度减慢，搏出量减少；反之，大动脉血压降低，则有利于心室射血。

大动脉血压升高使搏出量暂时减少的同时，射血后心室内剩余血量将增加，若舒张期静脉回心血量不变，则心舒末期充盈量增加，即心肌初长度增加，可通过异长自身调节使心肌收缩力增强，直到足以克服增大的后负荷，恢复到搏出量的原有水平。但当大动脉血压升高超出一定范围并长期持续时，心室肌因长期加强收缩活动，心做功量增加导致效率降低，久而久之心肌逐渐肥厚，最终出现泵血功能的减退。

（三）心肌收缩能力对搏出量的影响

心肌收缩能力（myocardial contractility）又称心肌收缩性，是指不依赖前、后负荷而能改变收缩的强度和速度的内在特性。通过心肌收缩能力改变，即通过改变心肌细胞本身收缩的强度和速度，从而改变搏出量（或搏出功），这种调节方式与心肌初长度的改变无关，故称为**等长调节**（homeometric regulation）。

心肌收缩能力受多种因素的影响，其中活化的横桥数目和肌球蛋白的 ATP 酶活性是主要影响因素。活化的横桥数目与最大横桥数的比例，取决于兴奋后胞浆中的 Ca^{2+} 浓度以及肌钙蛋白对 Ca^{2+} 的亲和力。若兴奋后胞浆 Ca^{2+} 浓度增加，和 / 或肌钙蛋白对 Ca^{2+} 的亲和力提高，心肌收缩能力则增强。如心交感神经兴奋、血中儿茶酚胺浓度增加都能促进 Ca^{2+} 内流，从而增强心肌收缩能力，增加搏出量。而低氧和酸中毒等情况则相反，可使心肌收缩能力降低，搏出量减少。

（四）心率

在一定范围内，心率加快可使心输出量增加。心率在 40~180 次 /min 范围内，若搏出量不变，则心输出量随心率加快（减慢）而增多（减少）。但当心率超过 180 次 /min 时，则心动周期缩短，尤以舒张期缩短更为明显。这样，心室充盈不足，搏出量减少，虽然心率增加，但由于搏出量显著减少，心输出量反而降低；心率过慢（低于 40 次 /min）时，则由于舒张期过长，心室充盈已接近于极限，再增加心舒时间也不能相应提高充盈量和搏出量。因此，心率适宜时，心输出量可随心率增减而相应改变，以适应机体的需要。

五、心力储备

心泵功能储备又称**心力储备**（cardiac reserve），是指心输出量能随机体代谢需要而增加的能力。健康成年人安静时心率平均为 75 次 /min，搏出量为 60~80ml，心输出量为 4.5~6L/min。而强烈的体力劳动和运动时，心率可达 160~180 次 /min 左右，搏出量可提高到 150ml 左右，

心输出量可达 25~30L/min，为安静状态的 5~6 倍，说明健康人有相当大的心力储备。心每分钟能射出的最大血量，称最大输出量，它可反映心的健康程度。训练有素的运动员，心力储备更高，其最大输出量可达 35L 以上，为安静时的 7 倍或更多。

心泵功能储备大小取决于心率和搏出量的储备。心率可从 75 次 /min 增加到 180 次 /min 左右，约为安静时心率的 2 倍多，称之为**心率储备**。搏出量储备可分为收缩期储备和舒张期储备。安静状态下左心室收缩末期容积约为 55ml，心室最大量射血后，心室内收缩末期容积不足 20ml。可见，充分动用收缩期储备可使搏出量增加 35~40ml。舒张期储备比收缩期储备要小得多，安静状态下舒张末期容积约 125ml，由于心室不能过分扩大，一般只能达到 140ml 左右，即舒张期储备只有 15ml 左右。

通常，动用心率储备是提高心输出量的主要途径，而搏出量储备又以动用收缩期储备为主，舒张期储备的意义相对次要。坚持体育锻炼可促使心肌纤维增粗，心肌收缩能力增强。在收缩期储备增加的同时，心率储备也增加。

知识链接

心力衰竭

心力衰竭(heart failure)简称**心衰**，是各种心的结构性或功能性疾病所导致的一组临床综合征，由各种原因的初始心肌损害(如心肌梗死、心肌病、血流动力负荷过重等)引起心室充盈和射血能力受损，最后导致心室泵血功能低下，心输出量不能满足机体代谢需要，并由此产生一系列症状和体征，如呼吸困难、疲乏、肺循环和 / 或体循环淤血、水肿等。心衰是一种进展性疾病，心通常发生结构和功能重构，主要表现为心室肌代偿性肥厚、心室腔扩大、心肌收缩力减弱、搏出量减少等。根据发生障碍的时期不同，心衰分为收缩性心衰和舒张性心衰。而收缩性心衰又可分为左心衰竭、右心衰竭和全心衰竭。

第四节　心音与心电图

一、心音

心动周期中，心肌收缩和舒张、瓣膜启闭、血流速度的改变形成的湍流和血流冲击心室壁和大动脉壁等因素引起的机械振动，通过周围组织传播到胸壁，如将耳紧贴胸壁或用听诊器置于胸壁一定部位，能听到相应的声音称为**心音**(heart sound)。若用换能器将这些机械振动转换成电信号记录下来即为**心音图**(phonocardiogram，PCG)(图 4-13)。每个心动周期有 4 个心音，即第一心音、第二心音、第三心音和第四心音。用听诊的方法可听到第一心音和第二心音。心音图可记录到四个心音。

(一) 心音的组成及特点

1. **第一心音**　发生在收缩期之初，标志着心室收缩的开始。其特点是：音调较低，音频为 40~60Hz，持续时间较长，历时约 0.14 秒。第一心音形成的原因是房室瓣突然关闭、心室肌的收缩以及随后心室射血入动脉等引起的振动。第一心音听诊的最佳部位在心尖搏动最

笔记栏

强处，即左房室瓣听诊区，位于左锁骨中线与第 5 肋间交点内侧（图 4-16）。而右房室瓣听诊区位于第 4、5 肋间胸骨左缘。

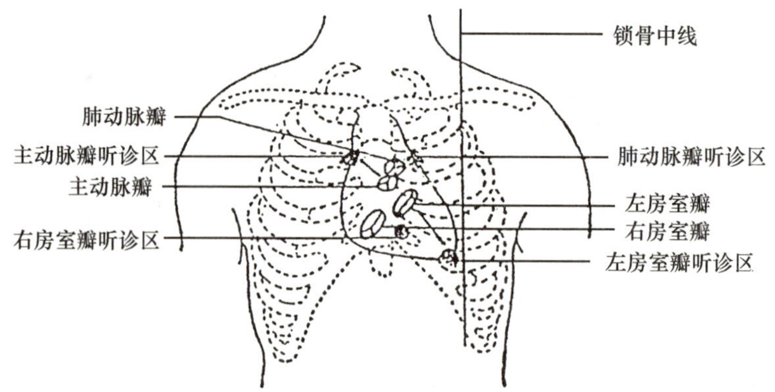

图 4-16 心各瓣膜位置投影及听诊区

2. **第二心音** 发生在舒张期之初，标志着心室舒张期的开始。其特点是：音调较高，频率为 50~100Hz，持续时间较短，历时约 0.08 秒。第二心音形成的原因是动脉瓣关闭，大动脉中血流减速和室内压迅速下降而引起的振动。第二心音的最佳听诊部位是在第 2 肋间隙胸骨右缘（主动脉瓣听诊区）和第 2 肋间隙胸骨左缘（肺动脉瓣听诊区）。

3. **第三心音** 发生在快速充盈期末，由于心室快速充盈期末血流速度突然减慢引起室壁和瓣膜发生振动而产生。在某些青年人或儿童可听到第三心音。

4. **第四心音** 发生在心房收缩之后和心室收缩之前，故也称心房音。在异常有力的心房收缩和左室壁变硬的情况下，心房收缩使心室充盈的血量增加，心室进一步扩张，引起左室肌及左房室瓣和血液的振动，则可产生第四心音。

（二）心音的临床意义

从第一心音开始到第二心音开始的时段代表收缩期，而从第二心音开始到下次第一心音开始的时段代表舒张期。瓣膜的异常活动会产生杂音。准确听取杂音，确定杂音出现的时间（收缩期、舒张期）和最响亮的瓣膜听诊区对判断瓣膜疾病有重要意义。

二、心电图

每个心动周期中，由窦房结发出的一次兴奋，按一定的途径和时程，依次传向心房和心室，引起整个心的兴奋。人体是一个**容积导体**（volume conductor），即具有长、宽、厚三维空间的导电体，因此，心兴奋和传播时产生的生物电变化，可通过心周围的组织和体液传到全身，使身体各部位也都发生有规律的电变化。将引导电极放置在人体表的一定部位记录到的心综合电位变化的波形，称为**心电图**（electrocardiogram，ECG）。心电图只反映心兴奋的产生、传导和恢复过程中的生物电变化，而与心的机械舒缩活动无直接关系。

心电图与单个心肌细胞的动作电位图形有明显的区别（图 4-17），主要原因是：①记录方法不同，单个心肌细胞的电变化采用细胞内记录法，而心电图是采用细胞外记录法。②心肌细胞的生物电活动反映的是单个心肌细胞在静息或兴奋时膜电位的变化，而心电图反映的是一次心动周期中整个心的生物电变化，因此，心电图上每一瞬间的电位数值，都是很多心肌细胞电活动在体表的综合反映。

（一）体表心电图常用导联

体表心电图是临床心脏疾病重要的诊断依据之一，特别是对于急性心肌梗死的诊断，具有快速、特异性高、定位及分期准确等优点。体表心电图的检测方法规范，电极的放置部位和导联方式都有统一的规定。

测量电极在体表放置的部位，以及电极与心电图机连接的方式，称为心电图导联。导联不同，记录到的心电图波形也有差别。常用体表心电图导联有三种，即标准导联、加压肢体导联和胸导联。

1. **标准导联** 标准导联是一种双极肢体导联，将心电图机的两个测量电极放置在受检者的肢体上。标准肢体导联有 3 个(图 4-18A)。导联记录的是正极和负极之间的电位差，当正极电位高于负极电位时波形向上；反之向下。Ⅰ导联：左臂→右臂，将心电图机的正极接左上肢，负极接右上肢。Ⅱ导联：左腿→右臂，将心电图机的正极接左下肢，负极接右上肢。Ⅲ导联：左腿→左臂，将心电图机的正极接左下肢，负极接左上肢。

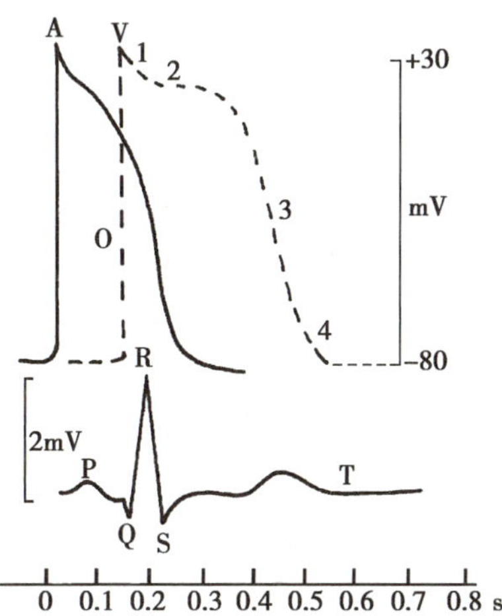

图 4-17 心电图与单个心肌细胞动作电位的比较

A：心房肌细胞动作电位

V：心室肌细胞动作电位

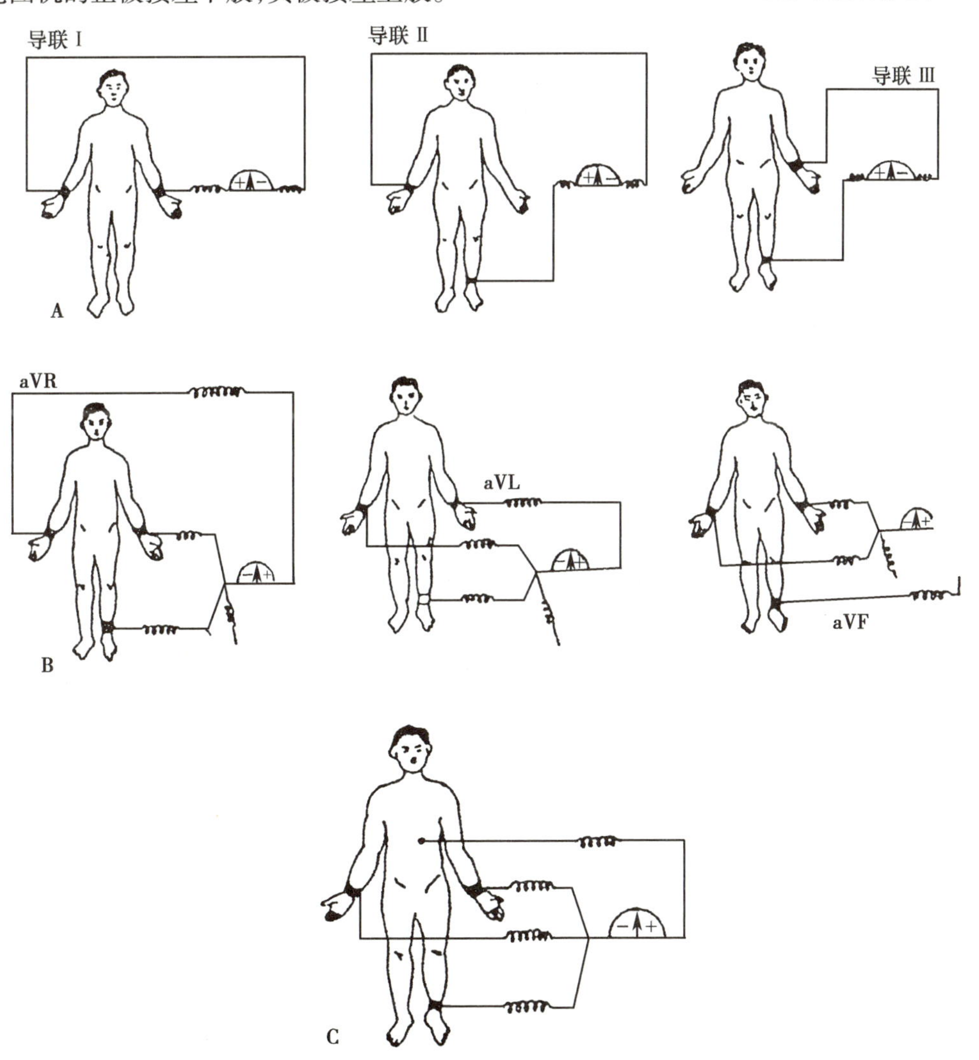

图 4-18 心电图导联连接方法

A. 标准导联；B. 加压单极肢体导联；C. 胸导联

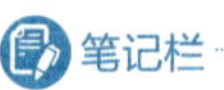

笔记栏

2. **加压肢体导联** 将中心电站与心电图机的负极相连，而心电图机的正极连接于不同肢体，作为测量电极。加压肢体导联有3种（图4-18B）。aVR：测量电极接右上肢，反映右肩部电位改变。aVL：测量电极接左上肢，反映左肩部电位改变。aVF：测量电极接左下肢，反映心膈面的电位改变。

3. **胸导联** 采用中心电站的导联连接方式（图4-18C），因测量电极在胸壁上放置部位不同，可分为6个导联（图4-19）。V_1：测量电极放置在胸骨右缘第4肋间，反映右心室面的电位改变。V_2：测量电极放置在胸骨左缘第4肋间，也反映右心室面的电位改变。V_3：测量电极放置在V_2和V_4连线的中点，反映左、右心室近室间隔处和左室心尖部的电位改变。V_4：测量电极放置在左锁骨中线与第5肋间相交处，反映的部位同V_3。V_5：测量电极放置在从V_4所做的水平线与左腋前线相交处，反映左心室前侧壁的电位改变。V_6：测量电极放置在从V_4所做的水平线与左腋中线相交处，反映左心室侧壁的电位改变。

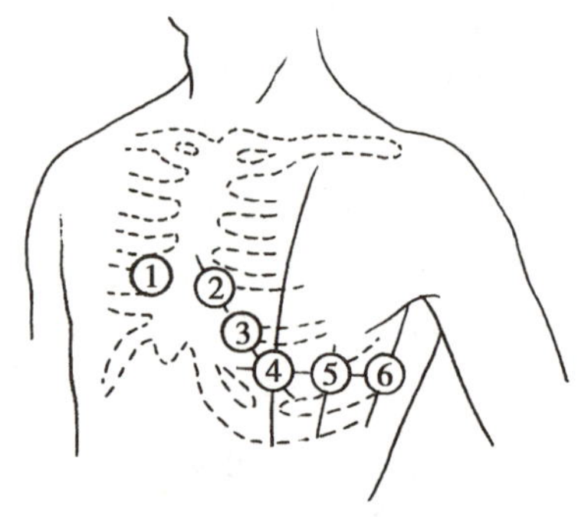

图4-19 胸导联测量电极放置部位

（二）正常典型心电图的波形及其生理意义

心电图记录纸上有横线和纵线划出长和宽均为1mm的小方格。记录心电图时，首先调节仪器放大倍数，使输入1mV电压信号时，描笔在纵向上产生10mm偏移，即纵线上每一小格相当于0.1mV的电位差。横向小格表示时间，每一小格相当于0.04秒（走纸速度为25mm/s）。各导联所记录到的心电图波形各有不同，但基本上都包括一个P波、一个QRS波群和一个T波，有时在T波后，还出现一个小的U波（图4-20）。

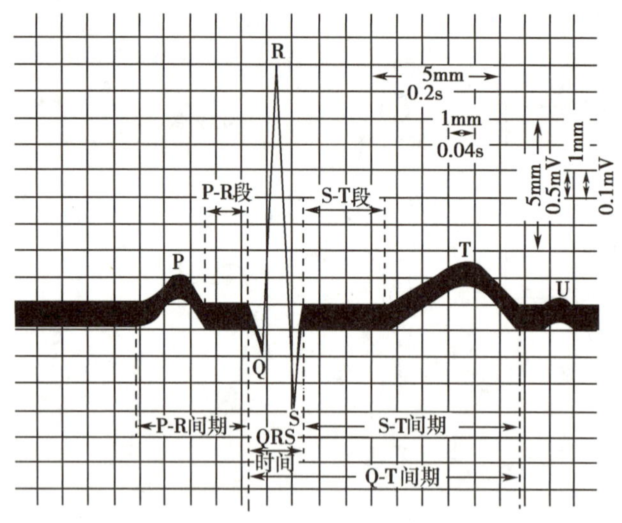

图4-20 正常人体心电模式图

1. **P波** 波形小而圆钝，历时0.08~0.11秒，波幅不超过0.25mV。P波反映左右两心房去极化过程的电位变化。

2. **P-R间期（或P-Q间期）** 是指从P波起点到QRS波起点之间的时程，为0.12~0.20秒。P-R间期代表从心房开始去极化到心室开始去极化所需要的时间，即兴奋经由心房、房室交界和房室束到达心室，引起心室开始兴奋所需要的时间，故也称为房室传导时间。房室传导阻滞时P-R间期延长。

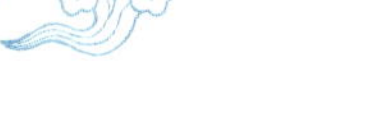

3. **QRS 波群** 代表左右两心室去极化过程的电位变化。典型的 QRS 波群,包括 3 个紧密相连的电位波动:第一个向下的波为 Q 波,之后是高而尖峭的向上的 R 波,最后是一个向下的 S 波。在不同导联中,这 3 个波不一定都出现,而且波形和波幅在不同导联中变化较大。正常 QRS 波群历时 0.06~0.10 秒,代表兴奋在心室内传播的过程。

4. **ST 段** 从 QRS 波群终点到 T 波起点之间与基线平齐的线段,代表心室各部分心肌细胞均已去极化,各部分之间没有电位差存在,曲线又恢复到基线水平。

5. **T 波** 反映左右心室复极化过程中的电位变化,T 波的方向与 QRS 波群的主波方向相同,波幅为 0.1~0.8mV。在 R 波较高的导联中,T 波波幅不应低于同导联 R 波波幅的 1/10。T 波历时 0.05~0.25 秒。

6. **Q-T 间期** 是指从 QRS 波群的起点到 T 波终点的时间,代表两心室去极化和复极化全过程所需的时间。Q-T 间期的长短与心率有依从性关系,心率越快,Q-T 间期越短。

7. **U 波** 是 T 波后 0.02~0.04 秒出现一个低而宽的波。U 波方向通常与 T 波方向一致,波宽 0.1~0.38 秒,波幅大多在 0.05mV 以下。U 波的生理意义目前尚不十分清楚,在临床心电图中,U 波的改变对于低血钾、心肌缺血的诊断有一定的意义。

知识链接

动态心电图

动态心电图(dynamic electrocardiogram)一般指连续记录 24 小时的人体心电图,可记录 10 万个左右心动周期,能反映不同时态下的心电变化,以捕捉单凭常规心电图随诊所不能发现的一过性心电异常,如心律失常、心肌缺血和损伤等。

第五节 血管生理

血管与心共同构成一个基本密闭的循环管道,内部充满血液,发挥着运送血液、分配血量和物质交换等作用。各类血管在整个血管系统中所处的部位不同,因此分别具有不同的结构和功能特点。

一、各类血管的结构和功能特点

不论体循环或肺循环,由心室射出的血液都要经由大动脉→中动脉→小动脉→微动脉→毛细血管→微静脉→静脉→大静脉,再回到心房。在体循环中,供应各器官的血管相互间又呈并联关系(图 4-21)。

1. **弹性贮器血管** 大动脉包括主动脉、肺动脉主干及其最大分支。其血管管壁坚厚,壁内含丰富的弹性纤维,故富于弹性和可扩张性。当心室射血时,大动脉被动扩张,将射出的部分血液暂时贮存于扩张的大动脉内,缓冲收缩压,同时也将心收缩产生的部分动能转化为大动脉管壁的弹性势能。当舒张期动脉瓣关闭而停止射血时,大动脉管壁弹性回缩,使得贮存的弹性势能转变为血液的动能,将射血期暂时贮存的那部分血液继续推向外周。大动脉的这种弹性贮器作用发挥了缓冲收缩压和维持舒张压的作用,而且使心的间断性射血转化为血液在血管内的连续流动。故大动脉被命名为**弹性贮器血管**(windkessel vessel)。

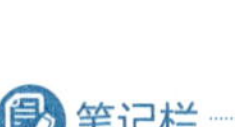
笔记栏

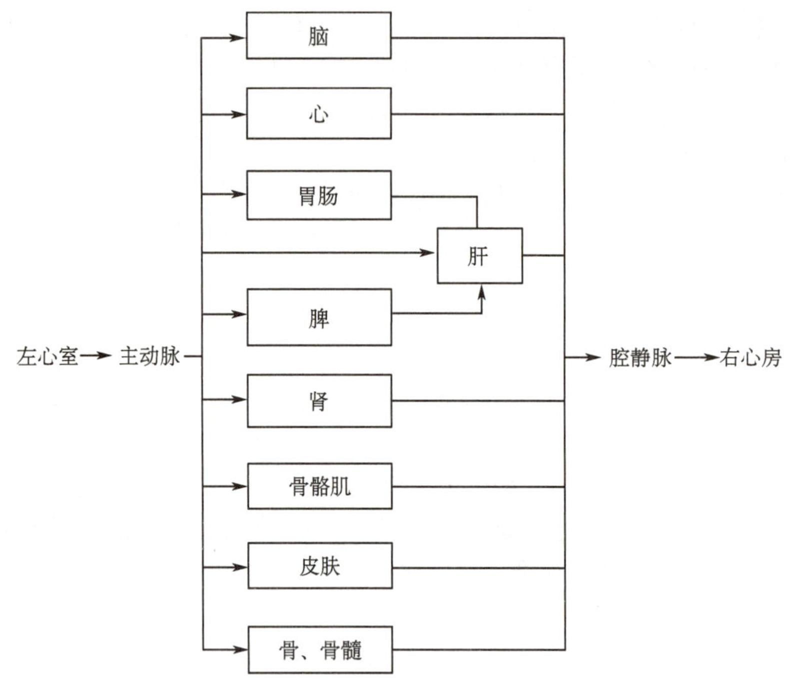

图 4-21 体循环各器官血管床并联关系模式图

2. **分配血管** 从大动脉至小动脉之间的动脉管道，均属于**分配血管**(distributing vessel)，其功能是将血液输送至各器官组织。从弹性血管到分配血管之间没有明确的分界，其结构特点是渐变的，管壁中的弹性纤维成分逐渐减少，平滑肌纤维成分逐渐增多。

3. **阻力血管** 小动脉和微动脉管壁有丰富的平滑肌纤维，收缩性好。在神经及体液调节下，通过平滑肌的舒缩活动可改变其管径大小，从而改变血流阻力。由于小动脉和微动脉口径小，形成的血流阻力很大，故称为**阻力血管**(resistance vessel)。

小动脉、微动脉和**毛细血管前括约肌**(precapillary sphincter)统称为毛细血管前阻力血管，其口径变化可以改变血流阻力和所在器官、组织的血流量。而微静脉和小静脉因其口径小，对血流也产生一定的阻力，称为毛细血管后阻力血管，其舒缩活动可影响毛细血管前阻力和毛细血管后阻力的比值，从而改变毛细血管血压以及体液在血管内外的分配情况。

4. **交换血管** 真毛细血管管壁只有一层内皮细胞，外覆基膜，故通透性好，而且数量多，与组织细胞的接触面积大，有利于物质交换，故称为**交换血管**(exchange vessel)。

5. **容量血管** 是指自微静脉至大静脉的整个静脉系统，与同级动脉相比，其管壁较薄、管径较粗，而且数量多，可扩张性大，容量大。循环系统血量有 60%~70% 容纳于静脉系统中，故称为**容量血管**(capacitance vessel)。其管壁有一定量的平滑肌，平滑肌的舒缩活动可改变其口径而使静脉容量发生明显变化，故静脉起着储血库的作用。

二、血管系统中的血流动力学

血流动力学(hemodynamics)是研究血流量、血流阻力与血压及其相互间的关系。血管是比较复杂的弹性管道，而且血液含有血细胞及胶体物质等多种成分，不是理想液体。另外，血流速度还受心肌舒缩的影响，因此血流动力学既具有一般流体力学的共性，又具有其自身特点。

法国生理学家泊肃叶(M.Poiseuille)于 1842 年创立了**泊肃叶定律**(Poiseuille's law)[$Q=(P_1-P_2)\pi r^4/8\eta L$]，明确了血液流动时，血流量和血压、血液黏度、血管口径以及血管长度之间

的关系，即血流量（Q）与该段管道两端的压力差（P_1-P_2）和血管半径的4次方（r^4）成正比，与血液黏度（η）和血管长度（L）成反比。泊肃叶定律是血流动力学研究的主要理论基础。

（一）血流量

1. **血流量** 单位时间内流过血管某一横截面的血量称为**血流量**（blood flow），也称**容积速度**，以 ml/min 或 L/min 表示。血流量的大小主要取决于两个因素，即血管两端的压力差（$\Delta P=P_1-P_2$）和血管对血流的阻力（R）。在循环系统某一段血管中，血流量（Q）与该段血管两端的压力差（ΔP）成正比，与血流阻力（R）成反比，即：$Q=\Delta P/R$。

在整个体循环中，Q 相当于心输出量，R 相当于总外周阻力，ΔP 相当于主动脉压和右心房压之差，但由于右心房压接近于零，故 ΔP 接近于平均主动脉压（P_A）。因此，三者的关系应为 $Q=P_A/R$。即体循环血量与平均主动脉压（P_A）成正比，与总血流阻力成反比。在体内，总血流阻力变化不大，所以影响体循环血量的主要因素为平均主动脉压（P_A）。

对于某一器官来说，上述公式中的 Q 即为器官血流量，ΔP 为灌注该器官的平均动脉压和静脉压之差，R 为该器官的血流阻力。在整体内，供应不同器官血液的动脉血压基本相同，而各器官血管对血流的阻力不同。因此，器官血流阻力的变化成为调节器官血流量的重要因素。

2. **血流速度** 是指血液的一个质点在血管中的前进速度，即线速度。血流速度与血流量成正比，而与同类血管的总横截面积成反比（图 4-22）。因此，主动脉血流速度最快（约 20cm/s），毛细血管血流速度最慢（约 0.03cm/s）。

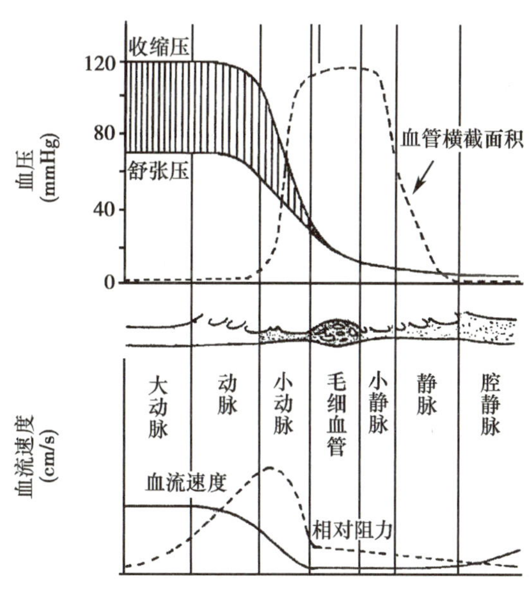

图 4-22 各段血管的血压、血流速度和血管横截面积关系示意图

3. **层流和湍流** 血液在血管内流动有**层流**（laminar flow）和**湍流**（turbulence）两种方式。层流时，血液每个质点的流动方向都一致，与血管的长轴平行，但各质点的流速不同，血管轴心处流速最快，越靠近管壁流速越慢，在血管的纵剖面上各轴层流速矢量的顶端连线为一抛物线（图 4-23），泊肃叶定律仅适用于层流状态。

当血液的流速加快到一定程度后，此时血液中各个质点的流动方向不再一致，出现旋涡，发生湍流。此时，血流量与血管两端压力差的平方根成正比。在生理情况下，心室腔和主动脉内的血流方式是湍流，其余血管系统中的血流方式为层流。

笔记栏

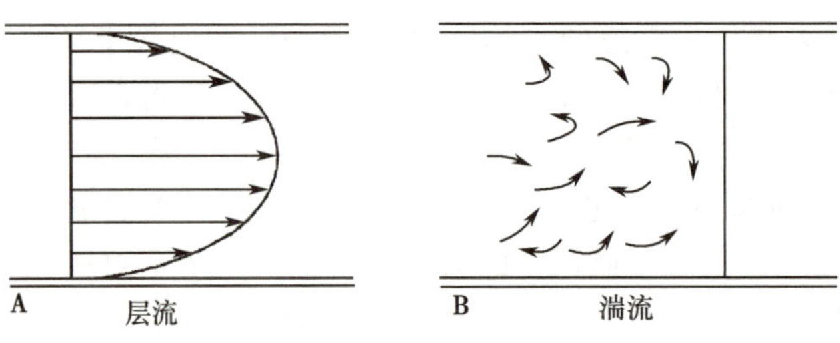

图 4-23 层流与湍流示意图

(二) 血流阻力

血流阻力(blood flow resistance),即血液在血管内流动所遇到的阻力,主要来源于血液黏度引起的血液各流层之间的摩擦,以及血流与血管壁之间的摩擦。其消耗的能量表现为热能而散失,并不能再转化为动能和势能,故血液在血管内流动时血压逐渐降低。湍流时,血液中各个质点不断变换流动方向,出现旋涡,故消耗的能量比层流时更多,血流阻力更大。

血流阻力不能直接测出,可以通过计算得出。将泊肃叶方程式和 $Q=\Delta P/R$ 公式合并,则可得出计算血流阻力(R)的公式:

$$R=\frac{\Delta P}{Q}=\frac{8\eta L}{\pi r^4}$$

公式表明血流阻力与血液黏度和血管长度成正比,与血管半径的 4 次方(r^4)成反比。通常,血管长度(L)不会有显著变化。因此,影响血流阻力的主要因素是血管半径(r)和血液黏度(η)。

1. **血管口径** 是影响血流阻力的最主要因素。从公式可见血流阻力与血管半径的 4 次方成反比。若血管半径缩小 1/2,则血流阻力增加为原来的 16 倍。机体主要是通过神经和体液因素调控血管口径,进而改变外周阻力,有效地调节各器官的血流量。

2. **血液黏度** **血液黏度**(blood viscosity)的高低取决于以下几个因素。

(1) 血细胞比容:是决定血液黏度的最重要因素,血细胞比容升高,则血液黏度增大,但两者不呈线性关系。

(2) 血液的切率:层流时,相邻两层血流速度之差和液层厚度的比值称为血流的**切率**(shear rate),即层流流速抛物线的斜率(图 4-23)。匀质液体的黏度不随切率的变化而改变,称为牛顿液,血浆属于牛顿液;非匀质液体的黏度随切率的减小而增大,称为非牛顿液,全血属于非牛顿液。当血液以层流的方式流动时,红细胞有向血管中轴移动的趋势,这种现象称为轴流。当切率较高时,轴流现象更明显,红细胞集中在中轴区,红细胞的长轴与血管的纵轴平行,使红细胞流动时发生旋转和红细胞彼此碰撞的概率减少,则血液黏度较低;当切率较低时,红细胞容易发生聚集,使血液黏度增高。

(3) 血管的口径:血液在较粗的血管流动时,口径对血液黏度不发生影响。但血液在直径小于 0.3mm 的微动脉内流动时,只要切率足够高,随着血管口径变小,血液黏度也将变低。这对机体有明显的益处,使血流阻力不致因口径变小而明显增大。

(4) 温度:温度降低时,血液黏度增加。人体的体表温度低于深部温度,因此血液流经体表时血液黏度会升高。

生理条件下,血液黏度基本维持稳定。在病理条件下,血液黏度可因多种因素而改变,如红细胞数目增加、红细胞的变形性减退,血浆蛋白和血脂水平升高,血流速度减慢等情况下,使血液黏度升高,血流阻力增大。

在整个体循环总外周阻力中，大、中动脉阻力约占19%，小动脉及微动脉约占47%，毛细血管约占27%，静脉约占7%。可见小动脉及微动脉是产生血流阻力的主要部位，因此，外周阻力即是指小动脉及微动脉的血流阻力。

（三）血压

血压（blood pressure）是指血管内流动的血液对单位面积血管壁的侧压力。血管系统各部都具有血压，分别称为动脉血压、毛细血管血压和静脉血压。通常所说的血压是指动脉血压。测定血压时，将血压与大气压比较，用高于大气压的数值表示血压高度。国际标准计量单位为kPa，但在生理学和医学中，仍习惯用mmHg作为血压的计量单位（1mmHg≈0.133kPa），因此，临床上使用的动脉血压计采用两种单位共同标识。

血压由血管内血液的充盈和心收缩射血两方面因素共同形成。

1. **血液对血管的充盈** 这是形成血压的前提。充盈于整个血管内的血量约有5 000ml。实验条件下使心搏停止，则血流停止，循环系统各部压力取得平衡，此时在心血管任何一处所测得的血压都是相等的，约为7mmHg。该压力代表循环系统内单纯因血液充盈所产生的压力，称为**循环系统平均充盈压**（mean circulatory filling pressure），可表示循环系统的充盈程度。循环系统平均充盈压的高低取决于循环血量与血管容积是否相适应，若血管容积不变，而循环血量增加（如输液），或循环血量不变而血管容积减小（如血管收缩），则循环系统平均充盈压升高；反之，则循环系统平均充盈压降低，严重者血管将会塌陷。

2. **心射血** 心射血是产生血压的基本因素。心室肌收缩时所释放的能量分两部分，一部分表现为动能，推动一定量的血液进入动脉，另一部分是势能，形成对血管壁的侧压力，并使血管壁扩张。舒张期内，大动脉弹性回缩，又将部分势能转化为推动血流的动能，使血液在血管中持续流动。心间断性地射血导致心动周期中动脉血压发生周期性波动。

血液从大动脉经体循环流向右心房的过程中，能量不断消耗，因此血压逐渐降低，但各部位血压的降落是不均匀的，这是因为血液在各段血管中所遇到的阻力不等。血液流经小动脉、微动脉时，血压降落幅度最大。主动脉首端血压约为100mmHg，口径最小的小动脉首端约为85mmHg，毛细血管首端约为30mmHg，静脉首端约为10mmHg，血液最后由大静脉回到右心房时，压力已近于零。

（四）血管的顺应性

血管是具有可扩张性的管道，并有血液充盈。一定的跨壁压是保持血管充盈膨胀的必要条件。**跨壁压**（transmural pressure）是指血液对血管壁的压力和血管外组织对管壁的压力之差。当跨壁压减小到一定程度，血管就不能保持扩张而发生塌陷。血管顺应性是指血管在跨壁压作用下所引起的血管容积的改变。血管的顺应性越大，则表示一定的跨壁压作用下血管易于扩张，缓冲压力的作用越强。动脉和静脉管壁结构不同，其顺应性也不同。主动脉和大动脉的顺应性较大，故能发挥较好的弹性贮器作用。老年时，大动脉管壁硬化，顺应性减小，故弹性贮器作用减弱。对一般的肌性动脉而言，跨壁压增加时，动脉血管口径只是稍有增加，血容量增加不明显。而静脉的可扩张性明显高于动脉，因此在跨壁压轻微变化时，静脉血流量就会发生很大的变化。

三、动脉血压

（一）动脉血压的概念

动脉血压（arterial pressure）是指血液对动脉管壁的侧压力。动脉血压一般指主动脉血压。在整个动脉系统中，血压降落较小，通常以测定肱动脉血压代表主动脉血压。在一个心

笔记栏

动周期中，动脉血压随着心室的收缩和舒张而发生规律性波动。心室收缩时，主动脉压急剧升高，在快速射血期动脉血压达到最高值，称为**收缩压**（systolic pressure）；心室舒张时，主动脉压下降，在心舒末期动脉血压降至最低值，称为**舒张压**（diastolic pressure）。收缩压和舒张压的差值称为**脉搏压**，简称**脉压**（pulse pressure）。一个心动周期中各瞬间动脉血压的平均值称为**平均动脉压**（mean arterial pressure）（图 4-24）。由于舒张期长于收缩期，故平均动脉压接近于舒张压，大约等于舒张压加 1/3 脉压。

我国健康成年人在安静状态时的收缩压为 100~120mmHg（13.3~16.0kPa）；舒张压为 60~80mmHg（8.0~10.6kPa）；脉压为 30~40mmHg（4.0~5.3kPa）；平均动脉压在 100mmHg（13.3kPa）左右。动脉血压存在个体、年龄和性别差异。随着年龄的增长，血压逐渐升高，且收缩压升高比舒张压升高更为显著。女性的血压在更年期前略低于同龄男性，而更年期后则与同龄男性基本相同。正常人的血压呈现明显的昼夜波动，即夜间血压低，在凌晨 2~3 时最低，清晨起床后血压升高；在上午 6~10 时和下午 4~8 时各有一个高峰，晚上 8 时起血压开始降低，表现为双峰双谷的规律。这种现象在老年人和高血压患者中更为显著。

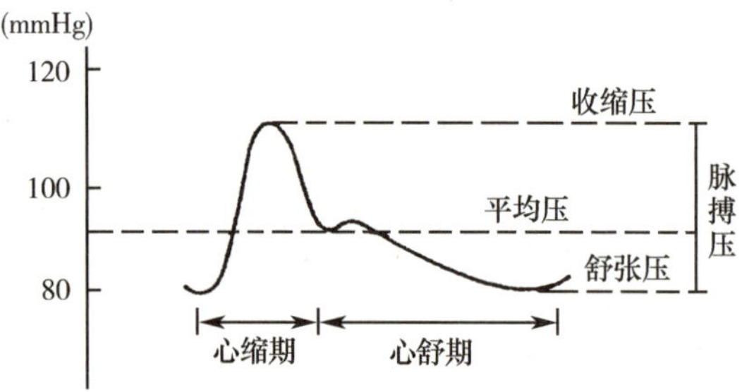

图 4-24　主动脉血压波形图

（二）动脉血压的形成

心血管系统内足够的血液充盈和心室收缩射血是形成血压的基本条件。此外，在动脉血压的形成中，外周阻力和大动脉弹性的作用不可忽视。若仅有心肌收缩做功，而无外周阻力，则心室收缩释放的能量将全部表现为动能，心室每次收缩射出的血液将全部流至外周，因而不能维持动脉血压。

大动脉的弹性贮器作用在血压形成中也具有重要作用。由于大动脉的弹性贮器作用，使心室收缩时释放的能量中部分以势能的形式被贮存在弹性贮器血管壁中。而且由于外周阻力的存在，当心收缩射血时，仅有 1/3 射出的血量流向外周，其余 2/3 暂时贮存在胸腔大动脉中。心室舒张时停止射血，贮存在弹性贮器血管壁中的势能转化为动能，弹性贮器血管发生弹性回缩，将在收缩期贮存的那部分血液继续推向外周，并使主动脉压在舒张期仍能维持在较高的水平（图 4-25）。

心收缩射血时，大动脉弹性扩张，可避免收缩压过高；心室舒张时停止射血，大动脉弹性回缩，可避免舒张压过低，使脉压减小。因此，大动脉的弹性贮器作用，具有缓冲动脉血压作用，使每个心动周期中动脉血压的波动幅度不致过大。

（三）影响动脉血压的因素

在正常情况下，心输出量和外周阻力是影响动脉血压的主要因素；在病理条件下，大动脉弹性和体循环平均充盈压也将对动脉血压产生一定的影响。

1. **心输出量**　心输出量的多少反映心收缩射血能力的大小。在其他因素不变的条件下，心输出量增多，动脉血压相应增高；心输出量减少，动脉血压相应降低。

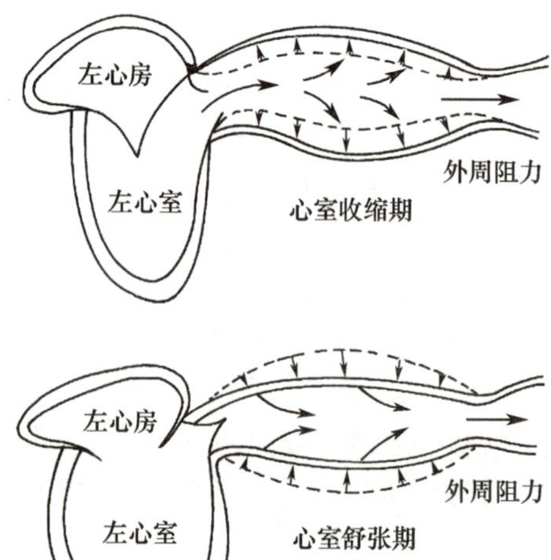

图 4-25　主动脉管壁的弹性对血流和血压的作用

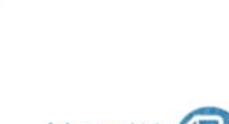

笔记栏

心输出量等于搏出量与心率的乘积。若心输出量的改变主要是因搏出量的改变所致，则对于收缩压的影响较舒张压更为显著。例如搏出量增大时，收缩期射入主动脉的血量增多，使其管壁所受的压力增大，故收缩期动脉血压的升高更加明显。由于动脉血压升高，血流速度就加快，若此时外周阻力和心率的变化不大，则大动脉内增多的血量仍可在舒张期流至外周。到舒张期末，大动脉内存留的血量和搏出量增加之前相比，增加并不多。因此，当搏出量增加时，舒张压的升高不如收缩压的升高显著，故脉压增大；反之，则脉压减小。因此，收缩压的高低主要反映搏出量的多少。

如果心输出量的改变主要是因心率改变所致，则对于舒张压的影响较收缩压更为显著。当心率加快时，因舒张期明显缩短，在舒张期内流至外周的血液减少，故心舒末期主动脉内存留的血量增多，舒张期血压升高；动脉血压升高可使血流速度加快，因此在收缩期内可有较多的血液流至外周，故收缩压升高不如舒张压升高显著，脉压减小。反之，心率减慢时，舒张压降低的幅度比收缩压降低的幅度大，则脉压增大。

2. **外周阻力** 当外周阻力改变而其他因素不变时，对收缩压和舒张压都有影响，但对舒张压影响更为显著。这是因为在舒张期血液流向外周的速度主要决定于外周阻力。当外周阻力增大时，动脉血流向外周的速度减慢，舒张期末留在大动脉内的血量增多，故舒张压升高；反之，外周阻力减小时则舒张压降低。因此，舒张压的高低主要反映外周阻力的大小。

外周阻力主要与血管的口径和血液黏度有关。当交感神经兴奋或血中儿茶酚胺浓度升高时，促使小动脉及微动脉收缩，外周阻力增加，使动脉血压升高，尤以对舒张压影响更为显著。

3. **大动脉管壁的弹性** 大动脉管壁的弹性具有缓冲动脉血压变化的作用，即可使脉压减小。正常情况下，大动脉弹性在短期内不会有明显变化。老年人大动脉管壁中胶原纤维增生，逐渐取代平滑肌和弹性纤维，使血管的可扩张性和弹性减弱，弹性贮器作用减弱，导致收缩压升高，舒张压偏低，脉压增大。

4. **循环血量和血管系统容积的比例** 循环血量与血管系统容积相适应，才能使血管有足够的血量充盈，从而产生一定的循环系统平均充盈压。正常情况下，血管的充盈变化不大，循环血量与血管容量相适应。任何原因引起循环血量相对减少，或血管系统容积相对增大，都会引起动脉血压下降。大失血时，若失血量超过30%，血管不能维持正常的充盈状态，导致动脉血压将急剧下降，引起休克。

以上都是在假设其他因素不变的前提下，讨论某一因素改变对动脉血压的影响。实际上，在不同的生理情况下，各种影响因素都可能发生改变。因此，在某种生理或病理情况下，动脉血压的变化往往是多种因素相互作用的综合结果。

知识链接

高 血 压

高血压(hypertension)分为原发性和继发性两种。原发性高血压最为常见；继发性高血压是指继发于其他病因明确的疾病，如肾病所致的肾性高血压。成人安静状态下收缩压≥140mmHg或舒张压≥90mmHg即为高血压。高血压是在一定的遗传易感基础上，由多种后天因素作用所致。其主要机制有：①神经元学说：在外因刺激下，患者长期精神紧张、焦虑、烦躁导致皮层下中枢杏仁核、下丘脑、蓝斑等去甲肾上腺素神经元活动过强导致动脉血压升高。②肾素-血管紧张素-醛固酮系统平衡失调，肾素-血管紧张素-醛固酮系统激活，导致动脉血压升高。

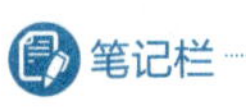
笔记栏

四、动脉脉搏

在每一心动周期中，随着心的收缩和舒张，动脉血压发生周期性波动。这种周期性的压力变化可引起动脉血管产生搏动，称为**动脉脉搏**(arterial pulse)，在身体的浅表动脉均可触摸到。动脉脉搏产生于主动脉根部，并沿着动脉管壁依次向外周作波浪式传播，故称为**脉搏波**(pulse wave)。由于小动脉和微动脉对血流的阻力很大，因而在微动脉段以后脉搏搏动大为减弱，到毛细血管时脉搏已基本消失。

(一) 动脉脉搏的波形

用脉搏描记仪可以记录浅表动脉的脉搏波形，称为**脉搏图**(sphygmogram)。动脉脉搏的波形可分为上升支和下降支2个主要组成部分(图4-26)。

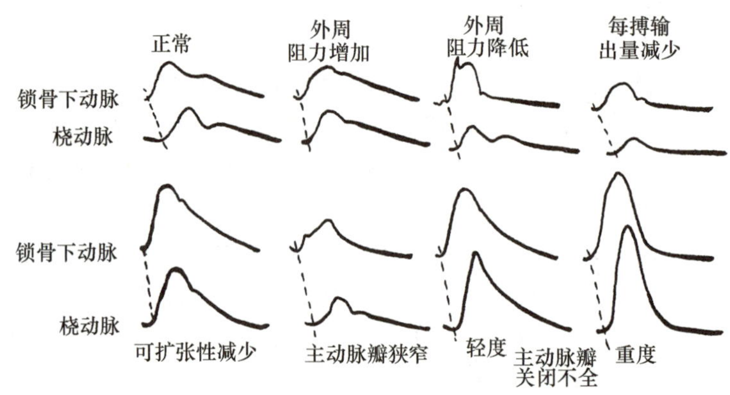

图4-26 不同情况下锁骨下动脉、桡动脉脉搏波形

1. **上升支** 在心室快速射血期，动脉血压迅速上升，管壁被扩张，形成脉搏波形的上升支。上升支的斜率和幅度受心输出量、射血速度、射血阻力和大动脉的可扩张性等多方面因素的影响。凡是能引起心输出量增加、射血速度加快、射血阻力减小的因素，均可使上升支的斜率和幅度增大。如大动脉管壁硬化，使其可扩张性变小，弹性贮器作用减弱，动脉血压的波动幅度增大，脉搏波上升支的斜率和幅度也增大。如主动脉瓣狭窄时，射血所遇阻力增大，脉搏波上升支的斜率和幅度都较小。

2. **下降支** 心室射血后期，射血速度减慢，进入动脉的血量较流向外周的血量少，被扩张的大动脉开始回缩，动脉血压逐渐下降，形成脉搏波形下降支的前段。随着心室舒张，室内压力迅速下降，主动脉内的血液向心室逆流，促使主动脉瓣关闭，并使主动脉压急剧下降，在下降支形成一个切迹，称为**降中峡**(dicrotic notch)。由于逆流的血液撞击在主动脉瓣上而返流，使动脉压再次稍有上升，管壁又稍有扩张，因此在降中峡的后面形成一个短暂向上的小波，称为**降中波**(dicrotic wave)。此后，血液不断流向外周，动脉血压继续下降，形成坡度较平缓的下降支后段。

动脉脉搏波下降支的形状可大致反映外周阻力的高低。如外周阻力高，血液流向外周速度减慢，则下降支前段下降速度也较慢，降中峡位置较高；反之，降中峡位置较低，降中峡以后的下降支坡度小，较为平坦。主动脉瓣关闭不全时心舒期有部分血流返流入心室，故下降支很陡，降中波不明显，甚至消失。

(二) 动脉脉搏波的传播速度

动脉脉搏波沿动脉管壁向外周血管传播，其传播速度远较血流速度为快。例如人体安静时，主动脉血流平均速度仅为20~30cm/s，而主动脉脉搏波的传播速度为3~5m/s。动脉管

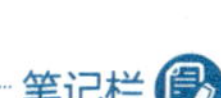

壁的可扩张性对脉搏波的传播可产生影响。血管壁的可扩张性愈大，脉搏波的传播速度愈慢。主动脉的可扩张性最大，故脉搏波在主动脉段的传播速度最慢；而小动脉可扩张性较小，脉搏波的传播速度可加快到 15~35m/s。老年人主动脉壁的可扩张性减小，脉搏波的传播速度可达 10m/s 左右。

（三）中医脉象与现代研究

脉象是中医诊断疾病的重要依据之一。中医是根据切脉（按桡动脉的脉搏）时手指的主观感觉来判断脉象的。现代中医多采用脉搏图研究脉象的原理。根据脉搏波的频率和节律，可以识别迟、数、促、结、代等脉象；根据各种取脉压力下脉搏波振幅变化的规律，可以区分浮、沉、虚、实等脉象；而且根据脉搏波的形态变化，确定了弦、滑、细、涩、芤、迟、数、结、代等脉象的特征（图 4-27）。由于动脉脉搏与心输出量、动脉的可扩张性以及外周阻力等多种因素密切相关，因此脉搏波所反映的是多种心血管功能改变的综合表现。现代中医在研究各种脉象的脉搏图表现的同时，对各种心血管功能参数如心输出量、搏出量、射血分数、心指数、动脉血压、搏功、每分功、总外周阻力等进行了多因素同步研究，取得一定的进展。

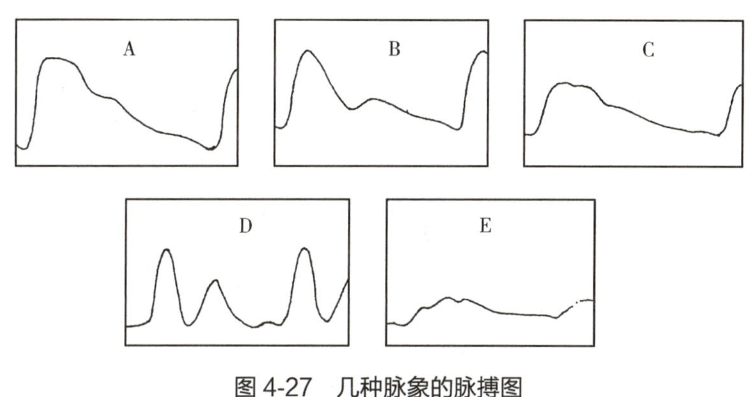

图 4-27 几种脉象的脉搏图

A. 弦脉 B. 滑脉 C. 细脉 D. 芤脉 E. 涩脉

五、静脉血压和静脉回流

（一）静脉血压及影响因素

静脉系统位于毛细血管网与右心房之间，是血液回流入心的通道。静脉的舒缩可有效调节回心血量和心输出量，适应机体在各种生理状态时的需要。

1. **静脉血压** 当体循环血液通过毛细血管汇集到小静脉时，血压降低至 15~20mmHg；流至下腔静脉时，血压为 3~4mmHg；最后汇入右心房时，压力已接近于零。各器官静脉的血压称为**外周静脉压**（peripheral venous pressure），而胸腔大静脉或右心房的压力称为**中心静脉压**（central venous pressure）。中心静脉压的数值较低，常用厘米水柱表示，正常人中心静脉压变动范围为 4~12cmH_2O（1cmH_2O ≈ 0.098kPa）。

中心静脉压的高低取决于心射血能力和静脉回心血量之间的相互关系：①心射血能力。如心功能良好，能及时将回心的血液射入动脉，则中心静脉压较低。心射血功能减弱时，如心肌损伤、心力衰竭时，右心房和腔静脉淤血，则中心静脉压升高。②静脉回心血量。静脉回流速度减慢，静脉回心血量减少，中心静脉压下降，反之，则中心静脉压升高。

中心静脉压的测定可反映静脉回心血量和心功能状态。中心静脉压过低，常表示血量

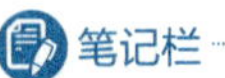

不足或静脉回流障碍；输血、输液过多超过心的负担时，中心静脉压将升高。因此中心静脉压可作为临床控制输液速度和输液量的重要指标。若中心静脉压低于 $4cmH_2O$，提示回心血量不足，是补液的指征；而中心静脉压超过 $16cmH_2O$ 时，提示心射血能力有所下降，是慎重输液甚至停止输液的指征。

2. **重力对静脉压的影响** 血管内血液本身的重力作用于血管壁，产生一定的静水压。各部分血管静水压的高低取决于人体的体位。平卧时，身体各部分血管的位置大致与心同水平，故静水压也大致相同。当人体从平卧位转为直立位时，足部血管内的血压要比卧位时高，其增高的部分相当于从足部至心这一血液柱高度产生的静水压，约 90mmHg，而高于心水平的血管内压力较平卧时低（图 4-28）。重力引起的静水压变化，对于同一水平的动脉和静脉而言是相同的，但它对静脉的影响远比动脉大。这是因为静脉管壁较薄，其充盈程度受跨壁压的影响更大。静脉管壁中平滑肌和弹性纤维都较少，因此，当跨壁压降低时就容易发生塌陷。由于大多数容量血管都处于心水平以下，故站立不动时，重力作用使身体心水平以下的容量血管都充盈扩张，可比平卧时多容纳约 500ml 血液，这部分血液主要来自胸腔内的血管。因此，当人直立时，足部静脉充盈饱满，而颈部静脉则塌陷。

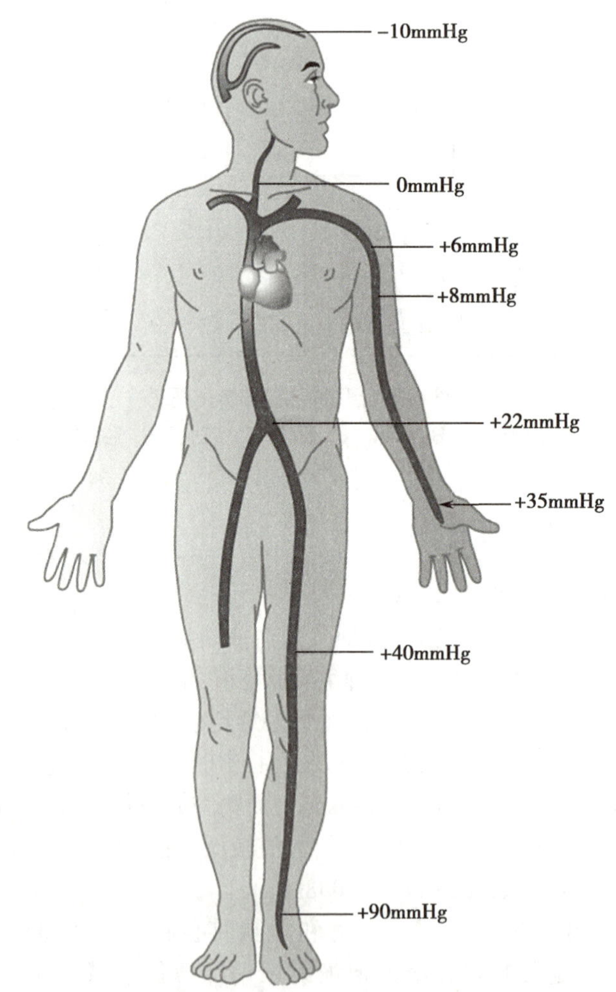

图 4-28 直立体位对肢体静脉压力的影响

（二）静脉回流

1. **静脉回流与静脉回心血量** 静脉回流指血液自外周返回心房的过程。静脉系统

 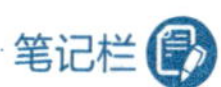

的血流阻力很小，但静脉口径比相应的动脉为大，且静脉分支较多，故静脉的血流速度远不如相应的动脉快。接近心时，静脉总横截面积减小，静脉回流速度加快。**静脉回心血量**(venous return)是指单位时间内由外周静脉返回右心房的血流量，以 ml/min 或 L/min 表示。由于心血管系统是闭合系统，所以在正常状态下，静脉回心血量与心输出量相等，静脉回心血量增加，心输出量也增加。

2. **影响静脉回心血量的因素** 静脉回心血量取决于外周静脉压、中心静脉压以及静脉对血流的阻力。故上述因素改变，都能影响静脉回心血量。

(1)循环系统平均充盈压：循环系统平均充盈压的高低取决于循环血量与血管容积的比例关系。当循环血量增加或容量血管收缩时，循环系统平均充盈压升高，静脉回心血量也增多；反之则静脉回心血量减少。

(2)心肌收缩力：心肌收缩时射血入动脉，舒张时则可从静脉抽吸血液入心室。心肌收缩力增强，射血量多且速度快，心室排空比较完全，故舒张期心室内压较低，对心房和大静脉中血液的抽吸力量较大，使静脉回心血量增加；心力衰竭时，由于心肌收缩力减弱，不能及时将静脉回流的血液射入动脉，致使大量血液淤积于心房和大静脉，造成心扩大、静脉压升高和静脉回流受阻。右心衰竭时，患者将出现颈静脉怒张、肝脾肿大、下肢水肿等体循环静脉淤血体征；左心衰竭时，可引起肺循环高压、肺淤血和肺水肿等肺循环静脉淤血体征。

(3)体位改变：人体由平卧位转为直立位时，因重力影响使心水平以下的容量血管扩张，故静脉回心血量减少，此时的循环血量大约减少 10%。长期卧床的患者，静脉壁紧张性较低，可扩张性较大，加之腹壁和下肢肌肉收缩减弱，对静脉挤压作用减小，因此从平卧位突然站立时，患者可因大量血液容纳于下肢，回心血量过少而发生昏厥。

(4)骨骼肌的挤压作用：人体站立位时，如果进行下肢运动，收缩的骨骼肌可使位于肌肉内或肌肉间的静脉受到挤压，静脉回流加快。同时位于四肢静脉内的静脉瓣保证血液只能向心的方向流动而不能逆流。这样，骨骼肌与静脉瓣一起发挥了“泵”的作用以促进静脉血流回心，被称为“静脉泵”或“肌肉泵”。“肌肉泵”对于促进下肢静脉回流、降低下肢静脉压、减少下肢血液淤积、防止组织水肿具有重要的生理意义。

(5)呼吸运动：胸膜腔内压为负压，胸腔内大静脉的跨壁压较大，经常处于充盈扩张状态。吸气，特别是用力吸气时，胸膜腔负压进一步增大，使胸腔内的大静脉和右心房更加扩张而压力进一步降低，促使外周静脉内的血液回流；呼气时，胸膜腔负压减小，由静脉回流入心的血量相应减少。因此，呼吸运动对静脉回流“泵”的作用，称为“呼吸泵”。

六、微循环

微循环(microcirculation)是指微动脉和微静脉之间的血液循环，基本功能是向全身各器官、组织和细胞运输营养物质和 O_2，转运代谢产物，并且调节血液和组织液之间的平衡。微循环功能障碍，比如缺血或淤血，都将直接损害器官、组织和细胞的正常功能。

(一) 微循环的组成及血流通路

各器官、组织的形态结构与功能不同，其微循环的组成和结构也不相同。人手指甲皱皮肤的微循环形态比较简单，微动脉和微静脉之间仅由呈袢状的毛细血管相连。骨骼肌和肠系膜的微循环形态则比较复杂(图 4-29)。典型的微循环由微动脉、后微动脉、毛细血管前括约肌、真毛细血管、通血毛细血管、动 - 静脉吻合支和微静脉 7 个部分组成。微循环的血液可通过 3 条途径从微动脉流向微静脉。

笔记栏

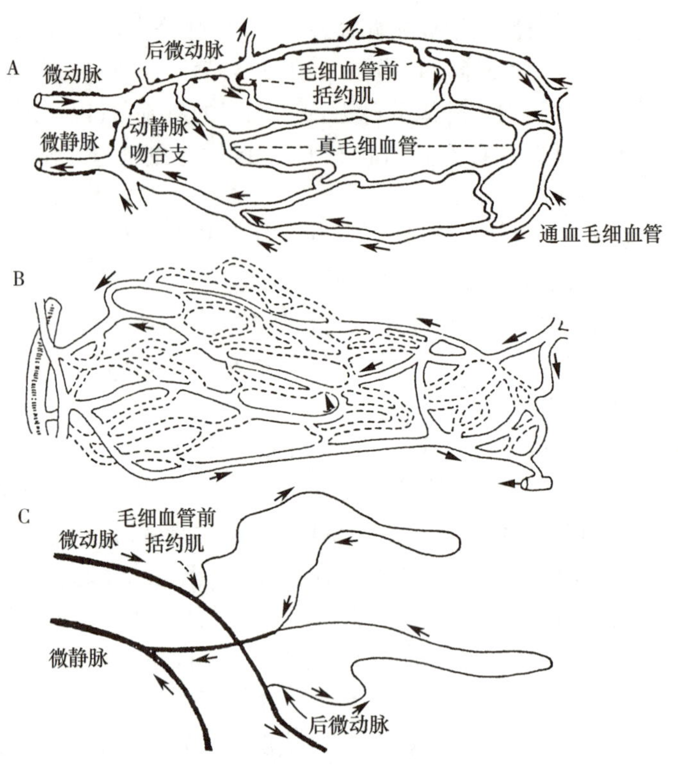

图 4-29　3 种不同组织中的微循环模式图

A. 骨骼肌微循环　B. 肠系膜微循环　C. 人手指甲皱微循环　→ 示血流方向；虚线示吻合支

1. **迂回通路**(circuitous channel)　血液循行路径为“微动脉→后微动脉→毛细血管前括约肌→真毛细血管网→微静脉”，是血液与组织细胞进行物质交换的主要场所，故又称**营养通路**(nutritional channel)。真毛细血管由单层内皮细胞构成，管壁极薄，通透性大，互相连通成网络，称为真毛细血管网。真毛细血管网迂回曲折，途径较长，血流速度缓慢，有利于物质交换。同一器官、组织中不同部位的真毛细血管是轮流开放的，而同一毛细血管也是开放和关闭交替进行的。

2. **直捷通路**(thoroughfare channel)　血液循行路径为“微动脉→后微动脉→通血毛细血管→微静脉”。通血毛细血管是后微动脉的直接延伸，管径较一般真毛细血管稍粗，其管壁平滑肌逐渐稀少以致消失。这一通路途径较短，血流速度快，并经常处于开放状态，血液与组织之间物质交换较少。直捷通路在骨骼肌中较多，其主要功能是促使血液迅速通过微循环经静脉回心。

3. **动-静脉短路**(arteriovenous shunt)　血液循行路径为“微动脉→动-静脉吻合支→微静脉”，是微循环最短的一条途径，血流速度快，但经常处于关闭状态。在人的皮肤，特别是手掌、足底、耳郭等处，动-静脉短路分布较多，其主要作用是参加体温调节。当环境温度降低时，动-静脉短路关闭，皮肤血流量减少，有利于保存热量；反之，皮肤血流量增加，有利于散热。

(二) 微循环的调节

微动脉的舒缩活动直接控制着微循环的血流量，微动脉、后微动脉和毛细血管前括约肌形成毛细血管前阻力。微静脉是毛细血管后阻力血管，容纳血量较多，较大的微静脉管壁有平滑肌，其舒缩活动可改变毛细血管后阻力。

微循环中的血流为层流。血液在流经微循环血管网时血压逐渐降低。毛细血管

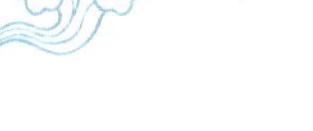

近动脉端血压为30~40mmHg，毛细血管中段血压25mmHg左右，至毛细血管静脉端为10~15mmHg。毛细血管血压的高低取决于毛细血管前阻力和毛细血管后阻力的比值。比值增大时，毛细血管血压降低；反之则毛细血管血压升高。微循环的血流量与微动脉和微静脉之间的血压差成正比，与微循环中总的血流阻力成反比。由于微动脉的阻力较大，故在血流量的控制中起主要作用。

体内大部分组织与器官的微动脉和微静脉均受交感缩血管神经支配。当交感缩血管神经兴奋时，微血管收缩。微动脉收缩占优势时，毛细血管前阻力增大，微循环血液灌注减少，毛细血管血压降低；而微静脉收缩占优势时，毛细血管后阻力增大，毛细血管血液淤滞，毛细血管血压升高。

大多数微血管，特别是后微动脉和毛细血管前括约肌，对体液因素的调节非常敏感。肾上腺素、去甲肾上腺素、血管紧张素Ⅱ、血管升压素、内皮素以及 TXA_2 等可使血管平滑肌收缩；而缓激肽、组织细胞的代谢产物如 CO_2、乳酸、腺苷、H^+ 以及 PGI_2 等可舒张微动脉、后微动脉及毛细血管前括约肌。

真毛细血管的轮流交替开放是局部体液因素进行的负反馈调控。安静时，肌肉中只有20%~35%的真毛细血管处于开放状态。真毛细血管的开放和关闭受毛细血管前括约肌控制，而毛细血管前括约肌的舒缩活动则主要受局部代谢产物的影响。当某处的真毛细血管关闭一段时间后，该处将聚积较多的组织细胞代谢产物，这些代谢产物将引起该处的毛细血管前括约肌舒张，使相应的真毛细血管开放；与此同时，原处于开放状态的真毛细血管则因代谢产物被清除，毛细血管前括约肌收缩，使相应的真毛细血管关闭。如此不断交替进行，造成毛细血管网交替开放的现象。毛细血管前括约肌的交替舒缩活动为5~10次/min。当组织代谢水平增高时，局部代谢产物增多，开放的真毛细血管数量增加，流经微循环的血量也增多，以适应组织代谢的需求。

知识链接

休　克

休克(shock)是机体受到各种强烈致病因子作用而产生的急性循环衰竭。其特点是微循环功能障碍，重要脏器灌注障碍，细胞、器官的功能与代谢障碍。休克早期为缺血性缺氧期，表现为微循环血管(包括微动脉、后微动脉、毛细血管前括约肌、微静脉、小静脉)持续痉挛，组织灌流量减少、缺氧；若病情进一步发展，进入淤血性缺氧期，表现为微动脉和后微动脉痉挛减轻，毛细血管前括约肌开放，血液大量涌入真毛细血管网，出现微循环血液淤滞。

(三)血液和组织液之间的物质交换

组织液是细胞和血液之间进行物质交换的中间环节。血液和组织液之间的物质交换主要是通过扩散和吞饮等方式进行的。

1. **扩散**　是血液和组织液之间进行物质交换的最主要方式。毛细血管内外液体中的小分子溶质(直径小于毛细血管壁的孔隙)，可通过管壁进行扩散。扩散的速率与该溶质分子在血浆和组织液之间的浓度差、毛细血管壁对该溶质分子的通透性、毛细血管壁的有效交换面积等因素成正比关系，而与毛细血管壁的厚度(即扩散距离)成反比。脂溶性物质(如 O_2 和 CO_2)可通过单纯扩散自由通过毛细血管内皮细胞，而小分子水溶性物质(如 Na^+、Cl^-、

笔记栏

葡萄糖等),则通过毛细血管的孔隙进行扩散。

2. **吞饮** 又称**囊泡运输**(vesicular transport)。较大的分子(如血浆蛋白)不能通过毛细血管壁的孔隙,可经吞饮进行交换。在毛细血管内皮细胞一侧的液体和较大的分子可被内皮细胞膜包围并吞饮入细胞内,形成吞饮囊泡,而后被运送至细胞的另一侧,并被排出至细胞外。

此外,血液和组织液之间还可通过滤过和重吸收的方式进行物质交换,虽然该方式在物质交换总量中所占比例很小,但在组织液的生成中起重要作用。

七、组织液

组织液存在于毛细血管、细胞和毛细淋巴管之间的间隙中,由血浆经毛细血管壁滤过到组织间隙而形成,是细胞赖以生存的内环境。组织液绝大部分呈胶冻状,不能自由流动。其主要成分是透明质酸、胶原和黏多糖,它们对水有极大的吸附能力。只有极少的组织液(约占组织液的 1%)呈液态,可自由流动。自由流动和不能自由流动的组织液保持着动态平衡。组织液中的蛋白质浓度明显比血浆少,各种离子成分与血浆基本相同。组织液进入毛细淋巴管即为淋巴液。

(一) 组织液的生成与回流

组织液生成与回流

生理情况下,血浆中的水和营养物质不断经毛细血管壁滤过进入组织间隙,生成组织液。与此同时,组织液中的水和代谢产物又不断进入毛细血管和毛细淋巴管,形成组织液回流。

组织液的生成与回流主要取决于 4 个因素,即毛细血管血压、血浆胶体渗透压、组织液静水压和组织液胶体渗透压。其中毛细血管血压和组织液胶体渗透压是推动滤过、生成组织液的力量;而血浆胶体渗透压和组织液静水压是阻止滤过、促进组织液回流的力量。滤过力量与回流力量之差称为**有效滤过压**(effective filtration pressure),决定着组织液进出血管的方向与流量,其计算公式是:

有效滤过压 =(毛细血管血压 + 组织液胶体渗透压)-(血浆胶体渗透压 + 组织液静水压)

从图 4-30 可见,毛细血管动脉端有效滤过压为 10mmHg,而毛细血管静脉端有效滤过压为 -8mmHg。因此,在毛细血管动脉端血浆滤出生成组织液,而在毛细血管静脉端组织液被重吸收回血。血液在流经毛细血管时,液体的滤出和回流是一个逐渐移行的过程。从毛细血管动脉端到静脉端,血压逐渐下降,有效滤过压也相应减小,因而组织液生成逐渐减弱,随之移行为回流,并且逐渐加强。在组织液回流中,90% 左右的组织液经静脉端毛细血管回流,10% 左右的组织液流入毛细淋巴管形成淋巴液。

(二) 影响组织液生成与回流的因素

正常情况下,组织液生成与回流保持动态平衡,以维持血量和组织液量的相对稳定。决定有效滤过压的各种因素均可影响组织液的生成。

1. **毛细血管血压** 毛细血管血压与毛细血管前、后阻力有关。微动脉扩张时,毛细血管前阻力减小,毛细血管血压升高,有效滤过压升高,滤过增加而回流减少,组织液生成增加;反之则减少。右心衰竭时,静脉回流受阻,静脉淤血,使毛细血管血压逆行性升高,有效滤过压增高,组织液生成增多,导致水肿。

2. **血浆胶体渗透压** 因蛋白质摄入不足或某些肝肾疾病,血浆蛋白减少,导致血浆胶体渗透压降低,有效滤过压增大,组织液生成增多,造成水肿。

3. **毛细血管壁的通透性** 正常情况下,血浆蛋白很少滤入组织间隙。在烧伤或过敏反应时,毛细血管壁的通透性增大,部分血浆蛋白可透过管壁进入组织液,使组织液胶体渗透

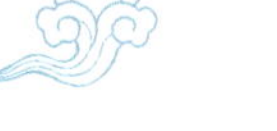

压升高而血浆胶体渗透压下降，导致有效滤过压增高，组织液生成增多，出现水肿。

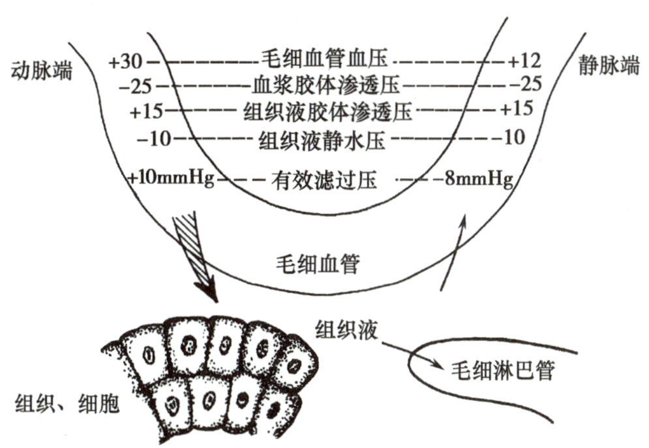

图 4-30　组织液生成与回流示意图

+代表使液体滤出毛细血管的力量；-代表使液体重吸收回毛细血管的力量

4. **淋巴回流**　部分组织液经淋巴管回流入血。因此，肿瘤压迫或淋巴管炎症使淋巴回流受阻，则导致受阻部位远端组织间隙中组织液积聚，发生水肿。比如，丝虫病引起的下肢水肿。

知识链接

水　肿

水肿(edema)是血管外组织间隙液体积聚产生的一种常见体征。水肿可分为全身性水肿和局限性水肿。全身性水肿包括心源性水肿、肝源性水肿、肾源性水肿、营养不良性水肿、内分泌性水肿、特发性水肿等。局限性水肿包括静脉和淋巴回流受阻所致水肿以及黏液性水肿等。水肿成因复杂，但水肿形成的最基本机制是组织液生成异常增多或组织液回流障碍。

八、淋巴液

淋巴系统是组织液回流的重要辅助系统。毛细淋巴管以稍膨大的盲端起始于组织间隙，彼此吻合成网，并逐渐汇合成大的淋巴管。淋巴液来源于组织液，全身的淋巴液经淋巴管收集，最后经胸导管和右淋巴导管汇入静脉。

(一) 淋巴液的生成与回流

淋巴系统起始于毛细淋巴管。毛细淋巴管仅有一层内皮细胞，外面既无周细胞，也无连续的基膜。相邻的内皮细胞之间有明显的间隙，像叠瓦状互相重叠覆盖，形成向管腔内开放的单向活瓣样结构(图 4-31)。组织间隙中的液体和大分子物质如蛋白质，甚至侵入组织间隙的细菌、血细胞等都可通过内皮细胞间隙的活瓣进入毛细淋巴管。

图 4-31　毛细淋巴管盲端结构模式图

笔记栏

由于淋巴液来自于组织液，因此，凡是影响组织液生成的因素也可影响淋巴液的生成。淋巴液生成后，经淋巴系统最后又回流入血。正常人在安静状态下，每小时约有120ml淋巴液进入血液循环，其中约100ml经由胸导管入血，约20ml经由右淋巴导管入血。

（二）淋巴液回流的生理意义

1. **回收组织液中的蛋白质** 自毛细血管动脉端滤出的少量血浆蛋白，只能通过毛细淋巴管进入淋巴液，再运回血液。每天有75~200g蛋白质由淋巴液带回到血液，这有助于维持血浆蛋白的正常浓度。

2. **运输脂肪及其他营养物质** 淋巴循环是运输脂肪的重要途径，长链脂肪酸、乳糜微粒以及少量的胆固醇和磷脂都是经小肠绒毛的毛细淋巴管吸收而输送入血。肠道吸收的脂肪中80%~90%通过淋巴途径转运，因此，小肠的淋巴液呈乳糜状。

3. **调节液体平衡** 淋巴液一天的回流量相当于全身血浆的总量（2.0~4.0L），因此，淋巴回流在血浆和组织液之间的平衡中起重要作用。

4. **防御功能** 淋巴液能将炎症或组织受损时，进入组织间隙的红细胞、异物或细菌等物质带走。淋巴液在回流途中要经过多个淋巴结，淋巴结的淋巴窦具有大量巨噬细胞，可将红细胞，异物颗粒或细菌清除掉，起到过滤和屏障作用。此外，淋巴结产生的淋巴细胞参与机体的免疫防御机制。

第六节 心血管活动的调节

不同生理状况下机体各器官组织的代谢水平不同，对血流量的需要也有所不同。机体可通过神经、体液等调节方式，对心血管系统的活动进行有效调控：①改变心肌收缩力及心率，以调节心输出量；②改变阻力血管口径以调节外周阻力；③改变容量血管口径以调节静脉回心血量。通过上述调控活动以维持动脉血压的相对稳定，同时还对各器官的血流量进行调节，以适应组织器官的活动和代谢所需，保证其功能活动正常运行。

一、神经调节

机体对心血管活动的神经调节是通过各种心血管反射实现的，心和血管接受自主神经系统的交感神经和副交感神经的支配。

（一）心的神经支配及其作用

心接受心交感神经和心迷走神经双重支配。心交感神经促使心的活动加强，而心迷走神经则促使心的活动减弱。运动或紧急状态下心交感神经紧张性加强，而安静状态下心迷走神经紧张性加强。

1. **心交感神经**（cardiac sympathetic nerve） 支配心的交感神经节前纤维起源于脊髓第1~5胸段中间外侧柱，进入交感神经链，与星状神经节和颈交感神经节中的节后神经元形成突触。心交感神经节前纤维为胆碱能纤维，其末梢释放乙酰胆碱与节后神经元细胞膜上的N_1胆碱能受体结合，引起节后神经元兴奋。人的心交感神经节后纤维经由心上、心中和心下神经到达心，沿着大血管的表面走行至心的基底部，组成心神经丛，分布到心的各个部分，并伴随冠状动脉分支穿透进入心肌。

心交感神经节后纤维属肾上腺素能纤维，其末梢释放去甲肾上腺素（NE），与心肌细胞膜上的β_1肾上腺素能受体结合后，通过G蛋白（G_s）激活腺苷酸环化酶（AC），进而通过

cAMP-PKA 通路,促使钙通道磷酸化,改变心肌细胞膜对 Ca^{2+} 通透性,Ca^{2+} 内流增多,加强心的活动。

(1)心率加快:即**正性变时作用**(positive chronotropic action)。NE 可增强自律细胞 4 期内向电流 I_f,使其 4 期自动去极化速度加快,自律性提高。NE 还可通过以下机制加快窦房结 P 细胞起搏频率从而加快心率:①降低 I_f 的阈电位,使之易于兴奋激活;②增强钙内流(I_{Ca-T} 和 I_{Ca-L});③加快 I_k 的衰减过程。

(2)传导性加强:即**正性变传导作用**(positive dromotropic action)。NE 可增强心肌细胞膜对 Ca^{2+} 的通透性,增强 I_{Ca-L},促使慢反应心肌细胞(房室交界)的动作电位期 0 期去极化的速度和幅度增加,加快房室传导速度。

(3)心肌收缩力加强:即**正性变力作用**(positive inotropic action)。NE 通过增强心肌细胞膜对 Ca^{2+} 通透性使其动作电位平台期 I_{Ca-L} 增强,同时促进肌质网对 Ca^{2+} 的释放,使心肌细胞内 Ca^{2+} 浓度升高,心肌收缩力加强。而且,NE 促使心肌传导速度加快,还可使心室肌纤维收缩更趋同步化,有利于加强心肌收缩力。

此外,NE 还能促使肌钙蛋白与 Ca^{2+} 解离,加强肌质网钙泵对 Ca^{2+} 的摄取和心肌细胞膜的 Na^+-Ca^{2+} 交换,加快舒张时胞内的 Ca^{2+} 清除,使心肌舒张速度加快。

两侧心交感神经对心的支配有差别。右侧心交感神经主要支配窦房结,兴奋效应以增加心率为主;而左侧心交感神经主要支配房室交界和心室肌,兴奋效应主要是增强心肌收缩力。

2. **心迷走神经**(cardiac vagus nerve) 支配心的副交感神经节前纤维行走于迷走神经干中。这些节前神经元的胞体位于延髓的迷走神经背核和疑核。在胸腔内,心迷走神经纤维和心交感神经一起组成心神经丛,并和交感纤维伴行进入心,与心内神经节中的节后神经元发生突触联系。心迷走神经的节前和节后纤维都是胆碱能纤维。节后神经纤维支配窦房结、心房肌、房室交界、房室束及其分支。心室肌也有迷走神经支配,但纤维末梢的数量较少。

心迷走神经节后纤维末梢释放乙酰胆碱,它和心肌细胞膜上的 M 型胆碱能受体结合,可抑制腺苷酸环化酶,使 cGMP 增多而 cAMP 减少,增强膜对 K^+ 的通透性,减小对 Ca^{2+} 的通透性,导致心的活动减弱。

(1)心率减慢:即**负性变时作用**(negative chronotropic action)。ACh 与 M 受体结合后,通过 G 蛋白激活膜上乙酰胆碱依赖的 K^+ 通道(I_{K-ACh} 通道),使窦房结细胞复极 3 期 K^+ 外流增加,导致最大复极电位增大,膜超极化,因此 4 期自动去极到达阈电位的时间延长,即 4 期自动去极化速度减慢。同时,ACh 还能抑制 4 期的内向电流 I_f,降低 Ca^{2+} 通道开放的概率,这些因素均可使窦房结的自律性降低,心率减慢。

(2)房室传导速度减慢:即**负性变传导作用**(negative dromotropic action)。这是因为:①ACh 能抑制房室交界细胞膜上的 Ca^{2+} 通道,减少 Ca^{2+} 内流;②激活一氧化氮合酶(NOS),使细胞内 cGMP 增多,导致细胞膜上的 Ca^{2+} 通道开放概率变小,Ca^{2+} 内流减少使房室交界细胞 0 期去极速度和幅度减小,故房室传导速度减慢。

(3)心房肌收缩力减弱:即**负性变力作用**(negative inotropic action)。主要机制与细胞膜对 K^+ 的通透性增高有关。K^+ 外流增加导致心房肌细胞复极化加速,动作电位平台期缩短,则每一动作电位期间进入细胞内 Ca^{2+} 的量也相应减少,兴奋 - 收缩耦联作用减弱。此外,ACh 有直接抑制 Ca^{2+} 通道、减少 Ca^{2+} 内流的作用,也可使心房肌收缩力减弱。

两侧心迷走神经对心的支配也有一定的差别,右侧迷走神经对窦房结的影响占优势;

笔记栏

左侧迷走神经对房室交界的作用占优势。

（二）血管的神经支配及其作用

除真毛细血管外，血管壁都有平滑肌分布，血管平滑肌的舒缩活动受神经调节。绝大多数血管平滑肌都受自主神经支配，包括**缩血管神经纤维**（vasoconstrictor fiber）和**舒血管神经纤维**（vasodilator fiber）两类。

1. **交感缩血管神经** 缩血管神经纤维都是交感神经纤维，故称为**交感缩血管神经**（sympathetic vasoconstrictor nerve）。其节前神经元位于脊髓胸 1~腰 3 节段灰质的中间外侧柱内，为胆碱能神经元；节后神经元位于椎旁和椎前神经节内，末梢释放的递质为去甲肾上腺素。血管平滑肌细胞膜表面的肾上腺素能受体有两类，即 α 受体和 β_2 受体。α 受体主要分布在皮肤和内脏等处的血管平滑肌上，而 β_2 受体则主要分布于肌肉和脂肪组织的血管平滑肌上。NE 与 α 受体结合，可引起血管平滑肌收缩；与 β_2 受体结合，可使血管平滑肌舒张。由于 NE 与 α 受体结合的能力较强，而与 β_2 受体结合的能力较弱，故交感缩血管神经兴奋时，以产生缩血管效应为主。当机体处于失血等紧急状态时，交感神经高度兴奋，使皮肤和内脏等处的血管强烈收缩，保证心、脑等重要器官优先得到血液供应。

人体的大部分血管只接受交感缩血管神经的单一支配，且不同组织器官的分布密度不同，其中皮肤和肾血管最高，骨骼肌和内脏血管次之，冠状血管和脑血管较少。此外，即使在同一器官中各段血管交感缩血管纤维的分布密度也有所不同。动脉中交感缩血管纤维的密度高于静脉，其中以小动脉和微动脉分布密度较高，这有利于外周阻力的快速调控。

安静状态下，交感缩血管纤维持续发放较低频率（低于 10 次 /s）的冲动，称为**交感缩血管紧张**（sympathetic vasoconstrictor tone）。这种紧张性活动使血管平滑肌维持一定程度的收缩。当交感缩血管神经的紧张性加强时，血管平滑肌可进一步收缩，口径更小；反之，则血管平滑肌的收缩程度减弱，口径变大。当支配某一器官的交感缩血管神经纤维兴奋时，产生如下效应：①该器官的阻力血管收缩，血流阻力增大，器官血流量减少；②微动脉收缩强于微静脉，毛细血管前阻力和后阻力的比值增大，毛细血管血压降低，促进组织液回流入血；③容量血管收缩，静脉回流量增多。因此，中枢神经系统可通过改变交感缩血管神经的紧张性来调节血管平滑肌的舒缩，以调控不同器官的外周阻力和血流量。

2. **舒血管神经** 体内的血管除主要接受交感缩血管神经支配外，还有部分接受舒血管神经支配。

（1）交感舒血管神经：骨骼肌血管除接受交感缩血管神经支配外，还接受**交感舒血管神经**（sympathetic vasodilator nerve）的支配。其节后纤维释放 ACh，与血管平滑肌的 M 型胆碱能受体结合，使血管舒张。交感舒血管神经平时无紧张性活动，只有当机体激动、恐慌，准备做强烈肌肉活动时才发挥作用，使骨骼肌血管舒张，肌肉血流量大大增加。与此同时，体内其他部位（如皮肤、内脏）的血管则因交感缩血管纤维活动加强而收缩，使其血流量减少。

（2）副交感舒血管神经：主要分布在脑、唾液腺、胃肠道腺体和外生殖器等处的血管。**副交感舒血管神经**（parasympathetic vasodilator nerve）的节前纤维位于脑干的某些核团和脊髓骶段灰质的中间外侧柱，其节后纤维末梢释放的递质也是 ACh，与血管平滑肌细胞膜上的 M 受体结合，引起血管舒张。副交感舒血管神经只对所支配器官的血流起调节作用，对循环系统的总外周阻力影响较小。

（3）脊髓背根舒血管纤维：皮肤受伤害性刺激的感觉信号由一些无髓鞘纤维传入脊

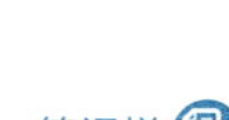

髓，这些神经纤维在外周末梢处有分支。当某处皮肤受到伤害性刺激时，感觉信号一方面沿传入纤维向中枢传导；另一方面可沿末梢分支到达受刺激部位邻近的微动脉，使微动脉舒张，局部皮肤出现红晕。这一反应是仅通过轴突外周完成，故称为“**轴突反射**”（axon reflex）。这种纤维称为脊髓背根舒血管纤维，其释放的递质可能是降钙素基因相关肽、P 物质等。

（三）心血管中枢

中枢神经系统中参与心血管反射的神经元群，称为**心血管中枢**（cardiovascular center），分布于脊髓到大脑皮层的各个水平。

1. **脊髓心血管神经元** 在脊髓胸、腰段灰质侧角中有支配心和血管的交感节前神经元，在脊髓骶段有支配血管的副交感节前神经元。正常情况下，这些神经元的活动接受延髓及延髓水平以上心血管中枢的控制，其本身并不具有精确的整合性调节功能，它们是中枢神经系统调节心血管活动的最后传出通路（图 4-32）。

研究表明，如果从中脑向延髓方向逐段横断脑干，只要保持延髓与脊髓的完整，动脉血压并无明显变化，一些心血管反射仍存在；当横断水平逐步下移，动脉血压逐步降低，心血管反射的效应也逐步减弱；横断至延髓闩部时，动脉血压降至极低水平，心血管反射也基本消失。这表明延髓是调控心血管活动最重要的中枢结构。

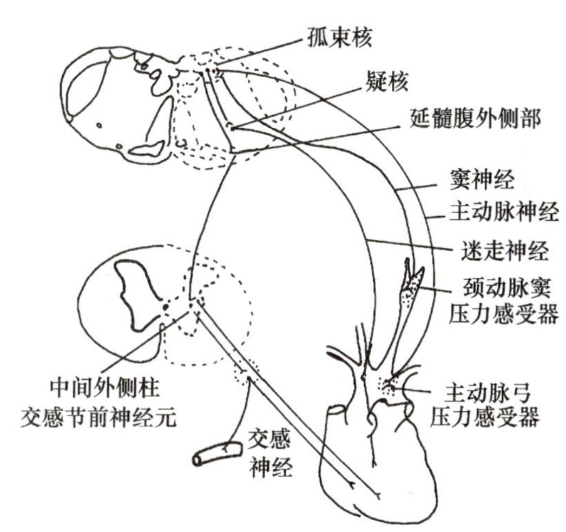

图 4-32 脊髓和延髓参与心血管调节的主要结构及相互联系中枢示意图

2. **延髓心血管中枢** 延髓是调节心血管活动的最基本中枢。延髓心血管中枢是指控制心迷走神经、心交感神经和交感缩血管神经的延髓神经元群，可分别称为心迷走中枢、心交感中枢和交感缩血管中枢。这些中枢平时就有紧张性活动，分别称为心迷走紧张、心交感紧张和交感缩血管紧张，并分别使心迷走神经、心交感神经和交感缩血管神经具有紧张性活动。在机体处于安静状态时，心迷走紧张性较强，因而窦房结的自律水平约 100 次 /min，但正常成年人安静时的心率维持在 75 次 /min 左右；而情绪激动或运动时，心交感紧张性和交感缩血管紧张性均加强，心率明显加快，心血管活动增强。

延髓对心血管活动的调控主要集中在延髓腹外侧区、孤束核、迷走神经背核、疑核等处。

（1）心交感中枢：**延髓腹外侧区**（ventrolateral medulla，VLM）是中枢神经系统维持心血管交感紧张的重要部位。VLM 接受外周及中枢传来的心血管信息，将整合后的指令传至脊髓灰质**中间外侧柱**（intermediolateral column，IML）的交感节前神经元。VLM 的心血管神经元主要分布在两个区域，即**延髓头端腹外侧部**（rostral ventrolateral medulla，RVLM）和**延髓尾端腹外侧部**（caudal rostral ventrolateral medulla，CVLM）。其中 RVLM 神经元是维持心交感神经和交感缩血管神经紧张性活动的基本部位，电刺激 RVLM 可使交感神经紧张性活动增强，心率加快，血压升高；而 CVLM 神经元可抑制 RVLM 神经元的活动，间接导致心交感和交感缩血管紧张降低，心率减慢，血管舒张，血压降低。

（2）心迷走中枢：心迷走神经节前神经元的胞体位于延髓的迷走神经背核和疑核。压

笔记栏

力感受器的传入冲动经孤束核接替后到达延髓的迷走神经背核和疑核，从而兴奋心迷走中枢。

(3)心血管反射换元站：多种心血管反射途径传入纤维在孤束核完成换元，之后发出纤维至延髓和高位中枢。投射到延髓尾端腹外侧部则抑制心血管交感紧张性活动；投射到迷走神经背核和疑核可加强心迷走神经的紧张性活动；投射到脊髓中间外侧柱交感神经元则抑制交感紧张性活动。

3. **延髓以上的心血管中枢** 下丘脑的整合使心血管活动的变化成为体温调节和防御反应的组成部分。下丘脑是防御反应的高级整合机构，防御反应时机体出现一系列心血管活动的改变，表现为心率加快，心收缩力加强，心输出量增加，皮肤和内脏血管收缩，骨骼肌血管舒张，血压稍有升高。这些心血管反应主要是使骨骼肌有充足的血液供应，以适应防御、搏斗或逃跑等行为的需要。下丘脑**室旁核**(paraventricular nucleus，PVN)是神经内分泌和调节自主神经功能的重要整合中枢，参与心血管活动的调控。PVN与延髓心血管中枢(孤束核、RVLM)和脊髓心血管神经元均有联系。PVN通过小细胞神经元参与对压力感受性反射的调节，参与防御反应和应激反应中的心血管调节；PVN还可通过大细胞神经元释放血管升压素，参与心血管活动的调节。

大脑、边缘系统的高级整合功能使心血管功能活动和各器官间的血液分配与机体的各种行为改变相协调、适应。大脑皮层的整合使心血管功能活动与随意运动时血液的需求相适应；边缘系统的整合使心血管功能活动与机体的情绪反应相配合；小脑的整合则使心血管功能活动与机体的姿势和体位改变相协调。

(四) 心血管活动的反射性调节

神经系统对心血管活动的调节是通过各种心血管反射来实现的。这些反射活动的生理意义有：①维持血压的相对稳定；②调配各器官的血流量以移缓济急。这样使心血管活动适应于当时机体所处的状态和内外环境的变化。

1. **颈动脉窦和主动脉弓压力感受性反射** 颈动脉窦和主动脉弓血管壁的外膜下有丰富的感觉神经末梢，其分支末端膨大呈卵圆形，分别称颈动脉窦压力感受器和主动脉弓压力感受器(图4-33)。

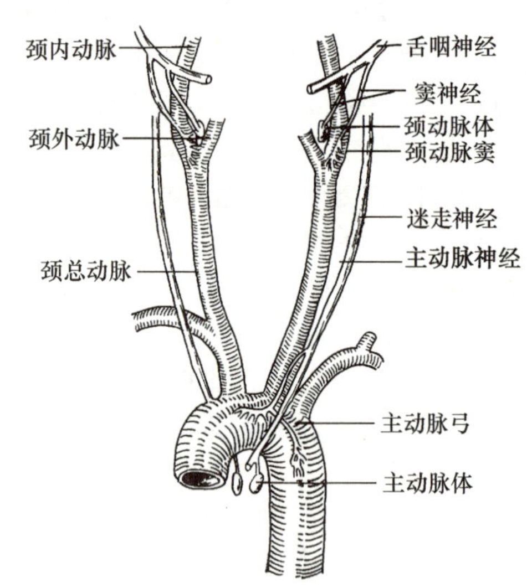

图4-33 颈动脉窦区和主动脉弓区压力感受器和化学感受器

动脉压力感受器并不直接感受血压的变化，而是感受血管壁的机械牵张程度。当动脉血压升高时动脉管壁被牵张的程度增强，压力感受器的传入冲动也就增多。在一定范围内，压力感受器传入冲动的频率与动脉管壁的扩张程度成正比。在同一血压水平，颈动脉窦压力感受器比主动脉弓压力感受器更敏感。在一个心动周期中，随着动脉血压的波动，窦神经传入冲动的频率也发生相应的改变(图4-34)。

当血压升高时，血管壁扩张，外膜下的神经末梢受到机械牵张刺激增加，压力感受器发出传入冲动增多。颈动脉窦压力感受器的传入神经为窦神经，后加入舌咽神经，进入延髓。主动脉弓压力感受器的传入纤维走行于迷走神经干内后进入延髓，称为**主动脉神经**(aortic nerve)或**降压神经**(depressor nerve)。

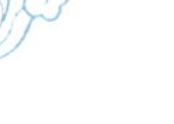

压力感受器的冲动传到延髓孤束核后，抑制延髓头端腹外侧部心血管神经元的活动，从而使心血管交感神经紧张性减弱，同时与迷走神经背核和疑核发生联系，使心迷走神经紧张性加强，导致心率减慢，心肌收缩力减弱，心输出量减少，外周血管舒张，外周阻力降低，结果使动脉血压回降，故该反射又称为**降压反射**（depressor reflex）。

颈动脉窦和主动脉弓压力感受性反射对动脉血压可进行双向调节。当动脉血压下降时，颈动脉窦和主动脉弓压力感受器传入冲动减少，使心交感紧张和交感缩血管紧张加强，而心迷走紧张减弱，导致心率加快，心肌收缩力增强，心输出量增加，外周血管收缩，外周阻力升高，结果使动脉血压回升。

在动物实验中，改变颈动脉窦灌注压，可观察到动脉血压的变化（图 4-35）。当颈动脉窦灌注压在 60~180mmHg 范围内变动时，灌注压愈高，窦神经传入冲动愈多，动脉血压就降得愈低；反之，动脉血压升高。当窦内灌注压在 60mmHg 以下时，压力感受器几乎无传入冲动；灌注压在 100mmHg 左右时，窦内压的轻微变化即可引起动脉血压的明显改变，表明窦内压在这一范围内变动时，压力感受性反射的调节最灵敏；当灌注压超过 180mmHg 时，压力感受器的传入冲动不再增加，动脉血压也不再出现明显降低，说明压力感受器的兴奋已达饱和。可见降压反射在血压正常波动范围内反应最灵敏。

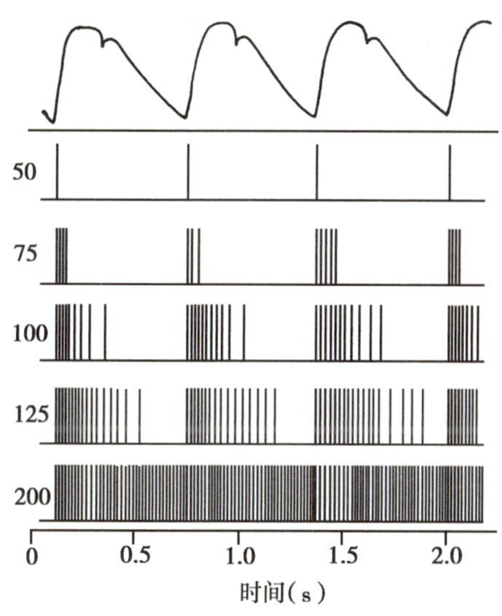

图 4-34　单根窦神经压力感受器传入纤维在不同动脉血压时的放电示意图

图中最上方为主动脉血压波，左侧数字为主动脉平均压（mmHg）

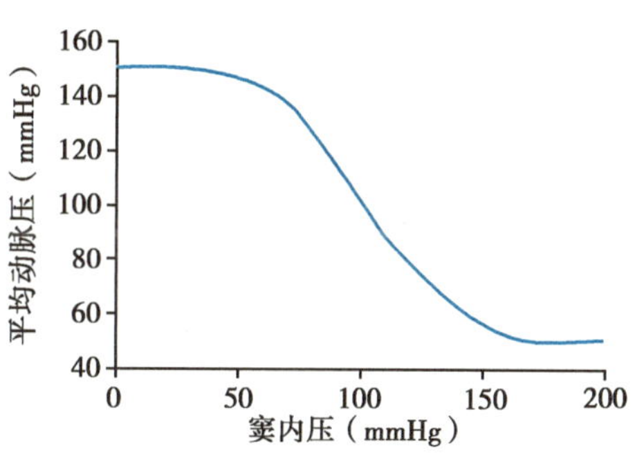

图 4-35　颈动脉窦内压力变化与动脉血压的关系

综上所述，颈动脉窦和主动脉弓压力感受性反射的生理意义在于：①通过负反馈调节机制，使动脉血压保持相对稳定。在安静状态时，动脉血压已高于压力感受器的阈值，因此降压反射起经常性调节作用，以缓冲血压大幅度的波动。②由于颈动脉窦和主动脉弓压力感受器正好位于脑和心供血通路的起始部，因此，降压反射在维持正常血压的相对稳定的同时，对保证脑和心等重要脏器的正常血供有重要意义。

2. **颈动脉体和主动脉体化学感受性反射**（chemoreceptor reflex）　**化学感受器**（chemoreceptor）分布于颈总动脉分叉处的颈动脉体和主动脉弓区域的主动脉体，能感受血液中某些化学成分的变化，如动脉血中的 PO_2 降低、PCO_2 升高或 H^+ 浓度升高等。化学感受器受到刺激后，

笔记栏

分别由窦神经和迷走神经将信息传入至延髓孤束核，然后使延髓内呼吸运动神经元和心血管神经元的活动发生改变。

化学感受器兴奋的效应主要是调节呼吸，使呼吸加深加快、肺通气量增大；同时使心率加快，心输出量增加，脑和心等重要器官血流量增加，而腹腔内脏器官和肾的血流量减少，血压升高。

通常，化学感受性反射对心血管活动并不起明显的调节作用，只有在低氧、窒息、失血、酸中毒及动脉血压过低等情况下才发生作用，尤其在低氧时对动脉血压的维持具有重要意义。因此，化学感受性反射是机体的一种保护性代偿活动。例如，当动脉血压低至40mmHg时，压力感受器几乎没有传入冲动，但局部血流量减少导致的低氧、PCO_2升高和H^+浓度升高可触发化学感受性反射，引起心输出量增加，动脉血压升高，同时脑和心等重要器官的血流量增加。

3. **心肺感受器引起的心血管反射** 在心房、心室和肺循环大血管壁内存在许多感受器，称为**心肺感受器**(cardiopulmonary receptor)。引起心肺感受器兴奋的适宜刺激有两类：①心或血管壁的机械牵张。心房、心室或肺循环大血管压力升高或血容量增多主要是由于静脉回心血量的增加，因此这些感受器又称为容量感受器(volume receptor)；与颈动脉窦和主动脉弓压力感受器相比，心肺感受器位于循环系统压力较低的部位，故又称为“低压力感受器”，而动脉压力感受器则可称为“高压力感受器”。②化学物质，如前列腺素、腺苷、缓激肽等。当心肌缺血、缺氧或心肌负荷增加时，前列腺素或缓激肽的释放可刺激并兴奋此类心肺感受器。

心肺感受器的传入神经纤维行走于迷走神经干内，也有少数经交感神经进入中枢。大多数心肺感受器兴奋时引起的反射效应是交感紧张降低，心迷走紧张加强，导致心率减慢，心输出量减少，外周阻力降低，故动脉血压下降。与此同时，血管升压素和醛固酮的释放减少，使血压下降，排尿排钠增加。

4. **其他心血管反射**

(1)躯体感受器引起的心血管反射：刺激躯体传入神经时可引起各种心血管反射，其效应与感受器的性质、刺激的强度和频率等因素有关。用低中强度的低频电脉冲刺激骨骼肌传入神经，常可引起降压效应；而采用高强度的高频电脉冲刺激皮肤传入神经，则常引起升压效应。肌肉活动、皮肤冷热以及各种伤害性刺激都可引起心血管反射活动。

中医针刺治疗某些心血管疾病的生理机制，就是针刺激活了肌肉或皮肤的一些感受器传入活动，通过中枢神经系统内复杂的机制，使异常的心血管活动得到调整。

(2)其他器官感受器引起的心血管反射：上呼吸道感受器受刺激(如呼吸道插管)可导致心跳暂停；压迫眼球可反射性引起心率减慢，即眼心反射；扩张肺、胃、肠、膀胱等器官，以及挤压睾丸时，常引起心率减慢、外周血管扩张等反应。

二、体液调节

心血管活动的体液调节是指血液和组织液中某些化学物质对心肌和血管平滑肌的调节作用。这些化学物质有些是内分泌细胞分泌的激素，通过血液循环可广泛作用于心血管系统；有些则在组织中形成，主要作用于局部的血管平滑肌，对局部组织的血流起调节作用。

1. **肾上腺素和去甲肾上腺素** 循环血液中的**肾上腺素**(adrenaline，Ad；epinephrine，E)和**去甲肾上腺素**(norepinephrine，NE；noradrenaline，NA)主要来自肾上腺髓质的分泌，其中肾上腺素约占80%，去甲肾上腺素约占20%。在不同的生理情况下，两者的比例可发生变

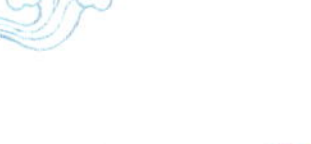

化。肾上腺素能纤维末梢释放的去甲肾上腺素也有一小部分进入血液循环。肾上腺素和去甲肾上腺素对不同肾上腺素能受体的结合能力不同,因此两者对心血管的作用既有共性,又有特性。

肾上腺素可与α和β两类肾上腺素能受体结合。在心,肾上腺素与β_1受体结合,可使心率加快,心收缩力增强,使心输出量增加;在血管,肾上腺素的作用取决于血管平滑肌上的α和β_2受体的分布情况。在皮肤、肾、胃肠道等器官的血管平滑肌上α受体的分布占优势,而骨骼肌和肝的血管平滑肌上β_2受体占优势。小剂量的肾上腺素常以兴奋β_2受体的效应为主,引起血管舒张;大剂量时可兴奋α受体,引起血管收缩。所以,肾上腺素对外周血管口径的调节可改变全身各器官的血液分配。由于肾上腺素可使肌肉组织的血管舒张,而肌肉组织的重量几乎占体重的一半左右,故外周阻力增加很少,或基本不变。由于肾上腺素使心率加快,心肌收缩力加强,心输出量增加,具有明显的强心作用,故临床常作为"强心剂"使用。

去甲肾上腺素主要激活α与β_1肾上腺素能受体,与β_2肾上腺素能受体的结合作用较弱。因此,它对心有兴奋作用,对体内大多数血管具有强烈的收缩作用,动脉血压明显升高。用去甲肾上腺素灌注离体心,可使心率加快,但在整体情况下,静脉注射去甲肾上腺素后,心率减慢。这是由于去甲肾上腺素引起动脉血压明显升高,进而触发颈动脉窦和主动脉弓压力感受性反射,导致心率减慢,掩盖了去甲肾上腺素加快心率的效应。故去甲肾上腺素在临床上常用作"升压药"。

2. **肾素-血管紧张素系统** **肾素-血管紧张素系统**(renin-angiotensin system,RAS)是心血管系统最重要的调控系统之一(图4-36)。**肾素**(renin)是由肾球旁细胞合成和分泌的一种酸性蛋白酶,经肾静脉进入血液循环。**血管紧张素**(angiotensin)是一组多肽类物质,具有强烈的缩血管作用。肝和组织生成的血管紧张素原在肾素的作用下水解为**血管紧张素Ⅰ**(angiotensin Ⅰ,Ang Ⅰ,10肽);在血浆和组织中(主要在肺血管内皮表面),血管紧张素Ⅰ在血管紧张素转换酶的作用下水解为**血管紧张素Ⅱ**(angiotensin Ⅱ,Ang Ⅱ,8肽);血管紧张素Ⅱ又在血管紧张素酶A的作用下,再失去一个氨基酸,成为7肽的**血管紧张素Ⅲ**(angiotensin Ⅲ,Ang Ⅲ)。

血管紧张素原(肾素底物,在肝或组织中合成)
↓ ←肾素(酶,由肾脏球旁细胞分泌)
血管紧张素Ⅰ(10肽)
↓ ←血管紧张素转换酶(主要在肺血管)
血管紧张素Ⅱ(8肽)
↓ ←血管紧张素酶A
血管紧张素Ⅲ(7肽)

图4-36 肾素-血管紧张素系统

当各种原因引起肾血液灌注减少时,或血浆、肾小管液中Na^+浓度降低时,均可导致肾素分泌增多。对体内多数组织细胞来说,Ang Ⅰ不具有活性,Ang Ⅱ和Ang Ⅲ可作用于血管平滑肌和肾上腺皮质等细胞膜表面的血管紧张素受体,引起相应的生理效应。

Ang Ⅱ的心血管效应是:①直接使全身微动脉收缩,动脉血压升高;②使静脉收缩,静脉回心血量增多;③作用于交感缩血管纤维末梢的突触前膜上的血管紧张素受体,发挥突触前调制作用,促进NE释放,减少NE摄取,提高血管平滑肌对NE的反应性;④作用于中枢神经系统中的血管紧张素受体,使交感缩血管紧张加强。因此,Ang Ⅱ可以通过中枢和外周途径,使外周血管阻力增大,升高动脉血压。

Ang Ⅲ的缩血管作用只有Ang Ⅱ的1/5,但Ang Ⅲ刺激肾上腺皮质合成和释放醛固酮的作用更强。由于肾素、血管紧张素和醛固酮之间功能上相连续而且密切相关,因此称为**肾素-血管紧张素-醛固酮系统**(renin-angiotensin-aldosterone system,RAAS)。该系统是动脉血压长时程稳定调节的重要因素之一。

血管紧张素转化酶2

笔记栏

3. **血管升压素** **血管升压素**(vasopressin,VP)是由下丘脑视上核和室旁核神经元合成的含有 9 个氨基酸的多肽,经下丘脑 - 垂体束轴浆运输到神经垂体并储存,从神经垂体释放入血。VP 通过作用于血管平滑肌细胞膜表面的血管升压素受体引起强烈的缩血管效应。但在正常情况下,血浆 VP 浓度初步升高时,首先出现抗利尿效应;只有当 VP 浓度明显高于正常时,才引起血管平滑肌收缩,导致动脉血压升高。当缺水引起血浆晶体渗透压升高,或循环血量减少使动脉血压降低时,均可使 VP 释放增加,通过调节细胞外液量实现动脉血压的长期调节。

4. **心房钠尿肽** **心房钠尿肽**(atrial natriuretic peptide,ANP)是由心房肌细胞合成和释放的一组多肽。其心血管效应是使心率减慢,搏出量减少,心输出量减少,血管平滑肌舒张,外周阻力下降,动脉血压降低。当血容量增加、心房容积增加和动脉血压升高时,可促使心房肌细胞释放 ANP,引起强烈的利尿排钠效应。此外,它还有抑制肾素 - 血管紧张素 - 醛固酮系统的作用,间接促进 Na^+ 的排泄;还能抑制血管升压素的释放。

5. **一氧化氮** **一氧化氮**(nitric oxide,NO)又称做**内皮源性舒张因子**(endothelium-derived relaxing factor,EDRF)。由血管内皮细胞中的左旋精氨酸(L-Arg)在**一氧化氮合酶**(nitric oxide synthase,NOS)的催化下生成 NO。NO 具有高度的脂溶性,可激活血管平滑肌细胞内可溶性鸟苷酸环化酶(sGC),促使 cGMP 浓度升高,游离 Ca^{2+} 浓度降低,使血管舒张。NO 参与机体对动脉血压的即刻调节,血压突然升高时,血流对血管的切应力增大,可导致血管内皮细胞释放 NO,引起血管扩张,血压回降。缓激肽、5- 羟色胺、ATP、ACh、NE、内皮素和花生四烯酸等体液因素,以及血流对内皮产生的切应力都可引起内皮细胞释放 NO。

6. **前列环素** 内皮细胞是合成**前列环素**(prostacyclin,PGI_2)的主要场所,花生四烯酸经环氧合酶代谢途径,最后在前列环素合成酶作用下合成前列环素。血管内的搏动性血流对内皮产生的切应力可使内皮释放 PGI_2。PGI_2 是一种强烈的血管平滑肌舒张物,与受体结合后,激活 AC 促使细胞内 cAMP 含量升高,舒张血管。

7. **内皮素** **内皮素**(endothelin,ET)是 21 个氨基酸构成的多肽,有 3 种异构体(ET_1、ET_2、ET_3),其中 ET_1 是已知最强烈的缩血管物质之一,它的缩血管效应是去甲肾上腺素的 100 倍。ET 受体有 A、B、C 3 种亚型。高浓度的 ET_1 可作用于血管平滑肌的 ET_A 受体,引起血管强烈收缩。其收缩作用效应持久,参与血压的长期调节。

8. **激肽** 血浆和组织中的蛋白质底物**激肽原**(kininogen)在激肽释放酶作用下分解为激肽(kinin)。激肽可引起血管平滑肌舒张,通透性增高,参与对血压和局部组织血流量的调节,但又引起内脏平滑肌收缩。病理情况如组织损伤、抗原抗体反应、炎症等均可激活激肽原,产生激肽,使局部血管舒张,通透性增强,组织液生成增多,而且激肽对神经末梢有强烈刺激作用,从而引起局部组织红、肿、热、痛等反应。

9. **阿片肽** 垂体释放的 **β- 内啡肽**(β-endorphin,β-EP)和促肾上腺皮质激素(ACTH)来自同一个前体。在应激情况下,β-EP 和 ACTH 一起释放入血,血浆中的 β-EP 可进入脑内,使交感神经活动抑制,心迷走神经活动加强,动脉血压下降,是发生休克的原因之一。除中枢作用外,阿片肽类物质也可作用于外周的阿片受体,导致血管平滑肌舒张。

10. **组胺** **组胺**(histamine)存在于组织中,特别是皮肤和肺的肥大细胞中。当组织受到机械、温度、化学因素刺激,在局部产生炎症或损伤,以及抗原抗体反应时,均可释放组胺。组胺与血管 H_1 受体结合,产生强烈的舒血管作用,并能使毛细血管的管壁通透性增加,血浆滤过进入组织,形成局部组织水肿。

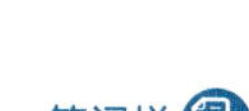

三、自身调节

心肌和血管平滑肌不依赖神经和体液因素的影响，对环境变化产生一定的适应性反应，称为心血管自身调节。心泵血功能的自身调节已于本章第三节中叙述。组织器官局部血流量的自身调节机制有代谢性和肌源性两种。

（一）代谢性自身调节机制

当组织代谢活动加强时，局部组织氧分压降低，组织细胞的代谢产物积聚，如 CO_2、H^+、K^+、腺苷、ATP 等，这些代谢产物将引起该处的微动脉和毛细血管前括约肌舒张，使局部血流量增多，从而为组织提供更多的氧，并清除代谢产物。这种代谢性舒张血管效应有时非常显著，若同时发生交感缩血管神经活动加强，该局部组织的血管仍然表现为舒张。

（二）肌源性自身调节机制

血管的肌源性自身调节表现于某些器官对自身血流量的调节。动物实验可见，当器官血管的灌注压突然升高时，该自身调节引起器官血管收缩，血流阻力加大，从而使器官血流量不因灌注压的增高而增多；反之则血流阻力减小，器官血流量不因灌注压的降低而减少，以保持器官血流量的相对稳定。

四、动脉血压的长期调节

动脉血压的稳定依赖于包括神经和体液调节在内的极其复杂的整合调控。动脉血压的神经反射性调节主要是对短时间内发生的血压变化起调节作用，如降压反射。当动脉血压在较长时间内（数小时或更长）发生变化时，仅依赖于神经调节则不足以将动脉血压恢复到正常水平。而肾可以通过调节细胞外液量，发挥对动脉血压的长期调节作用，这种调控机制称为**肾 - 体液控制机制**（renal-body fluid mechanism）。

肾 - 体液控制机制的调节过程是：当机体细胞外液量明显减少时，循环血量相应减少，由于循环血量和血管系统容积的比例下降，动脉血压下降。而循环血量减少可产生以下后果：①促使血管升压素合成和释放增加，促进肾远曲小管和集合管对水的重吸收增加，使循环血量恢复；②激活肾素 - 血管紧张素 - 醛固酮系统，醛固酮分泌增多，促进肾远曲小管和集合管对 Na^+ 的重吸收，进而促进水的重吸收，循环血量恢复，动脉血压回升。反之，则引起相反的调控过程。

第七节 器官循环

安静状态下，一个中等身材成年人的心输出量为 5.0L/min 左右，相当于全身的血液总量。心泵出的血液在人体各个器官进行分配，各个器官的血流量与该器官的耗氧量成正比（表 4-1）。

表 4-1 安静状态下各器官的血流量和耗氧量

器官	重量(kg)	单位时间血流量(ml/min)	血流量			耗氧量		
			单位时间单位重量的血流量[ml/(100g·min)]	占心输出量的百分比(%)	动静脉血含氧量差(ml/dl)	单位时间耗氧量(ml/dl)	单位时间单位重量的耗氧量[ml/(100g·min)]	占总耗氧量的百分比(%)
心	0.3	250	80	5	10	25	8	10
脑	1.4	750	55	14	6	45	3	18

笔记栏

续表

器官	重量(kg)	单位时间血流量(ml/min)	血流量			耗氧量		
			单位时间单位重量的血流量[ml/(100g·min)]	占心输出量的百分比(%)	动静脉血含氧量差(ml/dl)	单位时间耗氧量(ml/dl)	单位时间单位重量的耗氧量[ml/(100g·min)]	占总耗氧量的百分比(%)
肝	1.5	1 300	85	23	6	75	2	30
肾	0.3	1 200	400	22	1.3	15	5	6
胃肠	2.5	1 000	40	—	—	—	—	—
骨骼肌	35.0	1 000	3	18	5	50	0.15	20
皮肤	2.0	200	10	4	2.5	5	0.2	2
其他	27.0	800	3	14	5	35	0.15	14
合计	70.0	5 500	—	100	—	250	—	100

注:表中数值均为约数;—:资料缺乏。

机体各器官的结构和功能不同,器官内部的血管分布和调节也各有特点。本节主要叙述心、肺、脑的血液循环特征。

一、冠脉循环

冠脉循环(coronary circulation)是营养心本身的血液循环,因此,冠脉循环是否通畅、血流量如何将直接影响心的功能,进而影响整体的功能。目前,以冠脉循环受阻导致心肌缺血和坏死为主要病理改变的冠状动脉粥样硬化性心脏病,即冠心病,已经成为威胁人类健康的主要疾病之一。

(一)冠脉循环的解剖特点

冠状动脉简称冠脉,开口于升主动脉根部,其主干及大分支走行于心的表面,小分支常以垂直心表面的方向穿入心肌,并沿途发出分支,最后至心内膜下分支成网。这种分支方式使冠脉血管容易在心肌收缩时受到压迫。

心肌的毛细血管网分布极其丰富。毛细血管数和心肌纤维数的比例为1∶1,因此心肌和冠脉血液之间的物质交换可以快速进行。冠状动脉之间有广泛的吻合支,尤以心内膜下较多。冠脉侧支在出生时已形成,但血流量少。当冠脉突然堵塞时,常因侧支循环不能快速建立而导致心肌梗死;若冠脉堵塞缓慢时,可逐渐建立侧支循环,代偿性增加血流量,改善心肌供血。

(二)冠脉循环的生理特点

1. 血流量大 冠脉循环的途径短,血流速度快,灌注压高。从主动脉根部起,冠脉血流经全部冠状血管回到右心房,仅需要几秒钟。

中等体重的人冠脉血流总量为225ml/min,占心输出量的4%~5%,而心的重量只占体重的0.5%。冠脉血流量的多少主要取决于心肌的活动,故左心室每克心肌组织的血流量大于右心室。安静状态下,人冠脉血流量为每百克心肌60~80ml/min。当心肌活动加强,冠脉达到最大舒张状态时,冠脉血流量可增加到每百克心肌300~400ml/min。

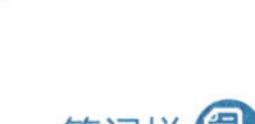

2. **耗氧量大**　心是一个需氧器官，心肌收缩所需能量几乎完全来源于有氧氧化。因此，心必须从动脉血液中摄取大量氧以维持正常功能。基础状态下，每百克心肌的耗氧量为8~10ml/min，居全身组织耗氧量之首。安静状态下全身各组织中，以心的动-静脉血氧含量差最大，为8~15ml/100ml，而一般动-静脉血氧含量差为2.5~6.0ml/100ml，这表明心肌从毛细血管中摄取的氧最多。

3. **血流量呈周期性波动**　冠脉血管的大部分分支深埋于心肌内，心在每次收缩时对埋于其内的血管产生压迫，从而影响冠脉血流。在一个心动周期中冠状动脉血流会发生周期性的变化（图4-37）。在左心室等容收缩期，由于心肌收缩的强烈压迫，左冠状动脉血流急剧减少，深层的冠脉血流可中断甚至发生倒流。在左心室射血期，主动脉压升高，冠状动脉血压也随之升高，冠脉血流量增加。到减慢射血期，冠脉血流量又有所下降；心肌舒张时，冠脉血管的压迫解除，血流阻力显著减小，血流量增加。在等容舒张期，冠脉血流量突然增加，舒张期早期可达到最高峰，然后逐渐回降。左心房收缩对冠脉血流也产生一定的影响，但并不显著。

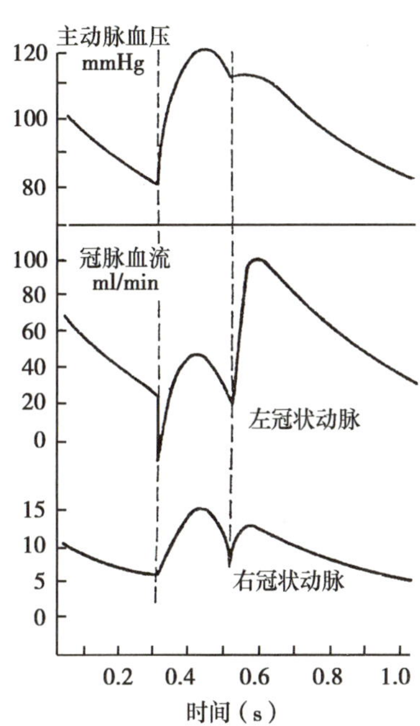

图4-37　一个心动周期中左、右冠状动脉血流量的变化

冠脉在左心室收缩期的血流量只有舒张期的20%~30%。当心肌收缩加强时，心缩期血流量所占的比例更小。因此，舒张压的高低和舒张期的长短是影响冠脉血流量的重要因素。体循环外周阻力增大时，舒张压升高，冠脉血流量增多。心率加快时，由于心动周期的缩短主要是舒张期缩短，故冠脉血流量减少。右心室壁较薄，心肌收缩对血流的影响不如左心室明显。安静情况下，右心室收缩期的血流量与舒张期的血流量相差不多，甚至略多于后者。

（三）冠脉血流量的调节

冠脉血流量可随生理状态的改变而发生显著的变化。在剧烈的体力活动时，通过冠脉口径的调节，冠脉血流量可增加到安静时的6~7倍。缺氧时，冠状动脉发生扩张可使冠脉血流量增加3~4倍。调节冠脉血流量最重要的因素是心肌本身的代谢水平，而神经和体液调节较为次要。

1. **心肌代谢水平对冠脉血流量的调节**　安静状态下，冠脉血液流经心肌时65%~70%的O_2即被摄取，故剧烈运动时，心肌提高单位血液摄氧量的潜力较小。因此，运动状态时机体只能通过舒张冠脉、增加冠脉血流量以适应心肌对O_2的需求。

当心的活动加强，心肌代谢增强时，冠状小动脉口径增大，冠脉血流量增加。冠脉血流量与心肌代谢水平成正比。心肌代谢产物，特别是腺苷，是引起冠脉舒张的主要原因。当心肌代谢增强而使局部组织的氧分压降低时，心肌细胞中的ATP分解为ADP和AMP。在冠脉血管周围的间质细胞中有5'-核苷酸酶，可使AMP分解产生腺苷，它具有强烈舒张冠状小动脉的作用。腺苷生成后，在几秒钟内即被破坏，因此不会引起其他组织器官的血管舒张。心肌的其他代谢产物如H^+、CO_2、乳酸等，虽也能使冠脉舒张，但作用较弱。

2. **神经调节**

（1）交感神经：冠脉血管平滑肌有α和β_2两种肾上腺素能受体。交感神经兴奋时末梢释放去甲肾上腺素，主要激活冠脉α受体，使冠脉收缩，对β_2受体作用较小。同时去甲肾上

笔记栏

腺素还可激活心肌的 β_1 受体，使心的活动加强，心肌代谢产物增加，从而使冠脉舒张，冠脉血流量增加。因此交感神经对冠脉的直接效应是收缩，但在短时间内可被心肌代谢产物的舒血管效应所掩盖。

（2）迷走神经：迷走神经兴奋对冠脉的直接作用是引起舒张；但心迷走神经兴奋时又使心的活动减弱，心肌代谢产物减少，继而引起冠脉收缩，从而抵消迷走神经对冠脉的直接舒张作用。

3. **体液调节** 肾上腺素和去甲肾上腺素可通过增强心肌的代谢活动，使冠脉血流量增加，也可直接作用于冠脉的 α 或 β_2 受体，引起冠脉血管收缩或舒张。甲状腺激素增多时，心肌代谢活动加强，代谢产物增多，使冠脉舒张，冠脉血流量增加。

知识链接

冠心病

冠心病（coronary heart disease，CHD）即冠状动脉粥样硬化性心脏病的简称，是由于冠状动脉粥样硬化使其管腔狭窄或阻塞导致心肌缺血、低氧而引起的心脏病。基础病理改变是冠状动脉粥样硬化斑块形成，导致冠脉管腔狭窄和闭塞。因狭窄程度和病变发展速度不同，其临床表现不一。若管腔轻度狭窄（<50%）时，对心肌供血无明显影响，患者无症状。当管腔重度狭窄（>50%）时，对心肌供血能力大减。若病程发展缓慢，可通过侧支循环代偿性增加血流量，改善心肌供血。但这只能满足安静状态的需求，休息时可无症状。当心的负荷（劳力性或精神性）增加时，心肌缺血缺氧加重，诱发**心绞痛**（angina pectoris）。若发病急骤，冠脉血栓形成，或冠脉持续痉挛，使管腔发生持久而完全的闭塞。侧支循环来不及充分建立，导致心肌严重持久的缺血，甚至坏死，即**心肌梗死**（myocardial infarction）。

二、肺循环

肺循环（pulmonary circulation）的功能是使右心室射出的静脉血经肺泡进行气体交换后变成动脉血进入左心房。呼吸性细支气管以上的呼吸道所需的营养物质，由体循环的支气管动脉供应，肺循环和支气管血管的末梢之间有吻合支沟通。因此，有部分支气管静脉血液可经过这些吻合支进入肺静脉和左心房，使主动脉血液中掺入 1%~2% 的静脉血。

（一）肺循环的特点

1. **血流阻力小、血压低** 肺动脉管壁较薄，厚度仅为主动脉的 1/3，其分支短而管径较粗，总横截面积大。而且，肺循环的全部血管都位于胸腔内，受胸膜腔内负压的影响，肺血管的顺应性较高，肺循环的血流阻力较小。肺循环动脉和静脉的总阻力大致相等。

肺动脉压远较主动脉压为低，只有体循环的 1/4~1/6。正常人的肺动脉收缩压约为 22mmHg，舒张压为 8mmHg，平均压约为 13mmHg。肺循环毛细血管平均压力约为 7mmHg。肺静脉和左心房内压力为 1~4mmHg，平均约为 2mmHg。

2. **肺的血容量波动大** 肺部的血容量约为 450ml，占全身血量的约 9%。用力呼气时，肺部血容量可减少至 200ml 左右；而在深吸气时可增加到 1 000ml 左右。可见，由于肺组织和肺血管的顺应性大，故肺部血容量的变动范围较大，因此肺循环血管起着“贮血库”的作用。当机体失血时，肺循环可将部分血液转移至体循环起代偿作用。

笔记栏

在每一个呼吸周期中，肺循环的血容量也发生周期性的变化，并对心输出量和动脉血压产生影响。吸气时，因胸膜腔负压增大，由腔静脉回流入右心房的血量增多，右心室的射血量随之增多。肺扩张时肺循环的血管扩张程度增加，使其容量增大，能容纳更多的血液，而由肺静脉回流入左心房的血液则减少。但在几次心搏后，扩张的肺循环血管已被充盈，故肺静脉回流入左心房的血量逐渐增加。在呼气时，则发生相反的过程。因此，吸气初时，动脉血压下降，在吸气相的后半期降至最低点，之而后逐渐回升，在呼气相的后半期达到最高点。呼吸周期中出现的这种血压波动，称为动脉血压的呼吸波。

3. **毛细血管的有效滤过压低** 肺循环毛细血管压平均约 7mmHg，而血浆胶体渗透压平均约为 25mmHg，组织液生成的有效滤过压低，而将组织间隙的液体吸引入毛细血管的力量较大，使肺部组织液的压力为负压。这一负压使肺泡和其表面的毛细血管紧密相贴，有利于肺泡和血液之间的气体交换。

（二）肺循环血流量的调节

大多数情况下，肺循环血管口径的变化是被动的，当右心室输出量增加时，由于结构的影响，肺血管被动扩张，肺动脉压升高不明显。而神经调节对肺循环血流量的反射性变化则很小，但肺组织局部化学因素能起一定的调节作用。

1. **低氧** 肺泡气的氧分压对肺部血管的舒缩活动有明显的影响，急性或慢性的低氧都能使肺部血管收缩，血流阻力增大，这种现象称为**低氧性肺血管收缩反应**（hypoxic pulmonary vasoconstriction，HPV）。当部分肺泡内气体的氧分压降低时，这些肺泡周围的微动脉就会发生收缩。而当 CO_2 分压升高时，低氧引起的肺部微动脉收缩将更加显著。事实上，低氧性肺血管收缩反应是机体对低氧的一种适应性反应，以减少生理性或病理性的通气 / 血流比值失衡。当部分肺泡因通气不足氧分压降低时，这些肺泡周围的血管收缩，血流减少，可使较多的血液流至通气充足的肺泡，有利于肺换气。

2. **神经调节** 肺循环血管受交感和迷走神经的双重支配。交感神经兴奋的直接效应是肺血管收缩，血流阻力增大。但在整体情况下，交感神经兴奋时体循环血管收缩，可将部分血液挤入肺循环，使肺循环血流量增加。刺激迷走神经的直接效应是肺血管舒张。

3. **体液调节** 肾上腺素、去甲肾上腺素、血管升压素、血管紧张素Ⅱ、TXA_2、$PGF_{2\alpha}$ 等能使肺循环的微动脉收缩；组胺、5-HT 能使肺循环的微静脉收缩，但在流经肺循环后即分解失活。ACh、PGI_2 则可使肺血管舒张。

知识链接

肺 水 肿

肺水肿（pulmonary edema）是液体积聚于肺泡或肺组织间隙，严重影响肺换气功能的病理过程。正常时肺泡表面活性物质降低肺泡表面张力，较低的肺循环毛细血管血压均有利于肺泡间隙的组织液重吸收，防止肺泡或肺组织间隙液体的积聚。在急性左心衰竭时，左心泵血功能严重下降，心输出量急剧减少，肺静脉淤血，肺静脉压力急剧升高，肺循环毛细血管压也随之升高，促使液体滤过进入肺组织间隙、肺泡，形成肺水肿。典型的急性肺水肿发病表现为严重气急喘促，呼吸达 30~40 次 /min，口唇青紫，咯大量粉红色泡沫痰等。

笔记栏

三、脑循环

脑循环(cerebral circulation)是指流经整个脑组织的血液循环。脑的血液供应来自颈内动脉和椎动脉,其分支进入脑组织后,形成毛细血管进行物质交换;后经脑静脉汇入静脉窦,继而通过颈内静脉注入上腔静脉而回心。

(一)脑循环的特点

1. **血流量大、耗氧量多** 安静状态下,每百克脑组织的血流量为50~60ml/min,整个脑的血流量为750~900ml/min。脑的重量虽仅占体重的2%,但脑血流量却占心输出量的15%左右。脑组织耗氧量也很大,安静状态下,每百克脑组织耗氧3.0~3.5ml/min,整个脑的耗氧量约占全身耗氧量的20%。

脑组织的代谢活动非常旺盛,但缺乏无氧代谢机制,葡萄糖是其唯一的供能物质。而且脑组织基本没有氧储备,葡萄糖储备也很少。因此,及时通过血液循环为脑组织代谢提供所需要的氧和葡萄糖极为重要。

2. **血流量变化小** 脑位于颅腔内,头颅为骨性结构,其容积相对固定。颅腔为脑、脑血管和脑脊液所充满。由于脑组织的不可压缩性,脑血管的舒缩受到限制,脑血流量的变化较小。

3. **脑各部血流量与代谢程度有关** 当某部位脑组织的代谢增强时,该部的血流量也随之增多。例如左手握拳时,则右侧大脑皮层运动区相应部位的血流量增加;阅读时与语言功能相关的枕叶和颞叶的血流量均增加;实验动物接受光刺激时,则其大脑皮层视觉代表区的血流量增多。

(二)脑血流量的调节

1. **脑血流量的自身调节** 正常情况下,脑循环的灌注压为80~100mmHg,平均动脉压降低或颅内压升高都可使脑的灌注压降低。但是,当平均动脉压在60~140mmHg范围内变动时,通过脑血管的自身调节机制可使脑血流量保持相对稳定。当平均动脉压低于60mmHg时,脑血流量则会显著减少,导致脑功能障碍;当平均动脉压超过140mmHg时,脑血流量将随血压升高而增加;若平均动脉压过高,则可因毛细血管血压过高而引起脑水肿。

2. **体液调节** 影响脑血管舒缩的最重要因素是脑组织局部的化学因素。当动脉血CO_2分压升高或O_2分压降低时,脑血管舒张,血流量增加;反之,当过度通气时,CO_2呼出过多,动脉血CO_2分压过低,脑血管收缩,血流量减少,可引起头晕等症状。

3. **神经调节** 脑血管受交感缩血管纤维和副交感舒血管纤维的支配,但刺激或切断这些神经后脑血流量均无明显改变。

(三)脑脊液的生成和吸收

脑脊液主要由脉络丛(进入脑组织的一部分毛细血管)上皮细胞和室管膜细胞分泌。软脑膜血管和脑的毛细血管滤过的液体中,部分被重吸收,其余的则沿血管周围间隙进入蛛网膜下腔,组成脑脊液的一小部分。

脑脊液中的tau蛋白与阿尔茨海默病

脑脊液存在于脑室系统、脑周围的脑池和蛛网膜下腔内。正常成年人的脑脊液总量约150ml,每天生成的脑脊液约800ml,且同时有等量的脑脊液通过蛛网膜绒毛被重吸收入静脉窦的血液内,可见脑脊液的更新率较高。

脑脊液与血浆同属细胞外液,但其成分有所不同。脑脊液中蛋白质的含量极少,葡萄糖含量也较血浆中少,但Na^+和Mg^{2+}的浓度较血浆中高,K^+、HCO_3^-和Ca^{2+}的浓度则较血浆中低。脑脊液的主要功能是在脑、脊髓和颅腔、椎管之间起保护缓冲作用。

笔记栏

（四）脑内屏障结构

中枢神经系统内，存在着对保护脑组织及其微环境十分重要的屏障结构，包括血-脑屏障、血-脑脊液屏障。

1. **血-脑脊液屏障**（blood-cerebrospinal fluid barrier） 是指介于血液和脑脊液之间的屏障。无孔的毛细血管壁和脉络丛细胞中运输各种物质的载体系统共同构成了血-脑脊液屏障。这种屏障对不同的物质有不同的通透性，例如 O_2、CO_2 很容易就通过，但许多水溶性离子则很难通过。另外，脑脊液还作为脑和血液之间进行物质交换的中介，脑组织中没有淋巴管，从毛细血管壁漏出的少量蛋白质，主要经血管周围间隙进入蛛网膜下腔的脑脊液中，然后通过蛛网膜绒毛回流入血。

2. **血-脑屏障**（blood-brain barrier） 是指介于血液和脑组织之间的屏障，其结构基础是毛细血管内皮细胞、基膜和星形胶质细胞的血管周足等。

脂溶性物质很容易通过血-脑屏障，如 O_2、CO_2、某些麻醉药以及乙醇等。对于不同的水溶性物质来说，其通透性并非取决于分子大小。例如，葡萄糖和氨基酸的通透性较高，而甘露醇、蔗糖和许多离子的通透性则很低，甚至不能通透。这说明脑内毛细血管处的物质交换和其他毛细血管不同，是一种主动的转运过程。

血-脑脊液屏障和血-脑屏障的存在，对于保持脑组织稳定的化学环境和防止血液中有害物质侵入脑内具有重要的生理意义。

（彭　芳　蒋淑君　薛明明　汝　晶）

复习思考题

1. 临床上治疗心房颤动时，可运用 Ca^{2+} 通道阻断剂维拉帕米来降低房颤患者增快的心室率，主要机制是改变房室交界细胞的生物电活动，请问 Ca^{2+} 通道阻断剂使房室交界生物电活动发生了哪些改变？ Ca^{2+} 还在哪些环节参与心肌细胞的生理活动？

2. 机体处于不同状态时，心输出量有所不同，安静时心输出量约为 5L，运动时心输出量大约是安静时的 7 倍。运动时机体通过哪些途径增加心输出量以适应运动状态高代谢需求？

3. 心电图是临床上诊断心脏疾病常用的手段之一，请以标准Ⅱ导联心电图为例，分析各波、段和间期的意义。哪些情况下可导致各波、段和间期的改变？

4. 按压家兔双侧颈动脉窦或短暂夹闭其一侧颈总动脉时，心率和血压将如何变化？其机制如何？

扫一扫
测一测

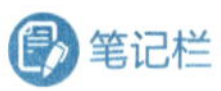

PPT课件

第五章 呼 吸

学习目标

掌握呼吸的概念与过程、呼吸道的神经调节、呼吸运动；掌握肺泡表面活性物质的作用和意义、胸膜腔负压的形成及意义；掌握肺容积、肺容量；掌握每分通气量和肺泡通气量的概念及其意义；掌握肺换气和组织换气的过程、影响肺换气的因素；掌握 O_2 和 CO_2 在血液中的运输形式；掌握呼吸中枢的概念、部位，化学感受性呼吸反射。

熟悉肺通气的阻力；熟悉氧解离曲线的特征、意义和影响因素，二氧化碳解离曲线；熟悉肺牵张反射的概念及意义、呼吸肌本体感受性反射。

了解血红蛋白的分子结构；了解呼吸节律形成的机制、咳嗽反射、喷嚏反射、肺毛细血管旁感受器反射。

人体的各种生命活动都需要能量，能量来自体内新陈代谢中的基本环节——生物氧化。氧化过程需不断消耗 O_2，同时产生 CO_2。因此，机体需不断地从外界摄取 O_2 并将产生的 CO_2 排出体外。机体与环境之间的气体交换过程，称为**呼吸**(respiration)。呼吸是维持机体新陈代谢和各种功能活动必需的基本生理过程之一，发生障碍时可引起组织缺氧和 CO_2 潴留，造成内环境紊乱，影响机体的新陈代谢甚至人体的生命活动。

人体的呼吸过程包括 3 个环节(图 5-1)：①**外呼吸**(external respiration)，包括肺通气和肺换气。肺通气是指外界环境与肺之间的气体交换过程，肺换气是指肺泡与肺毛细血管之间的气体交换过程。②气体在血液中的运输，通过血液运输，把肺部摄取的 O_2 送到组织细胞，供组织细胞代谢利用，同时把组织细胞代谢产生的 CO_2 送到肺进而排出体外。③**内呼吸**(internal respiration)，即**组织换气**(gas exchange in tissues)，是指血液与组织细胞之间的气体交换过程，有时也将细胞内氧化包括在内。因此，呼吸系统功能的实现有赖于循环系统的配合，并随机体的代谢变化而发生适应性的变化。

呼吸全过程示意图

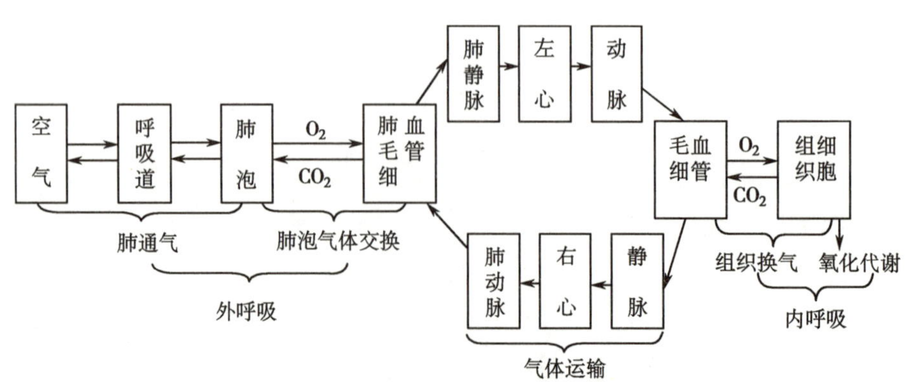

图 5-1 呼吸过程 3 个环节示意图

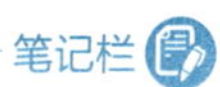

第一节 肺 通 气

肺通气(pulmonary ventilation)是指外界环境与肺之间的气体交换过程。实现肺通气的器官包括呼吸道、肺泡和胸廓等。呼吸道是肺泡与外界之间的气体流通的通道;肺泡是气体交换的场所;胸廓节律性运动是实现肺通气的动力。

一、肺通气的功能结构

(一) 呼吸道

呼吸道(respiratory tract)包括鼻、咽、喉、气管和支气管及其各级分支。临床上将鼻、咽、喉称为上呼吸道;气管和各级支气管称为下呼吸道。终末细支气管以后逐级分支为**呼吸性细支气管**(respiratory bronchiole)、肺泡管、肺泡囊和肺泡(图 5-2),为肺换气的场所。

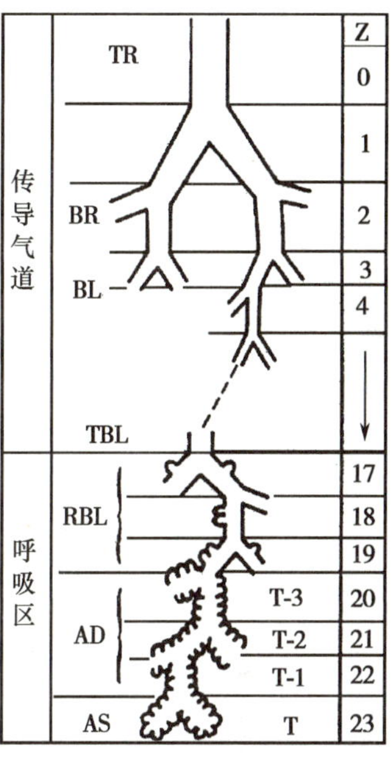

图 5-2 气管和支气管树分级示意图

TR:气管;BR:支气管;BL:细支气管;TBL:终末细支气管;RBL:呼吸性细支气管;AD:肺泡管;AS:肺泡囊

1. 呼吸道的功能

(1)肺通气功能:呼吸道不仅是气体流通的通道,而且还可通过阻力的变化影响进出肺的气体量、气流速度和呼吸功。

(2)防御、清洁功能:外界空气的温度和湿度与肺内不同,而且带有一定的粉尘异物颗粒和微生物。上呼吸道黏膜有丰富的毛细血管网和黏液腺,可对吸入的气体进行加温和湿润。呼吸道借助特异性和非特异性防御功能,对吸入的气体进行清洁。具体表现为:①过滤清洁作用:包括鼻毛的阻挡作用、下呼吸道的黏液黏着和纤毛运动;②吞噬、杀菌作用:肺巨噬细胞的吞噬作用和溶菌酶的杀菌作用;③参与防御性呼吸反射:如喷嚏反射和咳嗽反射;④参与免疫反应:淋巴细胞和分泌型 IgA 引起全身性和局部性免疫反应,对病原微生物及其毒素进行免疫杀灭。

2. 呼吸道平滑肌的调节 呼吸道的组织结构有移行性变化的特点,气管由许多 C 形软骨、平滑肌和弹性纤维组成。随着气管的不断分支,口径变小,软骨组织逐渐减少或消失,平滑肌却相对增多。至直径小于 1mm 的细支气管时,软骨组织完全消失,其口径容易受气道平滑肌舒缩的影响,从而成为影响气流的主要部位。

(1)神经调节:呼吸道平滑肌主要受交感神经和迷走神经双重支配。交感神经兴奋时,释放去甲肾上腺素与支气管平滑肌 β_2 受体结合,促使平滑肌舒张,减小气道阻力。迷走神经兴奋时,释放乙酰胆碱与支气管平滑肌 M 受体结合,引起平滑肌收缩,增加气道阻力。

此外,支气管平滑肌还受自主神经释放的非去甲肾上腺素、非胆碱共存递质的调节,如速激肽(P 物质、神经激肽 A)、血管活性肠肽等,调节支气管平滑肌的舒缩状态。

(2)体液因素:组胺、5- 羟色胺、缓激肽、白三烯和 $PGF_{2\alpha}$ 等促进呼吸道平滑肌收缩;而肾上腺素、异丙肾上腺素和 PGE_2 可引起呼吸道平滑肌舒张。

笔记栏

知识链接

支气管哮喘(bronchial asthma)

具有过敏体质的人接触刺激性物质(抗原)以后,机体产生抗体,当再次接触相同抗原时,产生变态反应,肥大细胞和嗜碱性粒细胞释放组胺、5-羟色胺、缓激肽、过敏性慢反应物质等,促使支气管平滑肌痉挛性收缩;支气管壁内炎性细胞释放多种炎性物质,使支气管黏膜水肿、腺体分泌增加。由于呼吸道口径变小,肺通气阻力增大,产生呼气性呼吸困难。长期反复发作常并发慢性支气管炎和阻塞性肺气肿,最终导致肺源性心脏病。治疗上可采用拟肾上腺素药物和 β_2 受体激动剂,促使支气管平滑肌舒张,降低肺通气阻力,缓解症状。

(二) 肺泡

肺泡(alveolus)是半球状小泡,其平均直径为 200μm 左右(平静呼气末)。成年人肺泡总数约为 3 亿个。肺泡内壁由单层上皮细胞构成,主要分为两种:Ⅰ型细胞为扁平上皮细胞,构成肺泡的内表面层;Ⅱ型细胞为分泌上皮细胞,呈立方形,散在于Ⅰ型细胞之间,可合成和分泌肺泡表面活性物质。相邻肺泡之间的结构为肺泡隔,包括两层肺泡上皮、各自的基膜及其间的结缔组织间隙。肺泡隔内有丰富的毛细血管网、弹性纤维和胶原纤维,使肺具有较好的弹性。这些弹性组织还与邻近的呼吸道和肺小叶的结缔组织连成一体,有助于肺泡和气道的开放。

1. **呼吸膜** 肺泡与肺毛细血管之间交换气体分子所通过的组织结构,称为**呼吸膜**(respiratory membrane)。呼吸膜有 6 层结构,自肺毛细血管向肺泡,依次为毛细血管内皮细胞、毛细血管基膜、间质、肺泡上皮基膜、肺泡上皮细胞和含肺泡表面活性物质的液体分子层(图 5-3)。呼吸膜的平均厚度不足 1μm,成年人呼吸膜总面积约为 $70m^2$,可以迅速满足肺部气体交换的要求。

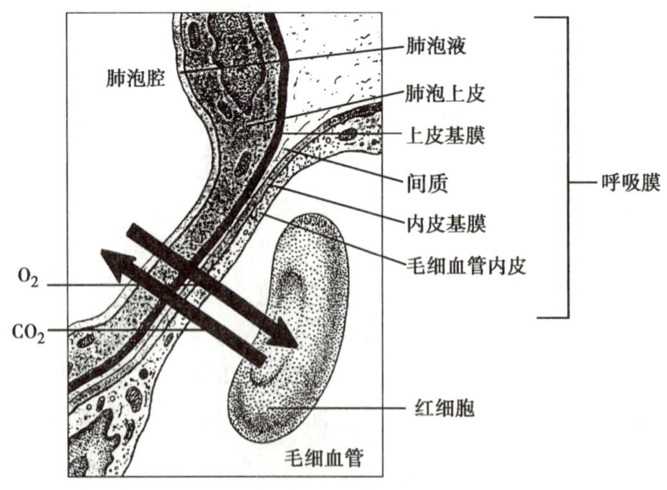

图 5-3 呼吸膜结构示意图

2. **肺泡表面活性物质与肺泡表面张力** 肺泡内面覆有一极薄(厚度小于 0.1μm)的液体层,与肺泡内气体形成液 - 气界面。由于液体 - 液体分子间的引力大于液体 - 气体分子间的引力,从而形成**肺泡表面张力**(surface tension,ST),使肺泡趋于缩小。根据 Laplace **定律**,

笔记栏

肺泡回缩力(P)与肺泡表面张力(T)成正比,与肺泡的半径(r)成反比,即:$P=2T/r$。假定肺泡表面张力不变,将出现:①当呼气时肺泡半径减小,肺泡萎陷的趋势就增加;②由于大、小肺泡是相连通的,半径大的肺泡回缩力小,半径小的肺泡回缩力大。因此,气体势必流入大肺泡,导致小肺泡塌陷而大肺泡膨胀(图 5-4)。但是由于肺泡表面活性物质可以降低肺泡表面张力,所以通常并不会出现这种情况。

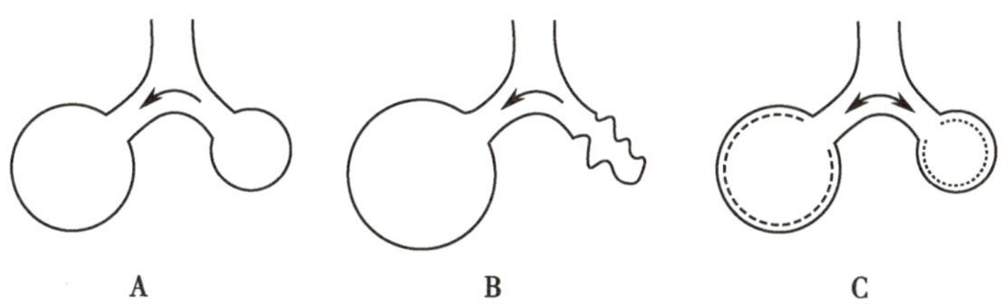

图 5-4 肺泡表面活性物质维持肺泡容积示意图

A. 小肺泡内压力高于大肺泡;B. 大肺泡膨胀,小肺泡塌陷;
C. 大肺泡表面活性物质密度低,小肺泡表面活性物质密度高

肺泡表面活性物质是由肺泡Ⅱ型上皮细胞合成并释放的脂蛋白复合物,主要化学成分是**二棕榈酰卵磷脂**(dipalmitoyl phosphatidyl choline,DPPC)和**表面活性物质结合蛋白**(surfactant-associated protein,SP)。DPPC 分子结构一端是非极性的脂肪酸,不溶于水;另一端为极性端,易溶于水。因此 DPPC 分子以单分子层垂直排列于液 - 气界面,极性端插入水中,非极性端伸入肺泡中,形成单分子层分布在液 - 气界面上,降低表面张力。肺泡表面活性物质可使肺泡表面张力降低到原来的 1/10。肺泡表面活性物质的分布密度随肺泡半径而改变。肺泡增大,肺泡表面活性物质密度减小;肺泡缩小,肺泡表面活性物质密度则增大。

通过降低肺泡表面张力,肺泡表面活性物质具有以下作用:

(1)维持肺泡容积的相对稳定:根据 Laplace 定律,小肺泡因肺泡内压增大而塌陷,大肺泡会因肺泡内压减小而膨胀。但是小肺泡表面活性物质的密度大,降低表面张力作用强,使肺泡内压不致过高,防止小肺泡塌陷;大肺泡则因表面活性物质密度小,因而降低表面张力作用小,表面张力相对较大,使肺泡内压与小肺泡大致相等而不会过度膨胀,从而维持大小不同肺泡容积的相对稳定。

(2)降低吸气阻力,减少吸气做功:肺通气阻力的 2/3 源于弹性阻力,其中肺总弹性阻力的 2/3 是由肺泡表面张力形成的肺回缩力构成。肺泡表面活性物质降低肺泡表面张力,使吸气阻力减小,减少吸气做功。

(3)防止液体在肺泡积聚:肺泡表面张力可使肺泡回缩,肺组织间隙增大,压力降低,使毛细血管液体滤出增多而形成肺水肿。但因肺泡表面活性物质的存在,使肺泡表面张力和肺泡回缩力大大减小,从而防止液体在肺泡积聚和肺水肿发生。

知识链接

呼吸窘迫综合征

呼吸窘迫综合征(respiratory distress syndrome,RDS)分为新生儿呼吸窘迫综合征和成人呼吸窘迫综合征。发病的共同机制都是因肺泡表面活性物质分泌减少,肺泡表面张力增高,肺泡缩小、萎陷,形成肺不张,呼吸困难。新生儿呼吸窘迫综合征是由于肺组织发育不成熟,不能合成足够的肺泡表面活性物质。可采用抽取羊水并检查其表面

笔记栏

活性物质含量的方法，协助判断，以便预防。成人呼吸窘迫综合征是由于肺外或肺内的严重疾病过程中继发肺组织损伤，影响了肺泡Ⅱ型上皮细胞代谢，磷脂合成发生障碍，肺泡表面活性物质分泌减少。

（三）胸膜腔及胸膜腔内压

胸膜腔（pleural cavity）在肺和胸廓之间，由紧贴肺表面的脏层和紧贴胸廓内壁的壁层胸膜构成。它是一个密闭的潜在腔隙，没有气体，只有少量浆液。这些液体有两方面的作用：①在呼吸时起润滑作用，减少两层胸膜之间的摩擦；②使两层胸膜互相紧贴，不会因胸廓增大或减小而分开，从而保证肺能随胸廓运动而运动。

1. **胸膜腔内压** 胸膜腔内的压力称为**胸膜腔内压**（intrapleural pressure）。将连有检压计的注射针头插入胸膜腔，胸膜腔内压可直接从检压计的液面显示出来（图 5-5），这种直接测定法有刺破胸膜腔脏层和肺的危险。间接测定法是让受试者吞下带有薄壁气囊的导管，下至胸部的食管，测量呼吸过程中食管内压的变化，间接显示胸膜腔内压变化。

胸膜腔内压在平静呼吸全过程中都低于大气压（图 5-5），即负压，称为**胸内负压**（negative pressure of pleural space）。在平静呼气末胸膜腔内压为 -5~-3mmHg，平静吸气末为 -10~-5mmHg。若声门紧闭，用力吸气，胸膜腔内压可降至 -90mmHg；用力呼气时，可变为正压，升高到 110mmHg。

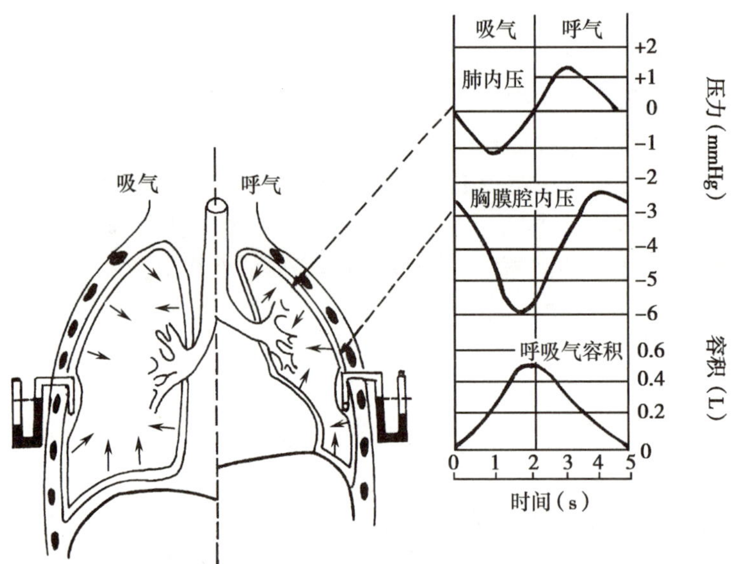

图 5-5 胸膜腔内压直接测量示意图（左）以及呼吸时，肺内压、胸膜腔内压和呼吸气容积的变化过程（右）

2. **胸膜腔内负压的形成** 胎儿出生后，胸廓生长的速度比肺快，胸廓经常牵拉着肺，使肺处于一定程度的扩张状态，而肺有一定的弹性回缩力，这样就形成了胸内负压。在吸气末或呼气末，肺内压等于大气压。此时，作用于胸膜腔的力有：①肺内压（大气压），使肺泡扩张；②肺的回缩力，使肺泡缩小。胸膜腔内的压力实际上是这两种方向相反的力的代数和，即：

胸膜腔内压 = 大气压 - 肺回缩力

在吸气末或呼气末时，肺内压 = 大气压。若将大气压的值设为 0，则：

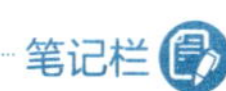

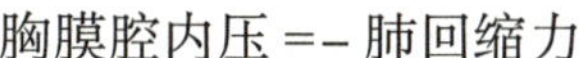

胸膜腔内压 =– 肺回缩力

可见，胸膜腔内负压是由肺的回缩力形成的。

3. 胸膜腔内负压的生理意义

(1)维持肺泡和小气道扩张：胸膜腔内负压对小气道和肺组织的牵拉作用有利于维持肺泡和小气道扩张，为肺通气和肺换气提供了必要的条件。

(2)促进血液和淋巴的回流：位于胸腔内的腔静脉、胸导管等血管由于管壁薄，胸膜腔内负压可使其被动扩张，血管内压力下降，有利于血液和淋巴回流。

知识链接

气 胸

气胸(pneumothorax)是指空气进入胸膜腔内，属于临床急危重症。临床主要有两种类型：①自发性气胸，是因慢性呼吸道疾病(如慢性阻塞性肺气肿、肺结核等)导致肺泡连同脏层胸膜破裂，使肺和支气管内气体进入胸膜腔。②外伤性气胸，是因外伤导致胸壁及壁层胸膜被穿透，空气经伤口进入胸膜腔。气胸时，胸膜腔与外界大气相通，负压消失，肺泡受到胸膜腔正压的压迫，造成肺萎陷，肺不张，呼吸困难，严重者可出现胸腔器官移位、纵隔摆动、心肺衰竭而导致生命危险。

二、肺通气的原理

肺通气是气体进出于肺的过程，取决于推动气体流动的动力和阻止气体流动的阻力的相互作用。动力必须克服阻力才能实现肺通气。

(一) 肺通气的动力

肺通气的直接动力是肺泡与大气之间的压力差，由呼吸肌的舒缩活动产生。基本过程为：呼吸肌的收缩或舒张→胸廓变化→胸腔、肺容积变化→肺内压变化→肺泡与大气之间的压力差→气体吸入与呼出。可见肺通气的原动力是**呼吸肌**(respiratory muscle)的收缩与舒张引起的呼吸运动。

呼吸肌收缩和舒张活动引起胸廓的扩大和缩小称为**呼吸运动**(respiratory movement)，包括吸气运动和呼气运动。主要**吸气肌**(inspiratory muscle)有膈肌和肋间外肌；主要**呼气肌**(expiratory muscle)有肋间内肌和腹肌。辅助呼吸肌有胸锁乳突肌、斜角肌等。

1. 呼吸运动的过程 根据呼吸运动的缓急和深浅，呼吸运动分为**平静呼吸**(eupnea)和**用力呼吸**(labored breathing)。

(1)平静呼吸：指安静状态下的呼吸，呼吸频率 12~18 次 /min。平静吸气时依靠吸气肌收缩作为动力，为主动过程。因膈肌和肋间外肌的收缩使胸廓扩大，肺也被牵拉扩大，导致肺容积增大，肺内压降低，低于大气压时，空气吸入；而平静呼气是被动过程，呼气时，膈肌和肋间外肌舒张，胸廓回位，使肺容积缩小，肺内压升高，当肺内压高于大气压时，气体呼出(图 5-5)。

(2)用力呼吸：用力呼吸时，吸气和呼气均为主动过程。用力吸气，除肋间外肌和膈肌的收缩加强之外，辅助吸气肌也参与收缩，使肺容积显著增大，肺内压大幅下降，促使气体大量吸入；呼气时，除肋间外肌和膈肌舒张外，呼气肌也参与收缩，使胸腔和肺容积明显减小，肺内压大幅升高，促使气体大量呼出。

笔记栏

2. **呼吸运动的形式** 根据参与呼吸运动的呼吸肌不同，呼吸运动分为**胸式呼吸**（thoracic breathing）和**腹式呼吸**（abdominal breathing）。

（1）胸式呼吸：指由肋间外肌收缩舒张为主的呼吸运动，以胸壁起伏为特征。吸气时，肋间外肌收缩使肋骨上提，同时稍向外旋，使胸廓的前后、左右径增大。呼气时，肋间外肌舒张，胸廓复位。

（2）腹式呼吸：指由膈肌收缩舒张为主的呼吸运动，以腹壁起伏为特征。吸气时，膈肌收缩，穹隆顶变平下移，使胸廓的上下径增大，腹腔脏器因受压而使腹壁隆起；呼气时，膈肌舒张，腹腔脏器复位。

健康成年人呈混合式呼吸，但以腹式呼吸为主。只有在胸部和腹部活动受限时才表现出单一的呼吸形式。如妊娠后期、腹腔疾患（腹腔肿瘤、腹水）时膈肌运动受阻，吸气主要依赖肋间外肌收缩，故以胸式呼吸为主。如胸部疾病（胸膜炎、胸腔积液）因胸部活动受限，主要表现为腹式呼吸。

3. **呼吸运动的肺内压改变** **肺内压**（intrapulmonary pressure）是指肺泡内的压力。在呼吸暂停、声带开放、呼吸道通畅时，肺内压与大气压相等。

吸气初期，肺容积随胸廓扩大而扩大，肺内压低于大气压，空气在此压力差的推动下进入肺泡。随着肺内气体逐渐增加，肺内压也相应增加。至吸气末期，肺内压升高到与大气压相等，气流停止。呼气初期，肺内容积减小，肺内压高于大气压，肺内气体流向外界，肺内气体逐渐减少，肺内压逐渐下降。至呼气末期，肺内压又降到与大气压相等（图 5-5）。临床上，人工呼吸的原理就是用人工的方法造成肺泡与外界压力差的周期性变化，以维持肺的通气功能。

呼吸过程中，肺内压的变化与呼吸频率、深度以及呼吸道是否通畅有关。平静呼吸时，呼吸平稳、均匀，肺内压变化较小。吸气时肺内压低于大气压 1~2mmHg，呼气时肺内压高于大气压 1~2mmHg；用力吸气时，肺内压可降至 −100~−30mmHg，用力呼气时，肺内压可升高达 60~140mmHg。

（二）肺通气阻力

肺通气阻力包括**弹性阻力**（elastic resistance）和**非弹性阻力**（non-elastic resistance）。弹性阻力包括肺和胸廓两部分的弹性阻力，是平静呼吸时的主要阻力，约占总阻力的 70%。非弹性阻力约占总阻力的 30%，以气道阻力为主。

1. **弹性阻力和顺应性** 弹性组织在外力作用下变形时，对抗变形和弹性回位的力量，称为弹性阻力，可用顺应性来衡量弹性阻力的大小。**顺应性**（compliance）是指在外力作用下弹性组织的可扩张性。在相同的外力作用下容易扩张者，弹性阻力小，顺应性大；不易扩张者，弹性阻力大，顺应性小。顺应性与弹性阻力成反比：$C=1/R$。其大小可用单位压力变化（ΔP）下所引起的容量变化（ΔV）来表示，即：

$$顺应性(C)=\frac{\Delta V}{\Delta P}(L/cmH_2O)$$

（1）肺弹性阻力和顺应性：肺弹性阻力主要来自肺泡表面张力（约占 2/3）和肺组织本身的弹性回缩力（如肺内弹性纤维、胶原纤维、网状纤维等形成的弹性阻力），两者共同形成阻止肺扩张的力量。肺的弹性阻力可用肺顺应性表示。

肺顺应性（lung compliance）是指一定跨肺压作用下所产生的肺容积变化。正常人的肺顺应性约为 0.2L/cmH_2O。临床上，肺充血、肺水肿、肺纤维化及肺泡表面活性物质减少等病变情况下，肺组织扩张性降低，弹性阻力增大，肺顺应性减小，患者表现为吸气困难。而肺气肿时，肺的弹性成分被大量破坏，肺组织扩张性增大，弹性阻力减小，肺顺应性增大，患者表现为呼气困难。

(2)胸廓弹性阻力和顺应性：胸廓在自然位置时，不表现弹性力量，没有扩张和缩小的趋势，此时肺容量约相当于肺总容量的67%。当肺容量小于肺总容量67%时，胸廓被牵引向内缩小，胸廓的弹性回缩力向外，是吸气的动力和呼气的阻力；肺容量大于肺总容量67%时，胸廓被牵引向外扩大，其弹性回缩力向内，成为吸气的阻力和呼气的动力。肺的弹性阻力总是吸气的阻力，而胸廓的弹性力量是阻力还是动力，要视胸廓的位置而定。胸廓的弹性回缩力可用胸廓顺应性表示。

胸廓顺应性(compliance of chest wall)是指在一定跨壁压作用下胸腔容积的变化。正常人的胸廓顺应性约为0.2L/cmH_2O。胸廓顺应性可因肥胖、胸膜增厚等而降低。

(3)肺和胸廓的总弹性阻力与总顺应性：由密闭的胸膜腔耦联在一起的肺和胸廓呈串联关系，因此，肺和胸廓的总弹性阻力为肺弹性阻力和胸廓弹性阻力之和。肺和胸廓的顺应性都是0.2L/cmH_2O，故肺和胸廓的总顺应性为0.1L/cmH_2O。

2. **非弹性阻力** 包括气道阻力、惯性阻力和黏滞阻力。惯性阻力是气流在发动、变速、换向时，因气流和组织惯性产生的阻止运动的因素。黏滞阻力是呼吸时组织相对位移产生的摩擦力。正常情况下，这两种阻力较小，可以忽略不计。

气道阻力是指气流通过呼吸道时，气体分子之间及气体分子与气道壁之间的摩擦力，占非弹性阻力的80%~90%。正常人平静呼吸时，总气道阻力为1~3cmH_2O/(L·s)(L·s表示单位时间内气体流量)，主要发生在鼻(约占50%)、声门(约占25%)、气管和支气管(约占15%)等部位，约10%发生在口径小于2mm的细支气管。气体的流速、气流的形式和呼吸道管径大小、长短等都可影响气道阻力。气体流速快，气流流经不规则管道时发生湍流以及呼吸道口径变小都会导致阻力增大。其中呼吸道口径是影响气道阻力的重要而易变的因素。

三、肺通气功能评价

肺通气的主要作用是使机体摄取O_2和排出CO_2以保持正常的动脉血气水平。在呼吸运动中，肺的容积随着胸腔空间的增减而改变，其肺容量的大小决定于呼吸运动的深浅。肺内的气体容积可分为肺容积和肺容量(图5-6)。

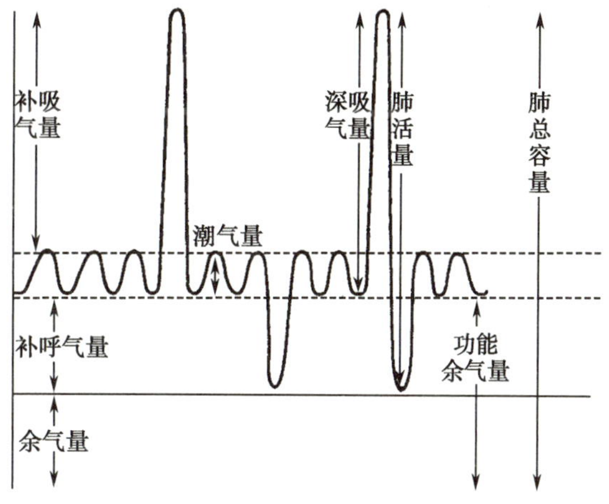

图5-6 肺容积和肺容量关系示意图

(一)肺容积

肺容积(lung volume)包括4种互不重叠的气体量，全部相加等于肺总容量。

1. **潮气量**(tidal volume，TV) 指呼吸过程中，每次吸入或呼出的气量，正常成年人平静呼吸时为0.4~0.6L，平均约0.5L。TV与年龄、性别和运动等有关。运动时，潮气量将增大，最大时可等同肺活量。

2. **补吸气量**(inspiratory reserve volume，IRV) 指平静吸气末，再尽力吸气所能吸入的气量，IRV是人体的吸气储备量，正常成年人为1.5~2.0L。

3. **补呼气量**(expiratory reserve volume，ERV) 指平静呼气末，再尽力呼气所能呼出的气量，ERV是人体的呼气储备量，正常成年人为0.9~1.2L。

4. **余气量**(residual volume，RV) 指最大呼气末存留于肺内的气量。正常成年人RV为1.0~1.5L。

笔记栏

(二) 肺容量

肺容量(pulmonary capacity)指肺容积中两项或两项以上的联合气量。

1. **深吸气量**(inspiratory capacity, IC) 指平静呼气末,做最大吸气所能吸入的气量。深吸气量等于潮气量和补吸气量之和,是衡量最大通气潜力的一个重要指标。胸廓、胸膜、肺组织和呼吸肌等病变可使深吸气量减少,使最大通气潜力降低。

2. **功能余气量**(functional residual capacity, FRC) 指平静呼气末肺内存留的气量,FRC 等于补呼气量和余气量之和。功能余气量的作用在于缓冲呼吸过程中肺泡气氧分压(PO_2)和二氧化碳分压(PCO_2)的变化幅度。由于功能余气量的稀释作用,在吸气时,肺泡内 PO_2 不致突然升得太高,PCO_2 不致降得太低;呼气时,肺泡内 PO_2 不致降得太低,PCO_2 不致升得太高。这样肺泡气和动脉血中 PO_2 和 PCO_2 不会随呼吸发生大幅度波动,有利于保持气体交换的持续进行。

3. **肺活量**(vital capacity, VC) 指最大吸气后,用力呼气所能呼出的气量。VC 等于潮气量、补吸气量和补呼气量之和。肺活量反映一次呼吸中肺的最大通气能力,是静态肺功能的重要指标,也常作为健康检查的指标。肺活量与身材大小、性别、年龄、体位和呼吸肌强弱等因素有关。正常成年男性肺活量平均约为 3.5L,女性肺活量约为 2.5L。

4. **用力肺活量**(forced vital capacity, FVC)、**用力呼气量**(forced expiratory volume, FEV) 由于测定肺活量时并不限制呼气的速度和时间,当肺组织弹性降低或呼吸道狭窄时,虽然通气功能已受损,但如果延长呼气时间,所测得的肺活量仍可正常。因此,肺活量不能充分反映肺组织的弹性状态和气道通畅程度。用力肺活量和用力呼气量则能更好地反映肺通气功能。

用力肺活量是指最大吸气后,再尽力尽快呼气所能呼出的气量。在气道阻力正常或没有时间限制时,FVC 值与 VC 值非常接近。但有时间限制时,气道狭窄或阻塞的患者 FVC 值明显小于 VC 值。

用力呼气量也称**时间肺活量**(timed vital capacity)。最大吸气后,再尽力尽快呼气,分别测定呼气的第 1、2、3 秒末呼出的气体量(分别用 FEV_1、FEV_2、FEV_3 表示)。通常以它所占用力肺活量的百分数来表示(分别用 $FEV_1\%$、$FEV_2\%$、$FEV_3\%$)。正常成年人 $FEV_1\%$ 为 83%、$FEV_2\%$ 为 96%、$FEV_3\%$ 为 99%。用力呼气量是一项动态指标,不仅反映肺活量的大小,也反映了呼吸时遇到的阻力变化,是评价肺通气功能的较好指标。呼吸道狭窄的患者往往需要 5~6 秒或更长的时间才能呼出全部肺活量(图 5-7),FEV_1 是评定阻塞性肺疾患严重程度的一个敏感指标。

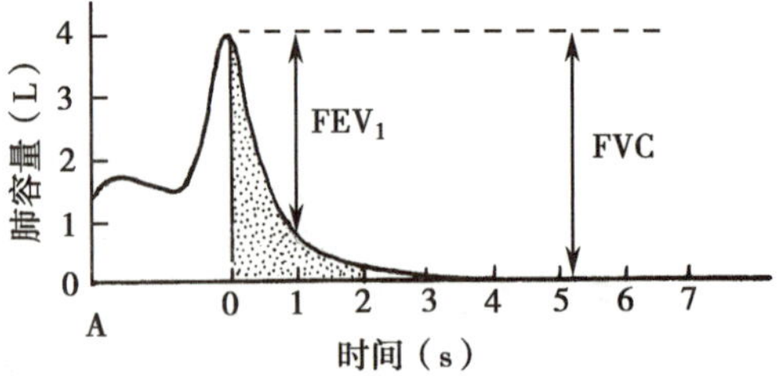

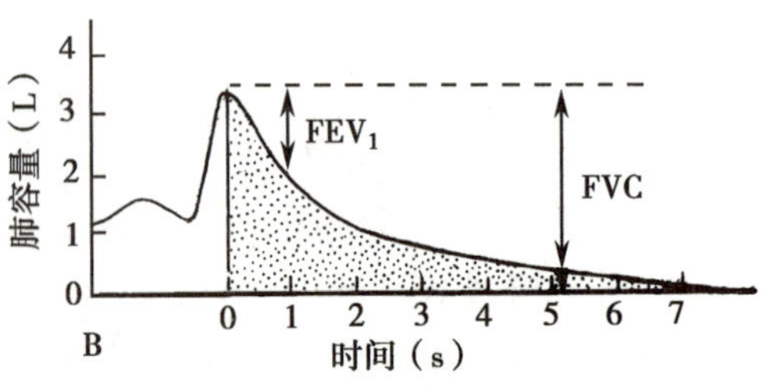

图 5-7 用力肺活量和用力呼气量示意图
A. 正常人;B. 气道狭窄患者

5. **肺总容量**(total lung capacity, TLC) 或称肺总量,指肺能容纳的最大气量,等于肺活量和余气量之和,与性别、年龄、运动锻炼等有关。正常成年男性约为 5.0L,女性约为 3.5L。

(三) 肺通气量和肺泡通气量

1. **肺通气量**(pulmonary ventilation volume) 每分钟吸入或呼出的气量,等于潮气量乘以呼吸频率。正常成年人潮气量为 0.4~0.6L,呼吸频率为 12~18 次 /min,每分通气量为 6~9L。

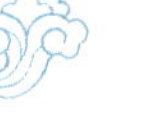

笔记栏

每分通气量的多少与年龄、性别、身材及活动量有关,而且随代谢水平的提高而增加。体力劳动或运动时,呼吸加深加快,肺通气量增加。

尽力做最深、最快的呼吸时,每分钟吸入或呼出的最大气量称为**最大通气量**(maximal voluntary ventilation),也称最大随意通气量。最大通气量反映了单位时间内呼吸器官发挥最大潜力后所能达到的通气量,是评定一个人能进行最大运动量的生理指标之一。通常只测量 10 秒或 15 秒最快最深的呼出或吸入的气体量,再乘以时间,就换算成每分钟的最大通气量,正常成年人可达 150L/min。

用**通气储量百分比**可以了解通气功能的储备,正常值等于或大于 93%,说明正常人肺通气有很大的储备能力。

$$\text{通气储量百分比} = \frac{\text{最大通气量} - \text{每分平静通气量}}{\text{最大通气量}} \times 100\%$$

2. **肺泡通气量** 人体每次吸入的气体,有部分将留在从上呼吸道至终末细支气管以前的呼吸道内,这部分气体不参与肺泡和血液之间的气体交换,称为**解剖无效腔**(anatomical dead space),成年人的解剖无效腔约 0.15L。另外,进入肺泡的气体也由于血液在肺内分布不均匀而不能都与血液进行气体交换,未能发生气体交换的这部分肺泡容量称**肺泡无效腔**(alveolar dead space)。肺泡无效腔与解剖无效腔合称**生理无效腔**(physiological dead space)。健康人直立时,肺叶顶部有一些肺泡常得不到足够血液供应,存在肺泡无效腔;而平卧时,生理无效腔等于或接近解剖无效腔。

由于无效腔的存在,每次吸入的新鲜空气不能都到达肺泡进行气体交换,因此,要准确计算真正有效的气体交换量,应除去无效腔气量,以肺泡通气量为准。**肺泡通气量**(alveolar ventilation)是指每分钟吸入肺泡的新鲜空气量。肺泡通气量可用下式表示:

$$\text{肺泡通气量} = (\text{潮气量} - \text{无效腔气量}) \times \text{呼吸频率}$$

如果潮气量为 0.5L,解剖无效腔气量为 0.15L,则每次吸入肺泡的新鲜空气是 0.35L。若呼吸频率为 16 次 /min,则肺泡通气量为 5.6L/min。在潮气量减半而呼吸频率加倍或潮气量加倍而呼吸频率减半时,肺通气量不变,但肺泡通气量却发生明显变化(表 5-1)。因此,从气体交换的效果来看,浅而快的呼吸对机体不利,适当深而慢的呼吸可提高气体交换的效率。

表 5-1 不同呼吸频率和潮气量时的每分钟通气量和肺泡通气量

呼吸频率(次 /min)	潮气量(L)	肺通气量(L/min)	肺泡通气量(L/min)
8	1.0	8.0	6.8
16	0.5	8.0	5.6
32	0.25	8.0	3.2

(四) 呼吸功

呼吸功(work of breathing)是指呼吸运动时克服通气阻力所消耗的能量。呼吸功的 2/3 用来克服弹性阻力,1/3 用来克服非弹性阻力。呼吸功以单位时间内压力变化和容量变化的乘积来计算。正常人平静呼吸时,呼吸功占全身总耗能的 3%。呼吸肌收缩所做的功均用于吸气(主要克服肺的弹性阻力和气道阻力);而呼气时,肺的弹性回缩力足以克服通气阻力(主要是气道阻力),无须额外做功。劳动或运动时,呼吸深度和频率增加,非弹性阻力增加,呼气也有主动过程,消耗能量增多,呼吸功可增加。

笔记栏

第二节 呼吸气体的交换

呼吸运动的生理意义在于实现气体交换，保证肺通气高效而顺利地进行，维持肺泡气中PO_2、PCO_2的相对稳定。体内呼吸气体交换包括肺泡和血液之间、血液与组织细胞之间的O_2和CO_2的交换，分别称为肺换气和组织换气。

一、气体交换的原理

（一）气体交换的动力

气体分子总是不停地在进行无定向的运动。气体从高分压（或高浓度）处向低分压（或低浓度）处发生净转移，这一过程称为气体扩散。因此，气体交换的动力来源于气体的分压差。

混合气体中，各组成气体所具有的压力，称为该气体的**分压**（partial pressure，P）。各气体分压之和构成混合气体的总压力。气体的分压可用该气体在混合气体中所占的容积百分比来计算。在海平面，空气的压力约为760mmHg，空气中N_2约占79%，O_2约占20.96%，CO_2约占0.04%，故N_2、O_2和CO_2的分压分别为602mmHg、159mmHg和0.3mmHg。各气体的扩散量决定于该气体的分压，不受其他气体分压的影响。

人体吸入的空气中具有生理意义的是O_2和CO_2。吸入的气体经上呼吸道加温和湿润作用，到气管时已被水蒸气饱和，所以呼吸道内吸入气的成分已不同于大气，各成分的分压也发生了改变。由于无效腔的存在，呼出气体混有上次吸气时存留于无效腔中的新鲜气体，而吸入的气体混有上次未排出的残余气体。所以，肺泡中PO_2和PCO_2在呼吸过程中也有微小的波动。

动脉血液的PCO_2与肺泡PCO_2相等，但动脉血液的PO_2则略低于肺泡的PO_2（表5-2），主要是由于进行气体交换后离开肺泡回流到左心房的血液与支气管循环的静脉血混合所致。混合静脉血和组织中PO_2和PCO_2的高低，与机体代谢水平、各个组织器官活动强弱有关。

表5-2 肺泡气、血液和组织内PO_2和PCO_2值（mmHg）

气体分压	肺泡气	动脉血	混合静脉血	组织
PO_2	102	100	40	30
PCO_2	40	40	46	50

（二）气体扩散速率

单位时间内气体扩散的容积称为气体**扩散速率**（diffusion rate，D），受各种因素的影响，可用下式表示气体扩散速率的相关因素：

$$扩散速率 \propto \frac{气体分压差 \times 温度 \times 气体溶解度 \times 扩散面积}{扩散距离 \times \sqrt{气体分子量}}$$

生理条件下，人的体温相对恒定，气体的扩散面积和扩散距离也相对稳定，因此，气体分子本身的性质和特征是气体扩散速率的主要影响因素。

1. **气体分压差** 混合气体中各气体扩散的动力是气体的分压差，在温度恒定时，各气体的分压只决定于其自身的浓度。浓度差大，推动气体扩散的分压差就大，扩散速度快；反

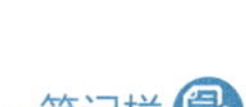

之，则减慢。

2. **气体分子量和气体溶解度** 在相同的条件下，气体扩散速率与气体分子量（MW）的平方根成反比，即质量轻的气体扩散速度较快。如果扩散发生在气相和液相之间，扩散速率还与气体在溶液中的溶解度成正比。气体溶解度（S）是单位分压下溶解于单位容积溶液中的气体量。以 1 个大气压下，38℃，100ml 液体中溶解的气体容积（ml）数来表示。溶解度与气体分子量的平方根之比（S/MW）为**扩散系数**（diffusion coefficient），它取决于气体分子本身的特性。CO_2 在血浆中的溶解度（51.5ml/100ml）约为 O_2（2.14ml/100ml）的 24 倍，而 CO_2 分子量（44）略大于 O_2 的分子量（32），因此，在单位分压差下 CO_2 的扩散速率约为 O_2 的 20 倍。

二、肺换气

（一）肺换气过程

当混合静脉血流经肺循环毛细血管时，血液的 PO_2（40mmHg）比肺泡气的 PO_2（102mmHg）低，而血液的 PCO_2（46mmHg）比肺泡 PCO_2（40mmHg）高，血液和肺泡气体之间存在分压差，促使 O_2 和 CO_2 进行交换。O_2 由肺泡扩散入血，CO_2 由血液扩散入肺泡（图 5-8）。由于肺泡与毛细血管两侧的 PO_2 差为 62mmHg，而 PCO_2 差为 6mmHg，前者为后者的 10 倍，因此正常情况下 CO_2 的扩散速率约是 O_2 的 2 倍。临床上，肺换气功能障碍的患者往往缺氧显著，而 CO_2 潴留不明显，其原因之一就是 CO_2 的扩散速率比 O_2 快。

O_2 和 CO_2 的扩散都极为迅速，不到 0.3s 即可达到平衡。通常血液流经肺毛细血管约 0.7 秒，可见当血液流经肺毛细血管约 1/3 时，肺换气过程就已基本完成，表明肺换气有很大的储备能力。

在正常情况下，每 100ml 肺动脉血 O_2 含量为 15ml，CO_2 含量为 52ml；而静脉血 O_2 含量为 20ml，CO_2 含量为 48ml。说明经过肺换气后每 100ml 血液中 O_2 含量增加 5ml，CO_2 含量减少 4ml。若以心输出量 5L/min 算，则流经肺毛细血管的血液每分钟摄取 O_2 250ml，释放出 CO_2 200ml。

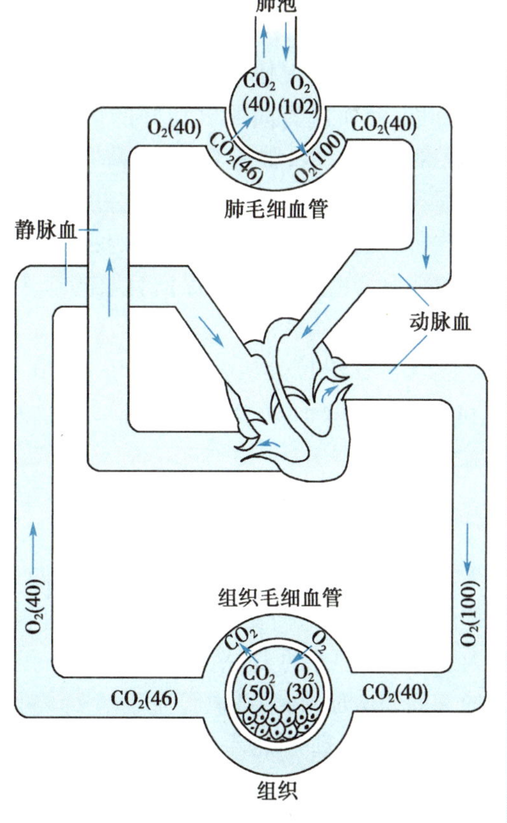

图 5-8 气体交换示意图

图中数字为气体分压（mmHg）

（二）影响肺换气的因素

除前述影响气体扩散速率的因素之外，影响肺换气因素重点是呼吸膜的状态和通气血流比值，特别是在病理条件下更为重要。

1. **呼吸膜的面积** 气体的扩散速率与扩散面积成正比。人体约有 3 亿个肺泡，呼吸膜总扩散面积很大，约 $70m^2$。安静时用于气体扩散的面积约 $40m^2$，有相当大的储备。运动时肺毛细血管开放的程度和数量增加，扩散面积增大；肺气肿、肺不张、肺叶切术或肺毛细血管阻塞等均可使呼吸膜的面积减小而影响肺换气。

2. **呼吸膜的厚度** 气体的扩散速率与扩散距离成反比，呼吸膜增厚，扩散速度减慢。呼吸膜总厚度不超过 1μm，最薄的部位只有 0.2μm，

笔记栏

对气体通透性极大。正常情况下不影响气体的扩散。在病理情况下，如肺纤维化、肺水肿使呼吸膜增厚，气体扩散距离增加，导致扩散速度减慢，扩散量减少。

3. **通气血流比值** 每分钟肺泡通气量和每分钟肺血流量之间的比值，称为**通气血流比值**（ventilation/perfusion ratio，$\dot{V}_A/\dot{Q}$）。平静呼吸时，肺泡通气量为 4.2L/min，肺血流量为 5L/min（等于心输出量），通气血流比值为 0.84，为最佳匹配。此时的肺通气效率最高，表明静脉血流经肺毛细血管时，与肺泡进行了充分的气体交换，能全部成为动脉血。

若通气血流比值大于 0.84，表明肺通气过度或肺血流量减少，导致过剩的肺泡气未能与血液气充分交换，肺泡无效腔增大；如果通气血流比值小于 0.84，则表明肺泡通气量不足或肺血流量过剩，部分血液流经通气不足的肺泡，得不到充分的气体交换就混入了动脉血，如同发生了功能性的动 - 静脉短路。因此决定气体交换效率的因素是肺泡通气量和肺血流量的比值，而不是其绝对值。比值增大或减小都会导致肺通气效率下降。某些病理因素，如肺纤维化、支气管阻塞、肺动脉部分阻塞时，均可引起通气血流比值的改变。

生理条件下，肺内各部分的肺泡通气量和肺血流量的分布不均匀，因而通气血流比值存在着区域性差异。人体直立时，由于重力的作用，肺尖部通气量和血流量都比肺底部的少，但以血流量减少更为显著，故肺尖部通气血流比值较大，可高达 3.3；而肺底部通气血流比值较小，可低至 0.6（图 5-9）。虽然正常情况下存在着通气和血流比值的不均匀分布，但从总体上看，呼吸膜面积远超过气体交换的实际需要，所以并不影响 O_2 的摄取和 CO_2 的排出。

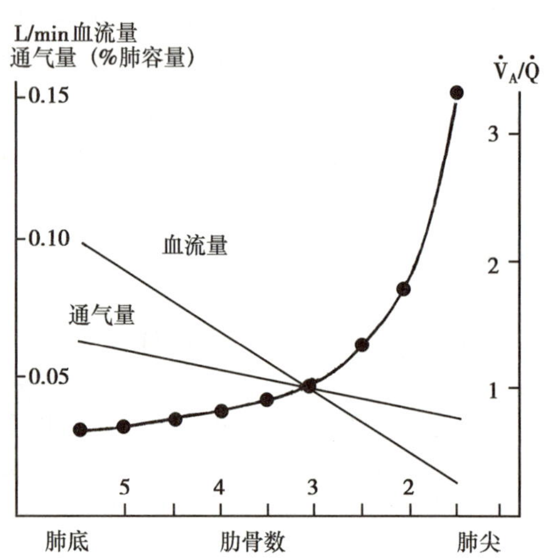

图 5-9 正常人直立时肺通气量和血流量的分布
$\dot{V}_A/\dot{Q}$：通气 / 血流比值

正常时，肺对通气血流比值存在自身调节。当肺泡某区域血流增多或通气减少时，肺泡 PO_2 降低，可促使局部毛细血管收缩，减少血流量，使血流流向通气良好的区域；当某区域相对通气过度，肺泡 PCO_2 下降，促使支气管收缩，减少局部肺泡通气量。这些调节都有助于改善肺的局部通气血流比值，促使肺泡通气量和肺血流量更加匹配，保证有效的肺换气。

（三）肺扩散容量

气体在单位分压差（1mmHg）作用下，每分钟通过呼吸膜的气体总量，称**肺扩散容量**（pulmonary diffusion capacity，D_L）。用公式表示为：

$$D_L=\frac{V}{|\overline{P}_A-\overline{P}_C|}$$

式中 V 为每分钟通过呼吸膜的气体容积（ml/min），$\overline{P}_A$ 为肺泡气中该气体的平均分压，$\overline{P}_C$ 为肺毛细血管内该气体的平均分压。D_L 的单位为 ml/（min·mmHg）。肺扩散容量既可用来衡量气体在肺泡内交换是否顺利，也是测定呼吸气通过呼吸膜能力的一种指标。正常成年人在安静时 O_2 的 D_L 平均为 20ml/（min·mmHg）。CO_2 扩散容量是 O_2 的 20 倍。运动时肺通气面积增加，肺毛细血管血流增多，各区域通气血流比值改善，D_L 增加；肺部病变，如肺不张、肺循环栓塞、肺泡毛细血管膜增厚等因素均可引起 D_L 减少。

三、组织换气

在组织进行的气体交换机制与肺泡处相似。细胞不断代谢消耗 O_2，产生 CO_2。因此组

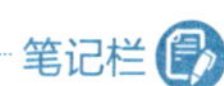

织内 PO_2 可低至 30mmHg，PCO_2 可高达 50mmHg。当动脉血流经组织毛细血管时，在气体分压差的作用下，O_2 由血液扩散到组织，CO_2 由组织扩散到血液（图 5-8）。气体交换以后，体循环毛细血管中的动脉血因失去了 O_2 并得到 CO_2 变成静脉血。各组织的代谢强度不同，血流量不均匀，所以各组织的 PO_2 和 PCO_2 也不均匀。血流量不变，代谢增强时，耗 O_2 多，则组织中 PO_2 低，PCO_2 高；而代谢率不变，血流量增大时，则 PO_2 高，PCO_2 低。

影响气体在组织交换的因素与肺泡处相似，不同之处是交换发生在液相（血液、组织液和细胞内液之间），而且扩散膜两侧的 O_2 和 CO_2 的分压差会随细胞内氧化代谢的强弱和组织血流量的多少而变化。

总之，肺循环毛细血管的血液不断从肺泡获得 O_2，并释放出 CO_2；体循环毛细血管的血液则不断从组织获得 CO_2，并释放出 O_2。肺换气和组织换气同步进行，互相协调，共同完成气体交换过程。

第三节 气体在血液中的运输

通过肺泡扩散入血液的 O_2 必须通过血液循环的运输，才能到达组织，供组织代谢利用；而组织代谢产生的 CO_2，也必须由血液循环运输到肺泡才能排出体外。O_2 和 CO_2 在血液的运输形式有物理溶解和化学结合两种。在血液中 O_2 和 CO_2 物理溶解的量很少，主要是以化学结合的形式存在。表 5-3 总结了在体温 38℃、1 个大气压条件下，血液中 O_2 和 CO_2 物理溶解和化学结合的量。

表 5-3 血液中 O_2 和 CO_2 的含量（ml/100ml 血液）

	动脉血			混合静脉血		
	物理溶解	化学结合	合计	物理溶解	化学结合	合计
O_2	0.31	20.0	20.31	0.11	15.20	15.31
CO_2	2.53	46.40	48.93	2.91	50.00	52.91

虽然物理溶解形式在全部气体运输总量中仅占很小的比例，但却非常重要。在肺换气或组织换气时，进入血液的 O_2 和 CO_2 必须先溶解，提高分压，才能进行化学结合；当 O_2 和 CO_2 从血液中释放时，结合的气体也要先溶解于血液，才能从血液中逸出。因此物理溶解形式是实现化学结合，乃至完成气体在血液中运输所必需的重要中间环节。正常时，O_2 和 CO_2 的两种形式处于动态平衡。

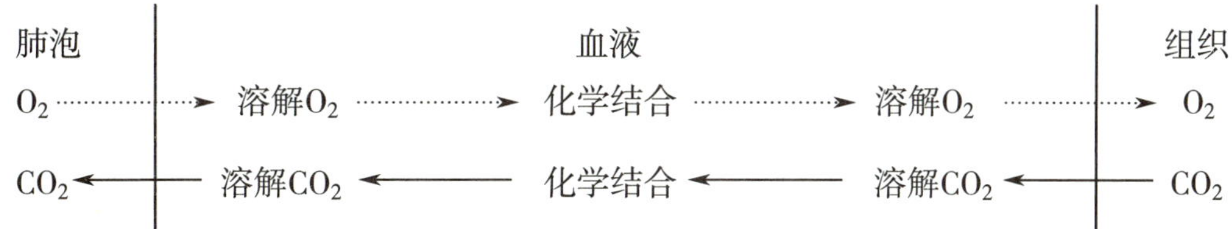

一、氧的运输

在血液中，物理溶解运输的 O_2 仅占总量的 1.5%，以化学结合形式运输的 O_2 量可达总量的 98.5%。红细胞内的血红蛋白是运输 O_2 的工具。

1 分子血红蛋白（Hb）由 1 个珠蛋白和 4 个血红素组成（图 5-10）。每个血红素由 4 个吡

笔记栏

咯基组成一个环，中心有一个 Fe^{2+} 是 Hb 与 O_2 结合的部位。每个珠蛋白有 4 条多肽链，每条多肽链与 1 个血红素连接构成 Hb 的亚单位，因此 Hb 是由 4 个亚单位构成的四聚体，一个 Hb 分子可结合 4 分子 O_2。

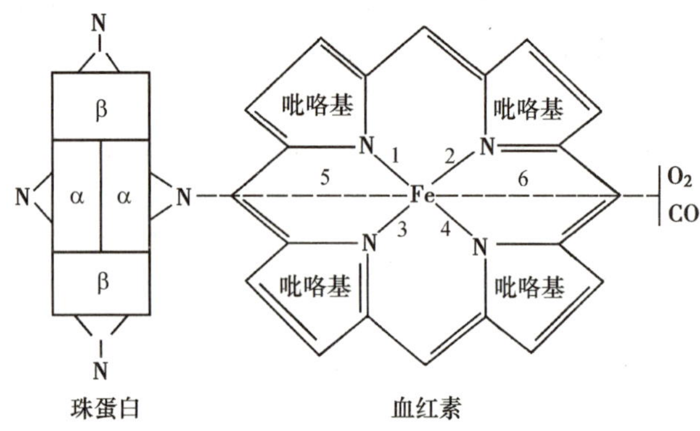

图 5-10　血红蛋白组成示意图

(一) Hb 与 O_2 的结合

Hb 与 O_2 反应可逆，结合快，解离也快。反应不需要酶的催化，但受 PO_2 的影响。当血液流经 PO_2 较高的肺部时，Hb 迅速与 O_2 结合，形成**氧合血红蛋白**(oxyhemoglobin，HbO_2)；在 PO_2 较低的组织处，氧合血红蛋白又迅速解离释放出 O_2 成为去氧血红蛋白。可用下式表示：

$$Hb + O_2 \underset{PO_2\text{较低（组织）}}{\overset{PO_2\text{较高（肺部）}}{\rightleftharpoons}} HbO_2$$

Hb 与 O_2 结合后铁仍为二价(Fe^{2+})，所以该反应是**氧合**(oxygenation)而不是**氧化**(oxidation)。如果 Fe^{2+} 氧化为 Fe^{3+}，Hb 便失去与 O_2 结合的能力，称为高铁血红蛋白。亚硝酸盐中毒时，可形成高铁血红蛋白，致使组织缺 O_2。不同 Hb 对不同光谱的吸收能力不同，故颜色不同。HbO_2 呈鲜红色，因此含 HbO_2 多的动脉血为鲜红色；去氧血红蛋白呈紫蓝色，因此含去氧血红蛋白较多的静脉血呈暗红色。

知识链接

发　绀

当血液中去氧 Hb 含量达 5g/100ml 以上时，皮肤、黏膜呈浅蓝色，称为**发绀**(cyanosis)。发绀通常是缺氧的标志，但也有例外。例如，严重贫血的患者存在缺氧，由于 Hb 含量少，以致血液中去氧 Hb 含量达不到 5g/100ml，故不出现发绀；相反，高原性红细胞增多症患者因为 Hb 总量多，血液中去氧 Hb 含量可达到 5g/100ml 以上而出现发绀，但不一定缺氧。

CO 中毒：一氧化碳(CO)也能与 Hb 结合生成 HbCO，使 Hb 丧失运输 O_2 的能力，而且 CO 的结合力是 O_2 的 250 倍，但由于 HbCO 呈樱桃红色，患者虽严重缺氧却不出现发绀。

100ml 血液中 Hb 能够结合的最大 O_2 量称为 **Hb 氧容量**，受 Hb 浓度的影响。Hb 实际

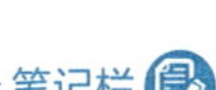

结合的 O_2 量称为 Hb **氧含量**，受 PO_2 的影响。氧含量占氧容量的百分比称 Hb **氧饱和度**。在足够高的 PO_2 下，Hb 可以百分之百地与 O_2 结合，即 Hb 氧饱和度为 100%。此时每克 Hb 可结合的 O_2 为 1.34~1.39ml，若以每克 Hb 结合 O_2 为 1.34ml，健康人每 100ml 血液中平均含 Hb 15g 计算，则每 100ml 血液中所结合的 O_2 为 20.1ml。如果 Hb 氧含量是 15ml，则 Hb 氧饱和度为 75%。由于物理溶解的 O_2 极少，可忽略不计，因此 Hb 的氧容量、氧含量及氧饱和度可视为**血氧容量**（oxygen capacity of blood）、**血氧含量**（oxygen content of blood）和**血氧饱和度**（oxygen saturation of blood）。

Hb 的 4 个亚单位之间和亚单位内部由盐键连接。Hb 与 O_2 的结合或解离将影响盐键的形式，使 Hb 的构型发生改变，Hb 与 O_2 的亲和力也随之改变。这是 Hb 氧解离曲线呈"S"形和波尔变构效应的基础。血红蛋白有两种模式：去氧血红蛋白为**紧密型**（tense Hb，T 型 Hb），Hb 盐键连接牢固，结构稳定，对 O_2 的亲和力差；氧合血红蛋白为**疏松型**（relaxed Hb，R 型 Hb），Hb 的肽链间隙松散，对 O_2 的亲和力大，是 T 型 Hb 的 500 倍。当 O_2 与一个血红素的 Fe^{2+} 结合生成 HbO_2 时，盐键逐渐断裂导致构型改变，Hb 分子逐步由 T 型变为 R 型，对 O_2 的亲和力会逐步增加。而当 HbO_2 中的 1 个 O_2 释放出来以后，其他 3 个也容易释放出来。这种变构效应相互协同，有助于 O_2 的结合或释放。

（二）氧解离曲线

Hb 氧饱和度受 PO_2 的影响，随 PO_2 的升高而增加，随 PO_2 的降低而减少。Hb 氧饱和度与氧分压之间关系的曲线，称**氧解离曲线**（oxygen dissociation curve）（图 5-11）。

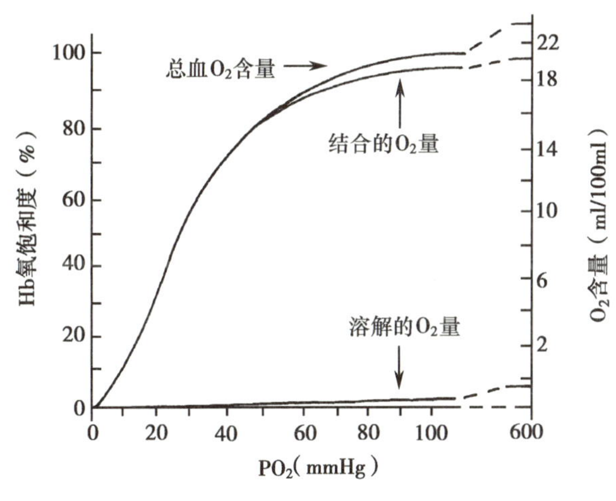

图 5-11 氧解离曲线

1. **氧解离曲线的特征和意义** Hb 与 O_2 的结合受 Hb 变构效应的影响，所以氧解离曲线呈 S 形。

（1）曲线的上段：为 Hb 与 O_2 结合的区段，相当于 PO_2 在 60~100mmHg 的范围，曲线较为平坦。当 PO_2 在此范围内发生较大变化时，对 Hb 氧饱和度影响不大。例如 PO_2 从 100mmHg 降至 80mmHg，Hb 氧饱和度从 97.5% 降至 94.5%，仅减少 3%。可见在此范围内，Hb 与 O_2 的亲和力较高，有利于 Hb 与 O_2 的结合。因此，即使在高原、高空或某些呼吸系统疾患的人，吸入气和肺泡气中的 PO_2 有所降低，但只要动脉血 PO_2 不低于 60mmHg，Hb 氧饱和度仍可维持在 90% 以上，动脉血液仍可携带足够的 O_2 量，机体不致发生明显的低氧血症。

（2）曲线的中段：为 HbO_2 释放 O_2 的区段，相当于 PO_2 在 40~60mmHg 的范围，曲线较陡。在此范围内，Hb 氧饱和度随 PO_2 的下降而降低，即大量 O_2 被释放，说明 Hb 与 O_2 的亲

笔记栏

和力较低，有利于 HbO_2 释放 O_2。当 PO_2 在 40mmHg 时，相当于混合静脉血的 PO_2，此时 Hb 氧饱和度为 75%，血 O_2 含量约 14.4ml/100ml 血液，而动脉血 O_2 含量约 19.4ml/100ml 血液，意味着每 100ml 血液流过组织时释放了 5mlO_2。

血液流经组织时释放的 O_2 容积占动脉血 O_2 含量的百分数，称为氧利用系数，安静时为 25% 左右。以心输出量为 5.0L/min 计算，安静状态下人体每分钟耗氧量为 250ml。

(3) 曲线的下段：同样属于 HbO_2 释放 O_2 的区段。相当于 PO_2 在 15~40mmHg 的范围，是曲线坡度最陡的一段。在此范围内，PO_2 稍有下降，Hb 氧饱和度就大大降低，表明大量 HbO_2 解离，释放出大量的 O_2。当组织活动加强时，PO_2 可降至 15mmHg，HbO_2 进一步解离，Hb 氧饱和度降至 22%，每 100ml 静脉血中含 O_2 约为 4.4ml，也即当 100ml 动脉血液流经组织时释放了 15ml 的 O_2 供组织利用，O_2 的利用系数可提高到 75%，相当于安静时的 3 倍。可见曲线下段代表血液供 O_2 的储备能力。

2. **影响氧解离曲线的因素** 影响氧解离曲线的因素很多，它们可使曲线位置发生偏移（图 5-12），即 Hb 对 O_2 的亲和力发生变化。通常用标准状态（37℃，pH 值 7.4）时，Hb 氧饱和度达到 50% 所需的 PO_2（P_{50}）作为指标，对氧解离曲线的位移进行估计。正常时 P_{50} 为 26.5mmHg。P_{50} 降低，氧解离曲线左移，表示 Hb 与 O_2 的亲和力增加；P_{50} 增大，氧解离曲线右移，表示 Hb 与 O_2 的亲和力降低。

(1) pH 值和 PCO_2 影响：血液 PCO_2 升高或 pH 值降低（H^+ 浓度增高），可使 Hb 对 O_2 的亲和力降低，P_{50} 增大，氧解离曲线右移；反之，P_{50} 降低，氧解离曲线左移。酸度对 Hb 与 O_2 亲和力的这种影响称为**波尔效应**（Bohr effect）。PCO_2 的影响体现在可通过生成 H^+ 产生间接效应，也可通过 CO_2 与 Hb 结合而直接降低 Hb 与 O_2 的亲和力，后者的影响较小。

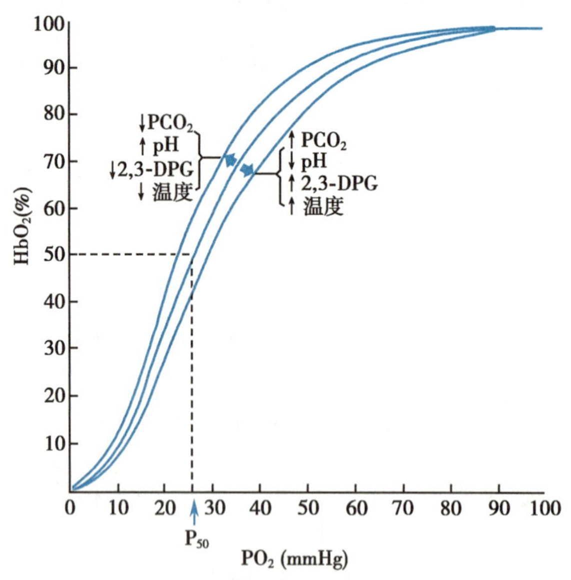

图 5-12 影响氧解离曲线的主要因素

波尔效应的机制与 H^+ 浓度改变对 Hb 构型变化的影响有关：①当 H^+ 浓度增高时，H^+ 可促进 Hb 肽链盐键的形成，使 Hb 结构趋于稳定，由 R 型转为 T 型，从而降低 Hb 与 O_2 的亲和力，使氧解离曲线右移；PCO_2 升高，除了通过增加 H^+ 间接发挥作用外，还能直接与 Hb 的氨基末端结合，改变 Hb 构型，使氧解离曲线右移。② H^+ 浓度降低时，可促使盐键断裂，使 Hb 构型由 T 型转变为 R 型，增强 Hb 与 O_2 的亲和力。

波尔效应有重要的意义，当血液流经肺部时，CO_2 从血液向肺泡扩散，血液 H^+ 浓度和

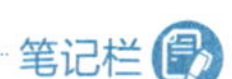

PCO_2 下降，Hb 与 O_2 的亲和力增加，氧解离曲线左移，血液运输 O_2 增加；当血液流经组织时，组织代谢活动使酸性物质和 CO_2 生成增多，H^+ 浓度和 PCO_2 升高，Hb 与 O_2 的亲和力降低，氧解离曲线右移，促使 HbO_2 解离，向组织释放更多的 O_2。

(2) 温度的影响：温度升高，氧解离曲线右移，促使 O_2 释放；温度降低，氧解离曲线左移，不利于 O_2 的释放。温度对氧解离曲线的影响，可能与温度影响了 H^+ 活动度有关。当温度升高时，H^+ 活动度增加，有利于 HbO_2 解离，释放较多的 O_2，供给组织代谢需要。

(3) 2,3- 二磷酸甘油酸：2,3- 二磷酸甘油酸(2,3-diphosphoglycerate，2,3-DPG)是红细胞内的主要磷酸盐，是红细胞无氧酵解的产物。慢性缺氧(如贫血或心功能不全)时，红细胞生成 2,3-DPG 增加，Hb 与 2,3-DPG 结合后，构型由 R 型转化成 T 型而趋于稳定，降低 Hb 对 O_2 亲和力，氧解离曲线右移。而且 2,3-DPG 对低 PO_2 段的 Hb 氧饱和度的影响大于高 PO_2 段，有利于组织毛细血管释放更多的 O_2，这是对缺氧的适应性反应；反之，2,3-DPG 浓度降低时，Hb 对 O_2 亲和力增加，氧解离曲线左移。因此，久存于血库的血液，由于糖酵解停滞，红细胞内的 2,3-DPG 含量减少，Hb 对 O_2 的亲和力增加，氧解离曲线左移，不利于血液在组织中释放 O_2。

二、二氧化碳的运输

(一) CO_2 的运输形式

血液中 CO_2 的运输形式也有物理溶解和化学结合两种。化学结合的形式主要是碳酸氢盐和氨基甲酰血红蛋白。

1. **物理溶解** 在血液中 CO_2 的溶解量取决于气体的分压和溶解度。CO_2 在血液中溶解度较大，通过物理溶解形式运输的 CO_2 量占总运输量的 5% 左右。由于血浆中缺乏碳酸酐酶，碳酸生成和分解的速度都非常缓慢，因此血浆中溶解的 CO_2 大部分扩散进入红细胞内，以化学结合的形式运输。

2. **化学结合** 化学结合形式运输的 CO_2 约占总运输量的 95%，其中碳酸氢盐占 88% 左右，氨基甲酰血红蛋白占 7% 左右。

(1) 碳酸氢盐：组织代谢的 CO_2 进入血液与 H_2O 生成 H_2CO_3，H_2CO_3 解离为 HCO_3^- 和 H^+，反应如下：

$$CO_2 + H_2O \xrightleftharpoons{\text{碳酸酐酶}} H_2CO_3 \rightleftharpoons HCO_3^- + H^+$$

该反应进行的方向，取决于毛细血管血浆中 PCO_2 水平。在组织内，PCO_2 较高，所有反应均向右进行；在肺部，PCO_2 较低，所有反应均向左进行。

在血浆中缺乏碳酸酐酶导致该反应进行缓慢。红细胞中碳酸酐酶丰富，反应极为迅速，不到 1 秒即达平衡，因此该反应主要在红细胞内进行。

从组织进入血浆中的 CO_2 不断进入红细胞，红细胞内 HCO_3^- 浓度不断增加，HCO_3^- 便顺浓度差通过红细胞膜扩散进入血浆(图 5-13)。红细胞不允许阳离子自由通过，而允许小的阴离子通过，因此通过红细胞膜上的 HCO_3^--Cl^- 载体，使血浆中 Cl^- 进入红细胞，以维持电位平衡，这一现象称为**氯离子转移**(chloride shift)。通过 HCO_3^- 与 Cl^- 的交换，使 HCO_3^- 不会在红细胞内堆积，有利于反应向右进行，显著增加了血浆携带 CO_2 的能力。在红细胞内 HCO_3^- 与 K^+ 生成 $KHCO_3$，在血浆中 HCO_3^- 与 Na^+ 生成 $NaHCO_3$。

H_2CO_3 解离出来的 H^+，大部分与去氧血红蛋白结合，形成 HHb。H^+ 和 Hb 的结合不仅能促进更多的 CO_2 转变为 HCO_3^-，而且还能促使更多的 O_2 释放，有利于向组织供 O_2。

当血液流经肺部时，反应向左进行(图 5-13)。由于肺泡气 PCO_2 比静脉血低，血浆中

笔记栏

溶解的 CO_2 首先扩散入肺泡，红细胞内的 HCO_3^- 与 H^+ 在碳酸酐酶催化下生成 H_2CO_3，再分解成 CO_2 和 H_2O，CO_2 又从红细胞扩散入血浆，血浆中的 HCO_3^- 进入红细胞补充消耗了的 HCO_3^-，Cl^- 则离开红细胞回到血浆。此外，当 O_2 进入肺毛细血管血液时，HHb 转化为 HbO_2，解离出部分 H^+，与 HCO_3^- 结合，可促进较多的 CO_2 从静脉血中释放出来。

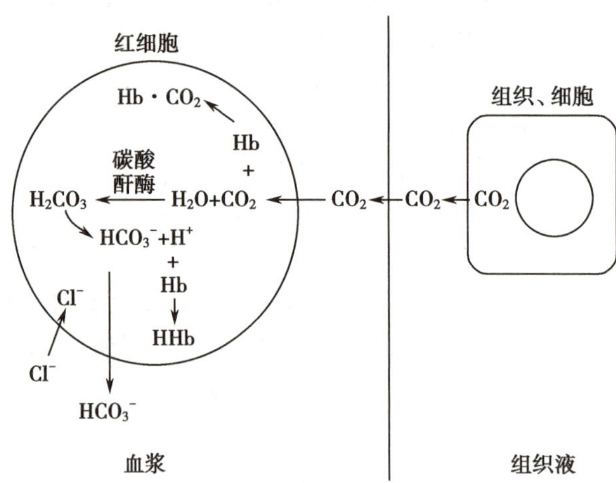

图 5-13 CO_2 在血液中的运输示意图

(2) 氨基甲酰血红蛋白：部分 CO_2 能直接与 Hb 的氨基结合，生成**氨基甲酰血红蛋白**（carbaminohemoglobin，HHbNHCOOH），其反应式如下：

$$HbNH_2O_2+H^+ + CO_2 \underset{肺}{\overset{组织}{\rightleftharpoons}} HHbNHCOOH + O_2$$

这一反应迅速、可逆、不需酶参与，主要受氧合作用调节。HbO_2 与 CO_2 结合的能力比去氧 Hb 小。在组织，HbO_2 释放出 O_2，去氧 Hb 量较多，结合的 CO_2 量也多，形成 HHbNHCOOH 增多，反应向右；在肺部，由于去氧 Hb 与 O_2 结合生成 HbO_2，促进了 HHbNHCOOH 解离，CO_2 释放入肺泡，即反应向左。虽然以氨基甲酰血红蛋白形式运输的 CO_2 约占总量的 7%，但是在肺排出 CO_2 总量中，由氨基甲酰血红蛋白释放出的 CO_2 可占 17.5% 左右，表明这种形式运输 CO_2 的效率很高。

（二）CO_2 解离曲线

CO_2 解离曲线（carbon dioxide dissociation curve）是表示血液中 CO_2 含量与 PCO_2 关系的曲线（图 5-14）。与氧解离曲线不同，CO_2 解离曲线中血液的 CO_2 含量与 PCO_2 之间的关系呈线性关系。而且血液中的 CO_2 含量没有饱和点，因此 CO_2 解离曲线的纵坐标不用饱和度而用浓度表示。随着血液中 PCO_2 不断升高，CO_2 含量也逐渐升高，即血液中 CO_2 运输量的多少取决于 PCO_2 的高低。如 CO_2 解离曲线所示，静脉血（PO_2 40mmHg）PCO_2 为 45mmHg 时，CO_2 含量约为 52ml/100ml；动脉血（PO_2 100mmHg）PCO_2 为 40mmHg 时，CO_2 含量约为 48ml/100ml，可见，每 100ml 静脉血

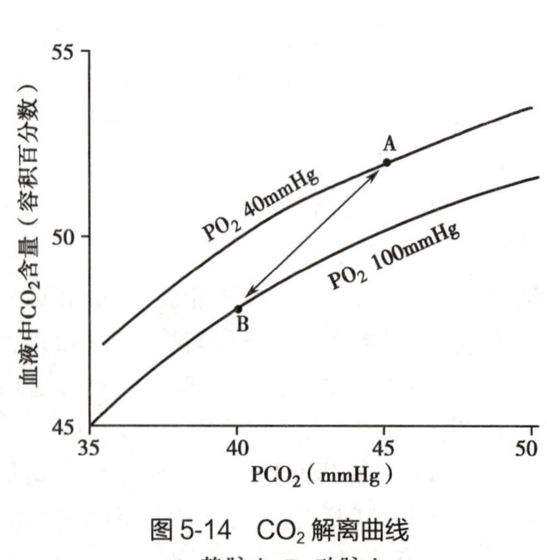

图 5-14 CO_2 解离曲线
A. 静脉血；B. 动脉血

液流经肺时释放出 4ml 的 CO_2。

(三) O_2 与 Hb 结合对 CO_2 运输的影响

O_2 与 Hb 结合，可促使 CO_2 的释放，而去氧 Hb 更容易与 CO_2 结合，这一效应称为**霍尔丹效应**(Haldane effect)。从图 5-14 可看出，在相同的 PCO_2 下，动脉血携带的 CO_2 比静脉血少。这是因为 HbO_2 酸性较强，而去氧 Hb 酸性较弱。所以去氧 Hb 容易与 CO_2 结合生成 HHbNHCOOH，也容易和 H^+ 结合，使 H_2CO_3 解离产生的 H^+ 被及时移去，有利于解离反应，提高血液运输 CO_2 的能力。总之，在组织，霍尔丹效应可促使血液摄取 CO_2；而在肺部，Hb 与 O_2 结合则促进 CO_2 的释放。

从整个 O_2 和 CO_2 的运输过程来看，两者相互影响，密切联系。CO_2 通过波尔效应影响 O_2 的结合和释放，O_2 又通过霍尔丹效应影响 CO_2 的结合和释放。

第四节 呼吸运动的调节

呼吸运动的基本意义为组织提供代谢所需要的 O_2，同时排出代谢产生的 CO_2。当机体受到内外环境各种因素的影响时，在中枢神经系统的调控下，反射性地引起呼吸频率和深度的改变，从而改变肺通气量以适应机体的需要。

一、呼吸中枢和呼吸节律的起源

(一) 呼吸中枢

呼吸中枢(respiratory center)是中枢神经系统内产生和调节呼吸运动的神经细胞群。呼吸中枢主要分布在大脑皮层、下丘脑、脑桥、延髓和脊髓等部位。正常的呼吸运动是在各级呼吸中枢的密切配合下实现的，但呼吸节律的产生和调节的机制尚不明确。

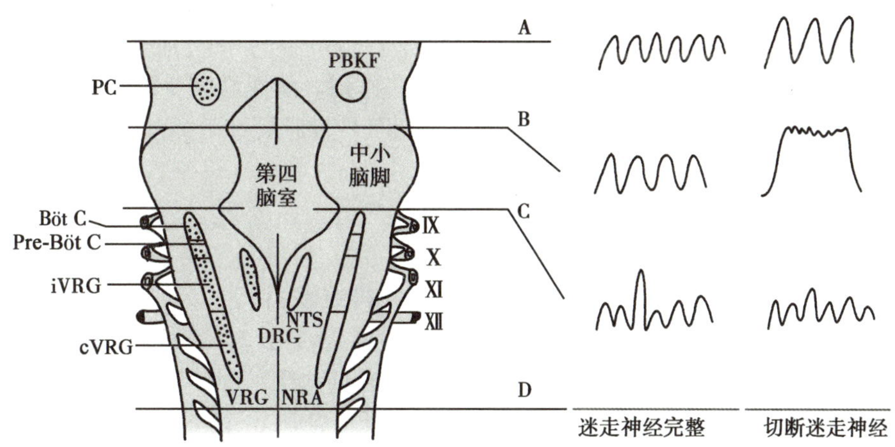

图 5-15 脑干不同平面横切后呼吸变化示意图

PC：呼吸调整中枢；PBKF：臂旁内侧核和 KF 核；BötC：包钦格复合体；Pre-Böt C：前包钦格复合体；iVRG：中段腹侧呼吸组；cVRG：尾段腹侧呼吸组；NTS：孤束核；DRG：背侧呼吸组；VRG：腹侧呼吸组；NRA：后疑核；Ⅸ、Ⅹ、Ⅺ、Ⅻ：分别为第 9、10、11、12 对脑神经；A、B、C、D：为不同平面横断

1. **脊髓在呼吸调节中的作用** 支配呼吸肌的运动神经元位于脊髓颈段第 3~5 节前角(支配膈肌)和胸腰段脊髓前角(支配肋间肌和腹肌)。脊髓是联系上位中枢与呼吸肌的中继

笔记栏

站和整合某些呼吸反射的初级中枢。上位中枢下达的有关呼吸运动的指令,通过脊髓呼吸肌运动神经元直接传递给呼吸肌,从而改变呼吸频率和深度。

2. **低位脑干在呼吸调节中的作用** 低位脑干包括延髓和脑桥。1923 年,英国生理学家 Lumsden 进行了猫脑干分段切除探究呼吸中枢的经典实验(图 5-15),实验结果表明:①如果在动物中脑和脑桥之间横断,呼吸节律无明显变化,基本正常(图 5-15A)。②如果在脑桥上、中 1/3 处横断脑干(图 5-15B),保留脑桥下部,动物呼吸将变深变慢,若再切断双侧迷走神经,则吸气延长,仅偶尔出现呼气,这种形式的呼吸称为**长吸式呼吸**(apneusis)。该现象说明在脑桥的上部存在有抑制吸气的中枢,称为**呼吸调整中枢**(pneumotaxic center)。来自迷走神经的传入冲动也有抑制吸气的作用,当延髓失去了脑桥上部及迷走神经的抑制作用后,便出现了吸气不能及时中止而延长的现象。③如果在延髓和脑桥之间横断(图 5-15C),保留延髓和脊髓的联系,则动物出现有节律但并不规则的呼吸(喘息样呼吸)。④如果在动物延髓和脊髓之间横断,则呼吸停止(图 5-15D)。③和④的实验结果表明呼吸节律产生于低位脑干,高位中枢对呼吸节律的产生不是必需的。

依据上述研究结果,在 20 世纪 20~50 年代期间形成了三级呼吸中枢理论,即延髓是呼吸的基本中枢,脑桥中下部有长吸中枢,脑桥上部有呼吸调整中枢。后来的研究肯定了对延髓和脑桥上部呼吸中枢定位的结论,但未能证实脑桥中下部存在长吸中枢的认识。

(1)延髓:在延髓内有许多节律性自发放电并和呼吸周期有关的神经元,称为**呼吸相关神经元**(respiratory-related neurons)或**呼吸神经元**(respiratory neurons)。其中,在吸气相放电的神经元称为**吸气神经元**(inspiratory neuron),在呼气相放电的神经元为**呼气神经元**(expiratory neuron)。还有一些跨时相神经元,在吸气相放电并延续到呼气相,称为吸气 - 呼气神经元,在呼气相放电并延续到吸气相,称为呼气 - 吸气神经元。

延髓内呼吸神经元主要集中在延髓背侧和腹侧两组神经核团内,分别称为**背侧呼吸组**(dorsal respiratory group,DRG)和**腹侧呼吸组**(ventral respiratory group,VRG)(图 5-15)。背侧呼吸组位于延髓背内侧部,神经元主要集中在孤束核的腹外侧部,以吸气神经元为主。吸气神经元轴突交叉到对侧下行至脊髓颈段和胸段,支配膈肌和肋间外肌运动神经元,兴奋时引起吸气。腹侧呼吸组位于延髓腹外侧部,呈纵向排列。从尾端到头端相当于后疑核、疑核、面神经后核和包钦格复合体及其邻近区域,有吸气性和呼气性两类神经元。

知识链接

延髓腹侧与呼吸相关的神经核团

①疑核:主要含吸气神经元,其轴突交叉到对侧,下行投射到脊髓颈段和胸段支配膈肌和肋间外肌运动神经元;疑核还含有支配咽喉肌的吸气和呼气神经元,其轴突行走于舌咽神经和迷走神经内,支配同侧咽喉部辅助呼吸肌。②后疑核:主要含呼气神经元,其轴突交叉到对侧,下行投射到脊髓胸段和腰段,分别支配脊髓肋间内肌和腹肌的运动神经元;该区也有吸气神经元纤维,支配脊髓对侧肋间外肌运动神经元和同侧膈肌运动神经元。③包钦格复合体:主要含呼气神经元,其轴突与孤束核和后疑核中的吸气神经元形成抑制性突触联系,构成呼气神经元对吸气神经元的反馈抑制,和呼吸时相的转换有关。④前包钦格复合体(PBC):包含各类呼吸中间神经元的过渡区。在新生大鼠包含 PBC 的脑片上,在舌下神经根可记录到类似呼吸节律的放电,提示 PBC 可能是新生哺乳类动物呼吸节律起源的关键部位,在呼吸节律的产生中起关键性作用。

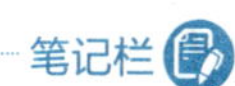

(2)脑桥:在脑桥上部,呼吸神经元相对集中于臂旁内侧核(NPBM)和相邻的Kölliker-Fuse(KF)核,合称PBKF核群。脑桥呼吸调整中枢就是PBKF核群。PBKF核群与延髓的呼吸神经核团之间有双向联系,其作用为限制吸气,促使吸气向呼气转换,防止吸气过长过深。

3. **高位脑在呼吸调节中的作用** 呼吸还受脑桥以上中枢部位的影响,如下丘脑、边缘系统和大脑皮层等。大脑皮层对呼吸运动具有重要作用,可以控制呼吸运动随意进行,如说话、唱歌,在一定范围内随意屏气和加快加深呼吸等,并能建立条件反射。大脑皮层对呼吸的调节是随意呼吸调节系统,低位脑干对呼吸的调节是不随意的自主节律呼吸调节系统,这两个调节系统的下行通路是分开的。皮层发出的信号可不通过低位脑干的自主呼吸调节系统,而是通过皮层脊髓束直接到达控制呼吸的运动神经元,完成某些随意呼吸行为。临床上有时可以观察到自主呼吸和随意呼吸分离的现象。例如,在脊髓前外侧索下行的自主呼吸通路受损后,自主节律呼吸受损甚至停止,但患者仍可进行随意呼吸。患者依靠随意呼吸或人工呼吸来维持肺通气,如果不进行人工呼吸,一旦患者入睡,可发生呼吸停止。

(二) 呼吸节律形成的机制

正常呼吸节律的形成机制尚未完全清楚,目前认可的有两种学说。

1. **神经元网络学说** 延髓内存在具有**中枢吸气活动发生器**和**吸气切断机制**(inspiratory off switch mechanism)作用的呼吸神经元,通过相互兴奋和抑制形成复杂的神经元网络。在中枢吸气活动发生器作用下,吸气神经元兴奋,脊髓吸气肌运动神经元兴奋,引起吸气,肺扩张;同时促进脑桥呼吸调整中枢活动加强,导致吸气切断机制兴奋,抑制中枢吸气活动发生器或吸气神经元,使吸气停止,转为呼气(图5-16)。随后吸气切断机制的活动减弱,而中枢吸气活动发生器启动,吸气再次发生,如此周而复始,产生节律性呼吸。目前认为脑桥呼吸调整中枢和肺牵张感受器-迷走神经传入活动可促进吸气切断机制的活动,从而促使吸气转为呼气。因此切断迷走神经或毁损脑桥呼吸调整中枢,吸气切断机制达到阈值所需时间延长,吸气因而延长,呈现长吸式呼吸。

2. **起步细胞学说** 延髓内存在有类似心脏窦房结起搏细胞的神经元,它们能自发产生节律性兴奋,并驱动其他呼吸神经元,从而引起节律性呼吸活动。利用新生大鼠离体脑片的研究表明,前包钦格复合体内存在类似电压依赖性的能产生节律性放电的神经元,称为起步神经元。

起步细胞学说的实验依据多来自新生动物,而神经网络学说的结果主要来自成年动物。实际上可能两种机制都发挥作用,即使呼吸节律的产生依赖于起步神经元,神经网络的作用对正常节律性呼吸的维持也是必不可少的。

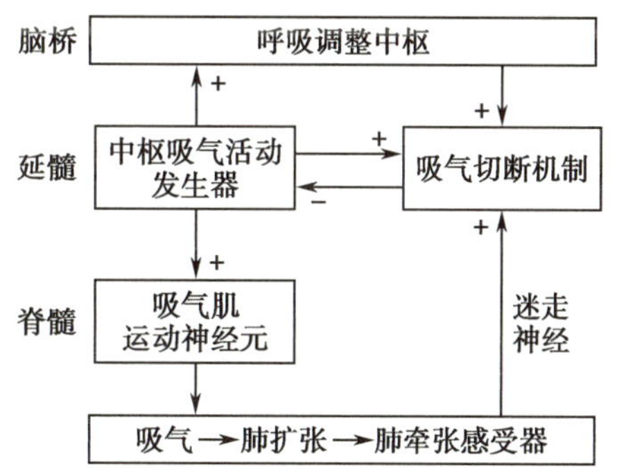

图5-16 神经元网络学说示意图
+:兴奋;−:抑制

二、呼吸的反射性调节

节律性呼吸产生于中枢神经系统,但呼吸中枢的活动又受呼吸器官内外感受器的反射性调节。

(一) 呼吸的化学感受性反射

动脉血或脑脊液中的O_2、CO_2和H^+等化学因素对呼吸运动可进行反射性调节,这种调节主要是通过化学感受性反射实现的。机体一方面可通过化学反射改变呼吸的频率和深

笔记栏

度，以调节血液的 PO_2、PCO_2 和 H^+ 水平；另一方面，当血液或脑脊液中 PO_2、PCO_2 和 H^+ 水平变化时，又可刺激体内化学感受器，反射性地调控机体的节律性呼吸活动，以维持正常的气体分压和酸碱平衡，从而维持稳态。

1. **化学感受器** 其适宜刺激是 CO_2、低 O_2 和 H^+。化学感受器可分为**外周化学感受器**(peripheral chemoreceptor)和**中枢化学感受器**(central chemoreceptor)。

(1)外周化学感受器：指颈动脉体和主动脉体化学感受器。当动脉血中 PO_2 降低、PCO_2 或 H^+ 浓度升高时，颈动脉体和主动脉体化学感受器感受刺激而兴奋，冲动分别经窦神经(舌咽神经分支)和迷走神经(分支分布于主动脉体)传入延髓，反射性地引起呼吸加深加快。切除颈动脉体或切断窦神经后，外周化学感受器对呼吸的影响几乎全部消失。可见颈动脉体对呼吸的调控作用更为重要，而主动脉体在循环调节方面较为重要。

颈动脉体化学感受器所感受的刺激是动脉血中 PO_2 降低，而不是氧含量减少。例如在贫血或 CO 中毒时，血氧含量虽然下降，但由于 PO_2 正常，只要血流量充分，外周化学感受器的传入冲动就不会增加。PO_2、PCO_2 和 H^+ 3 种刺激对化学感受器具有相互增强的作用，这种协同作用有重要意义。当机体发生呼吸衰竭和循环衰竭时往往是 PO_2 降低和 PCO_2 升高同时存在，其协调作用可加强对化学感受器的刺激，导致代偿性呼吸增强效应。

(2)中枢化学感受器：位于延髓腹外侧浅表部位，左右对称，可以分为头、中、尾 3 个区(图 5-17A)。头端和尾端对酸性溶液、乙酰胆碱等化学刺激敏感。中间区域无化学感受性，但破坏该区后，刺激头端和尾端均不能引起通气反应。因此，中间区可能是一个冲动传导的中继站，接受来自头端和尾端的传入冲动，再将兴奋传递到脑干呼吸中枢。

中枢化学感受器的生理刺激是脑脊液和局部细胞外液中的 H^+。血液中的 CO_2 能迅速通过血 - 脑屏障，并与水结合生成 H_2CO_3，解离出 H^+ 刺激中枢化学感受器，再引起呼吸中枢的兴奋(图 5-17B)。然而，脑脊液中碳酸酐酶含量很少，CO_2 与水的结合很慢，故对 CO_2 的反应有一定的时间延迟。血液中的 H^+ 不易通过血 - 脑屏障，故血液中 pH 值的变动对中枢化学感受器的直接作用较小而缓慢。

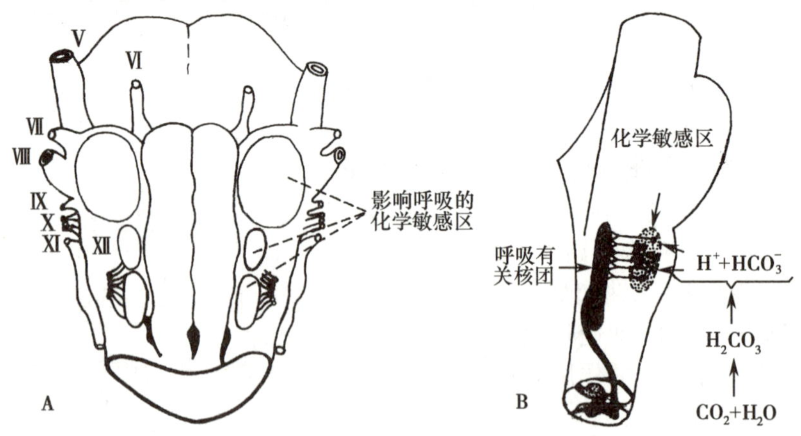

图 5-17 中枢化学感受器

A. 延髓腹外侧的 3 个化学敏感区；B. 血液或脑脊液 PCO_2 升高时，刺激呼吸的中枢机制

总之，中枢化学感受器可感受 H^+ 和 CO_2 的刺激，不感受低 O_2 的刺激。它对 CO_2 刺激的敏感性高于外周化学感受器。中枢化学感受器的生理作用主要是参与调节脑脊液的 H^+ 浓度，维持中枢神经系统 pH 值环境稳定；而外周化学感受器的生理作用主要是参与缺氧对呼吸的兴奋效应，改善供氧。

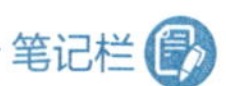

2. CO_2、H^+ 和低 O_2 对呼吸的调节

（1）CO_2 对呼吸的调节：CO_2 是调节呼吸运动最重要的生理性化学因素，当动脉血液中 PCO_2 过度降低时可引起呼吸暂停，因此，一定水平的 PCO_2 是维持呼吸中枢正常兴奋性的必要条件。

当吸入含 CO_2 的混合气时，动脉血 PCO_2 随之升高，呼吸加深加快，肺通气量相应增加（图 5-18）。当吸入气中 CO_2 含量增加至 1% 时，肺通气量即有所增加；吸入气中 CO_2 含量增加至 4% 时，肺通气量比安静时的肺通气量增加 1 倍，肺通气量增大，可加强对 CO_2 的清除作用；但当吸入气中 CO_2 含量超过 7% 时，肺通气已不能随之平行上升，动脉血中 PCO_2 明显升高，造成呼吸困难、头痛、头昏等症状；当吸入气中 CO_2 含量继续增多达 15% 时，可出现丧失意识，甚至昏迷等 CO_2 对中枢神经系统的麻醉效应，并产生呼吸抑制。

CO_2 对呼吸的刺激通过两条途径来实现：一是通过刺激中枢化学感受器从而兴奋延髓呼吸中枢，反射性地使呼吸加深加快；二是刺激外周化学感受器，冲动沿窦神经和迷走神经传入延髓中枢，反射性地使呼吸加深加快，增加肺通气。切断外周化学感受器的传入神经，吸入 CO_2 仍能发生呼吸加强反应，CO_2 引起的通气效应只下降 20%。当动脉血 PCO_2 比正常高 10mmHg 时，刺激外周化学感受器提高肺通气的效应才会表现出来，而对中枢化学感受器的刺激只需升高 2mmHg 就能起作用。可见，CO_2 对呼吸的兴奋效应主要是通过中枢化学感受器起作用。但是，中枢化学感受器反应较慢，因此当动脉血 PCO_2 突然增高时，外周化学感受器在引起快速的呼吸调控反应中发挥重要作用。另外，当中枢化学感受器受到抑制，对 CO_2 的敏感性减低时，CO_2 只能通过刺激外周化学感受器兴奋呼吸。

（2）H^+ 对呼吸的调节：动脉血 H^+ 浓度增加，呼吸加深加快，肺通气量增加；H^+ 浓度降低，呼吸受到抑制（图 5-18）。中枢化学感受器对 H^+ 的敏感性约为外周的 25 倍，但由于 H^+ 不易通过血 - 脑屏障，从而限制了其对中枢化学感受器的刺激作用，因此血液中的 H^+ 对呼吸的调节主要通过外周化学感受器起作用。

（3）低 O_2 对呼吸的调节：吸入气 PO_2 降低时，动脉血 PO_2 随之降低，导致呼吸加深加快，肺通气量增加（图 5-18）。低 O_2 对呼吸的兴奋效应是通过刺激外周化学感受器而产生的，低 O_2 对呼吸中枢可产生直接抑制作用。

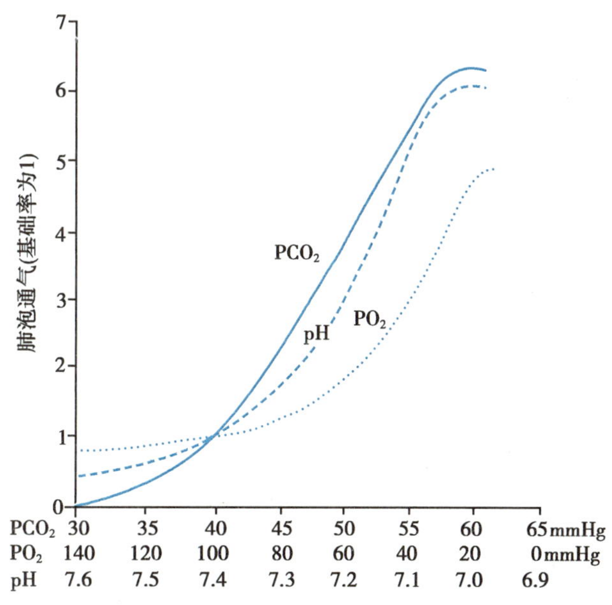

图 5-18 改变动脉血中 PCO_2、PO_2、pH 值任一因素，控制另外两种因素不变时的肺通气效应

笔记栏

正常情况下，低 PO_2 对呼吸的兴奋作用远不如 PCO_2 或 H^+ 浓度升高明显。这是因为低 O_2 引起呼吸增强时，会使 CO_2 过多地被排出，造成血液 PCO_2 和 H^+ 浓度的降低。当动脉血 PO_2 下降到 80mmHg 以下时，肺通气量才出现可觉察的增加。可见动脉血低 PO_2 对正常呼吸的调节作用不大，仅在特殊情况下低 O_2 的刺激才有意义。如严重肺气肿、肺心病患者，肺换气障碍，导致低 O_2 和 CO_2 潴留。长时间 CO_2 潴留使中枢化学感受器对 CO_2 的刺激作用发生适应，而外周化学感受器对低 O_2 刺激适应很慢，这时低 O_2 对外周化学感受器的刺激成为兴奋呼吸的主要刺激。但在严重低 O_2 时，外周化学感受性反射已不足以克服低 O_2 对中枢的抑制作用，终将导致呼吸减弱，甚至停止。

3. **PCO_2、H^+ 和 PO_2 在调节呼吸运动中的相互作用** 在讨论影响呼吸运动的 3 个因素时，均假定只改变一个因素，而其他两个因素不变。从图 5-18 可见三者引起的肺通气反应的程度大致接近。然而在自然呼吸条件下，体内 3 种因素往往是同时改变，相互作用的。既可以相互总和而加大，也可以相互抵消而减弱。图 5-19 显示为只有一种因素改变，而对其他两种因素不加控制时的情况。其中 PCO_2 的效应最大，而低 PO_2 效应最小。这是由于当 PCO_2 增高时，也提高了 H^+ 浓度，两者的刺激作用相加，使肺通气量比 PCO_2 单独作用要大。当 H^+ 浓度增加使肺通气量加大，排出大量 CO_2 时，H^+ 浓度也有所下降，因此，这时的通气量比单独增加 H^+ 浓度时为小；当 PO_2 下降时，也因增加通气，呼出较多 CO_2，使 PCO_2 下降，从而降低了低 O_2 的刺激作用。

打哈欠

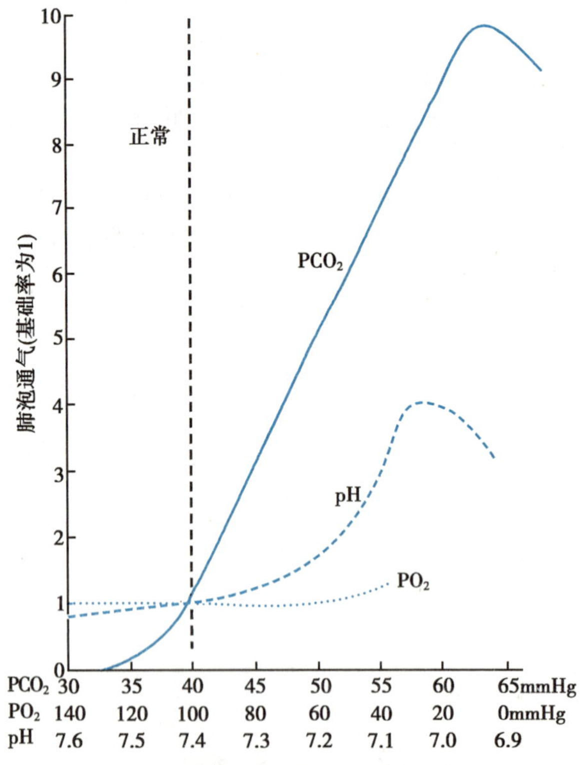

图 5-19 改变动脉血中 PCO_2、PO_2、pH 值任一因素，不控制另外两种因素时的肺通气效应

（二）呼吸的机械感受性反射调节

1. **肺牵张反射** Hering 和 Breuer 在 1868 年观察到持续充气扩张麻醉动物的肺，可引起吸气活动抑制；反之，使肺放气而萎陷时，可引起吸气加强。如果切断动物的双侧颈

迷走神经，上述反应消失。这种由肺扩张或缩小引起的吸气抑制或兴奋的反射称为**肺牵张反射**(pulmonary stretch reflex)或**黑 - 伯反射**(Hering-Breuer reflex)。它包括**肺扩张反射**(pulmonary inflation reflex)和**肺萎陷反射**(pulmonary deflation reflex)。

(1)肺扩张反射：是肺充气或扩张时抑制吸气的反射。其感受器位于气管到细支气管的平滑肌中，是一种牵张感受器，阈值低，适应慢。当肺扩张牵拉呼吸道使之扩张时，肺牵张感受器兴奋，冲动沿迷走神经有髓纤维传入延髓，经延髓和脑桥呼吸中枢的作用，使吸气切断并转入呼气，加强了吸气和呼气的交替，呼吸频率增加。迷走神经切断后，呼吸变慢、变深。

牵张反射有明显的种属差异。在麻醉状态下，反射效应以兔和大鼠最强，猫、犬次之，人类最弱。在平静呼吸时，肺扩张反射不参与人呼吸运动的调节。只有当潮气量增加至1 500ml 时，才能引起明显的反射效应。这表明人类的呼吸中枢对迷走神经的传入冲动阈值较高，但在病理情况下，肺顺应性降低，肺扩张时使气道扩张较大，刺激较强，可引起该反射，使呼吸变浅变快。

(2)肺萎陷反射：是肺萎陷时引起吸气的反射，感受器也位于气道的平滑肌内，传入神经走行于迷走神经干中，但其性质不清楚。肺萎陷反射在肺明显缩小时才出现，在平静呼吸调节中意义不大，但在防止呼气过深以及肺不张等情况下，可能起一定作用。

2. **呼吸肌本体感受性反射**　呼吸肌和其他骨骼肌一样，具有肌梭装置。肌梭是呼吸肌的本体感受器，当肌梭受到牵张刺激时，可反射性地引起肌梭所在肌肉的收缩。癌症晚期患者，为了解除疼痛，切断脊髓背根，术后相应的呼吸肌活动减弱，说明呼吸肌本体感受性反射参与正常呼吸运动的调节。当呼吸道阻力增加时，通过本体感受性反射，可使呼吸肌收缩力量增强，以克服呼吸道阻力，维持稳定的肺通气量。

3. **其他机械性反射**

(1)咳嗽反射：是人体最常见的防御性反射。喉、气管和支气管黏膜下有丰富的感觉神经末梢，机械性、化学性刺激能引起这些感觉神经末梢兴奋，发生咳嗽反射。反射开始先深吸气，接着紧闭声门，并发生强烈的呼气动作，胸内压和肺内压也急剧上升，然后声门突然开启，肺泡与呼吸道内气体以极高的速度冲出体外，从而排除呼吸道内的分泌物或异物。剧烈咳嗽时，因胸内压显著升高，阻碍静脉回流，会使静脉压和脑脊液压升高。

(2)喷嚏反射：喷嚏反射与咳嗽反射相类似，感受器为鼻黏膜，受到鼻腔内分泌物或外来粉尘等刺激后，其传入冲动沿三叉神经进入延髓，反射性产生喷嚏。开始先引起深吸气动作，然后为爆发性呼气，气流经鼻腔急促冲出，产生驱除刺激物的作用。

(3)肺毛细血管旁感受器(J 感受器)反射：J 感受器位于肺泡毛细血管旁，在肺毛细血管充血、肺泡壁间质积液时受到刺激，冲动沿迷走神经无髓 C 纤维传入延髓，引起反射性呼吸暂停，继之以浅快呼吸，血压降低，心率减慢。J 感受器反射可能与肺炎、肺充血、肺栓塞和肺水肿时的呼吸加快有关。

(杜　联　甘贤兵)

复习思考题

1. 早产儿容易患什么病？为什么？
2. 一氧化碳中毒对血液中氧气的运输有何影响？呼吸如何变化？
3. 试述在动物实验中切断家兔双侧迷走神经对呼吸的影响及其机制。

扫一扫
测一测

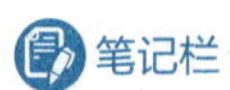

PPT 课件

第六章 消化和吸收

学习目标

掌握消化和吸收的概念、消化道的神经支配；掌握胃液的成分和作用、胃液分泌的调节、胃运动；掌握胰液的成分和作用及调节、胆汁的作用及调节、小肠运动形式及调节；掌握大肠内细菌的作用，小肠适宜吸收的特点、小肠内主要营养物质的吸收特点。

熟悉平滑肌的一般生理特性和电生理特性；熟悉唾液的成分、作用及调节；熟悉胃排空、小肠液的作用；熟悉大肠的运动、排便反射；熟悉吸收的部位和机制。

了解消化腺的分泌与内分泌功能、咀嚼与吞咽、消化间期消化道运动。

人体在生命活动过程中需要不断从外界摄取营养物质，供机体新陈代谢所用。人体所需的营养物质来源于食物，包括糖、蛋白质、脂肪、维生素、无机盐和水。而糖、蛋白质和脂肪都是复杂的大分子物质，不能被人体直接吸收和利用，必须通过消化系统将其分解为小分子物质才能被吸收。

消化（digestion）是指食物在消化道内被分解为小分子物质的过程。消化的方式有两种：①**机械性消化**（mechanical digestion），是指通过消化道肌肉的收缩和舒张活动，将食物磨碎，并使之与消化液充分混合，同时把食物不断地向消化道远端推送的过程；②**化学性消化**（chemical digestion），是指通过消化腺分泌的消化液，将蛋白质、脂肪和糖类等大分子物质，分解成为可被吸收的小分子物质。这两种消化方式同时进行并密切配合，为机体提供养料和能量。

吸收（absorption）是指食物经过消化后，通过消化道的黏膜进入血液或淋巴液的过程。不能被吸收的食物残渣被推向大肠，形成粪便排出体外。消化和吸收两个过程相辅相成，密切联系。

第一节 概 述

一、消化道平滑肌的生理特性

在整个消化道中，除口腔、咽、食管上段的肌组织和肛门外括约肌是骨骼肌外，其余部分均为平滑肌。消化道平滑肌除具有肌肉组织的一般生理特性，如兴奋性、传导性和收缩性外，还具有一些自身的特性。

（一）一般生理特性

1. **兴奋性低，收缩缓慢** 与心肌和骨骼肌相比，消化道平滑肌兴奋性较低，收缩的潜伏

期、收缩期和舒张期比较长。消化道平滑肌的一次舒缩过程可达 20 秒以上。这一特点与平滑肌细胞 ATP 水解过程和横桥构型变化缓慢、肌质网不发达、Ca^{2+} 回收较慢有关。

2. **自动节律性收缩** 消化道平滑肌离体后，置于适宜的环境中，仍能进行节律性收缩和舒张活动，但节律缓慢而不稳定，不如心肌规则。

3. **紧张性** 消化道平滑肌经常保持微弱的持续收缩，称为紧张性。这对于保持消化道内一定的压力和容积、形态和位置具有重要意义。紧张性还是消化道各种运动形式的基础。紧张性是消化道平滑肌本身的特性，但在整体内受神经和体液因素的调节。

4. **富于伸展性** 消化道为中空器官，其平滑肌能适应容纳食物的需要而做较大程度的伸展。胃的伸展性尤其明显，进食后，它可容纳数倍于其原初容积的食物，确保胃容纳大量食物而不发生明显的压力变化或运动障碍。

5. **对机械牵张、温度和化学刺激较敏感** 消化道平滑肌对电刺激不敏感，而对机械牵张、温度变化和化学刺激敏感。如少量的乙酰胆碱、温度的升高或牵拉刺激均能引起其强烈收缩，而微量的肾上腺素则使其舒张，这一特性与消化道所处的环境密切相关。

(二) 电生理特性

消化道平滑肌细胞之间存在缝隙连接，电信号可通过缝隙连接在细胞间传递，因此消化道平滑肌的电活动比较复杂，其电位变化包括静息电位、慢波电位和动作电位。

1. **静息电位** 消化道平滑肌细胞的静息电位较低，且波动较大，变动范围为 –50~–60mV。其形成原因主要为 K^+ 外流，但也有 Na^+-K^+ 泵的生电作用以及少量的 Na^+ 内流和 Cl^- 外流的参与。

2. **慢波电位**（slow wave） 是指消化道平滑肌细胞在静息电位基础上自发产生的节律性去极化和复极化电位波动，其频率较慢。由于慢波电位决定平滑肌的收缩节律，故慢波电位又称为**基本电节律**（basic electrical rhythm，BER）。

慢波电位多为单向波，波幅为 10~15mV，持续数秒至十几秒。消化道不同部位平滑肌慢波电位的频率不同，人的慢波电位在胃约为 3 次 /min，十二指肠约为 12 次 /min，回肠末端约为 8~9 次 /min。切断支配胃肠的外来神经后 BER 依然存在，表明 BER 的产生可能是肌源性的。

慢波电位起源于消化道纵行肌和环行肌之间的 Cajal 间质细胞（interstitial Cajal cell，ICC），这是一种兼有成纤维细胞和平滑肌细胞特性的间质起搏细胞。它发出多个长突起并相互连接形成网络，通过缝隙连接与平滑肌细胞相连，把去极化信号迅速传导到消化道平滑肌。消化道平滑肌细胞有两个临界膜电位水平，机械阈和电阈。只要慢波电位去极化达到或超过机械阈水平，细胞内 Ca^{2+} 浓度增加，就能产生收缩，收缩幅度与慢波幅度呈正相关。当慢波去极化达到或超过电阈时可触发动作电位产生，Ca^{2+} 内流增加，收缩进一步增强，慢波上出现的动作电位数目越多，平滑肌细胞收缩越强。

慢波电位产生的机制尚未完全阐明，研究认为可能存在两种机制，一种是与细胞膜上生电性钠泵活动的周期性减弱有关。用哇巴因抑制钠泵活动后，消化道平滑肌的慢波随即消失。另一种是与细胞内的钙波有关，当细胞内 Ca^{2+} 浓度增高时，激活细胞膜上钙激活的氯通道，Cl^- 外流，膜电位去极化。

3. **动作电位** 消化道平滑肌细胞动作电位可以是自发的，也可以由刺激产生。锋电位时程比骨骼肌长，为 10~20 毫秒，幅值也较低。动作电位常在慢波电位的基础上产生，可单个出现，也可成簇出现。去极化由 Ca^{2+} 内流产生，复极化是 K^+ 外流产生。

慢波电位、动作电位和肌肉收缩三者联系密切，在慢波电位去极化基础上产生的动作电位，Ca^+ 内流多，收缩幅度大。而慢波电位去极化达到机械阈的 Ca^+ 内流少，收缩幅度小

笔记栏

(图 6-1)。消化道平滑肌细胞的收缩主要由动作电位引起,而动作电位是在慢波电位的基础上发生的,故慢波电位是平滑肌的起步电位,它控制着动作电位的周期性产生,从而决定着平滑肌运动的方向、节律和速度。

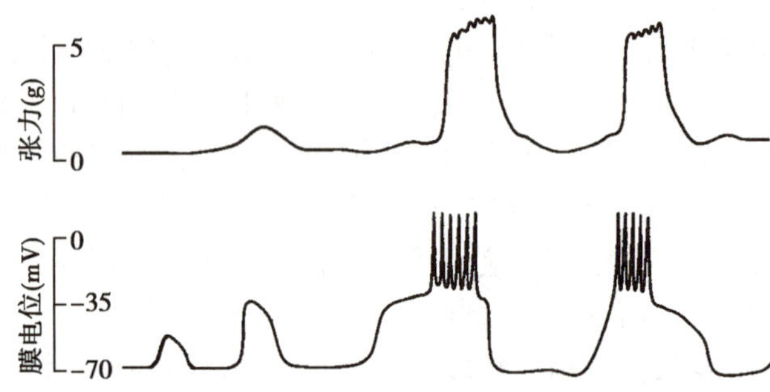

图 6-1 消化道平滑肌的生物电活动示意图

慢波电位去极化幅度达到机械阈时,平滑肌出现小幅度收缩;
慢波电位去极化达到电阈时,产生动作电位,平滑肌收缩增强

二、消化腺的分泌功能

人每天由各种消化腺分泌的消化液总量可达 6~8L(表 6-1),其主要成分是水、电解质和有机物,特别是富含各种消化酶。

表 6-1 消化液的分泌量、pH 值和主要消化酶及其作用

消化液	分泌量(L)	pH 值	主要消化酶	酶的底物	酶的水解产物
唾液	1.0~1.5	6.6~7.1	唾液淀粉酶	淀粉	麦芽糖
胃液	1.5~2.5	0.9~1.5	胃蛋白酶(原)	蛋白质	多肽(脘、胨)
胰液	1.0~2.0	7.8~8.4	胰淀粉酶 胰脂肪酶 胆固醇酯酶 胰蛋白酶(原) 糜蛋白酶(原) 羧基肽酶 核糖核酸酶 脱氧核糖核酸酶	淀粉 甘油三酯 胆固醇酯 蛋白质 蛋白质 肽 RNA DNA	麦芽糖、寡糖 脂肪酸、甘油、甘油一酯 脂肪酸、胆固醇 小肽、氨基酸 小肽、氨基酸 氨基酸 单核苷酸 单核苷酸
胆汁	0.8~1.0	6.8~7.4	无消化酶		
小肠液	1.0~3.0	7.8~8.0	肠激酶	胰蛋白酶(原)	胰蛋白酶
大肠液	1.0~1.5	7.5~8.0	少量二、三肽酶	二、三肽	氨基酸

消化液的分泌是腺细胞的主动活动。腺细胞从血液中摄取原料,在细胞内合成并浓缩,以酶原颗粒或囊泡等形式储存起来。当不同的配体(神经递质或激素)与腺细胞膜上相应的受体结合时,通过受体后信号转导机制,最终以出胞的方式排出分泌物。

消化液的主要作用为:①消化酶分解食物中的各种成分;②为各种消化酶提供适宜的 pH 值环境;③稀释食物,使其渗透压与血浆的渗透压相等,以利于吸收;④保护消化道黏膜免受理化因素的损伤。

笔记栏

三、消化道的神经支配

消化道的神经支配包括内在神经系统和外来神经系统两大部分。两者相互协调，共同调节消化道功能（图 6-2）。

（一）外来神经系统

对消化道而言，**外来神经系统**（extrinsic nervous system）是指起源于中枢，支配消化道的自主神经系统。除口腔、食管上段和肛门外括约肌外，几乎整个消化道都受交感神经和副交感神经的双重支配（图 6-3）。

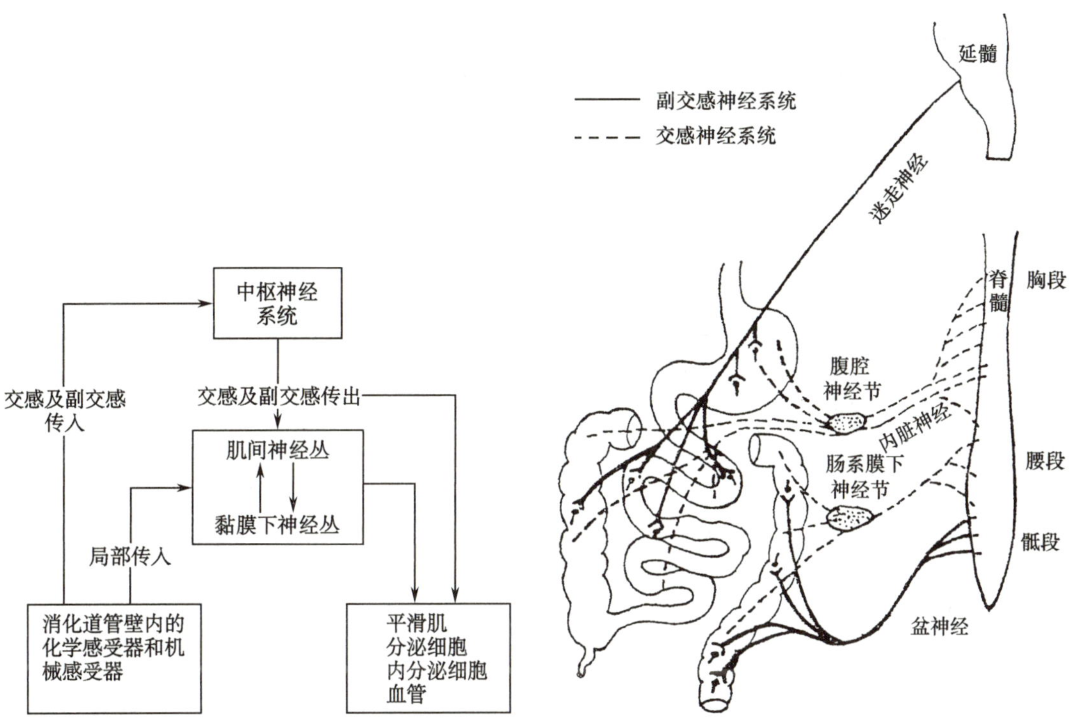

图 6-2　消化系统的局部和中枢性反射通路

图 6-3　消化道的神经支配示意图

支配消化道的交感神经起源于脊髓胸腰段（T_5~L_2）侧角，在腹腔神经节、肠系膜神经节换元后，发出节后纤维分布到胃、小肠和大肠。交感神经节后纤维末梢主要释放去甲肾上腺素，抑制消化道运动和消化腺分泌。

支配消化道的副交感神经主要是迷走神经和盆神经。迷走神经起源于延髓迷走神经背核、疑核，支配食管、胃、小肠、盲肠、阑尾、升结肠和横结肠；而盆神经起源于脊髓骶段（$S_{2\sim4}$）支配结肠的其余部分，如降结肠、乙状结肠、直肠和肛门内括约肌。副交感神经节前纤维与消化道内在神经元形成突触，发出节后纤维支配腺细胞、上皮细胞和平滑肌细胞。副交感神经对消化道的作用与交感神经相反，其节后纤维末梢主要释放乙酰胆碱，增强消化道运动和腺体分泌，而使胃肠括约肌舒张。少量副交感神经节后纤维末梢释放的递质为 P 物质、血管活性肠肽、脑啡肽和生长抑素等，可促使消化道平滑肌和血管平滑肌舒张。

在交感和副交感神经中，除上述传出纤维外，还存在大量传入纤维。在支配消化道的交感神经纤维中，约 50% 是传入纤维；在迷走神经中至少 80% 是传入性的。消化道各种感受器的传入纤维可将各种信息传到壁内神经丛，除引起肠壁局部反射外，还可通过交感和副交感神经的传入纤维传向中枢，以调节消化系统的活动。如**迷走 - 迷走反射**（vagovagal reflex）

笔记栏

就是一种传入和传出信息分别经迷走神经的传入和传出纤维完成的胃肠反射活动。

（二）内在神经系统

消化道**内在神经系统**（intrinsic nervous system）又称**肠神经系统**（enteric nervous system），是由食管到直肠的消化道内数量巨大的神经元和三级神经纤维组成的复杂神经网络系统。内在神经元按功能可分为 3 种：①**感觉神经元**：可感受食物对消化道的机械、化学和温度的刺激，并将信息传入中枢神经系统和其他内在神经元；②**中间神经元**：与内在感觉和运动神经元相联系，参与内在神经元信息的综合处理，将总和的信息传递给运动神经元；③**运动神经元**：传递信息到胃肠黏膜、平滑肌、腺体和血管，以控制胃肠平滑肌的紧张性、腺体的分泌和血流量。食管下括约肌内血管活性肠肽神经元缺失，可致贲门舒张障碍（贲门失弛缓症）。各种内在神经元之间通过短的神经纤维形成网络联系，而且内在神经系统具有复杂多样的神经递质和调质。因此，内在神经系统构成了一个完整的、可以独立完成反射活动的局部整合系统。但在整体内，内在神经系统的活动受外来神经活动的调节。内在神经系统由黏膜下神经丛和肌间神经丛构成。

1. **黏膜下神经丛**（submucosal plexus） 或称麦氏丛，位于消化道黏膜下。其中的运动神经元释放乙酰胆碱（ACh）和血管活性肠肽（VIP），调节消化道腺细胞和上皮细胞的分泌和局部血流量。

2. **肌间神经丛**（myenteric plexus） 或称欧氏丛，位于环行肌和纵行肌之间，参与消化道平滑肌运动的调节，例如调控胃肠紧张性收缩及节律性收缩的频率和强度。肌间神经丛具有兴奋和抑制的双重作用，现已知 ACh 和 P 物质是兴奋性递质，而 VIP 和 NO 则属于抑制性递质。

生理情况下，中枢神经系统通过自主神经将信息传递至内在神经系统控制胃肠运动。然而大部分胃肠道在切断外来神经后，仍能通过肠神经系统的局部反射完成对刺激的反应。例如，切断小肠外来神经后，仍有肠蠕动。外来神经在食管、胃和盆部结肠功能的调节中占优势；而内在神经在小肠功能的调节中占优势。

四、消化道的内分泌功能

消化道不仅是体内的消化器官，也是迄今已知的含内分泌细胞种类最多、功能最复杂的内分泌器官。

（一）消化道内分泌细胞

人体从胃到大肠的黏膜内有 40 多种内分泌细胞，常单个散在于消化道黏膜上皮细胞之间，不同类型的内分泌细胞分布各异。消化道内分泌细胞可分为两类：

1. **开放型细胞** 大部分消化道内分泌细胞属于**开放型细胞**，细胞呈锥形（图 6-4），顶端有微绒毛突起伸入胃肠腔内，可直接感受消化道内食物成分和 pH 值的刺激，引起细胞分泌。

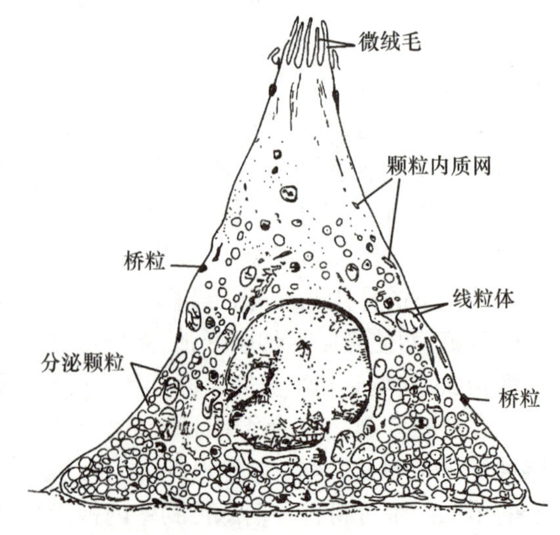

图 6-4 胃窦黏膜内 G 细胞（开放型细胞）

2. **闭合型细胞** 少数内分泌细胞属于**闭合型细胞**，细胞顶端无微绒毛，与胃肠腔无直接联系，这类细胞主要存在于胃底和胃体的泌酸区和胰腺内。其分泌活动受神经或周围

内环境的影响。

消化道内分泌细胞有内分泌、旁分泌及神经内分泌等多种作用方式。如促胃液素、缩胆囊素、抑胃肽、促胰液素等以内分泌的方式进行；生长抑素是以旁分泌方式发挥作用；血管活性肠肽和铃蟾素属于神经内分泌激素。

(二) 胃肠激素

消化道内分泌细胞合成和释放的多种生物活性物质，统称为**胃肠激素**(gastrointestinal hormone)，不仅调节消化器官的功能，还对体内其他器官功能也产生广泛影响。胃肠激素对消化器官的作用主要有：

1. **调节消化道运动和消化腺分泌** 不同的胃肠激素对不同消化腺、平滑肌和括约肌产生不同的调节作用。3 种主要胃肠激素的作用见表 6-2。

表 6-2 3 种主要胃肠激素的作用

	胃酸	胰 HCO_3^-	胰酶	肝胆汁	小肠液	食管-胃括约肌	胃平滑肌	小肠平滑肌	胆囊平滑肌
促胃液素	++	+	++	+	+	+	+	+	+
促胰液素	-	++	+	+	+	-	-	-	+
缩胆囊素	+	+	++	+	+	-	+-	+	++

注：+：兴奋； ++：强兴奋； -：抑制； +-：依部位不同既有兴奋又有抑制

2. **调节其他激素的释放** 许多胃肠激素，如促胃液素、促胰液素、缩胆囊素，特别是**抑胃肽**(gastric inhibitory polypeptide)具有很强的刺激胰岛素分泌的作用，对防止餐后血糖升高具有重要意义，故抑胃肽又称为**糖依赖性胰岛素释放肽**(glucose-dependent insulinotropic peptide，GIP)。生长抑素、胰多肽、血管活性肠肽等对生长激素、胰岛素、胰高血糖素和促胃液素等激素的释放均有调节作用。

3. **营养作用** 一些胃肠激素具有促进消化道组织代谢和生长的作用，称为营养作用。例如，促胃液素能刺激胃泌酸部位黏膜和十二指肠黏膜细胞的 DNA、RNA 和蛋白质的合成。给动物长期注射五肽促胃液素可引起壁细胞增生。此外，缩胆囊素具有促进胰腺外分泌组织生长的作用。

一些最初在消化道发现的激素或肽类也存在于中枢神经系统中，而原来认为只存在于中枢神经系统的肽类，也在消化道中被发现。这些双重分布的肽类被统称为**脑-肠肽**(brain-gut peptide)。已知的脑-肠肽有促胃液素、缩胆囊素、P 物质、生长抑素、神经降压素等 20 余种。

第二节 口腔内消化

食物的消化过程从**口腔**(oral cavity)开始。食物在口腔内停留的时间很短，经过咀嚼被磨碎后，与唾液混合形成食团，通过吞咽进入食管和胃。

一、唾液分泌

人的口腔内主要有 3 对唾液腺，即腮腺、颌下腺和舌下腺。腮腺分泌浆液，为浆液腺；舌下腺和颌下腺分泌黏液和浆液，是混合腺。此外，还有众多散在的小唾液腺，分泌黏液。

笔记栏

唾液是这些腺体分泌的无色、无味的混合液。每天唾液分泌的量为 1.0~1.5L。

（一）唾液的性质和成分

唾液（saliva）是近中性（pH 值 6.6~7.1）的低渗液体，其中水分约占 99%；有机物包括**唾液淀粉酶**（salivary amylase）、黏蛋白、免疫球蛋白、溶菌酶、尿素、尿酸等；无机物有 Na^+、K^+、HCO_3^-、Cl^- 和一些气体分子，如 O_2、N_2、NH_3 和 CO_2 等。某些进入体内的重金属（如铅、汞）和狂犬病毒也可经唾液腺分泌而出现在唾液中。

唾液中的黏蛋白几乎全由黏液细胞分泌，黏蛋白使唾液具有黏稠性。浆液细胞分泌稀薄的液体，几乎不含黏蛋白，但唾液淀粉酶则 4 倍于黏液腺所分泌的量。

（二）唾液的作用

唾液具有多种生理作用：①湿润口腔，便于吞咽，溶解食物、引起味觉。②唾液淀粉酶可将淀粉分解为麦芽糖。此酶的最适 pH 值是 7.0，pH 值小于 4.5 时失活，随食物入胃后不久即失活。③对口腔起清洁和保护作用。唾液可以清除口腔中食物的残渣，冲淡并中和进入口腔的有害物质以及排泄进入体内的重金属（如铅、汞）和某些药物等，溶菌酶和免疫球蛋白有杀灭细菌和病毒的作用。唾液缺乏的患者（口干燥症）龋齿的发病率高于正常人。

（三）唾液分泌的调节

神经系统对唾液分泌的调节包括非条件反射和条件反射两种。进食时食物对口腔产生机械性、化学性和温热性的刺激，引起的唾液分泌为非条件反射途径，传入神经为第Ⅴ、Ⅶ、Ⅸ、Ⅹ对脑神经；而食物的颜色、形状、气味、进食环境及有关的语言描述等引起的唾液分泌为条件反射途径，其传入神经为第Ⅰ、Ⅱ、Ⅷ对脑神经。唾液分泌的基本中枢在延髓（上涎核、下涎核）。高级中枢在下丘脑和大脑皮层等部位，条件反射性唾液分泌是在大脑皮层的参与下完成的。

支配唾液分泌的传出神经为副交感神经和交感神经，以前者为主。第Ⅸ对脑神经中的副交感纤维支配腮腺，第Ⅶ对脑神经中的交感纤维支配颌下腺和舌下腺。副交感神经兴奋时，其节后纤维末梢释放乙酰胆碱，与腺细胞膜上的 M 受体结合，引起大量稀薄的唾液分泌；交感神经兴奋时，其节后末梢释放去甲肾上腺素，与腺细胞膜上的 β 受体结合，使细胞内的 cAMP 增多，引起少量而黏稠的唾液分泌。进食时，唾液的非条件反射性分泌与条件反射性分泌同时存在。

二、咀嚼

咀嚼（mastication）是随意运动，由各咀嚼肌按一定的顺序收缩组成的复杂反射动作。咀嚼的作用是：①将食物切碎；②将切碎的食物与唾液混合形成食团，便于吞咽；③使食物与唾液淀粉酶充分接触进行化学消化。此外，咀嚼还能加强食物对口腔内各种感受器的刺激，反射性地引起胃、胰、肝、胆囊活动加强，为下一步的消化与吸收做好准备。

三、吞咽

吞咽（swallowing）虽然可以随意发动，但整个过程是一个复杂的反射活动。吞咽反射的传入神经来自第Ⅴ、Ⅸ（来自软腭和咽后壁）、Ⅹ（来自会厌和食管）对脑神经，基本中枢在延髓，传出神经是第Ⅴ、Ⅸ、Ⅻ对脑神经（支配舌、咽、喉部肌肉）和迷走神经（支配食管）。根据吞咽反射过程中食团经过的部位，可将吞咽动作分为 3 期。

1. **口腔期** 指食团由口腔到咽。舌从舌尖至舌后部依次上举，抵触硬腭并后移，将食团挤向软腭后方至咽部。这是在大脑皮层意识控制下随意启动的动作。

2. **咽期** 指食团由咽到食管上端。食团刺激了软腭和咽部的触觉感受器，引起一系列

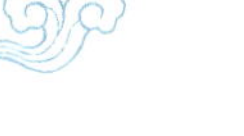

反射动作，包括软腭上升，咽后壁向前突出，封闭鼻咽通路，声带内收，喉头升高并向前紧贴会厌，封闭咽与气管的通路，呼吸暂停，喉头前移，食管上括约肌舒张，食团被挤入食管。

3. **食管期** 指食团沿食管下行至胃。当食团进入食管后，食管随即产生由上而下的蠕动，将食团向下推送。**蠕动**(peristalsis)是消化道的基本运动形式，当食管蠕动时，食团前的食管出现舒张波，食团后的食管接着出现收缩波，从而挤压食团，使食团向食管下端移动。

在食管下段距离与胃连接处3~5cm的部位，有一个高压区，其内压力比胃内压高5~10mmHg，可阻止胃内容物逆流入食管，起到了类似生理括约肌的作用，故称为**食管下括约肌**(lower esophageal sphincter，LES)。LES受神经和体液调节，当食团刺激食管壁食管开始蠕动时，迷走神经抑制性纤维释放递质NO、血管活性肠肽(VIP)和降钙素基因相关肽(CGRP)，引起食管下括约肌舒张，便于食团通过。随后迷走神经兴奋性纤维释放递质ACh，促进食管下括约肌收缩。食物入胃后能引起促胃液素、胃动素等释放，从而加强该括约肌的收缩，以防止胃内容物反流。

知识链接

反流性食管炎与食管 - 贲门失弛缓症

反流性食管炎(reflux esophagitis)是指酸性胃液或酸性胃液加胆汁反流至食管所引起食管黏膜的炎症、糜烂、溃疡和纤维化等。食管有三重保护屏障以抵抗胃反流物中H^+、胃蛋白酶、胰酶及胆盐的损害：食管下括约肌(LES)、食管对胃反流物的廓清作用、食管黏膜屏障。其中LES的屏障功能减退是导致反流性食管炎的主要原因。正常LES静息压为13.6~20.8mmHg，构成了防止胃内容物反流的压力屏障。反流性食管炎患者LES静息压降为5~10mmHg，甚至更低，导致发病。

食管 - 贲门失弛缓症(achalasia)是指当食管下2/3部的肌间神经丛受损时，食管下括约肌不能弛缓，导致食管推送食团入胃受阻，从而出现食物吞咽困难，胸骨下疼痛，反流等症状。患者的吞咽反射和咽食管括约肌的功能正常，只是吞咽后食管不发生蠕动，而是发生全食管收缩。这种全食管收缩在吞咽后反复发生4~5次，每次延续2~8秒，使食管内压力升高达10~20mmHg，食管下部压力甚至高达50mmHg。

第三节 胃内消化

胃(stomach)是消化道中最膨大的部分，成人胃的容量为1~2L。胃具有暂时贮存食物的功能，同时对食物进行初步的消化，包括胃液的化学消化和胃壁肌肉运动的机械消化，使食物形成**食糜**(chyme)，然后逐渐排入十二指肠。

一、胃液的分泌

胃对食物的化学性消化是通过胃黏膜中多种外分泌腺分泌的胃液来实现的。胃黏膜中有贲门腺、泌酸腺、幽门腺，这三种外分泌腺体和胃黏膜上皮细胞均可分泌黏液，泌酸腺的壁细胞分泌盐酸和内因子，主细胞分泌胃蛋白酶原。另外，胃黏膜中还含有多种内分泌细胞，通过分泌激素调节消化道和消化腺的活动。常见的内分泌细胞有G细胞，分布于胃窦，分

笔记栏

泌促胃液素和促肾上腺皮质激素样物质；δ细胞，分布于胃底、胃体和胃窦，分泌生长抑素，调节促胃液素和胃酸的分泌；肠嗜铬样细胞(enterochromaffin-like cell，ECL cell)，分布于胃泌酸区，合成和释放组胺。

(一) 胃液的性质、成分和作用

胃液是无色、无味的酸性液体，pH值0.9~1.5，正常成年人每天分泌量为1.5~2.5L。胃液的主要成分有盐酸、钠和钾的氯化物等无机物和**胃蛋白酶原**(pepsinogen)、黏蛋白及**内因子**(intrinsic factor)等有机物。

1. **盐酸** 即胃酸，由壁细胞分泌。盐酸以两种形式存在于胃液中：解离状态的**游离酸**和盐酸蛋白盐形式的**结合酸**。两者酸度的总和称为胃液**总酸度**。正常人空腹6小时后，无食物刺激下胃酸有少量分泌，称为基础胃酸分泌，平均为0~5mmol/h，有昼夜节律变化，早晨5~11时分泌率最低，下午6到次日凌晨1时分泌率最高。基础胃酸分泌量受迷走神经的紧张性和少量促胃液素自发释放的影响。在食物或药物(如组胺)的刺激下盐酸的最大排出量可达20~25mmol/h。盐酸的最大排出量主要取决于壁细胞的数量和功能状态，壁细胞数量越多，盐酸最大排出量越多。

盐酸的分泌是主动过程。其中H^+来源于细胞内水的解离，H^+依靠细胞顶端膜上的**质子泵**(proton pump)进行主动分泌。质子泵是镶嵌在细胞膜内的转运K^+和H^+的ATP酶。H^+靠小管膜上的质子泵与K^+交换逆着浓度差被转运入小管内。细胞内的CO_2和水在碳酸酐酶的作用下迅速形成H_2CO_3，H_2CO_3随即又解离为H^+和HCO_3^-，H^+便和由水解离的OH^-中和，而HCO_3^-与Cl^-进行交换后进入血液。Cl^-进入细胞后，通过细胞顶端膜上的特异通道转运至小管内，与H^+结合形成HCl后由小管进入胃腺腔内(图6-5)。HCO_3^-与Cl^-交换进入血液后，致使胃静脉血液中pH值高于动脉血，并使尿中pH值升高，形成“**餐后碱潮**”。

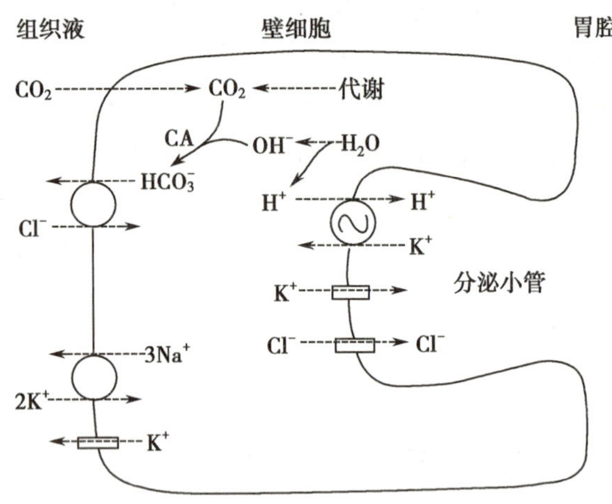

图6-5 壁细胞分泌盐酸的过程(CA：碳酸酐酶)

盐酸的主要生理作用是：①激活胃蛋白酶原，使之转变为有活性的胃蛋白酶，并为胃蛋白酶发挥作用提供必要的酸性环境；②促进食物中蛋白质的变性，使之易于消化；③杀死随食物进入胃内的细菌，维持胃和小肠内的无菌状态；④盐酸进入小肠后，引起促胰液素和缩胆囊素的释放，从而促进胰液、胆汁和小肠液的分泌；⑤盐酸造成的酸性环境有助于小肠对铁和钙的吸收。盐酸属于强酸，对胃和十二指肠黏膜具有侵蚀作用，若盐酸分泌过多，会侵蚀胃和十二指肠黏膜，诱发或加重溃疡；若胃酸分泌过少，则可引起腹胀、腹泻等消化不良症状。

2. **胃蛋白酶原** 主要由主细胞合成及分泌，颈黏液细胞、贲门腺和幽门腺的黏液细胞

以及十二指肠近端的腺体也能分泌。初始无活性，在胃酸或已有活性的胃蛋白酶作用下，转变为有活性的**胃蛋白酶**(pepsin)。胃蛋白酶能把食物中的蛋白质水解为蛋白䏲和蛋白胨，而产生的多肽和氨基酸较少。胃蛋白酶作用的最适 pH 值为 1.8~3.5，pH 值大于 5.0 时即失去活性，进入小肠后也将失去分解蛋白质的能力。

3. **黏液和碳酸氢盐** 胃**黏液**(mucus)的主要成分为糖蛋白。黏液具有较高的黏滞性并能形成凝胶。在正常人，黏液覆盖在胃黏膜的表面，形成厚约 500μm 的凝胶层。它具有润滑作用，减少粗糙食物对胃黏膜的机械性损伤。胃内 HCO_3^- 主要是由胃黏膜的非泌酸细胞分泌，少量由组织液渗入。基础状态下，胃内 HCO_3^- 分泌率仅为 H^+ 分泌率的 5%，进食后，两者的分泌率平行增加。

单独的黏液与 HCO_3^- 分泌，都不能有效地保护胃黏膜免受胃内盐酸侵蚀和胃蛋白酶的损伤。但是黏液与 HCO_3^- 结合在一起形成**黏液 - 碳酸氢盐屏障**(mucus-bicarbonate barrier)，便可有效地保护胃黏膜(图 6-6)。黏液的黏稠度为水的 30~260 倍，当胃腔中 H^+ 经黏膜表面的黏液层向上皮细胞扩散时，其移动速度将明显减慢，并不断与从黏膜层下面向表面扩散的 HCO_3^- 相遇，发生中和反应，使黏液层中出现 pH **值梯度**，即胃腔侧 pH 值较低(2.0 左右)，而靠近上皮细胞侧的 pH 值较高(7.0 左右)，这样胃黏膜的腔面即可维持中性甚至偏碱性，有效地防止胃酸对胃黏膜的侵蚀。胃黏液亦具有润滑作用，有利于食糜在胃内的往返运动，因而有效地保护了胃黏膜。药物阿司匹林、反流的胆汁可以抑制黏液的分泌，使凝胶层变薄，削弱了黏液层对胃黏膜的保护作用。

除黏液 - 碳酸氢盐屏障外，胃上皮细胞的顶端膜和相邻细胞之间存在的紧密连接构成了**胃黏膜屏障**(gastric mucosal barrier)，可防止胃腔内 H^+ 对胃黏膜的直接侵袭和胃蛋白酶对胃黏膜的消化，对胃黏膜的保护起重要作用。

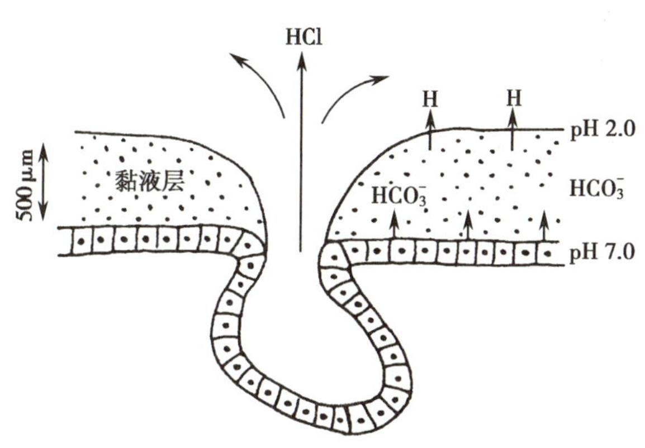

图 6-6 胃黏液 - 碳酸氢盐屏障模式图

知识链接

胃黏膜的细胞保护作用

胃黏膜的细胞保护作用是指某些物质具有防止或减轻各种有害刺激对细胞的损伤和致坏死的能力。胃黏膜和肌层中含有高浓度的前列腺素(PG)以及表皮生长因子等可有效地抵抗强酸、强碱、酒精和胃蛋白酶等有害因素导致的损伤。20 世纪 80 年代，我国著名的生理学家王志均教授提出“细胞保护作用可能是胃肠肽的生理功能之一”的论断，证明了铃蟾肽、神经降压素、生长抑素和降钙素基因相关肽等均可抵抗多种损害性刺激对胃黏膜的损伤，称为直接细胞保护作用。此外，经常存在的弱刺激可有效减轻或防止相继而来的强刺激对胃黏膜的损伤，称为胃的适应性细胞保护作用。

4. **内因子** 是由壁细胞分泌的一种糖蛋白，分子量为 50~60kDa。内因子有两个特异性结合位点，一个与维生素 B_{12} 结合，形成内因子 - 维生素 B_{12} 复合物以保护维生素 B_{12} 在消化道转运过程中不被消化酶破坏；另一个位点可与回肠上皮细胞的特异性受体结合，当内因子-维生素 B_{12} 复合物转运至回肠末端时，可与回肠受体结合从而促进维生素 B_{12} 吸收。若内因子缺乏，如胃大部切除或胃泌酸功能降低时，则维生素 B_{12} 吸收不良，导致红细胞发育障碍而引起巨幼红细胞性贫血。

（二）胃液分泌的调节

空腹时胃液的分泌量很少，而且酸度也很低。进食后胃液分泌增多，同时胃运动也增强。

1. 影响胃酸分泌的主要内源性物质

（1）乙酰胆碱：大部分支配胃的副交感神经节后纤维末梢释放 ACh，直接作用于壁细胞膜上的胆碱能受体，引起盐酸分泌增加。ACh 的作用可被胆碱能受体阻断剂（如阿托品）阻断。此外，ACh 也能引起主细胞分泌胃蛋白酶原及黏液细胞分泌黏液。

（2）**促胃液素**（gastrin）：由胃窦、十二指肠和空肠上段黏膜内 G 细胞分泌。胃内机械刺激、肠腔内化学物质、迷走神经兴奋都可刺激 G 细胞分泌促胃液素，通过血液循环作用于壁细胞，刺激盐酸分泌。

（3）**组胺**（histamine）：由胃泌酸区黏膜中的肠嗜铬样细胞分泌（图 6-7）。正常情况下，胃黏膜释放少量组胺，通过旁分泌作用于邻近的壁细胞，与壁细胞上的组胺 H_2 受体结合，使胃酸大量分泌。用抗组胺药拮抗组胺的作用后，ACh 或促胃液素的促进胃酸分泌的作用明显减弱，这表明促胃液素或 ACh 可分别与促胃液素受体和 M_3 受体结合，促进组胺释放，间接地调节胃液的分泌，因此组胺是引起胃酸分泌的重要因素。H_2 受体拮抗剂**雷尼替丁**（Ranitidine）及其类似物可阻断组胺与壁细胞的结合，从而减少胃酸的分泌。

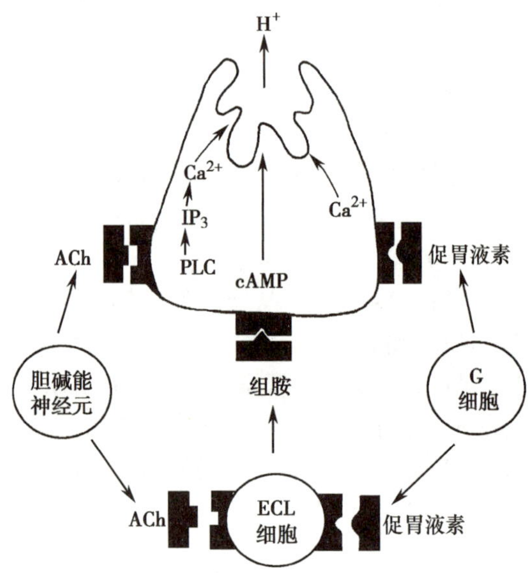

图 6-7　3 种刺激胃酸分泌的内源性物质的作用及其相互关系

（4）**生长抑素**（somatostatin，SS）：由胃窦、胃底和小肠黏膜内的 δ 细胞分泌，对胃酸的分泌具有很强的抑制作用。SS 可直接抑制壁细胞泌酸或通过抑制促胃液素和组胺的分泌等多种途径间接减少胃酸的分泌。

此外，促胰液素和 5-HT（肌间神经丛内在神经元的递质），对于促胃液素引起的胃酸分泌也有明显的抑制作用。

上述各种物质均可直接作用于壁细胞，调控胃酸的分泌，但其信息转导机制有所不同。如组胺刺激胃酸分泌的作用是通过 G_s-AC-PKA 介导的；而 ACh 和促胃液素是通过肌醇磷脂系统，由 Ca^{2+} 介导的；生长抑素则是通过抑制性 G_i-AC 系统抑制 cAMP 而实现的。这些胃酸分泌调节物质彼此之间存在着复杂的相互关系，壁细胞的胃酸分泌水平是各种因素相互协调的结果。

2. 消化期的胃液分泌　为了研究方便，消化期的胃液分泌可按食物刺激消化道感受器的先后部位分为 3 个时期，即头期、胃期和肠期。事实上，这 3 个时期几乎是同时开始，并相互重叠的。

（1）头期胃液分泌：由进食动作引起的胃液分泌，因其传入冲动均来自头部感受器（眼、

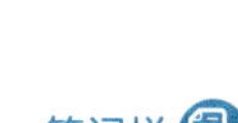

耳、鼻、口腔、咽、食管等),故称为头期分泌,其机制包括条件反射和非条件反射两种。与食物有关的形象、气味、声音等刺激了视、嗅、听感受器引起的胃液分泌,属于条件反射;食物刺激口腔、咽、喉等处的化学和机械感受器引起的胃液分泌,属于非条件反射。这些反射的传入途径和由进食引起的唾液分泌的传入途径相同,反射中枢包括延髓、下丘脑、边缘叶和大脑皮层等。在假饲实验中,若切断迷走神经,则头期胃液分泌消失。可见,迷走神经是头期胃液分泌唯一的传出通路。迷走神经兴奋时,①通过胆碱能节后纤维释放 ACh,直接引起胃腺分泌;②可通过非胆碱能节后纤维释放**铃蟾肽**[bombesin,蛙皮素,又称促胃液素释放肽(GRP)],兴奋胃窦 G 细胞分泌促胃液素,间接刺激胃腺分泌。在头期胃液分泌中,迷走神经的直接作用较间接作用更为重要(图 6-8)。

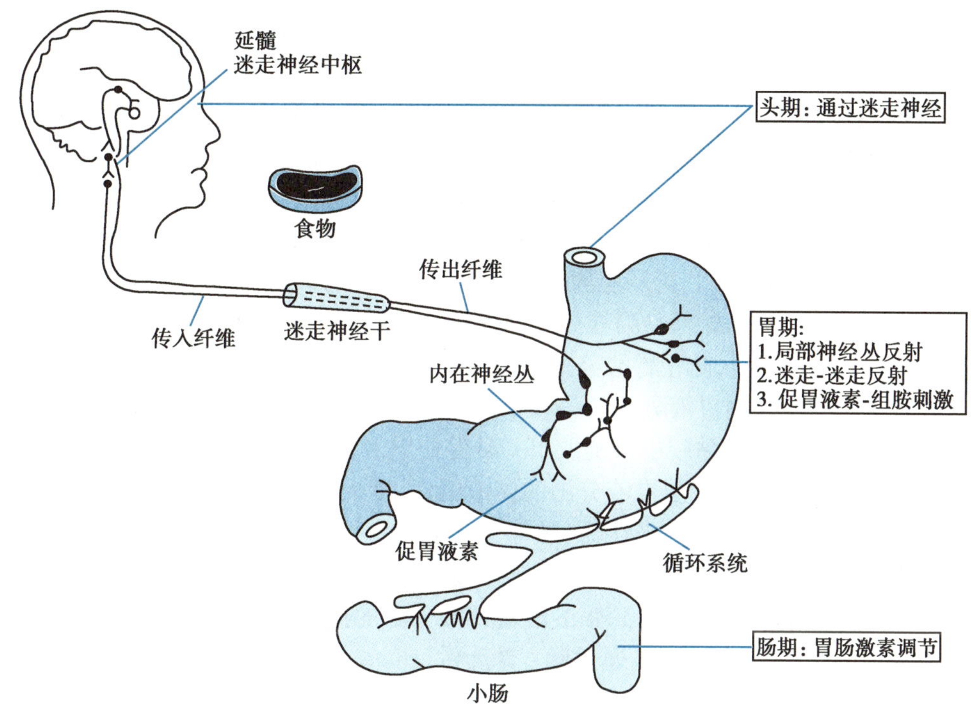

图 6-8 消化期胃液分泌的神经和体液调节

头期胃液分泌的特点:持续时间长,分泌量大,约占分泌总量的 30%,酸度及胃蛋白酶含量很高,因此消化能力强。但受食欲影响显著,可口的食物引起的胃液分泌多于不可口食物,在情绪抑郁或惊恐时分泌可受显著抑制。

(2)胃期胃液分泌:食物入胃后,对胃产生机械性和化学性刺激,引起胃液分泌。胃期胃液分泌主要通过 3 个途径:①食物扩张刺激胃底、胃体部的感受器,通过迷走神经中的传入纤维传至中枢,再通过迷走神经中的传出神经引起胃液分泌,这一反射称为**迷走 - 迷走反射**(vagovagal reflex);食物扩张胃也能引起胃壁的内在神经丛短反射,直接或通过促胃液素间接引起胃腺分泌。②扩张刺激胃幽门部,通过内在神经丛作用于 G 细胞,引起促胃液素的释放。③食物的化学成分,主要是蛋白质的消化产物如肽类和氨基酸等,可直接作用于 G 细胞,引起促胃液素的释放。

胃期胃液分泌的量占消化期总分泌量的 60%,酸度高,胃蛋白酶多,但少于头期,故胃期消化力比头期弱。

(3)肠期胃液分泌:当食物进入小肠后,食物的机械性或化学性刺激作用于小肠,继续引

笔记栏

起胃液分泌。在切断支配胃的外来神经后，这种作用仍然存在，提示肠期胃液分泌的机制中，神经反射的作用不大，主要与体液因素有关。当食物与小肠黏膜接触时，小肠黏膜分泌和释放的促胃液素、**肠泌酸素**（entero-oxyntin），通过血液循环作用于胃，促使胃液分泌。切除胃窦的患者进食后血浆促胃液素水平仍有升高，说明十二指肠释放的促胃液素是肠期胃液分泌的体液因素之一。

肠期胃液分泌量较少，仅占胃液总分泌量的10%，酸度不高，胃蛋白酶含量少，消化力不强。

3. **胃液分泌的抑制性调节** 进食可通过迷走神经、促胃液素释放等因素刺激胃液分泌，同时进食还可激发许多抑制胃液分泌的因素。正常胃液分泌是兴奋和抑制因素相互作用的结果。抑制因素主要有：

（1）盐酸：盐酸是胃液的主要成分，但其本身又是抑制胃酸分泌的因素，通过负反馈调节维持胃酸正常水平。

当胃窦内的pH值降低到1.2~1.5时，可产生对胃酸分泌的抑制作用。其机制主要是：①胃窦的酸化可直接抑制胃窦黏膜G细胞，从而抑制胃酸的分泌；②盐酸可通过刺激胃黏膜δ细胞分泌生长抑素，间接地抑制促胃液素和胃酸的分泌。

当十二指肠内的pH值降低到2.5以下时，也可产生对胃酸分泌的抑制作用。其作用途径主要是：①盐酸刺激十二指肠黏膜分泌促胰液素，从而抑制促胃液素引起的胃酸分泌。②盐酸也可刺激十二指肠球部黏膜释放**球抑胃素**（bulbogastrone）抑制胃酸的分泌。这是胃酸分泌的一种负反馈调节，防止胃酸分泌过度，对保护胃肠黏膜具有重要的意义。

（2）脂肪：脂肪是抑制胃液分泌的另一个重要因素。早在20世纪30年代，我国生理学家林可胜等就发现从小肠黏膜中可提取出一种促使胃液分泌和胃运动减弱的物质，这种物质被认为是脂肪在小肠内抑制胃液分泌的体液因素，称为**肠抑胃素**（enterogastrone）。但肠抑胃素至今尚未被提纯。近年来认为，肠抑胃素不是一种独立的激素，而是一类激素的总称，如促胰液素、抑胃肽、缩胆囊素以及神经降压素等。

（3）高张溶液：十二指肠内的高张溶液对胃液分泌的抑制作用可能通过两种途径来实现，或激活小肠内渗透压感受器，通过**肠-胃反射**（entero-gastric reflex）引起胃酸分泌的抑制，或通过刺激小肠黏膜释放一种或几种抑制性激素而抑制胃液分泌。

知识链接

消化性溃疡

消化性溃疡（peptic ulcer）主要发生在胃和十二指肠。当胃黏膜的黏液-碳酸氢盐屏障以及修复功能受到破坏，胃黏膜被胃酸、胃蛋白酶侵蚀，造成黏膜局部损伤，产生消化性溃疡。消化性溃疡多是由幽门螺杆菌感染所致。幽门螺杆菌能产生大量尿素酶，将尿素分解为氨和二氧化碳。氨能中和胃酸，从而使这种细菌能在胃内生存。尿素酶和氨的积聚还能损伤胃黏液层和黏膜细胞，破坏黏液-碳酸氢盐屏障和胃黏膜屏障，致使H^+向黏膜逆向扩散，从而导致消化性溃疡的发生。多数患者是以中上腹部疼痛起病，疼痛具有明显的饮食相关性和节律性。十二指肠溃疡疼痛多发于两餐之间，进食缓解；胃溃疡常在餐后1小时发生，经1~2小时缓解，直至下一餐后再重复上述规律。消化性溃疡病损严重时可导致上消化道出血、急性胃穿孔等严重并发症。

二、胃的运动

根据胃壁肌层结构特点和功能的不同，将胃分为头区和尾区。头区包括胃底和胃体近端1/3，其主要功能是容纳和贮存食物，调节胃内压；尾区包括胃体远端2/3和胃窦部，其主要作用是研磨食物、促使食物与消化液混合，并加快胃的排空。通过胃的运动可对食物进行机械性消化，推送食糜进入十二指肠，并促进化学性消化。

(一) 胃运动的形式及其调节

在消化期和消化间期，胃运动的形式及其调节机制均有不同的特点。

1. 消化期胃的运动

(1) 容受性舒张：当咀嚼和吞咽时，食物刺激咽和食管等处的感受器，反射性地通过迷走神经引起头区肌肉的舒张，称为**容受性舒张**(receptive relaxation)。这种舒张可使空腹时胃容积由50ml增大到进食后的1.0~2.0L，而胃内压却无明显升高，这是胃特有的一种运动形式。容受性舒张有利于食物的暂时贮存。切断迷走神经后容受性舒张不再出现，因此容受性舒张是通过迷走-迷走反射实现的，传出纤维是抑制性的，递质可能是某种肽类物质或NO。

(2) 紧张性收缩：是一种缓慢而持续的收缩状态，空腹时即存在，胃充盈后加强。主要是食物刺激了胃壁，通过内在神经丛局部反射使紧张性收缩加强，可维持胃的位置和形态并促进化学性消化。如紧张性收缩明显降低时，可引起胃下垂或胃扩张等。

(3) 蠕动：食物进入胃后5分钟，蠕动即开始。蠕动从胃中部开始，并向幽门方向推进，频率约为3次/min。蠕动初起时较弱，传播过程中逐渐加强加快。当幽门括约肌舒张时，可将1~2ml的食糜排入十二指肠，这种作用被称为“幽门泵”。当幽门括约肌收缩时，部分胃内容物可被反向推回(图6-9)。食糜的这种后退非常有利于食物和消化液的混合，并进一步将块状食物磨碎。

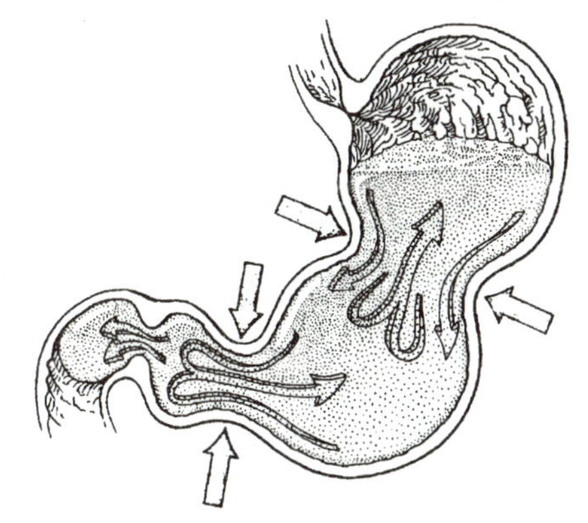
图6-9 胃的蠕动

胃蠕动受胃平滑肌基本电节律的控制。胃的基本电节律起自胃大弯上部，沿纵行肌向幽门方向传播，约为3次/min。胃肌收缩通常出现在基本电节律后6~9秒，动作电位后1~2秒。神经和体液因素可通过影响基本电节律和动作电位来影响胃蠕动。迷走神经兴奋、促胃液素和**胃动素**(motilin，MOT)可使基本电节律和动作电位的频率增加，从而增加蠕动的频率和幅度；而交感神经兴奋、促胰液素和抑胃肽等因素可使蠕动频率和幅度降低。

2. 消化间期胃运动 空腹时，胃的运动并未完全停止，而是出现间歇性强力收缩并伴有较长静息期的周期性运动，称为**移行性复合运动**(migrating motor complex，MMC)。MMC的每一周期为90~120分钟，共分为4个时相(图6-10)。Ⅰ相为运动静息期，此时只能记录到慢波电位而不出现胃运动，持续45~60分钟；Ⅱ相出现不规则的锋电位，并开始有蠕动，持续30~45分钟；Ⅲ相时在每个慢波电位上均叠加有成簇的锋电位，并出现连续规则的强力收缩，持续5~10分钟；Ⅳ相为Ⅲ相转至下一周期Ⅰ相的过渡期，持续约5分钟。

胃的MMC起始于胃体上1/3部位，Ⅲ相收缩波以每分钟5~10cm的速度向远端扩布，约90分钟可到达回肠末端。MMC使整个消化道在消化间期仍有断断续续的运动，特别是

笔记栏

Ⅲ相强力收缩通过胃时，可将胃内容物（包括上次进食遗留的残渣、脱落的细胞碎片和细菌等物质）清除干净，因而有"清道夫"的作用。消化间期胃运动减弱，可引起功能性消化不良等病症。MMC的发生和移行受内在神经系统和胃肠激素的调节。NO可能是MMCⅠ相的控制者，Ⅲ相可能是由内在神经系统分泌胃动素触发。

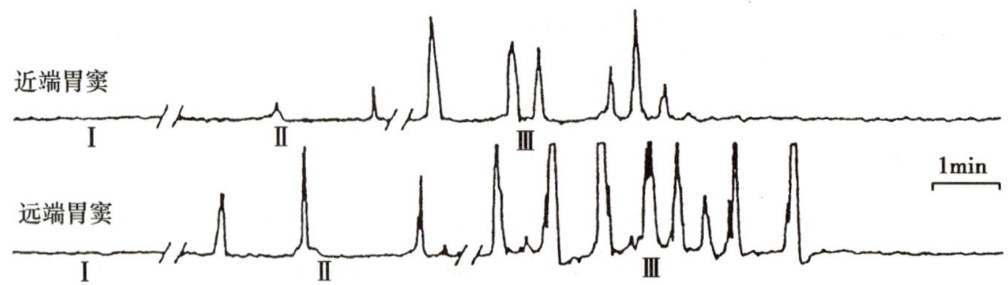

图6-10 消化间期MMC的不同时相变化（胃窦）
本图没有Ⅳ相

（二）胃排空

胃排空（gastric emptying）是指食物由胃排入十二指肠的过程。通常在食物入胃5分钟后即有部分食糜被排入十二指肠。排空速度与食物的物理性状和化学组成有关。稀的、流体食物比稠的或固体食物排空快；颗粒小的食物比大块的食物排空快；等渗液体比非等渗液体快。在3种主要营养物质中，糖类排空最快，蛋白质次之，脂肪类食物排空最慢。通常混合食物完全排空需要4~6小时。

胃排空主要决定于幽门两侧的压力差，当胃内压大于十二指肠内压时，食物即由胃排入十二指肠。胃运动可促使胃内压升高，促进胃排空。凡是加强胃运动的因素都可加快胃排空，而抑制胃运动的因素都可延缓胃排空。胃排空是间断进行的，其速率受胃和十二指肠两方面因素的影响，而且都与神经和体液调节有关。

1. 胃内因素促进胃排空

（1）神经因素：胃内容物量较大时，作为扩张胃的机械刺激，通过内在神经丛局部反射或迷走-迷走反射，使胃运动加强，胃内压升高，加速胃排空。

（2）体液因素：食物的机械刺激和化学成分都可刺激促胃液素分泌，促进胃运动，使胃窦收缩增强，促进胃排空。

2. 十二指肠内因素抑制胃排空

（1）神经因素：十二指肠壁上存在多种机械和化学感受器，这些感受器受到酸、脂肪、高渗溶液和机械刺激时，通过肠-胃反射抑制胃运动，导致胃排空减慢。

（2）体液因素：酸性食糜或脂肪都可刺激小肠黏膜释放多种激素（如促胰液素、抑胃肽，缩胆囊素等），抑制胃运动，延缓胃排空。

十二指肠内抑制胃运动的因素并不是持续存在的，随着盐酸在肠内被中和，食物消化产物被吸收，它们对胃的抑制便渐渐消失，胃运动又逐渐增强，再推送另一部分食糜进入十二指肠。如此反复循环，使胃内容物的排空较好地适应十二指肠内消化和吸收的速度。

在非消化期，胃排空的内容物为咽下的唾液、胃黏液、胃黏膜的脱落物和食物残渣以及未被消化的固体物质等。非消化期的排空作用与消化期的不同，当蠕动波到达幽门时，幽门并不关闭，仍保持开放状态，胃内容物可连续进入十二指肠，直至彻底排空。非消化期胃排空呈现明显的昼夜节律性，夜间排空速率明显减慢。

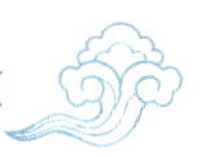

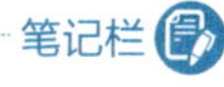

知识链接

胃潴留

胃潴留(gastric retention)或称胃排空延迟,是指胃内容物积贮而未及时排空。凡呕吐出4小时以前摄入的食物,或空腹8小时以上,胃内残留量>200ml者,表示有胃潴留存在。本病分为器质性与功能性两种,前者包括消化性溃疡所致的幽门梗阻,以及胃窦部及邻近器官的原发或继发的肿瘤压迫、阻塞所致的幽门梗阻。

三、呕吐

呕吐(vomiting)是胃内容物和一部分小肠内容物通过食管逆流出口腔的一种复杂的反射动作。机械或化学的刺激作用于舌根、咽部、胃、大小肠、总胆管、泌尿生殖器官等处的感受器,都可引起呕吐。视觉和内耳前庭的位置感觉发生改变时,也可引起呕吐。

呕吐前常出现恶心、流涎、呼吸急迫和心跳加快而不规则等自主神经兴奋的症状。呕吐时,胃窦和十二指肠收缩,而胃的其他部分、食管及其括约肌则舒张;声门关闭以隔绝气道,软腭关闭鼻咽部;然后膈肌和腹肌收缩,使腹内压剧烈升高,将胃内容物驱入食管,从口腔吐出。

呕吐中枢位于延髓外侧网状结构的背外侧缘,头部损伤和颅内炎症导致颅内压升高时可直接刺激该区域而引起喷射性呕吐(即中枢性呕吐)。呕吐中枢与呼吸中枢、心血管中枢均有密切的联系,因此呕吐可影响呼吸和心血管活动。在延髓呕吐中枢的附近存在一个特殊的化学感受区,某些中枢性催吐药如阿扑吗啡,可刺激该感受区,兴奋呕吐中枢催吐。

呕吐是人体一种具有保护意义的防御反射,有利于及时将胃内有害的物质排出,避免进一步的损害。长期剧烈、严重的呕吐,将使大量的消化液丢失,造成体内水、电解质和酸碱平衡的紊乱。

第四节 小肠内消化

小肠内消化是整个消化过程中最重要的阶段。食糜在**小肠**(small intestine)将受到胰液、胆汁和小肠液的化学性消化以及小肠运动的机械性消化。消化后的小分子物质主要通过小肠进行吸收,未被消化和吸收的食物残渣则被推送到大肠。

一、胰液的分泌

胰液是由**胰腺**(pancreas)外分泌部的腺泡细胞和导管细胞分泌,经胰腺导管排入十二指肠,胰液具有很强的消化能力。

(一) 胰液的性质、成分及作用

胰液是无色透明的碱性液体,pH值为7.8~8.4,渗透压约与血浆相等。正常成年人每天分泌量为1~2L。胰液中含有无机物和有机物。无机物主要有水、HCO_3^-、Cl^-以及各种阳离子,由导管细胞分泌;有机物主要有各种消化酶,包括胰淀粉酶、胰脂肪酶、胰蛋白酶原和糜蛋白酶原等,由腺泡细胞分泌。

笔记栏

1. **碳酸氢盐** HCO_3^- 是胰液中的主要无机盐，由胰腺内的导管细胞分泌。导管细胞内含有较高浓度的碳酸酐酶，在其催化下，二氧化碳和水化合产生 H_2CO_3，后者经过解离产生 HCO_3^-，其浓度随分泌速度的增加而增加。HCO_3^- 的主要作用是：①中和进入十二指肠的胃酸，使肠黏膜免受胃酸侵蚀。若此功能降低，则易导致十二指肠溃疡。②为小肠内各种消化酶的活动提供适宜 pH 值。

2. **胰酶** 胰液中的各种消化酶均为胰腺的腺泡细胞分泌。

(1) **胰淀粉酶**(pancreatic amylase)：胰淀粉酶以活性的形式分泌，其适宜 pH 值为 6.7~7.0，可将淀粉水解为糊精、麦芽糖及麦芽寡糖。与唾液淀粉酶不同，胰淀粉酶的水解效率高，对生、熟淀粉均有水解能力，而唾液淀粉酶只能水解熟的淀粉。

(2) **胰脂肪酶**(lipase)：胰脂肪酶可分解甘油三酯为脂肪酸、甘油一酯和甘油，适宜 pH 值为 7.5~8.5。胰脂肪酶需在**辅酯酶**(colipase)存在时才能发挥作用。辅酯酶与脂肪酶在脂肪表面形成一种高亲和力的复合物，紧紧地黏附在脂肪颗粒的表面，避免胆盐把胰脂肪酶从脂肪表面置换下来。

胰液中还含有一定量的胆固醇酯酶和磷脂酶 A_2，分别水解胆固醇酯和卵磷脂。

(3) **胰蛋白酶原**(trypsinogen)**和糜蛋白酶原**(chymotrypsinogen)：胰蛋白酶和糜蛋白酶都是以没有活性的酶原形式存在于胰液中。当胰液进入小肠后，胰蛋白酶原可被小肠液中的**肠激酶**(enterokinase)激活，变为**胰蛋白酶**(trypsin)。已被激活的胰蛋白酶、酸、组织液等也可激活胰蛋白酶原。糜蛋白酶原在胰蛋白酶作用下转化为有活性的**糜蛋白酶**(chymotrypsin)。这两种酶的作用相似，都能分解蛋白质为蛋白䏡和蛋白胨；当两者同时作用于蛋白质时，则可将蛋白质分解为小分子的多肽和氨基酸。

正常的胰液中，还含有羧基肽酶、核糖核酸酶、脱氧核糖核酸酶等水解酶。羧基肽酶可作用于多肽末端的肽键，释放出具有自由羧基的氨基酸；后两种酶则可使相应的核酸部分水解为单核苷酸。

由于胰液中含有水解 3 种主要食物的消化酶，因而是所有消化液中消化能力最强、最全面的一种。当胰液分泌障碍时，即使其他消化腺的分泌都正常，食物中的脂肪和蛋白质仍不能完全消化，直接影响吸收，但糖的消化和吸收一般不受影响。

(二) 胰液分泌的调节

在非消化期，胰液几乎是不分泌或很少分泌。进食后胰液分泌开始，可见食物是兴奋胰腺的自然因素。进食时胰液分泌受神经和体液双重调节，但以体液调节为主(图 6-11)。

1. **神经调节** 食物的性状、气味以及食物对口腔、食管、胃和小肠的刺激，都可通过神经反射(包括条件反射和非条件反射)引起胰液分泌。反射的传出神经主要是迷走神经。迷走神经可通过其末梢释放乙酰胆碱直接作用于胰腺，也可通过引起促胃液素的释放，间接引起胰腺的分泌。迷走神经主要作用于胰腺的腺泡细胞，对导管细胞的作用较弱。因此，迷走神经兴奋引起胰液分泌的特点是：水分和碳酸氢盐含量很少，而酶的含量却很丰富。

促胰液素的发现

2. **体液调节** 包括促进和抑制胰液分泌两个方面。

(1) 促进胰液分泌的激素：主要是促胰液素、缩胆囊素，此外还有促胃液素、血管活性肠肽、神经降压素等。

促胰液素(secretin)由小肠黏膜中 S 细胞分泌。盐酸是其最强的刺激因素，其次为蛋白质分解产物和脂肪酸钠，糖类几乎没有刺激作用。促胰液素通过血液循环主要作用于胰腺导管细胞，使其分泌大量的水分和碳酸氢盐，因而使胰液分泌的量明显增加，但酶的含量却很低。

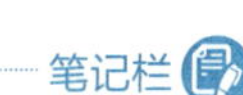

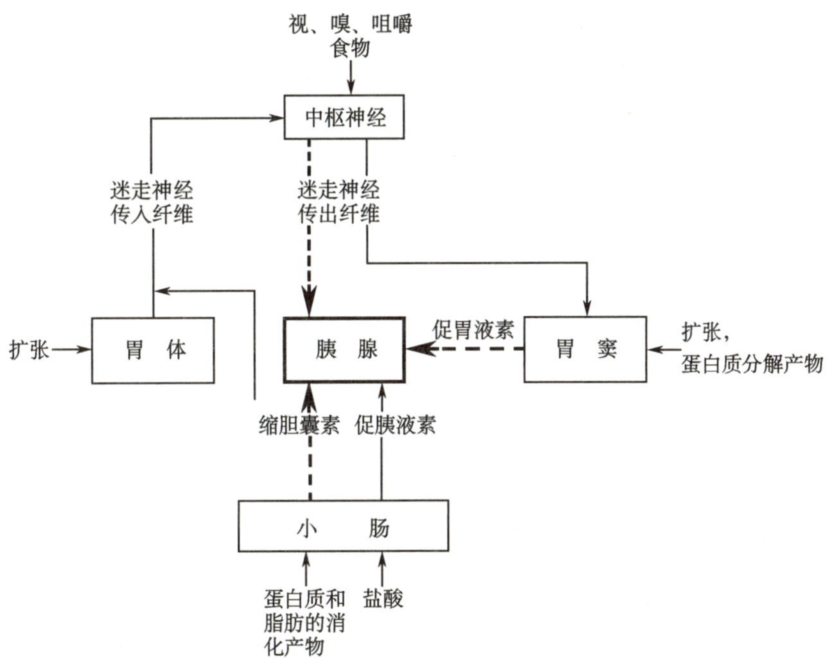

图 6-11 胰液分泌的神经体液调节

实线代表水样分泌，虚线代表酶的分泌

缩胆囊素（cholecystokinin，CCK）由小肠黏膜中 I 细胞分泌。引起 CCK 释放的因素由强至弱依次为：蛋白质分解产物、脂肪酸钠、盐酸、脂肪，而糖类没有刺激作用。缩胆囊素通过血液循环主要作用于胰腺腺泡细胞，主要是促进胰液中各种酶的分泌，而对胰液中水分和碳酸氢盐的影响很少。

(2) 抑制胰液分泌的激素：种类很多，目前已知胰多肽（PP）可抑制基础胰腺分泌及迷走神经引起的胰腺分泌；生长抑素（SS）是已知抑制胰液分泌最强的激素，它能抑制促胰液素和 CCK 对胰腺分泌的刺激作用；降钙素基因相关肽（CGRP）可抑制生理剂量 CCK 刺激的胰腺分泌。

二、胆汁的分泌与排出

（一）胆汁的性质和成分及作用

胆汁（bile）是一种较浓的具有苦味的有色液体。成人每天分泌胆汁为 800~1 000ml。肝胆汁（由肝细胞直接分泌的胆汁）呈金黄色，pH 值为 7.4；胆囊胆汁（在胆囊贮存的胆汁）因浓缩而颜色变深，并因碳酸氢盐被胆囊吸收而呈弱酸性（pH 值为 6.8）。

胆汁的成分很复杂，除水分外，无机物包括钠、钾、钙、碳酸氢盐等，有机物包括胆盐、胆色素、胆固醇、卵磷脂和黏蛋白等。胆汁中没有消化酶。胆色素是血红素的分解产物，是决定胆汁颜色的主要成分。胆固醇是肝脏脂肪代谢的产物。胆盐与卵磷脂都是双嗜性分子，因而可聚合**微胶粒**（micelle），胆固醇可溶入微胶粒中。正常情况下，胆汁中的胆盐（或胆汁酸）、胆固醇和卵磷脂的适当比例是维持胆固醇成溶解状态的必要条件。当胆固醇分泌过多，或胆盐、卵磷脂合成减少时，胆固醇便沉积析出形成胆结石。

胆汁对脂肪的消化和吸收具有重要意义，其中胆盐是主要成分。其作用是：①**乳化作用**（emulsification），胆盐可降低脂肪的表面张力，使脂肪乳化成微滴，分散于水溶液表面，从而增加了胰脂肪酶的作用面积，加速脂肪分解。②胆盐可与卵磷脂聚合成微胶粒，肠腔中脂

笔记栏

肪的分解产物如脂肪酸、甘油一酯等掺入到微胶粒中，形成水溶性复合物即混合微胶粒。因此，胆盐便成为运载不溶于水的脂肪分解产物的工具，通过肠上皮表面静水层到达肠黏膜表面，促进脂肪分解产物的吸收。因此缺乏胆盐，将导致食物中的脂类物质有部分不能吸收。胆汁的这一作用，也有助于脂溶性维生素A、维生素D、维生素E、维生素K的吸收。③胆汁进入小肠后可中和部分胃酸，同时促进胆汁自身分泌。

（二）胆汁分泌与排放的调节

肝细胞不断分泌胆汁，在非消化期，**奥迪括约肌**（Oddi's sphincter）收缩，胆囊舒张，因此肝胆汁流入胆囊贮存。胆囊可以吸收胆汁中的水和无机盐，使胆汁浓缩，可浓缩至原初的1/10，大大增加了胆囊贮存的效能。进入消化期，胆囊收缩，而奥迪括约肌舒张，胆汁（肝胆汁和胆囊胆汁）排入十二指肠。因此，食物进入消化道是促进胆汁分泌和排出的自然刺激因素。其中高蛋白食物刺激作用最强，其次为高脂或混合食物，糖类食物的作用最弱。

1. **神经调节** 神经因素对胆汁分泌和胆囊收缩的作用均较弱。进食动作以及食物对胃、小肠的刺激，可通过非条件反射和条件反射引起肝胆汁分泌少量增加，胆囊收缩轻度加强。反射的传出神经是迷走神经。迷走神经通过其末梢释放ACh，可直接作用于肝细胞和胆囊，增加胆汁分泌和引起胆囊收缩，也可通过促胃液素的释放，间接引起胆汁分泌增加。

2. **体液调节**

（1）促胰液素：在调节胆汁分泌的胃肠激素中，促胰液素的作用最明显。促胰液素主要作用于胆管系统，引起胆汁中水和HCO_3^-的分泌量增加，胆盐的分泌并不增加。

（2）缩胆囊素：CCK可通过血液循环兴奋胆囊平滑肌，引起胆囊的强烈收缩，奥迪括约肌紧张性降低，因此可促使胆囊胆汁大量排放。缩胆囊素也能刺激胆管上皮细胞，使胆汁流量和HCO_3^-的分泌量增加，但其作用较弱。

（3）促胃液素：促胃液素对肝胆汁的分泌及胆囊平滑肌的收缩均有一定的刺激作用。它可通过血液循环作用于肝细胞和胆囊，也可先引起胃酸的分泌，后者再作用于十二指肠黏膜，引起促胰液素释放而促进肝胆汁分泌。

（4）胆盐：胆汁中的胆盐或胆汁酸排至小肠后，绝大部分仍可由回肠末端吸收入血，经门静脉回到肝，再组成胆汁重新分泌入肠，这一过程称为**胆盐的肠肝循环**（enterohepatic circulation）（图6-12）。胆盐每循环一次约损失5%，每次进食后可进行2~3次肠肝循环。返回到肝的胆盐有刺激肝胆汁分泌的作用，称为胆盐的利胆作用，临床上常作利胆剂，但胆盐对胆囊的运动并无影响。

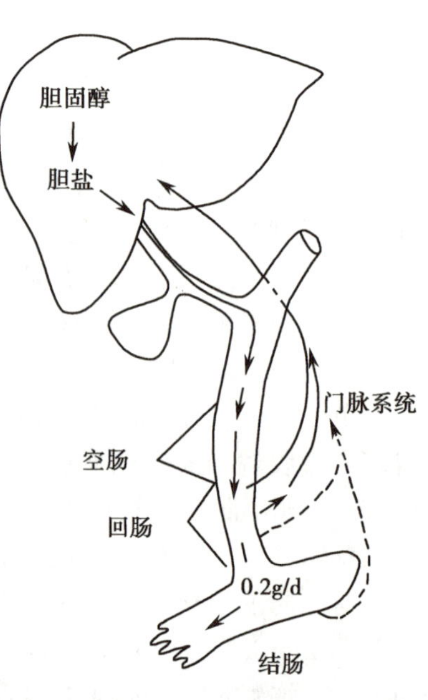

图6-12 胆盐的肠肝循环

三、小肠液的分泌

（一）小肠液的性质和成分

小肠液由十二指肠腺和小肠腺分泌。**十二指肠腺**又称勃氏腺（Brunner's gland），分布于十二指肠的黏膜下层，分泌含黏蛋白的碱性液体；**小肠腺**又称李氏腺（Lieberkuhn crypt），分布于整个小肠的黏膜层内，其分泌物构成小肠液的主要成分。

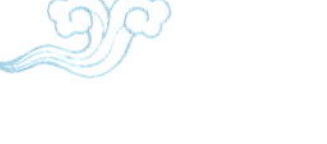

小肠液是一种弱碱性液体，pH 值约为 7.6。小肠液的分泌量变动很大，成人每天分泌量为 1~3L。小肠液中的钠、钾、钙和负离子浓度稳定，与血浆几无差别；有机成分有黏蛋白、IgA、肠激酶和溶菌酶。此外，小肠液中还混有脱落的肠上皮细胞和白细胞，以及肠上皮细胞分泌的免疫球蛋白。

（二）小肠液的作用

1. **保护作用** 十二指肠腺分泌物为碱性（pH 值为 8.2~9.3），内含黏蛋白，因而黏度很高，可保护十二指肠黏膜免受胃酸侵蚀。小肠液中溶菌酶可溶解肠壁内的细菌，IgA 可使小肠免受有害物质的损害。

2. **消化作用** 十二指肠腺在促胰液素的作用下，可分泌富含 HCO_3^- 的碱性液体，与胰液和胆汁中的 HCO_3^- 一起为小肠内的多种消化酶提供最适 pH 值环境。近年来研究认为，肠腺分泌的酶只有一种肠激酶。肠激酶可激活胰液中的胰蛋白酶原成为有活性的胰蛋白酶，促进蛋白质的消化分解。如腹部接受大量放射治疗的患者可因肠黏膜萎缩造成肠激酶缺失，导致胰蛋白酶的激活和蛋白质的消化吸收障碍。

小肠本身对食物的消化是以一种特殊的方式进行的，即在小肠上皮细胞的刷状缘和上皮细胞内含有一些消化酶，如肽酶、寡糖酶（如蔗糖酶、麦芽糖酶、乳糖酶等）、肠脂肪酶等，这些酶只在肠上皮细胞刷状缘和细胞内起消化的作用。它们可对一些进入上皮细胞的营养物质继续起消化作用，使消化的中间产物如多肽、二糖（如麦芽糖）彻底分解成氨基酸、葡萄糖和脂肪酸、甘油等，为吸收入血做好准备。但当这些酶随脱落的肠上皮细胞进入肠腔后，则对小肠内消化不再起作用。

3. **稀释作用** 小肠液可稀释消化产物，降低其渗透压以利于吸收。小肠液分泌后，很快被肠绒毛重吸收。

（三）小肠液分泌的调节

小肠液在不同的条件下，分泌量变化很大。食糜对肠黏膜的局部刺激和化学刺激都可引起小肠液的分泌。小肠黏膜对扩张刺激最为敏感，小肠内食糜越多，分泌也越多。这些刺激是通过肠壁内在神经丛的局部反射而完成的。另外，刺激迷走神经也可引起小肠液的分泌。在胃肠激素中，促胃液素、促胰液素、CCK 和血管活性肠肽等对小肠液的分泌也有微弱的刺激作用。

四、小肠的运动

小肠是消化道最长的器官，也是最重要的消化器官。空腹时，小肠运动很弱，进食后逐渐增强。通过小肠的运动可完成以下主要功能：①进行机械消化；②促进化学性消化；③促进吸收；④推送小肠内容物进入大肠。

（一）消化期的小肠运动

1. 小肠运动的形式

（1）紧张性收缩：这是其他运动形式有效进行的基础。若小肠的紧张性降低，则肠腔易于扩张，肠内容物的混合和转运减慢；相反，当小肠紧张性升高时，食糜在小肠内的混合和转运就加快。

（2）分节运动：以环行肌为主的节律性收缩和舒张交替进行的运动形式称为分节运动（segmentation contraction）。在有食糜的一段肠管内，多处环行肌同时收缩，将肠内的食糜分割成许多节段。随后，收缩的部位舒张，原来舒张的部位收缩，如此反复进行，将食糜不断地分开，又不断地合拢（图 6-13）。

小肠分节运动

分节运动的节律受小肠基本电节律的控制。小肠的基本电节律起步于十二指肠近胆

笔记栏

管入口处的纵行肌细胞。分节运动在空腹时几乎不存在，进食后逐渐变强。小肠各段分节运动的频率呈梯度式减慢，即小肠上段分节运动的频率较高，小肠下段的频率较低。例如人的十二指肠分节运动频率为 11 次 /min，回肠末端为 8~9 次 /min，这种梯度有助于食糜由小肠上段向下推进。

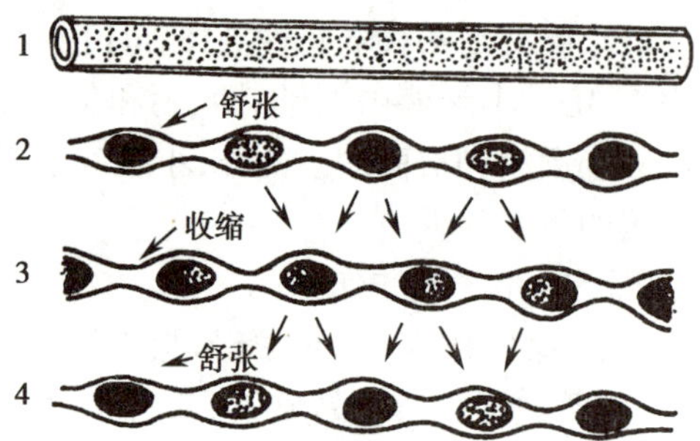

图 6-13 小肠分节运动模式图

分节运动的主要作用：①使食糜与消化液充分混合，促进化学消化；②使食糜与肠壁紧密接触，促进消化分解产物的吸收；③挤压肠壁促进血液和淋巴的回流。

(3) 蠕动：可发生在小肠的任何部位，其速度为 0.5~2.0cm/s，近端小肠的蠕动速度大于远端。小肠的蠕动波很弱，行进数厘米后即消失。蠕动的意义是推动经过分节运动作用后的食糜到达一个新肠段，再开始分节运动。食糜从幽门部到回盲瓣需 3~5 小时。

在回肠的末端也可出现一种与蠕动方向相反的运动，称为**逆蠕动**（reversed peristalsis），它可使食糜在肠管内来回移动，有利于充分消化和吸收。在小肠还有一种行进速度快（2~25cm/s）、传播较远的蠕动，称为**蠕动冲**（peristaltic rush）。蠕动冲可把食糜从小肠始端一直推送到末端，有时还可推送到大肠。蠕动冲可能是因进食时吞咽动作或食糜进入十二指肠引起的。

2. 小肠运动的调节

(1) 神经调节：内在神经系统中的肌间神经丛对小肠的运动起主要调节作用。当机械和化学刺激作用于肠壁感受器时，通过局部反射可引起平滑肌的运动。切断小肠的外来神经，小肠运动仍可进行。在整体情况下，外来神经也可调节小肠的运动，副交感神经兴奋能加强小肠的运动，而交感神经兴奋则产生抑制作用。

(2) 体液调节：促胃液素、5-HT、CCK 和胃动素等体液因素能加强小肠的收缩，而促胰液素、胰高血糖素、血管活性肠肽、肾上腺素和抑胃肽等则抑制小肠的运动。

（二）非消化期小肠运动的主要形式

在消化间期或禁食期，与胃相似，小肠也具有移行性复合运动（MMC）。其意义在于驱使肠内容物（包括小肠残留物、脱落的细胞碎片和肠道分泌物）进入结肠，有利于清除小肠内容物，限制细菌在肠内的过度生长。

（三）回盲括约肌的作用

回肠末端与盲肠交界处的环行肌显著增厚，称为**回盲括约肌**。回盲括约肌经常处于轻度收缩状态，其内压力约比结肠内压力高 20mmHg，可防止回肠内容物过快地进入大肠，延长食糜在小肠内的停留时间，因此有利于小肠内容物的消化和吸收。回盲括约肌还具有活瓣样作用，可阻止大肠内容物向回肠倒流。

第五节 大肠的功能

大肠（large intestine）内没有重要的消化活动。其主要生理功能为：①吸收水和电解质，参与机体对水、电解质平衡的调节；②吸收由结肠内微生物产生的维生素 B 复合物和维生素 K；③完成对食物残渣的加工，形成粪便，并暂时贮存，最终排出体外。

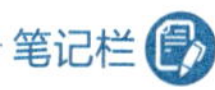

一、大肠液的分泌

大肠液由大肠黏膜表面柱状上皮细胞及杯状细胞分泌，其主要成分为黏液和碳酸氢盐，pH 值 8.3~8.4，此外还有少量的二肽酶和淀粉酶。大肠液对食物的分解作用很小，主要作用是保护黏膜和润滑粪便。食物残渣对肠壁的机械性刺激通过局部反射引起大肠液的分泌。刺激副交感神经可促进大肠液分泌，而刺激交感神经则抑制其分泌。

二、大肠内细菌的活动

大肠内有大量的细菌，主要是来自食物和空气中的大肠杆菌、葡萄球菌，粪便中的细菌量约占粪便固体重量的 20%~30%。大肠内的酸碱度和温度适宜细菌的繁殖。这些细菌能利用肠内较为简单的物质合成维生素 B 复合物和维生素 K，并在大肠内被吸收，对人体有营养作用。细菌中还含有能分解食物残渣的酶，细菌对糖和脂肪的分解称为**发酵**，糖的发酵产物为 CO_2、乳酸和甲烷等，脂肪的发酵产物为甘油和胆碱等。细菌对蛋白质的分解称为**腐败**，其产物为氨、硫化氢、组胺、吲哚等。

三、大肠的运动形式

大肠运动少而缓慢，对刺激的反应迟缓，这些特点适于暂时存储、推移粪便以及吸收水的双重功能。

(一) 袋状往返运动

是空腹和安静时最常见的一种运动形式，由环行肌无规律的收缩引起。它使结肠袋内容物向两个方向做短距离运动，但不向前推进，有利于充分吸收水分和电解质。

(二) 分节或多袋推进运动

是一个结肠袋或一段结肠收缩，使其内容物被推进到下一段的运动。进食后这种运动增多，可将肠内容物推向肛门。

(三) 蠕动

大肠的蠕动由一些稳定向前的收缩波组成。收缩波前方的肌肉舒张，往往充有气体；收缩波后方的肌肉则保持收缩，使这段肠管闭合并排空，其作用是将肠内容物向远端推送。

大肠还有一种进行快，而且前进很远的蠕动，称为**集团蠕动**(mass peristalsis)。集团蠕动开始于横结肠，可将一部分大肠内容物推送到降结肠或乙状结肠。集团蠕动常见于进食后，最常发生于早餐后 60 分钟内，可能是食糜充盈胃和十二指肠，由**胃 - 结肠反射**和**十二指肠 - 结肠反射**引起的。其作用是将结肠内容物迅速向肛门端推进，当推至直肠时，可产生便意。

四、排便反射

食物残渣在大肠内停留一般在 10 小时以上。正常人的直肠内没有粪便。当肠蠕动将粪便推入直肠时，刺激了直肠壁内的感受器，冲动沿盆神经和腹下神经传至脊髓腰骶段的初级排便中枢，同时上传到大脑皮层，产生便意并引发**排便反射**(defecation reflex)。

若条件许可排便，高级中枢将发出兴奋性冲动，通过盆神经的传出冲动增加，使降结肠、乙状结肠和直肠收缩，肛门内括约肌舒张。此外，阴部神经的传出冲动减少，肛门外括约肌舒张，使粪便排出体外。与此同时，腹肌和膈肌也发生收缩，腹内压增加，促进粪便的排出。如果条件不许可排便，高级中枢将发出冲动，抑制脊髓初级排便中枢，以抑制排便。

笔记栏

知识链接

便 秘

便秘主要是指排便次数减少、粪便量减少、粪便干结、排便费力等。排便受大脑皮层的影响，意识可加强或抑制排便。如果对便意经常予以制止，会使直肠逐渐失去对粪便刺激的正常敏感性，加之粪便在大肠内停留过久，水分吸收过多而变得干硬，引起排便困难，这是便秘产生的常见原因之一。

第六节 吸 收

一、概述

食物的消化过程是吸收的重要前提。吸收为机体提供营养物质，具有重要的生理意义。

（一）吸收的部位

消化道不同部位的吸收能力和吸收速度不同，主要取决于各部分消化道的组织结构以及食物在各部位被消化的程度和停留的时间（图 6-14）。

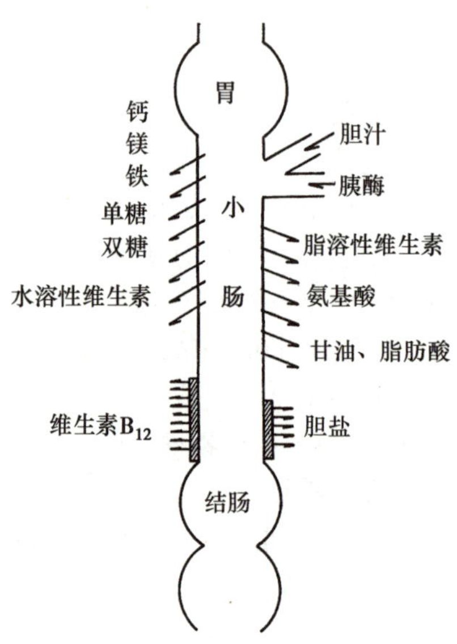

图 6-14 各种主要营养物质在小肠的吸收部位

在口腔和食管内，食物基本上不被吸收。但某些药物，如硝酸甘油等舌下含化的药物可被口腔黏膜吸收。在胃内，食物的吸收也很少，只吸收乙醇和少量的水分。糖类、蛋白质和脂肪的消化产物大部分在十二指肠和空肠吸收，回肠末端能主动吸收胆盐和维生素 B_{12}。大部分营养物质在到达回肠前已吸收完毕，故回肠主要是吸收功能的贮备段。所以，小肠是吸收的主要部位，大肠主要吸收水分和无机盐类，结肠可吸收进入其内的 80% 的水和 90% 的 NaCl。

小肠是营养物质吸收的主要部位，这是因为：①小肠有巨大的吸收面积。人的小肠长 5~7m，黏膜有很多环状的皱褶与大量的绒毛。**绒毛**（villi）是小肠黏膜的微小突出构造，绒毛的表面被覆一层柱状上皮细胞，用电子显微镜观察，每个上皮细胞顶端的细胞膜又有突起，形成**微绒毛**（microvilli）结构。人的肠绒毛上，每一柱状上皮细胞的顶端约有 1 700 根微绒毛。由于环状皱襞、绒毛和微绒毛的存在，使小肠的吸收面积增加约 600 倍，其表面积约达 $200m^2$（图 6-15），所以对吸收很有利。②食物在小肠内的停留时间很长，可达 3~8 小时。③食物在小肠内已被消化为适于吸收的小分子物质。④绒毛节律性的伸缩和摆动有助于吸收。进食可引起绒毛产生节律性的伸缩和摆动，从而加速绒毛内血液和淋巴的流动，促进吸收。绒毛运动受神经调控，刺激内脏神经可加强绒毛运动。小肠黏膜中释放的**绒毛收缩素**（villikinin）也可刺激绒毛活动，从而促进吸收。

（二）吸收的途径

营养物质和水通过两条途径进入血液或淋巴：①**跨细胞途径**（transcellular pathway），即通过绒毛柱状上皮细胞的顶端膜进入细胞内，再通过细胞基底侧膜进入血液或淋巴；②**细胞旁途径**（paracellular pathway），即物质或水通过相邻上皮细胞间的紧密连接，进入细胞间隙，

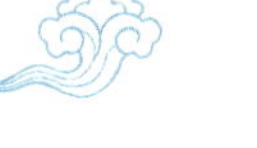
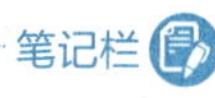

然后再转入血液或淋巴(图 6-16)。营养物质通过细胞膜被吸收的机制包括单纯扩散、易化扩散、主动转运及入胞和出胞等。

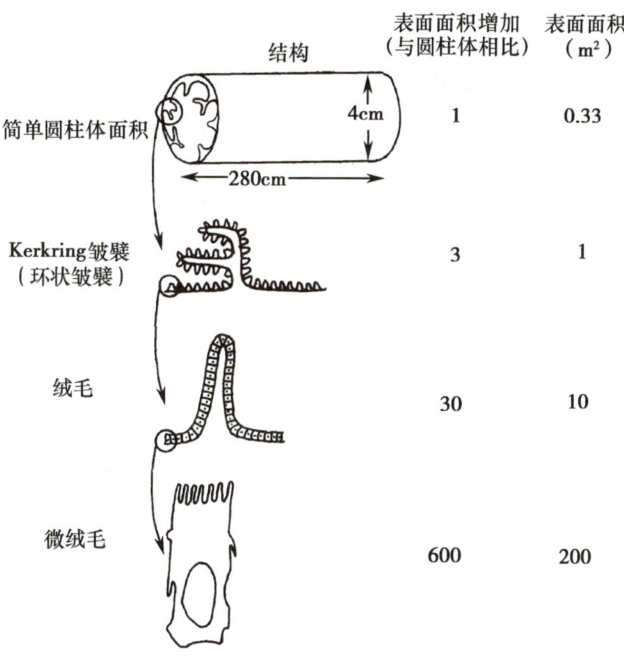

图 6-15　小肠表面积增加的机制示意图

二、小肠内主要营养物质的吸收

(一) 水的吸收

正常人体每天分泌到消化道内的各种消化液,总量可达 6~8L 之多,每天饮水 1.5~2.0L,而由粪便带走的水分约 150ml,因此,人每天由胃肠重吸收的液体量约达 8L。水分的吸收都是被动的,各种溶质特别是 NaCl 的主动吸收所产生的渗透压梯度是水分吸收的主要动力。

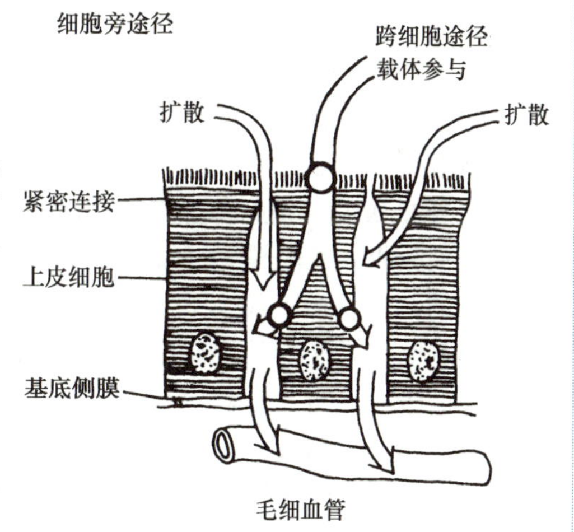

图 6-16　小肠黏膜吸收的两条途径

(二) 无机盐的吸收

1. **钠的吸收**　肠内容物中的钠有 95%~99% 在消化道内被吸收。小肠和结肠均可吸收钠,但吸收量不同。单位面积吸收的 Na^+ 以空肠为最多,回肠其次,结肠最少。

小肠对钠的吸收是跨细胞的主动过程。肠黏膜上皮细胞基底侧膜上有钠泵,钠泵造成上皮细胞内低 Na^+,因此肠腔内的 Na^+ 首先借助刷状缘上的转运体,通过易化扩散作用进入细胞内,再在肠黏膜上皮细胞基底侧膜经钠泵转运出细胞进入血液。

单糖和氨基酸的转运往往要借助转运 Na^+ 的转运体,因此 Na^+ 的主动吸收为单糖和氨基酸的吸收提供了动力。同时,单糖和氨基酸的存在也促进 Na^+ 的吸收。因此,Na^+ 与单糖、氨基酸的吸收具有相互促进的作用(图 6-17)。此外,在小肠也有一部分 Na^+ 是通过 Na^+/Cl^- 耦联或 Na^+/K^+ 耦联的形式被吸收。

2. **铁的吸收**　人每天吸收的铁约 1mg,仅为食物中铁含量的 5%~10%。铁主要在十二

笔记栏

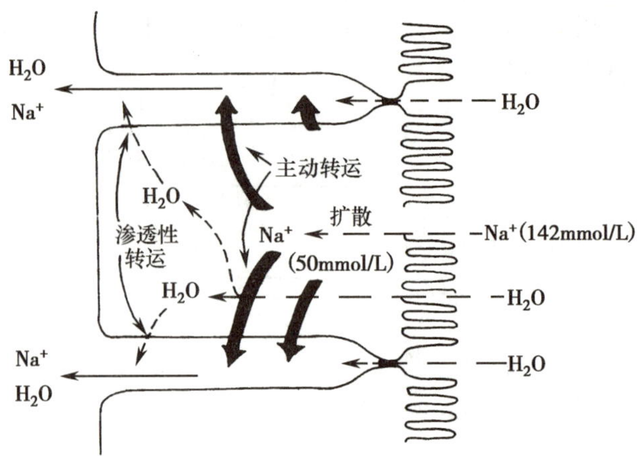

图 6-17 小肠黏膜对钠和水的吸收

指肠和空肠被吸收。铁的吸收与机体对铁的需求有关,当服用相同剂量的铁后,缺铁患者对铁的吸收可增加 2~5 倍。食物中的铁绝大部分是三价铁,不易被吸收,须还原为亚铁后方可被吸收。维生素 C 能将 Fe^{3+} 还原为 Fe^{2+} 而促进铁的吸收;酸性环境易使铁溶解为自由的 Fe^{2+},所以胃液中的盐酸有促进铁吸收的作用。胃大部切除的患者,可并发缺铁性贫血。

肠上皮细胞释放的**转铁蛋白**(transferrin)在铁的吸收中起着重要作用。在肠腔内,转铁蛋白与铁结合为复合物后,通过受体介导的入胞方式进入细胞。进入细胞内的铁大部分被氧化为 Fe^{3+} 并与细胞内存在的**脱铁铁蛋白**(apoferritin)结合成**铁蛋白**(ferritin),贮存在细胞内,慢慢地向血液中释放。只有一小部分尚未与铁蛋白结合的 Fe^{2+} 从细胞基底侧膜以主动转运的方式进入血液。如果铁缺乏将导致铁蛋白含量减少。肠黏膜吸收铁的能力取决于黏膜细胞内的含铁量。

3. **钙的吸收** 小肠各部都有吸收钙的能力,主要部位是十二指肠。食物中的钙仅有一小部分被吸收,大部分随粪便排出。只有可溶性钙(如氯化钙、葡萄糖酸钙)才能被吸收,离子状态的钙最易被吸收。维生素 D 和进入小肠的胃酸有助于钙的吸收。小肠内的脂肪酸和氨基酸也有促进作用。如果钙形成不溶性钙盐(如磷酸钙、草酸钙)则不能被吸收。

钙的吸收通过主动转运完成。肠黏膜细胞的微绒毛上有**钙结合蛋白**(calcium-binding protein,CaBP),与 Ca^{2+} 有很强的亲和力。每一分子的 CaBP 每次可运载 4 个 Ca^{2+} 进入胞质。Ca^{2+} 可储存在线粒体内,并可随时被转运出细胞。进入细胞内的 Ca^{2+} 可通过位于基底侧膜上的钙泵或 Na^+-Ca^{2+} 交换体被转运出细胞,然后再进入血液。此外,肠腔内的 Ca^{2+} 也可通过上皮细胞顶端膜的钙通道进入细胞,或由细胞旁途径被吸收。

(三) 糖类的吸收

食物中的糖主要是淀粉,其次为二糖。糖类只有分解为单糖才能被小肠上皮细胞吸收。各种单糖的吸收速率有很大差别,如己糖的吸收很快,而戊糖则很慢。在己糖中,半乳糖和葡萄糖的吸收最快,果糖次之,甘露糖最慢。这是由于各种单糖与转运体蛋白的亲和力不同,导致吸收的速度也不同。绝大部分葡萄糖在人的十二指肠和上段空肠内吸收。

单糖的吸收是耗能的主动过程,属于继发性主动转运。抑制钠泵的哇巴因可抑制糖的吸收。在肠黏膜上皮细胞的刷状缘上存在着 Na^+- 葡萄糖同向转运体蛋白,可将 2 个 Na^+ 和 1 分子葡萄糖分子同时转运入胞内。进入细胞的葡萄糖则通过基底侧膜上的另一种非 Na^+ 依赖性的葡萄糖载体,以易化扩散的方式转运到细胞间隙入血。半乳糖的分子结构和葡萄

糖相似，两者之间有竞争性抑制。

（四）蛋白质的吸收

蛋白质在肠腔内经胰蛋白酶水解后的最终产物为氨基酸和含有2~6个氨基酸残基的寡肽。氨基酸几乎全部被小肠吸收。寡肽可在黏膜细胞表面或胞浆内被寡肽酶进一步水解为氨基酸，也可被吸收。

1. **氨基酸的吸收**　氨基酸的吸收是继发性主动过程。由于氨基酸侧链不同，主动转运各种氨基酸的载体也不同。中性氨基酸的转运比酸性或碱性氨基酸速度快。与单糖的吸收机制相似，氨基酸的吸收也是与钠吸收耦联。钠泵的活动被阻断后，氨基酸的转运便不能进行。

2. **寡肽的吸收**　在小肠黏膜刷状缘上存在二肽和三肽转运系统，也依赖于 Na^+ 的继发性主动转运。因此，许多二肽和三肽都可被小肠上皮细胞吸收。之后在胞内二肽酶和三肽酶的作用下水解为氨基酸，再进入门静脉。

3. **蛋白质的吸收**　小量的食物蛋白可完整地进入血液，吸收量很少，并无营养意义；相反，它们常可作为抗原引起过敏反应或中毒反应，对人体不利。

（五）脂肪的吸收

在小肠内，脂类的消化产物脂肪酸、甘油一酯、胆固醇很快与胆汁中的胆盐结合形成水溶性混合微胶粒，然后透过肠黏膜上皮细胞表面的液体层到达细胞的微绒毛。在这里，甘油一酯、脂肪酸和胆固醇又逐渐地从混合微胶粒中释出，并通过微绒毛的细胞膜进入上皮细胞，而胆盐则被留在肠腔内继续发挥作用。

食物中的脂肪多为甘油三酯，在小肠被水解成甘油、脂肪酸和甘油一酯。甘油溶于水，同单糖一起被吸收。短链和中链（含12个碳原子以下）脂肪酸可从肠腔直接扩散入小肠上皮细胞，并由此进入血液。长链（含12个碳原子以上）脂肪酸及甘油一酯在胆盐帮助下进入上皮细胞后，在内质网中大部分被重新合成为甘油三酯，并与细胞中生成的载脂蛋白合成**乳糜微粒**（chylomicron）。乳糜微粒进入高尔基复合体中，被包裹在囊泡中。囊泡移行到细胞侧膜时，便与细胞膜融合，释出乳糜微粒进入细胞间隙，再扩散入淋巴（图6-18）。

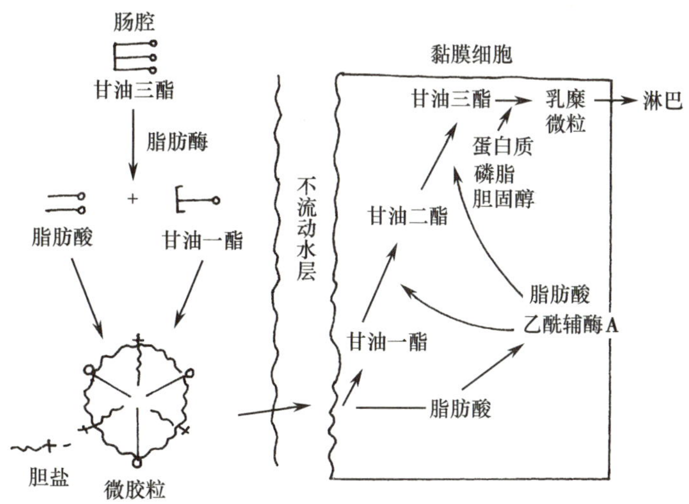

图6-18　脂肪在小肠内消化和吸收的主要方式

由于食物中的动、植物油中含有15个以上碳原子的长链脂肪酸很多，所以脂肪的吸收途径以淋巴为主。

笔记栏

(六) 胆固醇的吸收

进入肠道的胆固醇来自食物和肝细胞分泌的胆汁。由胆汁来的胆固醇是游离的,而食物中的胆固醇是酯化的。酯化的胆固醇必须在肠腔中经消化液中的胆固醇酯酶水解为游离胆固醇后才能被吸收。游离胆固醇与胆盐形成混合微胶粒,在小肠上部被吸收。被吸收的胆固醇大部分在小肠黏膜细胞内重新酯化,生成胆固醇酯,最后与载脂蛋白组成乳糜微胶粒由淋巴系统进入血液循环。

很多因素可以影响胆固醇的吸收。食物中的胆固醇含量越多,吸收也越多,但两者不呈直线关系。食物中的脂肪和脂肪酸有促进胆固醇吸收的作用,而各种植物固醇(如豆固醇、β-谷固醇)则抑制其吸收。胆盐可与胆固醇形成混合微胶粒而有助于胆固醇的吸收,食物中不能被利用的纤维素、果胶、琼脂等容易和胆盐结合形成复合物,妨碍微胶粒的形成,从而降低胆固醇的吸收。凡抑制肠黏膜细胞载脂蛋白合成的物质,可妨碍乳糜微胶粒的形成,而减少胆固醇的吸收。

(七) 维生素的吸收

维生素分为脂溶性维生素和水溶性维生素两类。水溶性维生素包括维生素 C 和维生素 B 复合物,主要依赖于 Na^+ 同向转运体在小肠上段被吸收,但维生素 B_{12} 因易被胃酸破坏,必须与内因子结合形成复合物,才能在回肠末端被吸收。脂溶性维生素 A、维生素 D、维生素 E 和维生素 K 的吸收机制与脂肪酸吸收相似。

(周乐全　王红伟)

复习思考题

扫一扫
测一测

1. 严重萎缩性胃炎为什么会引起贫血?
2. 生理情况下胰腺能否发生自身消化?为什么?
3. 为什么做胆囊造影术时要吃油煎蛋?

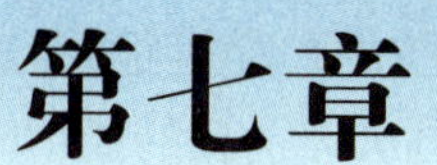

第七章 能量代谢与体温

笔记栏

PPT 课件

学习目标

掌握能量代谢、基础代谢与基础代谢率；掌握体温及其正常值与生理变动，机体产热和散热过程及调节。

熟悉影响能量代谢的主要因素、体温调节中枢相关知识。

了解能量代谢的测定。

第一节 能量代谢

新陈代谢是生命活动的基本特征。通过新陈代谢，机体不断摄入营养物质，经同化作用合成自身的新物质，并贮存能量；同时又不断将自身原有的物质经异化作用分解为代谢产物，同时释放出能量，供给机体生命活动所需。在新陈代谢过程中，物质的变化与能量的转化是同一活动过程的两个方面，两者密不可分。即物质的合成代谢是贮能的过程，而物质分解代谢则是放能的过程。能量是驱动生命活动的动力，在物质代谢过程中伴随着能量的释放、转移、贮存和利用称为能量代谢。

一、机体能量的来源与去路

（一）能量的来源

自然界存在多种能量形式，人体不能直接利用声、光、电和热能，所需的能量来源于糖、脂肪和蛋白质三大营养物质分子结构中碳氢键所蕴藏的化学能。这些营养物质在体内生物氧化过程中碳氢键断裂，生成 CO_2 和水，同时释放能量。糖分解供能的途径与氧供有关。氧供充足时，进行有氧氧化供能；氧供不足时，则通过无氧酵解供能。

在 3 种主要营养物质中，脂肪氧化释放的能量最多。但是，糖是主要的供能物质，机体所需能量的 70% 以上由糖提供，其余的能量则由脂肪提供。

1. **糖原** 糖被吸收后，大部分以糖原的形式贮存于肝和肌肉中，分别称为肝糖原和肌糖原，多余的糖还可转化为脂肪。肝糖原是维持血糖水平稳定的重要储备。当血糖消耗而浓度降低时，可以从肝糖原得到补充；血糖浓度增高时，糖又在肝内合成糖原贮存起来。肝糖原贮存较少，只能供给机体饥饿 24~48 小时的能量消耗。肌糖原是骨骼肌中随时可以动用的能源储备，用来满足骨骼肌在运动或紧急情况下的需要。骨骼肌中不含葡萄糖 -6- 磷酸酶，所以肌糖原分解后不能直接转变为葡萄糖，因此不能补充血糖。

2. **脂肪** 是体内各种能源物质储备的主要形式，它不仅直接来自食物中的脂肪，还可

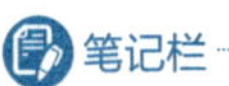

由糖和蛋白质在体内转化而来。脂肪的贮存量很大,成年男子为体重的 10%~20%,成年女子更多一些。当食物提供的能量超过机体消耗的能量时,脂肪贮存,体重也随之增加;反之,贮存的脂肪则减少,体重减轻。脂肪在需要时可迅速动员出来氧化供能,1g 脂肪氧化释放的能量约为糖或蛋白质的两倍。因此,脂肪既是主要的贮能物质,也是重要的供能物质。此外,脂肪组织还具有保持体温、保护内脏器官的作用。

3. **蛋白质** 体内蛋白质主要用于合成组织蛋白以实现自我更新。特殊情况下,蛋白质也参与供能。当糖和脂肪供能不足的特殊情况下,如长期不能进食或消耗量极大时,体内的糖原、脂肪储备已耗竭,此时蛋白质才被分解供能,以维持必要的生命活动。蛋白质和糖的贮存均有限度,超过贮存极限时,就转变为脂肪。营养良好的正常成年人体内蛋白质储备可达 2kg 或 3kg,约占蛋白质总量的 16%。蛋白质的贮存量可用氮平衡或同位素等方法进行测定。

(二) 能量的去路

各种能源物质在体内氧化释放的能量,50% 以上迅速转化为热量,以维持体温。其余不足 50% 是可以被机体利用的自由能,这部分能量以高能磷酸键的形式贮存于**三磷酸腺苷**(adenosine triphosphate,ATP)中。在生命活动中,机体不能直接利用物质分解释放的能量,所需能量均由 ATP 提供。因此,ATP 既是机体的重要贮能物质,又是直接的供能物质。除 ATP 外,体内还有一种含有高能磷酸键的贮能物质 - **磷酸肌酸**(creatine phosphate,CP),主要存在于肌肉组织中。体内 CP 的贮存量较 ATP 多,它可视为 ATP 的贮存库,但不能直接供能。例如,当物质氧化生成的 ATP 过高时,ATP 可通过高能磷酸键将能量转移给肌酸,生成 CP 贮存能量;当细胞耗能增加,ATP 被消耗而减少时,CP 又将贮存的能量转移给**二磷酸腺苷**(adenosine diphosphate,ADP),生成新的 ATP。CP 有助于缓冲细胞内 ATP 含量的变化,维持细胞内 ATP 含量的相对稳定。ATP 的合成与分解是体内能量转换和利用的关键环节。

机体细胞利用 ATP 完成各种生理活动。例如,合成各种细胞成分和生物活性物质的化学功;物质通过生物膜进行主动转运的转运功;肌肉进行收缩活动的机械功等。除骨骼肌运动完成的机械外功以外,其余在体内完成的功最终都转变为热能。在机体内,热能是能量的最低级形式,不能再转化为其他形式的能,也不能用来做功,只用来维持机体的体温恒定。上述体内能量的释放、转移、贮存和利用之间的关系概括为图 7-1。

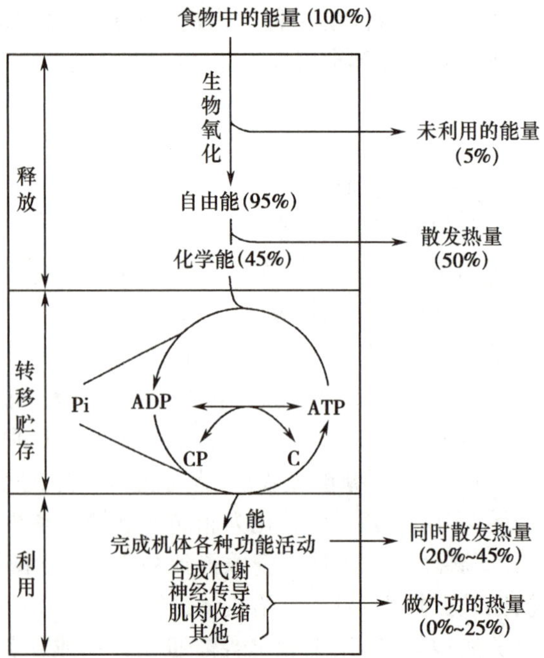

图 7-1 体内能量的释放、转移、贮存和利用示意图
C:肌酸;Pi:磷酸;CP:磷酸肌酸

(三) 能量平衡

机体能量摄入与消耗之间的平衡,称为能量平衡。在一段时间内,如果摄入的能量与消耗的能量(热与外功)基本相等,即机体的能量达到平衡;若能量摄入大于消耗,能量则储备;反之,能量则被机体利用。机体活动增加时,所需能量也增加,因此要增加摄食量来获得平衡。当摄食量不足时,机体将动用储备能。人体进食是周期性的,而能量的消耗是连续不断的,因此,储备能不断被利用和补充。饥饿时,体内糖原储备迅速

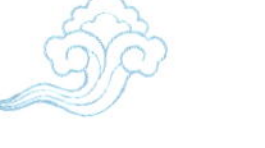

减少，脂肪和蛋白质则成为长期消耗的能源。

二、能量代谢的测定

（一）能量代谢测定的原理

机体的能量代谢遵循能量守恒定律，即机体在整个能量转化过程中，所利用的食物化学能应等于其最终转化的热能和所做的外功。如果避免做外功，测定单位时间内机体的产热量，就可测出机体能量代谢率。

（二）能量代谢测定的方法

测定机体单位时间内的产热量有两种方法，即**直接测热法**（direct calorimetry）和**间接测热法**（indirect calorimetry）。

1. **直接测热法** 利用特殊测量装置，直接测定机体在一定时间内向外界环境散发的总热量。由于测量装置结构复杂，操作困难，已很少使用。

2. **间接测热法** 根据物质化学反应的定比定律，即反应物的量与产物的量之间呈现一定的比例关系。因此，通过测定机体在一定时间内的耗 O_2 量和 CO_2 产量，间接推算出这一段时间内各类食物的氧化量和产热量，即可计算出能量代谢率。采用间接测热法，必须了解食物的热价、氧热价和呼吸商等概念。

（1）食物的热价：1g 食物氧化时释放的热量，称为该**食物的热价**（thermal equivalent of food）。食物的热价可分为生物热价与物理热价，分别指食物在体内氧化和在体外燃烧时释放的热量。3 种营养物质的热价列于表 7-1 中，只有蛋白质的生物热价与物理热价不相同，这是因为蛋白质在体内氧化不完全，部分代谢产物以尿素的形式排出，所以其生物热价较物理热价低。

表 7-1 3 种营养物质氧化时的几种数据

营养物质	产热量（kJ/g）			耗 O_2 量	CO_2 产量	氧热价	呼吸商
	物理热价	生物热价	营养学热价※	（L/g）	（L/g）	（kJ/L）	（RQ）
糖	17.15	17.15	16.7	0.83	0.83	21.00	1.00
蛋白质	23.43	17.99	16.7	0.95	0.76	18.80	0.80
脂肪	39.75	39.75	37.7	2.03	1.43	19.70	0.71

※ 营养学中常用该数值计算食物的热价。

（2）食物的氧热价：食物氧化时，消耗 1L 氧（O_2）所产生的热量，称为食物的**氧热价**（thermal equivalent of oxygen）。食物的氧热价可表示某种物质氧化时的耗 O_2 量与产热量之间的关系，因而在能量代谢测算方面具有重要意义。

（3）呼吸商：营养物质在体内氧化时，一定时间内机体 CO_2 生成量与耗 O_2 量的比值称为**呼吸商**（respiratory quotient，RQ）。即：

$$RQ=\frac{CO_2\text{ 产量（mol 或 ml）}}{\text{耗 }O_2\text{ 量（mol 或 ml）}}$$

各种营养物质的碳、氢、氧含量不同，在体内氧化时产生的 CO_2 量和耗 O_2 量亦不相同，故呼吸商也各不相同（表 7-1）。糖氧化时产生的 CO_2 量与耗 O_2 量相等，所以糖的呼吸商等于 1.0。蛋白质和脂肪的呼吸商分别为 0.8 和 0.71。人类的膳食多为糖、脂肪、蛋白质混合食物，混合膳食的呼吸商在 0.85 左右。

通常体内能量主要来自糖与脂肪的氧化，因此，蛋白质的代谢量可忽略不计。由糖与

笔记栏

脂肪按不同比例混合氧化时产生的 CO_2 量和耗 O_2 量的比值称为**非蛋白呼吸商**(non-protein respiratory quotient,NPRQ)。表 7-2 为不同非蛋白呼吸商对应的糖和脂肪氧化的百分比及氧热价。

表 7-2 非蛋白呼吸商和氧热价

非蛋白呼吸商	氧化百分比		氧热价(kJ/L)
	糖(%)	脂肪(%)	
0.707	0.00	100.00	19.61
0.71	1.10	98.90	19.62
0.73	8.40	91.60	19.72
0.75	15.60	84.40	19.83
0.77	22.80	77.20	19.93
0.79	29.00	70.10	20.03
0.80	33.40	66.60	20.09
0.82	40.30	59.70	20.20
0.84	47.20	52.80	20.29
0.86	54.10	45.90	20.40
0.88	60.80	39.20	20.50
0.90	67.50	32.50	20.60
0.92	74.10	25.90	20.70
0.94	80.70	19.30	20.82
0.96	87.20	12.80	20.91
0.98	93.60	6.40	21.01
1.00	100.00	0.00	21.12

呼吸商是测算机体能量代谢的必要数据,然而有一定的局限性。因为机体的组织细胞不仅能同时氧化分解各种营养物质,也可使一种营养物质转变成另一种营养物质。例如,糖能转化为脂肪,同时可释放出 O_2,使耗 O_2 量减少,从而使呼吸商增大。此外,一些与食物氧化无关的因素,也能影响呼吸商的值。如肺通气过度、酸中毒等情况下,机体中与生物氧化无关的 CO_2 大量排出,使呼吸商增大;相反,肺通气不足、碱中毒等情况下,则呼吸商减小。因此,通过耗 O_2 量和 CO_2 产量实际测定的呼吸商并不总是能与理论值完全吻合。

(4)间接测热法步骤:①首先测定机体在一定时间内的总耗 O_2 量和总 CO_2 生成量。②测定在这段时间内从尿中排出的氮量,根据尿氮量计算氧化分解蛋白质的量(1g 尿氮相当于氧化分解 6.25g 蛋白质)。查表 7-1,可知每克蛋白质的耗 O_2 量、CO_2 产量及生物热价,再用氧化分解蛋白质的量乘以每克蛋白质的耗 O_2 量、CO_2 产量及生物热价,就可计算出分解蛋白质的耗 O_2 量、CO_2 生成量和产热量。③用总耗 O_2 量和总 CO_2 生成量减去分解蛋白质的耗 O_2 量和 CO_2 生成量,就是非蛋白物质的耗 O_2 量和 CO_2 产量,两者相比可求得非蛋白食物的呼吸商。查表 7-2,可求得相对应的氧热价,将氧热价乘以非蛋白物质的耗 O_2 量就可得出它的产热量。④总的产热量就等于蛋白质代谢产热量与非蛋白物质产热量之和。

耗 O_2 量和 CO_2 产生量的测定有开放式或闭合式两种测定法。①开放式测定法：又称气体分析法。机体在自由呼吸的情况下，用气量计测出呼出气量，并分析呼出气中 O_2 和 CO_2 的容积百分比。根据吸入气和呼出气中 O_2 和 CO_2 的容积百分比的差值，即可算出该时间内的耗 O_2 量和 CO_2 产生量。②闭合式测定法：采用肺量计测量耗 O_2 量和 CO_2 产生量，受试者通过口瓣吸入 O_2，根据闭合容器中 O_2 的减少量，即可计算出单位时间内的耗 O_2 量。受试者呼出气中的 CO_2 被钠石灰（吸收剂）吸收，测定钠石灰重量的增加量，就可计算出单位时间内 CO_2 的产生量。

3. **临床应用的简便方法** 间接测热法过程烦琐，应用不便。在实践中多采用简便的测热法，首先用代谢测定仪测出单位时间内的耗 O_2 量，将混合膳食的呼吸商定为 0.82，其相应的氧热价为 20.20kJ/L，以此氧热价乘以所测得的耗 O_2 量（V_{O_2}）即可求出该时间内的产热量：即产热量 =20.20kJ/L × V_{O_2}。

三、影响能量代谢的因素

人体的能量代谢受多种因素的影响，其中主要的影响因素有肌肉活动、精神活动、食物和环境温度。

（一）肌肉活动

肌肉活动对能量代谢的影响最为显著，机体任何轻微的活动都可提高能量代谢率。人在劳动或运动时，有较多的营养物质被氧化，使机体的耗 O_2 量增加，最多可达安静时的 10~20 倍。如果进行剧烈运动，通过呼吸、循环功能活动的加强仍不能满足机体对氧的需要时，造成骨骼肌相对缺氧，即产生**氧债**（oxygen debt）。在运动停止后的一定时间内，机体要偿还氧债，因此耗 O_2 量仍维持在较高水平。机体耗 O_2 量的增加与肌肉活动的强度呈正比。肌肉活动的强度亦称劳动强度，用单位时间内机体产热量表示，故可用能量代谢率作为评定劳动强度的指标。

（二）精神活动

人在平静思考问题时，对能量代谢的影响并不大，产热量增加一般不超过 4%。但在精神处于紧张状态时，如激动、焦虑、恐惧或愤怒等，由于随之引起的无意识的骨骼肌张力增高、交感神经兴奋以及肾上腺髓质、甲状腺等激素分泌增多，促进细胞代谢活动，从而使产热量明显增加。

（三）食物的特殊动力效应

人体在进食后的一段时间内（从进食 1 小时左右开始，延续到 7~8 小时），即使处于安静状态，产热量也比进食前有所增加。这种由食物引起机体额外产生热量的现象，称为**食物的特殊动力效应**（food specific dynamic effect）。其中蛋白质食物的特殊动力效应最为显著，可使产热量增加 30% 左右；糖、脂肪类食物增加 4%~6%；混合性食物为 10% 左右。这种额外产生的热能，并不能用来做功，只能参与体温的形成。食物的特殊动力效应产生的机制，目前尚不清楚，可能与肝的脱氨基反应有关。

（四）环境温度

能量代谢水平和环境温度之间的关系曲线呈 U 字形。人在安静状态时，处于 20~30℃的环境中能量代谢最为稳定。当环境温度低于 20℃时，代谢率开始增加；在 10℃以下时，则显著增加。环境温度降低所引起的代谢率增高，主要是寒冷刺激可反射性地引起肌肉颤抖和肌张力增强，导致产热增加；当环境温度为 30~45℃时，细胞内生化反应速度加快以及呼吸、循环功能活动增强等因素的作用，代谢率也增高。

笔记栏

四、基础代谢

基础代谢是指机体处于基础状态下的能量代谢。单位时间内的基础代谢称为**基础代谢率**(basal metabolic rate,BMR)。基础状态是指人体在清醒而又极度安静的状态,不受环境温度、肌肉运动、食物特殊动力效应和精神紧张等因素的影响。在基础状态下,机体的各种生理活动都比较稳定,体内的能量消耗主要用于维持基本的生命活动。基础代谢率比较稳定,比安静时的代谢率低,是清醒状态下的最低代谢水平。熟睡时代谢率进一步降低,比基础代谢率低 8%~10%。

(一) 基础代谢率的测定

测定 BMR 要满足下列条件:室温保持在 20~25℃,至少禁食 12 小时,清晨、清醒、静卧(没有肌肉活动),无精神紧张等。代谢率的高低与体重并不成比例关系,而与机体的体表面积成正比,因此 BMR 以每小时、每平方米体表面积的产热量[kJ/(m²·h)]为单位。

我国健康人的体表面积可应用下列公式计算:

$$\text{体表面积}(m^2)=0.006\,1\times\text{身高}(cm)+0.012\,8\times\text{体重}(kg)-0.152\,9$$

体表面积可根据受试者的身高和体重从图 7-2 中查出。

BMR 的测定通常采用上述简便方法,测定出单位时间内的耗 O_2 量来计算产热量,然后将产热量除以体表面积,求得每平方米、每小时的产热量,即为 BMR。

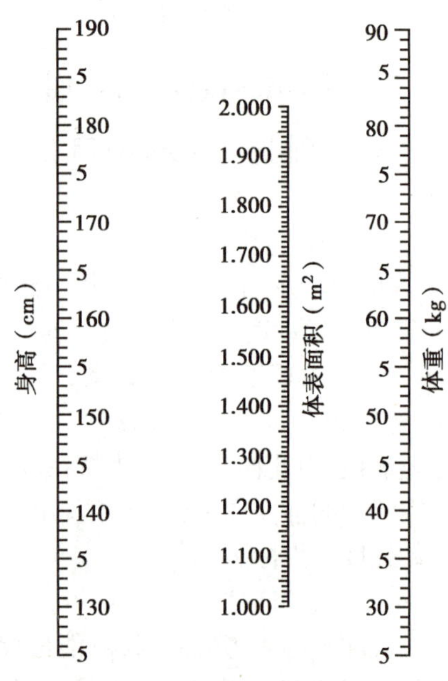

图 7-2 体表面积测定用图

使用时将受试者的身高和体重两点连成直线,直线与体表面积标尺交点的数值,即为受试者的体表面积

(二) 基础代谢率的变化

BMR 存在生理波动,因性别、年龄而有差异,男性比女性高,幼年比成年高,年龄越大,其代谢率越低。同一个体在同一年龄段内的 BMR 相对稳定。我国人正常的 BMR 水平,男女各年龄组的平均值如表 7-3 所示。

表 7-3 我国人正常的 BMR 平均值[kJ/(m²·h)]

年龄(岁)	11~15	16~17	18~19	20~30	31~40	41~50	51 以上
男性	195.5	193.4	166.2	157.8	158.6	154.0	149.0
女性	172.5	181.7	154.0	146.5	146.9	142.4	138.6

BMR 的实测值同上述的正常值比较,相差在 ±15% 以内都属于正常范围。如相差超过 20% 时,则可能是病理变化。如甲状腺功能亢进时,BMR 可比正常值高 25%~80%;甲状腺功能减退时,BMR 可比正常值低 20%~40%。其他如肾上腺皮质功能低下或垂体功能低下等,BMR 也可能降低;发热时 BMR 升高,体温每升高 1℃,BMR 一般增加 13%。因此 BMR 的测定也是临床上某些疾病常用的辅助诊断方法之一。

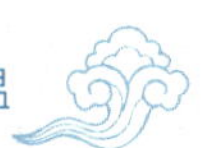

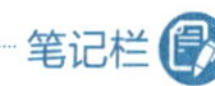

第二节 体温及其调节

人类属于恒温动物，即体温不会因外界气温变化发生显著变动，总是在一定范围内保持相对恒定。体温的相对恒定，是保证机体正常新陈代谢和生命活动的必要条件。新陈代谢是酶促反应，而酶必须在适宜的温度下才有较高活性。体温过高或过低，都会降低酶的活性，影响新陈代谢的正常进行，甚至危及生命。

一、人体正常体温及其生理波动

(一) 体温的概念

研究体温时将人体分为核心和外壳两个部分。机体核心的温度称为**体核温度**（core temperature），而外壳的温度称为**体表温度**（shell temperature）。生理学或临床医学中所说的**体温**（body temperature）是指体核温度的平均值，即机体深部的平均温度。

1. **体表温度** 体表温度低于体核温度，由表及里存在着比较明显的温度梯度。体表温度易受环境温度或机体散热等因素的影响而不稳定，会随着环境温度、衣着以及体温调节反应发生较大的变化。另外机体不同部位的体表温度差异较大。头面部的温度较高，胸腹部次之，四肢末端最低。

2. **体核温度** 体核温度相对稳定。安静时，肝和脑产热量较多，温度在 38℃左右。肾、胰腺及十二指肠等处的温度略低，直肠温度则更低。血液循环是体内传递热量的重要途径。通过血液循环交换热量而使体内各器官温度趋于一致。

当环境温度发生变化时，体核温度范围和体表温度范围两者之间的相对比例可发生较大的变化。在炎热的环境下，体核温度的范围可扩展到四肢；在寒冷的环境下，体核温度的范围可缩小至机体的深部（图 7-3）。

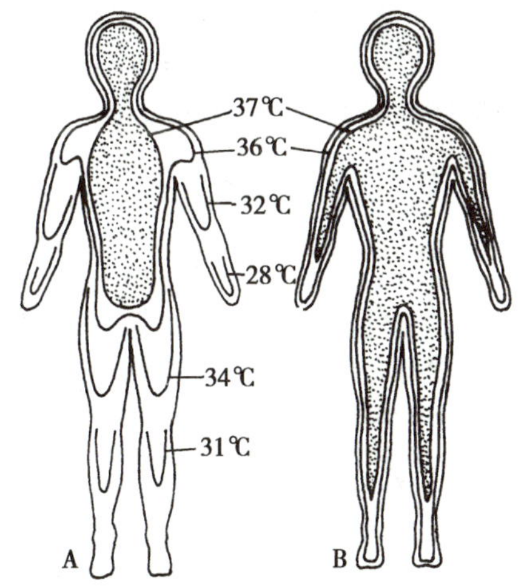

图 7-3 在不同环境温度下人体体温分布图

A. 环境温度 20℃；B. 环境温度 35℃

(二) 体温的测定

体核温度难以测量，故临床上通常采用腋窝、口腔和直肠等处的温度来代表体核体温。测定**腋窝温度**（auxillary temperature）时，须注意腋窝不得有汗，还要将上臂紧贴胸廓，使腋窝密闭以形成人工体腔，使深部的温度逐渐传导到腋窝。因此，测定腋窝温度需持续 5~10 分钟，才能达到相当于体核温度的稳定值。测定腋窝温度方便易行，是目前常用的一种体温检测方法，其正常值为 36.0~37.4℃。测定**口腔温度**（oral temperature）时，将体温计置于舌下部，要避开冷热饮食的影响，其正常值是 36.7~37.7℃；测定**直肠温度**（rectal temperature）时，要将温度计插入肛门 6cm 以上，所测的温度才能接近体核温度，其正常值是 36.9~37.9℃。此外，在临床上或实验研究中有时也检测食管温度和鼓膜温度。

(三) 体温的生理波动

人体体温可随昼夜、年龄、性别、肌肉活动和精神紧张等因素的影响而有所变化，但其变化的幅度不超过 1℃。

笔记栏

1. **昼夜波动** 体温在清晨 2~5 时最低，午后 1~6 时最高，昼夜体温波动值一般不超过 1℃。体温的周期性昼夜波动称为**昼夜节律**（circadian rhythm），与下丘脑的生物钟（视交叉上核）功能有关。

2. **性别** 女性的平均体温比男性高 0.3℃，可能与女性皮下脂肪层较厚，散热较少及女性体内的激素水平有关。女性的基础体温还随月经周期呈现节律性波动（图 7-4），即卵泡期体温较低，排卵日最低，排卵后的黄体期体温则升高，这与黄体期孕激素的分泌增多有关。因此，临床上可通过连续测定基础体温，以判断受试者有无排卵和排卵日期。

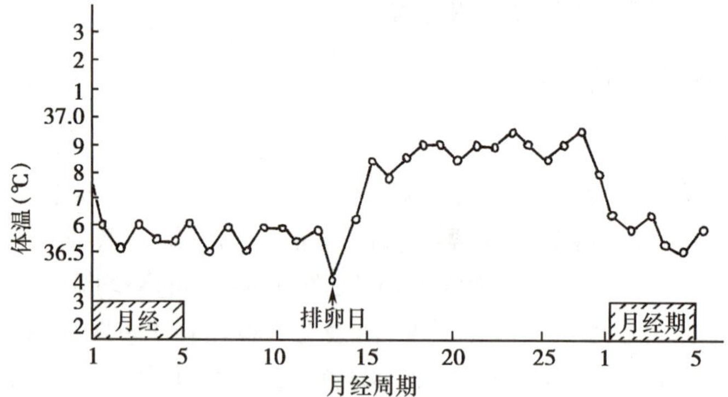

图 7-4 女性月经周期中基础体温曲线

3. **年龄** 新生儿特别是早产儿，由于体温调节机制还不完善，调节能力差，其体温易受外界环境温度的影响而变动，所以应加强护理。儿童、青少年的体温较高，老年人因代谢水平降低以及循环功能减弱等因素的影响，体温较正常成年人低。

4. **肌肉活动** 肌肉活动时，产热量明显增多，导致体温升高。因此，临床上测量体温时，应让患者安静休息一段时间后再进行；测量小儿体温应防止其哭闹。

此外，精神紧张、情绪激动也可使体温升高；睡眠时代谢率降低，体温略偏低；手术麻醉时，体温降低，应注意保温。

二、体热平衡

体热平衡（body heat equipoise）是机体产热和散热两个生理过程处于相对平衡的状态，这是保证体温恒定的基础。当机体产热量多于散热量时，体温升高；反之，则体温降低。

（一）产热过程

1. **产热主要器官** 机体的热量来自体内各组织器官进行的氧化分解反应。机体的主要产热器官是内脏器官、骨骼肌和脑。安静状态下内脏产热量最高。在内脏中，以肝产热量最多，心、脾、肾、肠次之。运动或劳动时，骨骼肌则成为主要的产热器官，其产热量可占总热量的 73%（表 7-4），剧烈运动时产热量可占总热量的 90% 左右。此外，褐色脂肪组织在寒冷环境下发挥重要的产热作用，特别是在新生儿尤为重要。

表 7-4 机体不同组织器官的产热百分比

组织器官	占体重百分比（%）	产热量（%）	
		安静状态	劳动或运动
脑	2.5	16	3
内脏	34.0	56	22
骨骼肌	40.0	18	73
其他	23.5	10	2

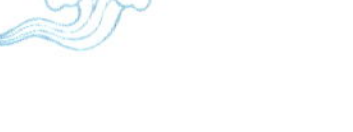

笔记栏

2. 产热的形式 人体内产热的基本形式主要包括基础代谢产热、食物特殊动力效应产热、骨骼肌运动产热。在寒冷环境中，机体主要依靠战栗产热（shivering thermogenesis）和非战栗产热（non-shivering thermogenesis）来增加产热量，维持正常体温。

（1）战栗产热：是骨骼肌发生不随意的节律性收缩，其节律为 9~11 次 /min。特点是屈肌和伸肌同时收缩，肢体不发生屈伸运动，所以没有外功，能量全部转化为热量。发生战栗时，代谢率可增加 4~5 倍，产热量很高。在寒冷的刺激下，机体首先出现寒冷性肌紧张，此时产热量即有所增加。当寒冷刺激继续增强时，便可在寒冷性肌紧张的基础上，反射性地引起肌肉战栗，从而最大程度地增加产热量，以维持寒冷环境中的体热平衡。

（2）非战栗产热：是指在寒冷环境中，机体通过提高组织代谢率来增加产热的方式，因此又称代谢产热。其中以**褐色脂肪组织**（brown adipose tissue，BAT）产热最多，褐色脂肪组织是人和哺乳类动物高度特化的产热器官，是进行非战栗产热的主要组织。BAT 分布在肩胛下区，颈部大血管周围和腹股沟处，含有丰富的血管及大量的线粒体，并受交感神经的支配。BAT 细胞的线粒体内膜上存在**解耦联蛋白**（uncoupling protein，UCP），UCP 可解除氧化磷酸化和 ATP 合成之间的耦联，使代谢反应中释放的能量不能用于合成 ATP，而是转化为热量散发出来。在寒冷环境中，交感神经兴奋，引发 BAT 迅速分解产热。其产热量大，约占非战栗产热总量的 70%。成年人体内仅有少量的 BAT，新生儿体内较多。由于新生儿体温调节机制不完善，不能发生战栗，因此在寒冷条件下新生儿主要依赖代谢产热维持体温。

3. 产热的调节

（1）体液调节：甲状腺激素是调节产热活动最重要的体液因素，特点是起效慢，持续时间长。机体在寒冷环境中度过几周后，甲状腺激素分泌量可增加 2 倍以上，代谢率增加 20%~30%，从而使产热量增多。甲状腺激素还可促进 BAT 产热。此外，寒冷也可促进肾上腺髓质释放肾上腺素与去甲肾上腺素，促进代谢而增加产热量。

（2）神经调节：寒冷刺激可兴奋交感神经，增强交感 - 肾上腺髓质系统的活动，使肾上腺素、去甲肾上腺素分泌增多，刺激产热。寒冷刺激还可引起位于下丘脑后部的战栗中枢兴奋，经下行通路兴奋脊髓前角运动神经元，引起战栗，增加产热。

（二）散热过程

1. 散热器官 人体产生的热量随血液循环带到体表，通过皮肤散发至周围环境，因此人体的主要散热器官是皮肤。还有部分热量通过呼吸道、消化道和肾等途径，随呼出气、粪、尿散发出体外。当环境温度为 18~30℃时，人体经皮肤散发的热量约占 84.5%，经呼吸道散发的热量约占 14%，而随大小便带出的热量只占 1.5% 左右。

2. 散热形式 人体主要的散热形式有辐射、传导、对流和蒸发 4 种。前 3 种形式的散热，只有在体表温度高于外界环境温度时才有意义。一旦环境温度升高，接近或高于体表温度时，蒸发便成为唯一有效的散热形式。

（1）**辐射散热**（thermal radiation）：是机体以热射线（红外线）的方式将体热传给外界的一种散热形式。其散热量的多少取决于皮肤与环境间的温度差以及机体有效辐射面积。环境温度越低，皮肤的有效辐射面积越大，散热量越多。辐射散热是机体在常温和安静状态下最主要的散热形式，约占总散热量的 60%。

（2）**传导散热**（thermal conduction）：是指机体将热量直接传给与之接触的较冷物体的一种散热形式。其散热量的多少除与所接触物体的面积、温度有关外，还取决于物体的导热性能。导热性越好，散热量越多；反之，则散热量减少。人体的脂肪导热性差，所以肥胖者由机体深部向皮肤传导的热量较少，体热散失少。水的导热性好，故临床上常应用冰袋、冰帽等措施加速传导散热，为高热患者降温。

笔记栏

(3) **对流散热**(thermal convection):是传导散热的一种特殊形式,指机体通过气体流动而实现热量交换的一种散热方式。当人体体温高于环境温度时,与人体最接近的一层冷空气被体温加热,由于空气不断流动,热空气被带走,周围较冷的空气随之流入,又与体表进行热量交换。如此循环往复,体热不断散发。对流散热量的多少,受空气流速的影响极大。空气流速越快,对流散热量越多。风扇可使空气对流速度加快,加强散热。衣着覆盖皮肤表面,可在体表形成一不流动的空气层,阻碍对流散热而利于保温。

(4) **蒸发散热**(thermal evaporation):是利用水分从体表汽化时吸收热量而散发体热的一种形式。常温下,蒸发 1g 水可使机体散发 2.4kJ 热量。因此,体表水分蒸发是一种有效的散热途径。当环境温度等于或高于皮肤温度时,蒸发便成为唯一有效的散热方式。缺乏汗腺的人或动物(狗)在较低的环境温度下能维持体温,但环境温度升高时,特别是高于体温时则难以维持正常的体温。

人体的蒸发散热可分为**不感蒸发**(insensible perspiration)和**发汗**(sweating)。不感蒸发又称不显汗,是指从皮肤和黏膜(主要是呼吸道)表面渗出的水分,在未聚成明显水滴之前便被蒸发的一种散热形式。这种蒸发形式不被人们所觉察,无论外界环境温度高或低均可进行,且与汗腺活动无关,不受生理性体温调节机制的控制。人体不感蒸发的水分每天可达 1 000ml 左右,其中通过皮肤蒸发的为 600~800ml,通过呼吸道蒸发的为 200~400ml。因此,临床上给患者补液和计算出入量时,应注意补充这部分丢失的体液量。

发汗是汗腺主动分泌汗液的活动。由于发汗可以被觉察,因此汗液的蒸发又称**可感蒸发**(sensible evaporation)。当环境温度升高到 30℃左右时,安静状态下的人体便可发汗;若环境湿度很大,且衣着较多时,气温达 25℃时即可发汗;剧烈运动时,虽然气温在 20℃以下也可发汗。若在高温环境中停留时间过长,出汗速度可因汗腺疲劳而明显减慢。

3. **散热的调节反应** 当人体处于过热和过冷的环境中,机体可通过发汗和改变皮肤血流量两种反应调控散热量,以维持体温的相对稳定。

(1) 发汗的调节:人体的汗腺有大、小汗腺之分。**大汗腺**(apocrine gland)主要局限于腋窝、外阴部和乳头等处,开口于毛根附近,其分泌物除含电解质外还含有脂性物质,从青春期开始活动,与体温调节反应无关。**小汗腺**(eccrine gland)是与蒸发散热有关的腺体,广泛分布于全身皮肤。其中额、颈、躯干前和手背的汗腺较为活跃,分泌汗液能力较强。小汗腺是体温调节反应重要的效应器,对炎热环境和运动时维持体温平衡起关键作用。

汗液中水分占 99% 以上,溶质中大部分为 NaCl,还有少量 KCl、尿素和乳酸等物质。汗液不是简单的血浆滤出液,与血浆的成分有明显差异(表 7-5)。

表 7-5 汗液与血浆化学成分的比较(mEq/L)

化学成分	汗液	血浆	化学成分	汗液	血液
钠	80	142	尿素氮	15	15
钾	5	5	葡萄糖	2	100
钙	1	2.5	乳酸	35	15
氯	86.5	103	蛋白质	0	7 000

刚刚从汗腺细胞分泌出来的汗液与血浆等渗,但在流经汗腺导管时,汗液中部分 NaCl 被重吸收,最终排出的汗液是低渗的。炎热时醛固酮分泌增多可促进汗腺导管对 NaCl 的重吸收。所以大量发汗时,机体丢失的水分比电解质多,造成高渗性脱水。如果发汗速度过快,汗腺导管来不及重吸收 NaCl,以致汗液中 NaCl 浓度增加。此时机体除丧失大量水分

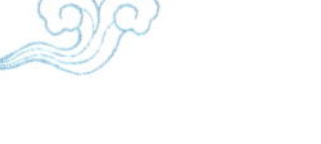

外，还丧失大量的NaCl，补充水分的同时应注意补充NaCl，否则会引起电解质紊乱，甚至影响神经肌肉的兴奋性而出现热痉挛。

发汗是一种反射性活动。汗腺的分泌可分为两类：①**温热性发汗**（thermal sweating）是由温热性刺激引起的全身广泛性出汗。温热性发汗中枢位于下丘脑体温调节中枢，通过支配交感胆碱能节后纤维使小汗腺分泌汗液，其生理意义在于通过汗液的蒸发散热来调节体温。ACh能促进小汗腺分泌，阿托品则可阻止小汗腺分泌。②**精神性发汗**（mental sweating）是由精神紧张、情绪激动等刺激引起的局部性出汗，主要见于手掌、足底和前额等处，与体温调节无关。精神性发汗中枢位于大脑皮层运动前区，通过交感肾上腺素能节后纤维引起发汗。以上两种形式的发汗并不能截然分开，往往混合出现。

(2)皮肤血流量的调节：皮肤血流量的改变对体热散失的影响极大。机体可通过交感神经调节皮肤血管口径，增减皮肤血流量，以改变皮肤温度来调控散热。在寒冷环境中，交感神经紧张性增强，皮肤血管收缩，微循环动静脉短路关闭，皮肤血流量减少，皮肤温度降低，散热作用减弱，以减少体热散失；在炎热环境中，交感神经紧张性降低，皮肤小血管舒张，微循环动静脉短路开放，皮肤血流量增多，大量体热通过血流从机体深部带到体表，使皮肤温度升高，辐射、传导散热增加，同时，汗腺血供增加，蒸发散热也增加。

四肢深部的静脉和动脉相伴而行，形成一个热量逆流交换系统。静脉血温度低于动脉血，两者之间可进行热量交换。动脉血带至四肢末梢的热量有部分进入静脉，被静脉血带回机体深部，减少了机体热量的散失。当环境温度降低，皮肤血流量减少的同时，机体深部静脉的回流量增加，逆流热交换加强，减少了体热散失；当环境温度升高时，皮肤血管舒张充血，血液主要由浅表静脉回流，深部静脉血流量减少，逆流热交换减弱，有利于散热。

三、体温调节

人体处于气温不断变化的环境之中，体内新陈代谢水平也在不断地变化，而体温仍能维持相对稳定，这有赖于自主性和行为性两种体温调节方式。**自主性体温调节**（autonomic thermoregulation）是在体温调节机制的控制下，通过增减皮肤血流量、发汗、战栗等生理反应，调节产热与散热过程，使之保持平衡，以维持体温的相对稳定。**行为性体温调节**（behavioral thermoregulation）是指机体在不同温度环境中通过姿势和行为改变对体温进行的调节。例如，在不同温度环境中增减衣物、躲避过冷或过热的环境、蜷缩或伸展肢体以御寒或祛暑。行为性体温调节以自主性体温调节为基础，两者不能截然分开。以下主要讨论自主性体温调节，它由温度感受器、体温调节中枢、效应器及传入、传出神经共同组成。

人体能耐受的温度

（一）温度感受器

温度感受器是感受机体内外环境温度变化信息的重要装置。按其分布的位置可分为**外周温度感受器**（peripheral temperature receptor）和**中枢温度感受器**（central temperature receptor）两种，前者为游离神经末梢，后者则是神经元。

1. **外周温度感受器** 广泛分布于皮肤、黏膜和内脏等处。皮肤温度感受器有**冷感受器**（cold receptor）和**热感受器**（warm receptor）两类，分别感受皮肤温度下降和皮肤温度升高的刺激，并反射性引起产热反应和散热反应。冷感受器的数量较多，是热感受器的5~11倍，表明皮肤温度感受器的作用主要是监测皮肤温度降低。冷、热两种感受器各自对一定范围的温度敏感。动物实验表明，冷感受器和热感受器的最大冲动发放分别在皮肤温度28℃和43℃时出现。如果皮肤温度偏离这两种温度值时，两种感受器的放电频率均相应降低。此外，皮肤温度感受器对温度的变化速率更为敏感，其反应强度与皮肤温度下降或上升的速率有关。一旦温度稳定，这些感受器的放电频率就会显著降低。

笔记栏

2. **中枢温度感受器** 存在于脊髓、延髓、脑干网状结构以及下丘脑等中枢部位对温度变化敏感的神经元，称为中枢温度感受器。其中随局部脑组织温度升高而放电频率增加者称为**热敏神经元**（warm-sensitive neuron）；随局部脑组织温度下降而放电频率增加者称为**冷敏神经元**（cold-sensitive neuron）。在脑干网状结构和下丘脑弓状核中冷敏神经元较多，而在**视前区 - 下丘脑前部**（preoptic-anterior hypothalamus，PO/AH）中，热敏神经元数量较冷敏神经元多，因此 PO/AH 中枢温度感受器的作用侧重于监测深部温度的升高。PO/AH 中两种温度敏感神经元对温度变化的反应十分敏感。当局部温度变动 0.1℃时，其冲动发放频率就会改变，且不出现适应现象。

（二）体温调节中枢

具有体温调节作用的中枢结构，广泛存在于中枢神经系统各级部位。从多种恒温动物分段切除脑的实验中观察到，只要保留下丘脑及其以下的神经结构，动物就能维持体温的相对稳定，表明体温调节的基本中枢在下丘脑。

下丘脑 PO/AH 是体温调节中枢整合机构的关键部位。主要依据是：①如果损毁 PO/AH 区，体温调节的产热和散热反应都将明显减弱或消失。②在 PO/AH 存在具有整合功能的神经元。这些神经元不仅对下丘脑的局部温度敏感，而且可广泛接受来自下丘脑以外部位（如中脑、延髓、脊髓、皮肤、内脏等）温度变化的传入信息，从而对来自中枢和外周的温度信息进行全面的整合处理，引起相应的体温调节反应。③致热原、单胺类以及多种肽类活性物质刺激 PO/AH 温度敏感神经元，产生体温调节反应。

（三）体温调节的自动控制原理

体温调节系统由温度感受器、体温调节中枢和效应器组成自动控制环路。如图 7-5 所示，下丘脑体温调节中枢，包括**调定点**（set point）在内，属于控制系统。其传出信息控制着受控系统即产热装置（如肝、骨骼肌等）和散热装置（如皮肤血管、汗腺）的活动，使机体深部温度维持在一个稳定的水平。当机体内外环境的变化干扰了受控对象而引起输出变量（体温）变动时，温度感受装置（皮肤及深部温度感受器）可随时将干扰信息反馈至下丘脑，经体温调节中枢的整合，调整受控系统的产热和散热活动，使机体重建体热平衡，体温恢复至调定点的水平。

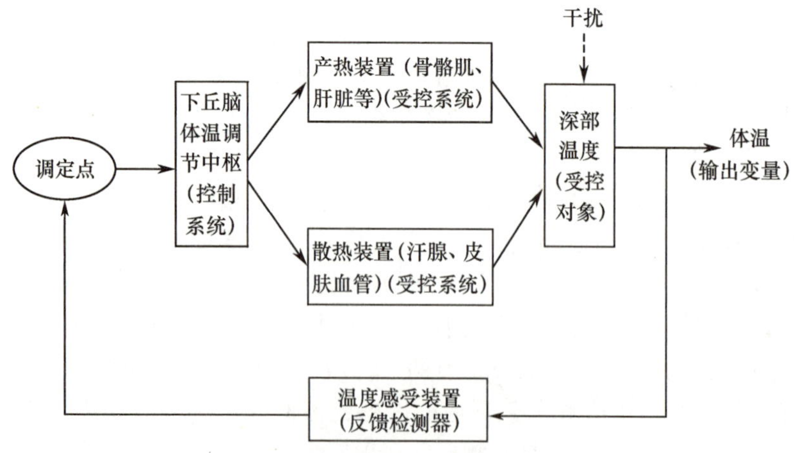

图 7-5 体温调节自动控制示意图

人体体温的正常调定点是 37℃。如果 PO/AH 局部温度恰是 37℃时，热敏神经元与冷敏神经元的活动处于平衡状态。局部温度高于 37℃时，热敏神经元放电频率增加，冷敏神经元放电频率减少，使散热增加，产热减少，体温不致过高；相反，当局部温度低于37℃时，热敏神经元放电频率减少，冷敏神经元放电频率增加，导致产热增加，散热减少，使体温回升（图7-6）。调定点的设置与热敏神经元和冷敏神经元具有随温度变化而改变放电频率的特性有关。如果某种原因（如致热原）作用于PO/AH，会导致热敏神经元的温度反应阈值升高，敏感性降低；而冷敏神经元的阈值则下降，敏感性升高，导致调定点上移。如调定点上移到39℃，而实际体温为37℃，则冷敏神经元兴奋，引起皮肤血管收缩，减少散热，继而出现战栗等产热反应，直到体温升高到39℃。此时产热和散热活动在新的调定点上达到平衡。这说明发热时体温调节功能并无障碍，只是调定点上移，导致体温升高。环境温度过高引起中暑时，体温也会升高，则是由于体温调节功能失调，散热能力下降导致的。

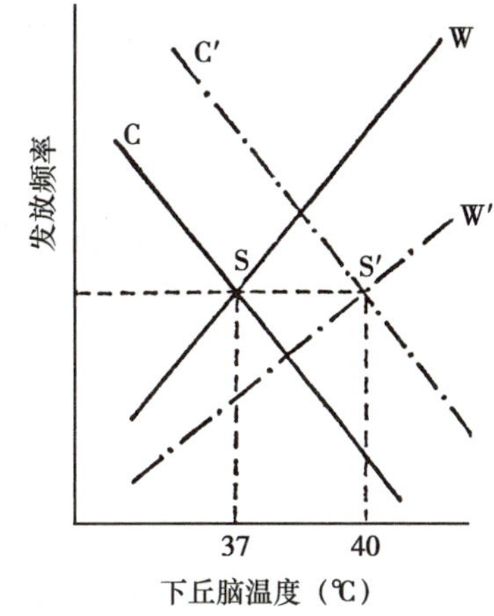

图7-6 体温调节的调定点原理示意图

W：热敏神经元；C：冷敏神经元；S：正常情况下W和C发放频率的均衡点，调定点为37℃ W′热敏神经元兴奋性降低；C′：冷敏神经元兴奋性升高；S′调定点上移为40℃

（韩 曼）

复习思考题

1. 当机体能量的摄入大于消耗时，过剩的能量将以脂肪的形式储存。脂肪细胞会通过反馈机制作用于下丘脑摄食中枢，调控摄食行为和能量代谢，减少能量的摄入。一旦神经内分泌机制失调，就会引起摄食行为、物质代谢和能量代谢障碍，导致肥胖。请查阅资料，分析引起肥胖的原因。

2. 小李是一名交通警察，于夏天午后执勤过程中，自感大量出汗、口渴、疲乏、心悸、虚弱。由于接班的同事尚未到岗，所以小李在喝了一杯水后继续坚守岗位。1小时后接班的同事到岗，发现小李面色苍白、大汗淋漓，触摸其额头发烫、脉搏加快，立即将其送往医院。医生诊断小李为中暑。请你分析小李中暑的原因。中暑分为几种类型？小李属于哪一类？

扫一扫
测一测

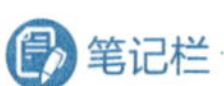

PPT 课件

第八章 尿的生成与排出

学习目标

掌握尿生成的三个过程、肾小球的滤过功能及影响因素、肾小管和集合管对各种物质的重吸收特点、肾小管和集合管的分泌和排泄功能；掌握肾脏泌尿功能的体液调节。

熟悉排泄的途径，肾单位的分类，肾脏血液供应的特点及肾血流量的调节；熟悉肾小管和集合管的重吸收的部位、途径和方式；熟悉肾脏浓缩和稀释功能，肾脏泌尿功能的自身调节和神经调节。

了解尿液一般理化特点、血浆清除率以及排尿反射。

通过尿的生成与排出，将体内新陈代谢的终产物、过剩的物质以及进入体内的异物（包括染料、药物等），经血液循环由排泄器官排出体外的过程，称为**排泄**（excretion）。机体的排泄途径主要有：①呼吸器官：以气体的形式，由肺从呼吸道排出 CO_2、少量水分；②皮肤：以不感蒸发和汗液形式，排出水分、少量的 NaCl 和尿素等；③消化道：随粪便排出胆色素和一些无机盐类（如钙、镁、铁等）；④肾：以尿液的形式，排出大部分代谢产物、水分和各种无机盐和有机物等。由于尿中排泄物种类最多、数量最大，而且可随着机体的需要选择性改变尿量和尿中物质的排出量。因此，肾是机体最主要的排泄器官。通过排泄，肾实现对水、渗透压、电解质和酸碱平衡的调节，维持机体内环境的稳定。

第一节 概 述

一、肾的功能概述

肾的主要生理功能是生成尿液，包括 3 个基本过程：肾小球滤过、肾小管和集合管的重吸收、肾小管和集合管的分泌。此外，肾还具有内分泌功能。

尿生成过程

（一）尿液的理化特性

正常成人每昼夜排出的尿量在 1 000~2 000ml，平均约为 1 500ml。生理条件下，尿量可以出现较大幅度的变化。如果摄入的水分多，或出汗很少时，尿量增多；反之，尿量就会减少。

临床上，每昼夜排出的尿量长期持续在 2 500ml 以上时，称为**多尿**（polyuria）；每昼夜排出的尿量在 100~500ml 内，称为**少尿**（oliguria）；每昼夜排出尿量不足 100ml 时，称为**无尿**（anuria）。少尿或无尿可导致代谢产物排出障碍，在体内堆积，引起尿毒症。因正常成年人每天产生约 35g 固体代谢产物，至少需要 500ml 尿液才能将其溶解排出。多尿则可引起机体脱水。

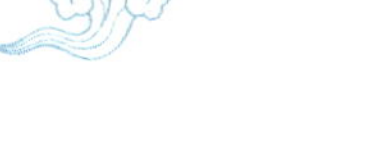

尿中含水分95%~97%，固体物仅占3%~5%。固体物可分为无机盐和有机物两大类。无机盐中主要是氯化钠，其余为硫酸盐、磷酸盐、钾盐和铵盐等；有机物中主要是尿素，其余为马尿酸、肌酐、尿色素等。

正常人的尿液呈淡黄色。尿的颜色主要来自胆红素的代谢产物，并受食物和药物的影响，如食入大量胡萝卜、维生素B_2时，尿液呈亮黄色。24小时混合尿的比重介于1.015~1.025之间。尿的渗透压为50~1 200mOsm/（kg·H_2O）。尿的颜色、比重和渗透压常随尿量的多少而变化。尿量多时，尿液被稀释，颜色变浅，比重和渗透压都降低；尿量少时，尿被浓缩，颜色变深，比重和渗透压相应升高。

正常人的尿液一般呈酸性，pH值介于5.0~7.0之间，最大变动范围为4.5~8.0。尿的pH值主要受食物成分的影响。荤素杂食的人，尿呈酸性，这是由于蛋白质分解后产生的硫酸盐和磷酸盐等随尿液排出所致。而素食者尿呈碱性，因为植物中所含的酒石酸、苹果酸、枸橼酸等均在体内氧化，所以酸性产物较少，而碱基排出较多。

（二）内分泌功能

肾可分泌多种激素，主要有**肾素**（renin）、**促红细胞生成素**（erythropoietin，EPO）、**前列腺素**（prostaglandin，PG）和羟化维生素D_3，参与心血管功能、血细胞生成、钙磷代谢和生殖功能等体液调节活动。

二、肾的功能结构

（一）肾单位和集合管

人体内每个肾含有80万~100万个肾单位（nephron），每个肾单位都有单独生成尿液的功能，是肾脏的基本结构和功能单位，与集合管共同完成尿液的生成。肾单位由肾小体和肾小管两部分构成。肾小体包括肾小球和肾小囊，主要分布于肾皮质。**肾小管**（renal tubule）长而弯曲，可深入到肾髓质内，管壁均由单层上皮细胞构成。根据结构和功能不同，肾小管可分为近端小管、髓袢细段和远端小管三部分。远端小管末端与集合管相连（图8-1）。

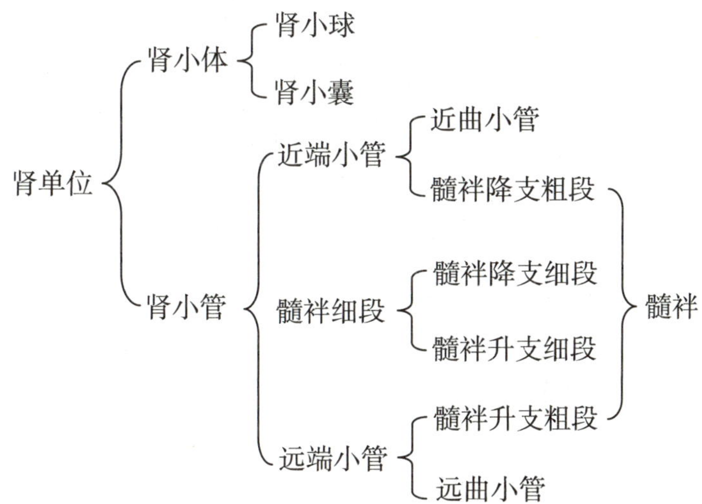

集合管虽不包括在肾单位内，但在功能上和远曲小管联系密切，在尿的浓缩与稀释过程中起重要作用。每一条集合管收集多条远曲小管运输来的尿液，从许多集合管又汇入乳头管，最后形成的尿液经肾盏、肾盂、输尿管进入膀胱。

笔记栏

(二) 皮质肾单位和近髓肾单位

肾单位分为**皮质肾单位**(cortical nephron)和**近髓肾单位**(juxtamedullary nephron)两类(图 8-2,表 8-1)。

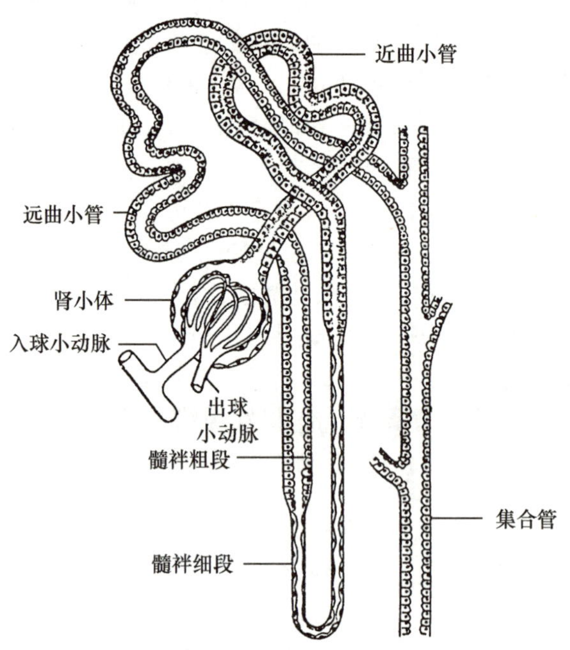

图 8-1　肾单位示意图

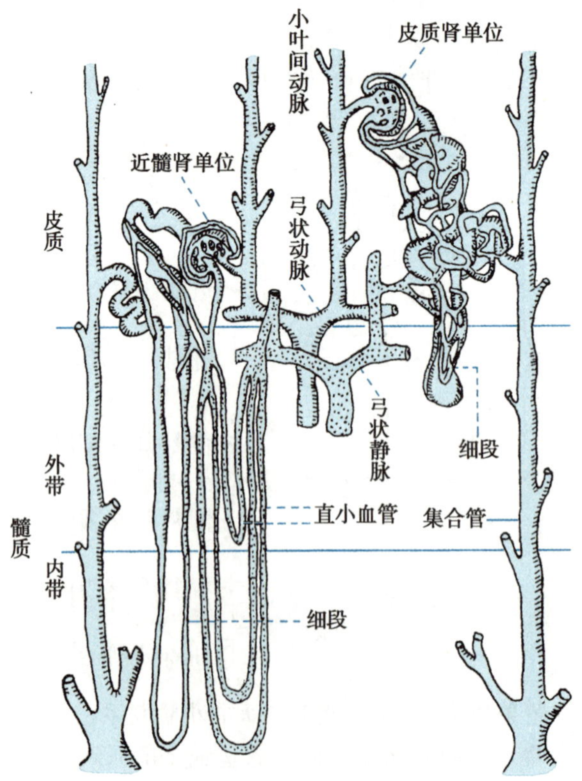

图 8-2　肾单位和肾血管示意图

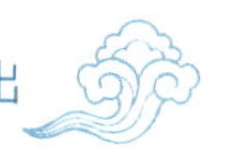
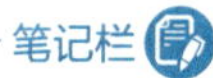

表 8-1 皮质肾单位和近髓肾单位的区别
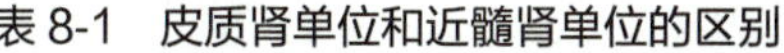

	皮质肾单位	近髓肾单位
肾小球体积	较小	较大
肾小球分布	外、中皮质层	近髓内皮质层
数量	多，占 85%~90%	少，占 10%~15%
髓袢	短，只达外髓质层 不到内髓质	长，可达内髓质层 甚至达乳头部
入、出球小动脉口径比	2∶1	1∶1
出球小动脉分支：		
肾小管周围毛细血管	有	有
U 形直小血管	无	有
肾素分泌	多	几乎没有
肾血流量	量多，流速快	量少，流速慢
生理功能	生成尿液	浓缩与稀释尿液

(三) 球旁器

球旁器(juxtaglomerular apparatus)主要分布在皮质肾单位，由球旁细胞、球外系膜细胞和致密斑等 3 种特殊细胞群组成(图 8-3)。

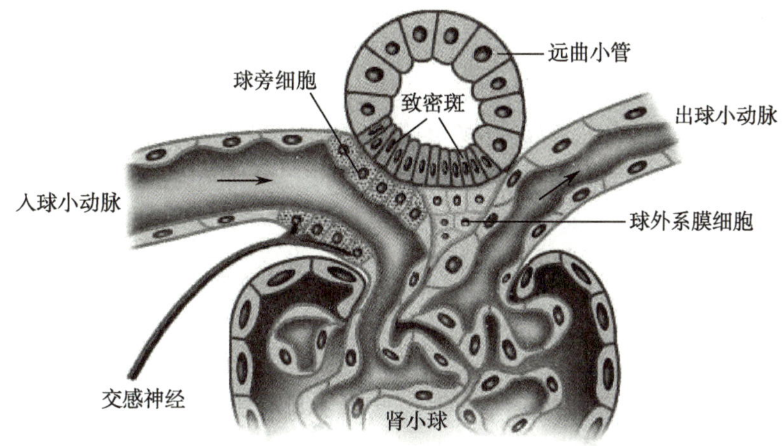

图 8-3 肾小球和球旁器示意图

1. **球旁细胞**(juxtaglomerular cell) 指入球小动脉中膜内一些特殊分化的平滑肌细胞，细胞多数呈椭圆形，胞质内有含肾素的分泌颗粒，故又称颗粒细胞。球旁细胞受交感神经支配，交感神经兴奋促进其分泌肾素。

2. **致密斑**(macula densa) 位于远曲小管的起始部，由贴近球旁细胞处的一些特殊分化的肾小管上皮细胞构成，细胞呈高柱状，细胞核密集且染色较深，局部呈斑状隆起，故称为致密斑。致密斑可感受小管液中流量和 NaCl 含量的变化，并通过特定形式将信息传递至邻近的球旁细胞，调节肾素的分泌，从而调节肾小球的滤过率。

3. **球外系膜细胞**(extraglomerular mesangial cell，又称间质细胞) 是指入球小动脉、出球小动脉和致密斑三者之间的一群细胞，细胞形态不规则，表面有突起，内有较多的微丝，具有收缩和吞噬功能。

笔记栏

三、肾的血液循环

肾动脉由腹主动脉垂直分出，短而粗，经肾门进入肾内后依次分支形成叶间动脉、弓状动脉、小叶间动脉、入球小动脉。入球小动脉分支并相互吻合，形成肾小球毛细血管网，然后汇集成出球小动脉，离开肾小体后，出球小动脉再次分支形成肾小管和集合管的周围毛细血管网，最后经小叶间静脉、弓状静脉、叶间静脉汇入肾静脉回流，而后经下腔静脉返回心。

（一）肾血液循环的特点

1. **血流量大** 肾的血液供应很丰富，且分布不均匀。正常成人安静时每分钟约有 1 200ml 血液流经两侧肾，相当于心输出量的 1/5~1/4。其中 94% 左右的血液分布在肾皮质，5%~6% 分布在外髓，其余不到 1% 分布在内髓。通常所说的肾血流量主要是指肾皮质血流量。肾皮质血流量大，有利于完成肾生成尿液的功能。

2. **两次形成毛细血管网** 即肾小球毛细血管网和肾小管周围毛细血管网。

（1）肾小球毛细血管网：介于入球和出球小动脉之间，皮质肾单位入球小动脉的口径比出球小动脉略粗一倍，入口血流阻力小而出口阻力大，因此，肾小球毛细血管血压比较高，为主动脉平均压的 40%~60%，有利于肾小球滤过。

（2）肾小管周围毛细血管网：由出球小动脉形成的肾小管周围毛细血管网，由于出球小动脉口径小，血流阻力大，其血压相对较低。而且，血浆经肾小球滤过后，水分减少，而胶体渗透压较高，两者的综合作用有利于肾小管的重吸收。

（二）肾血流量的调节

1. **肾血流量的自身调节** 在没有外来神经支配和体液因素影响的情况下，当肾动脉灌注压在 80~180mmHg 范围内变动时，肾血流量可保持相对稳定，称为肾血流量的自身调节（图 8-4）。即使在离体肾动脉灌流实验中也是如此。其机制目前有肌源性和管 - 球反馈两种学说。肌源性学说认为，当肾灌流压改变时，入球小动脉血管壁平滑肌的紧张性便随之改变，使血管管径相应地变化，从而发挥自身调节作用，保持肾血流量的稳定。管球反馈学说详见泌尿功能的调节。

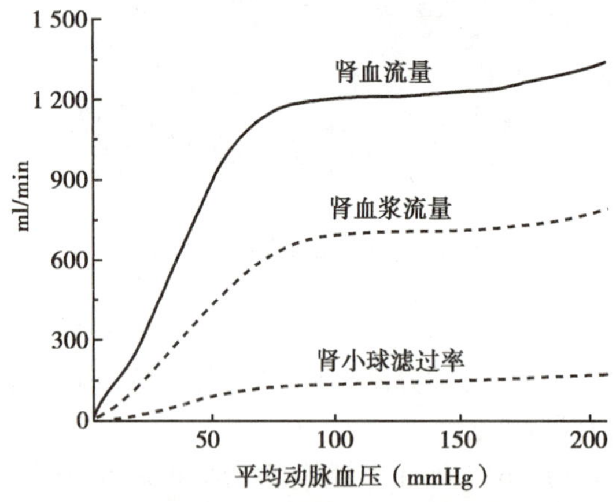

图 8-4 肾血流量、肾血浆流量、肾小球滤过率与动脉血压的关系

动脉血压在 80~180mmHg 范围内变动时，肾血流量和肾小球滤过率维持相对稳定

2. **肾血流量的神经和体液调节**

（1）神经调节：机体通过交感神经调节肾血流量，交感神经主要支配入球小动脉和出球小动脉管壁的平滑肌。当交感神经兴奋时，肾血管收缩，肾血流量减少。例如在大失血、中

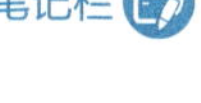

毒性休克、严重缺氧以及剧烈肌肉运动或环境温度升高等紧急情况下，交感神经活动增强，肾血流量减少，使血流转移到心、脑等重要器官，以适应全身血流分配的需要。

(2)体液调节：肾上腺素、去甲肾上腺素、血管紧张素Ⅱ、血管升压素和血管内皮素等体液因素能促使肾血管收缩，肾血流量减少；而一氧化氮、心房钠尿肽、缓激肽和 PGI_2、PGE_2 等物质则可使肾血管扩张，肾血流量增加。

第二节　肾小球的滤过功能

肾小球滤过(glomerular filtration)是指循环血液流经肾小球毛细血管网时，在有效滤过压的作用下，血浆中的水和小分子溶质通过滤过膜进入肾小囊腔内形成超滤液的过程。这是肾产生尿液的第一步，形成的超滤液称为原尿。实验表明，肾小囊滤液中除了蛋白质含量甚少之外，其余成分如葡萄糖、氯化物、无机磷酸盐、尿素、尿酸、肌酐等物质的浓度都与血浆中的浓度非常接近(表8-2)，而且囊内液的渗透压及酸碱度也与血浆相似，因此证明囊内液就是血浆的超滤液。

肾小球滤过

表8-2　血浆、超滤液和终尿成分比较

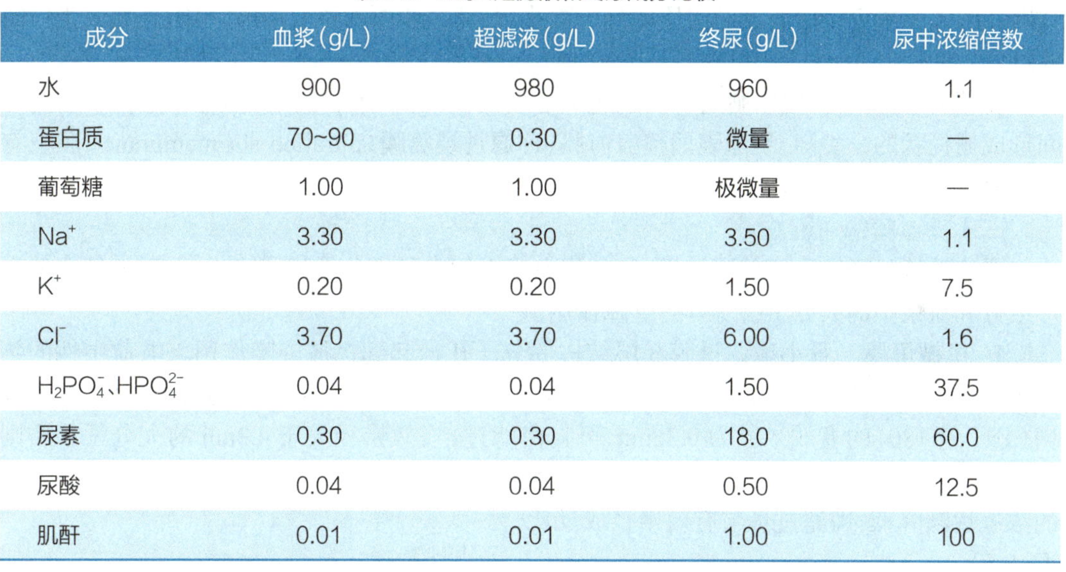

成分	血浆(g/L)	超滤液(g/L)	终尿(g/L)	尿中浓缩倍数
水	900	980	960	1.1
蛋白质	70~90	0.30	微量	—
葡萄糖	1.00	1.00	极微量	—
Na^+	3.30	3.30	3.50	1.1
K^+	0.20	0.20	1.50	7.5
Cl^-	3.70	3.70	6.00	1.6
$H_2PO_4^-$、HPO_4^{2-}	0.04	0.04	1.50	37.5
尿素	0.30	0.30	18.0	60.0
尿酸	0.04	0.04	0.50	12.5
肌酐	0.01	0.01	1.00	100

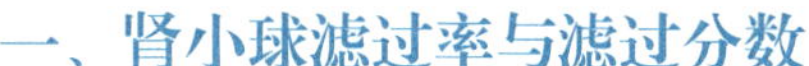

一、肾小球滤过率与滤过分数

肾小球滤过率和滤过分数是衡量肾小球滤过功能的重要指标。临床上常用肾小球滤过率与滤过分数评价肾功能的损害程度。

(一) 肾小球滤过率

肾小球滤过率(glomerular filtration rate，GFR)是指单位时间内(每分钟)两肾生成的超滤液量。肾小球滤过率与体表面积有关，体表面积为 $1.73m^2$ 的正常人，其肾小球滤过率为125ml/min左右。依此计算，两肾每昼夜从肾小球滤出的超滤液总量可高达180L左右。

(二) 滤过分数

滤过分数(filtration fraction，FF)是指肾小球滤过率和**肾血浆流量**(renal plasma flow，RPF)的比值。肾血浆流量是指单位时间内(每分钟)流经两肾的血浆量。血浆占全血量的55%，肾血流量为1 200ml/min，则肾血浆流量即为660ml/min。因此，滤过分数为

笔记栏

125/660×100%≈19%,表明流经肾的血浆约有19%经肾小球滤过进入了肾小囊腔,形成原尿。

二、滤过膜及其通透性

(一) 滤过膜的结构

滤过膜是肾小球毛细血管内的血液与肾小囊中超滤液之间的组织结构,是肾小球滤过的结构屏障。由内向外依次由肾小球毛细血管内皮细胞、基膜、肾小囊脏层上皮细胞3层组织构成(图8-5)。

1. **毛细血管内皮细胞层** 电镜下观察,可见肾小球毛细血管内皮细胞有许多小孔,称为**窗孔**(fenestration)。因此,水和小分子溶质以及小分子量蛋白质可自由通过,但毛细血管的内皮细胞表面有带负电荷的糖蛋白,能阻止带负电荷的蛋白质通过。分子量大的蛋白质和血细胞也不能通过。

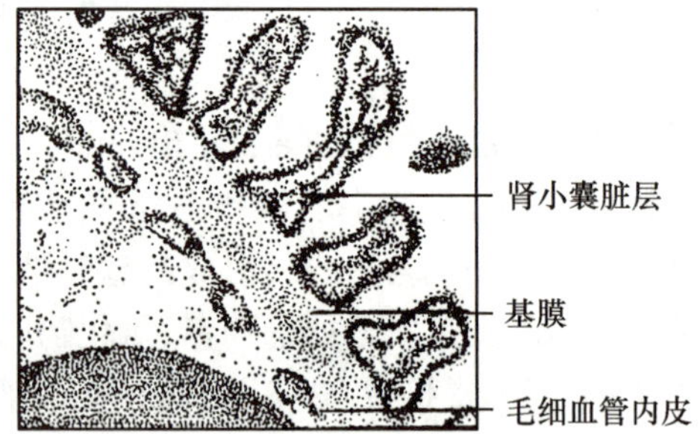

图8-5 滤过膜结构示意图

2. **基膜层** 基膜较厚,是由水合凝胶构成的微纤维网,含有胶原蛋白、层黏连蛋白、纤维黏连蛋白以及一些带负电荷的蛋白。基膜有多角形网孔,其网孔的大小决定可以滤过的溶质的分子大小,是滤过膜中的主要屏障,可阻止血浆蛋白的滤过。

3. **肾小囊脏层上皮细胞层** 其细胞形态特殊,有许多足状突起,称为足细胞。足突之间形成栅栏状的小裂隙,裂隙表面覆盖薄膜,称**滤过裂隙膜**(filtration slit membrane),膜上有小孔,是物质滤出的最后一道屏障。

(二) 滤过膜的通透性

肾小球滤过膜有一定的通透性,它允许血浆中的水和小分子物质滤过,但对血液中的有形成分和血浆中的大分子物质具有屏障作用。

1. **机械屏障** 肾小球滤过膜3层结构的分子孔径起到机械屏障作用。电荷中性的物质主要取决于物质的分子有效半径,分子有效半径小于2.0nm的物质可通过滤过膜,如葡萄糖(分子量180)的有效半径为0.36nm,可自由滤过;有效半径大于4.2nm的大分子物质则不能滤过;有效半径介于2.0~4.2nm之间的各种物质,随着有效半径的增加,它们在滤液中的浓度逐渐降低,即滤过量与有效半径成反比(图8-6)。

2. **电学屏障** 滤过膜各层表面都覆盖有带负电荷的唾液蛋白(一种酸性糖蛋白),又称**涎蛋白**(sialoprotein),能排斥带负电荷的物质滤过,形成肾小球滤过的电学屏障。即对带正电荷的物质具有吸引作用,有助于滤过;而对于带负电荷的物质具有排斥的作用,限制、阻止其滤过。比如有效半径相同的右旋糖酐,带正电荷的右旋糖酐较容易被滤过,而带负电荷的右旋糖酐则较难通过滤过膜(图8-6)。血浆中的白蛋白虽然有效半径为3.6nm,但因为带负电荷,所以很难被滤过。在某些病理情况下,肾脏基底膜上负电荷减少或消失,带负电

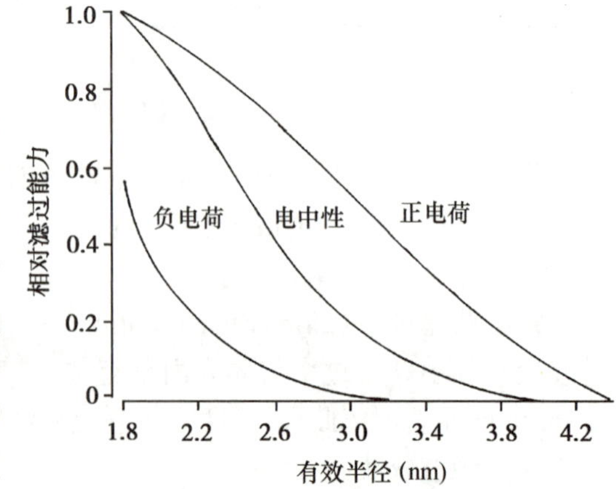

图8-6 不同分子的有效半径和带不同电荷右旋糖酐的滤过能力

纵坐标:1表示自由滤过,0表示不滤过

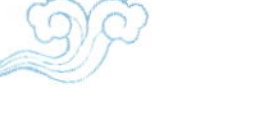

荷的血浆白蛋白可以被滤过，出现蛋白尿。

综上所述，血浆中的物质通过滤过膜时，既受滤过膜机械屏障的影响，又受电学屏障的控制。两者相比，机械屏障作用更为重要。

三、肾小球有效滤过压

肾小球有效滤过压(effective filtration pressure)是肾小球滤过的动力(图 8-7)，该压力由肾小球毛细血管血压、血浆胶体渗透压和囊内压构成。其中肾小球毛细血管血压是促进滤过的动力；血浆胶体渗透压和囊内压是对抗肾小球毛细血管内物质滤过的阻力。因肾小囊内超滤液中蛋白质浓度极低，故胶体渗透压可忽略不计。其关系可表示为：

有效滤过压 = 肾小球毛细血管血压 −(血浆胶体渗透压 + 肾小囊内压)。

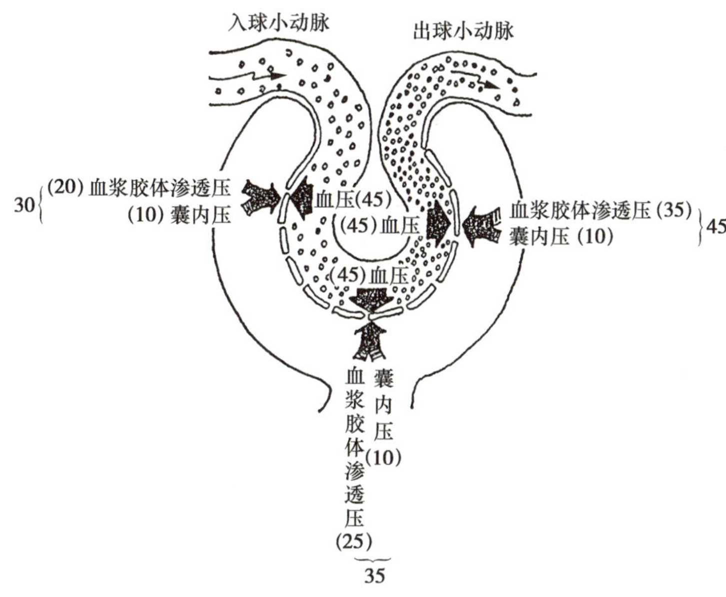

图 8-7 肾小球有效滤过压示意图(单位：mmHg)

用微穿刺法直接测得慕尼黑大鼠肾小球毛细血管血压平均值约 45mmHg，肾小球毛细血管的入球端到出球端，血压下降不多，即两端的血压基本相等；肾小囊内压为 10mmHg；肾小球毛细血管内血浆胶体渗透压则呈递增性变化。在大鼠肾小球毛细血管入球端，血浆胶体渗透压为 20mmHg，而出球端可上升到 35mmHg 左右。由此可见，肾小球毛细血管入球端和出球端的有效滤过压是一个递降的过程，在靠近入球端侧，有效滤过压为正值，故有滤过作用。虽然这里的有效滤过压并不高，但因滤过膜的通透性较高，保证了滤过顺利进行。当血液从入球小动脉端流向出球小动脉端时，血管内的水分不断滤出，血液中血浆蛋白浓度逐渐增加，导致胶体渗透压也随之升高，有效滤过压逐渐降低。当肾小球的滤过动力与阻力相等时，有效滤过压为零，称为**滤过平衡**(filtration equilibrium)，滤过停止。因此，尽管肾小球毛细血管全段都有滤过功能，但并非都能产生滤液，只有从入球小动脉端到滤过平衡这一段才有滤液产生。

四、影响肾小球滤过的因素

决定肾小球滤过的因素主要有：①肾小球滤过膜通透性是滤过的结构基础；②肾小球有效滤过压是滤过的动力；③肾血浆流量是滤过的前提，也是物质基础。因此，凡是影响这

笔记栏

三方面的因素，均可影响肾小球滤液的质和量。

（一）有效滤过压

1. 肾小球毛细血管血压的改变　肾血流量调节中已述，当血压在80~180mmHg范围内变动时，肾小球毛细血管血压和血流量通过自身调节维持相对稳定，因此肾小球滤过率也保持稳定（图8-4）。但当动脉血压降到80mmHg以下时，超过肾的自身调节范围，肾小球毛细血管血压将相应下降，于是有效滤过压降低，肾小球滤过率也减少。当动脉血压降至40mmHg以下时，肾小球滤过率则降为零，尿生成停止。如急性大失血的情况下，交感神经活动增强，引起入球小动脉收缩，肾血流量减少，肾小球毛细血管血压下降，肾小球滤过率下降，尿量减少。肾小球毛细血管血压不仅受全身动脉血压的影响，也与入球小动脉和出球小动脉的口径之比有关，此比值增大时，肾小球毛细血管血压将升高，肾小球滤过率增加。

2. 血浆胶体渗透压的改变　正常情况下人体血浆胶体渗透压不会有太大变动。当全身血浆蛋白浓度明显降低时，血浆胶体渗透压降低，有效滤过压升高，肾小球滤过率也随之增加。例如经静脉快速注入大量生理盐水时，大量的液体使血浆蛋白稀释，血浆胶体渗透压下降而肾小球有效滤过压升高，滤液生成增多，尿量增加。

3. 肾小囊内压的改变　正常情况下肾小囊内压比较稳定。当肾盂或输尿管结石、肿瘤压迫或其他原因引起输尿管阻塞时，使肾盂内压显著升高，进而囊内压也会升高，导致有效滤过压降低，肾小球滤过率减少。比如某些溶血性疾病，可使血红蛋白从肾排出堵塞肾小管，引起囊内压升高而影响肾小球滤过。

（二）滤过膜通透性和面积

1. 滤过膜通透性改变　生理情况下滤过膜的通透性比较稳定，但在病理情况下，滤过膜的通透性可发生较大的变化。某些肾病如急慢性肾小球肾炎、肾病综合征等，可使滤过膜各层的糖蛋白减少或消失，或基膜损伤、破裂，或足突融合及消失，导致其电学屏障、机械屏障作用减弱，增加了滤过膜的通透性，使原来不能滤过的大分子或带负电荷的血浆蛋白质大量滤出，甚至红细胞也能滤出，从而出现蛋白尿或血尿。

2. 滤过膜面积改变　正常成年人两肾全部肾小球毛细血管总面积约在1.5m^2以上，通常肾小球的滤过面积比较稳定。生理情况下人的两肾全部肾小球都在活动，足以保证肾小球滤过持续而稳定。但在急性肾小球肾炎早期，由于肾小球毛细血管内皮细胞增生、肿胀，使毛细血管管腔变窄或完全阻塞，以致活动的肾小球数目减少，有效滤过面积急剧减少，肾小球滤过率明显降低，导致少尿，甚至无尿。

（三）肾血浆流量

肾血浆流量（renal plasma flow，RPF）改变，主要是通过影响滤过平衡的位置影响肾小球滤过率。如果肾的血浆流量增多时，肾小球毛细血管内的血浆胶体渗透压上升速度较慢，滤过平衡的位置就会靠近出球小动脉端，具有滤过作用的毛细血管段增长，肾小球滤过率也随之增加。相反，当肾血浆流量减少时，血浆胶体渗透压上升速度较快，从而使滤过平衡的位置靠近入球小动脉端，具有滤过作用的毛细血管段缩短，肾小球滤过率也减少。在严重缺氧、中毒性休克等病理状态下，由于交感神经兴奋致使血管收缩，肾血浆流量减少，肾小球滤过率也因之减少。

第三节　肾小管和集合管的重吸收功能

肾小球滤过生成的原尿在流经肾小管和集合管时，其中的水和某些溶质被肾小管和集

合管上皮细胞重新转运回血液的过程称为肾小管和集合管的**重吸收**(reabsorption)。通过肾小管和集合管选择性的重吸收,使原尿中那些对机体有用的物质全部或绝大部分被重新转运回血浆,余下未被重吸收的部分连同肾小管和集合管分泌的物质共同形成终尿被排出体外。

一、肾小管与集合管重吸收的部位、途径和方式

(一) 重吸收的部位

近曲小管、髓袢、远曲小管及集合管的管壁上皮细胞存在结构与功能上的差异,因此不同管段上皮细胞的重吸收能力也不相同。与其他各段肾小管相比,近端小管对各种物质的重吸收能力在质和量上都占居首位,髓袢主要重吸收部分水和 NaCl。髓袢与近曲小管的重吸收不受神经和体液因素影响,因此该处的重吸收量对终尿不产生直接影响。而远曲小管和集合管可继续重吸收部分水、尿素和 Na^+ 等,其重吸收量虽比近端小管少,但由于此段的重吸收量受血管升压素和醛固酮等体液因素的调节,故决定了终尿的质和量。

(二) 重吸收的途径

肾小管上皮细胞为单层立方上皮,面向小管腔的上皮细胞顶端膜和细胞周壁及底部的基底侧膜分布的转运体各不相同,因此顶端膜和基底侧膜对各种物质的转运方式也有不同。肾小管和集合管重吸收的途径有两种:①**跨细胞途径**(transcellular pathway),小管液中的物质经上皮细胞顶端膜转运至上皮细胞内,再经由基底侧膜转运出上皮细胞,进入组织液和血液循环。如 Na^+ 在近端小管的重吸收。②**细胞旁途径**(paracellular pathway),小管液中的物质经由小管上皮细胞间紧密连接内部的间隙进入管周组织液和血液循环。如 Na^+、Cl^- 在近端小管后半段的重吸收。另外在水被重吸收时,有些溶质(如 K^+、Ca^{2+} 等)可随水的转移以溶剂拖曳(solvent drag)的形式被重吸收(图 8-8)。

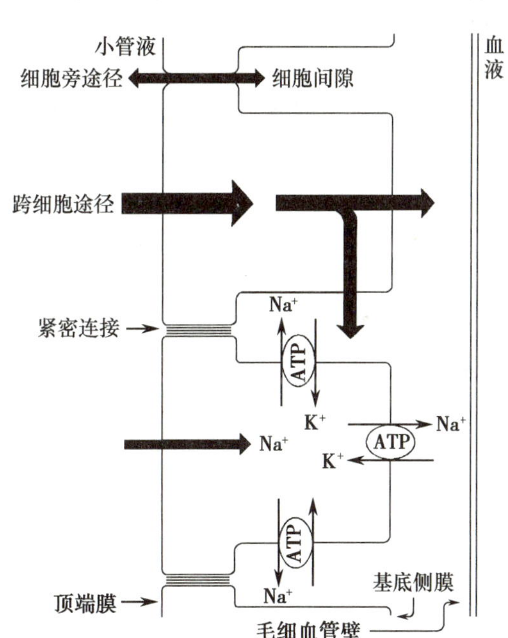

图 8-8 近端小管溶质跨细胞和细胞旁途径重吸收过程示意图

(三) 重吸收的方式

肾小管和集合管重吸收的方式可分为主动和被动重吸收两种形式。小管液中的某些溶质(如葡萄糖、氨基酸、Na^+ 等)主要通过主动重吸收,即肾小管上皮细胞逆电化学梯度转运到细胞间液进而重吸收回血液,包括原发性主动转运(如钠泵、氢泵、钙泵等)、继发性主动转运(协同转运)。被动重吸收是指小管液中的水和溶质顺电化学梯度将物质转运到细胞间液进而被重吸收回血的过程,包括单纯扩散、易化扩散、渗透作用以及溶剂拖曳等方式,如小管液中的尿素、水和 Cl^- 等物质(髓袢升支粗段除外)。此外,肾小管上皮细胞通过入胞的方式可吸收少量小管液中的小分子蛋白质。

二、肾小管和集合管对各种物质的重吸收功能

比较原尿和终尿的质和量可以发现,肾小管和集合管对各种物质的重吸收具有高度选择性。正常成人每天生成的原尿量约有 180L,但终尿只有 1.5L 左右,表明肾小管和集合管

笔记栏

对水的重吸收量可高达 99%，排出的尿量只占原尿的 1%。原尿中葡萄糖和氨基酸的浓度与血浆中的相同，而终尿中则几乎没有葡萄糖和氨基酸，表明葡萄糖和氨基酸全部被重吸收。水和电解质，如 Na^+、K^+、Cl^- 等大部分被重吸收，尿素只有小部分被重吸收，肌酐则完全不被重吸收。

(一) Na^+ 和 Cl^- 的重吸收

滤液中 65%~70% 的 Na^+、Cl^- 在近端小管重吸收，约 20% 在髓袢重吸收，约 12% 在远曲小管和集合管重吸收。

1. 近端小管对 Na^+ 和 Cl^- 的重吸收 近端小管处 Na^+ 的重吸收中，约 2/3 是通过跨细胞途径主动重吸收，1/3 通过细胞旁途径被动重吸收。

(1) 近端小管前半段：主要通过跨细胞途径重吸收 Na^+。在近端小管上皮细胞的顶端膜上，有 Na^+- 葡萄糖同向转运体、Na^+- 氨基酸同向转运体以及 Na^+-H^+ 反向转运体。小管液中的 Na^+ 通过与葡萄糖、氨基酸同向转运以及与 H^+ 逆向转运的方式，经跨细胞途径而被主动重吸收（图 8-9）。

在近端小管上皮细胞的基底侧膜上有钠泵，进入小管上皮细胞内的 Na^+，迅速被钠泵泵入细胞间隙，一方面使细胞内 Na^+ 的浓度降低，促使小管液中 Na^+ 顺着电 - 化学梯度通过顶端膜不断地进入细胞内；另一方面可引起细胞间隙中 Na^+ 的浓度和渗透压升高，通过渗透作用，水也随之进入细胞间隙，使其中的静水压升高，此压力可促使 Na^+ 和水进入毛细血管，也可使 Na^+ 和水通过紧密连接再返回小管内。后一现象称为**回漏**（back-leak）。这种 Na^+ 重吸收的模式称**泵 - 漏模式**（pump-leak model）（图 8-9）。

(2) 近端小管后半段：跨细胞和细胞旁两种重吸收途径都有。顶端膜上的 Na^+-H^+ 和 Cl^--HCO_3^- 逆向转运体将 Na^+ 和 Cl^- 转运进入细胞内，在基底侧膜 Cl^- 经 K^+-Cl^- 同向转运体转运、Na^+ 经钠泵泵入至细胞间隙，而后进入毛细血管。而 H^+ 和 HCO_3^- 转运进入小管液，HCO_3^- 继而以 CO_2 的形式重新吸收。由于近端小管前半段中 Cl^- 不被重吸收，导致近端小管后半段的 Cl^- 的浓度明显高于小管周围组织液，因此 Cl^- 顺着浓度梯度经细胞旁途径被重吸收。这一过程使小管周围组织间隙中负电荷的数目急剧增加，在电位差的作用下，Na^+ 顺着电位梯度经紧密连接而被动重吸收。因此，Na^+ 和 Cl^- 经细胞旁途径重吸收都属于被动转运。

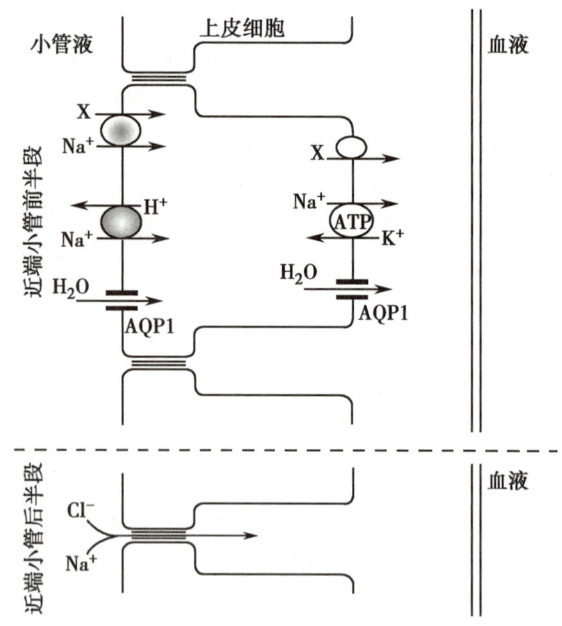

图 8-9 近端小管重吸收物质示意图
X 代表葡萄糖、氨基酸

2. 髓袢对 Na^+ 和 Cl^- 的重吸收 髓袢降支细段、升支细段和粗段三个节段对 NaCl 的重吸收有差异。①髓袢降支细段对 Na^+ 和 Cl^- 的通透性极低，而对水的通透性较高，水在髓袢降支细段不断地被重吸收，因而使小管液中的 NaCl 浓度逐渐升高，至降支细段底部时最高。②髓袢升支细段对水不易通透，而对 Na^+ 和 Cl^- 通透性很高，此时小管液中 NaCl 的浓度很高，于是 Na^+ 和 Cl^- 顺浓度梯度扩散到组织液，参与肾内髓组织液高渗梯度的形成。③髓袢升支粗段对 Na^+ 和 Cl^- 的通透性很高，髓袢升支粗段的管腔膜上有 Na^+-$2Cl^-$-K^+ 同向转运体，可将 Na^+ 和 Cl^- 转运进细胞内，

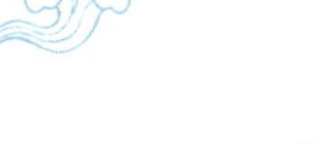

上皮细胞内的 Na^+ 在基底侧膜上钠泵的作用下，被泵入细胞间隙，进而重吸收入血。细胞内 Na^+ 浓度下降，形成管腔与上皮细胞内的浓度梯度，成为管腔膜上 Na^+-$2Cl^-$-K^+ 同向转运体活动的动力。进入上皮细胞内的 Cl^- 可经 Cl^- 通道，进入细胞间隙。而 K^+ 顺浓度梯度经顶端膜返回小管腔内，使小管液呈正电位，促使小管液中的 Na^+、K^+、Ca^{2+} 经细胞旁途径被动重吸收（图 8-10）。临床上，**呋塞米**（Furosemide）可抑制髓袢升支粗段顶端膜上的 Na^+-$2Cl^-$-K^+ 同向转运体，使该段对 Na^+、Cl^- 的重吸收明显减少而产生利尿效应。此外，髓袢升支粗段顶端膜上也有 Na^+-H^+ 反向转运机制，介导 Na^+ 的再吸收和 H^+ 的分泌。

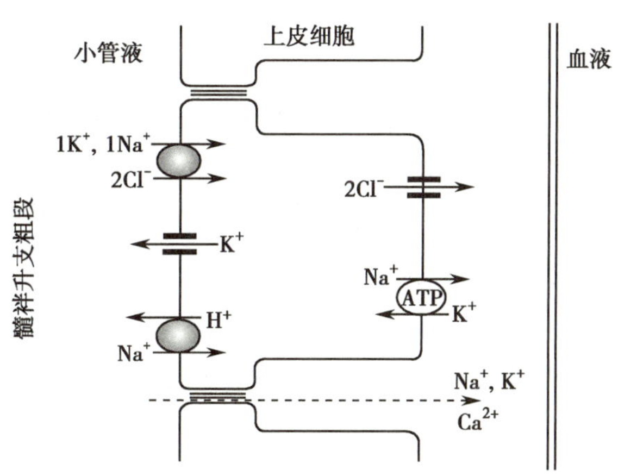

图 8-10 髓袢升支粗段重吸收 Na^+、Cl^-、K^+ 的机制

3. **远曲小管和集合管对 Na^+ 和 Cl^- 的重吸收** 远曲小管初段的顶端膜上有 Na^+-Cl^- 同向转运体（图 8-11A），可将小管液中的 Na^+、Cl^- 同时转运进入小管细胞内，再分别经由基底侧膜上的钠泵和 Cl^- 通道转运至组织液，进而重吸收入血。噻嗪类利尿剂就是抑制该转运体，使 NaCl 重吸收减少，从而产生利尿作用。远曲小管后段和集合管壁含有两类细胞，其中主细胞可重吸收 NaCl，分泌 K^+；闰细胞可分泌 H^+，也涉及 K^+ 的重吸收（图 8-11B）。主细胞基底侧膜中的钠泵活动造成和维持细胞内低 Na^+，为小管液中 Na^+ 经顶端膜**上皮细胞钠通道**（epithelial sodium channel，ENaC）进入细胞提供动力。而 Na^+ 的重吸收形成的电位差可驱使小管液中的 Cl^- 经细胞旁途径被动重吸收，也成为 K^+ 分泌的动力。利尿剂**阿米洛利**（amiloride）可抑制 NaCl 的重吸收，减少 K^+ 的分泌，故又称保钾利尿剂。远曲小管和集合管重吸收 NaCl 主要受醛固酮的调节。

（二）水的重吸收

正常人原尿中的水有 99% 被肾小管和集合管重吸收，只有 1% 排出。除髓袢升支对水分不通透外，其余各段肾小管和集合管均能重吸收水。其中 65%~70% 在近端小管，15%~20% 在髓袢降支细段，其余在远曲小管和集合管被重吸收。水的重吸收都是被动的，取决于小管内外的渗透压差和管壁对水的通透性。

1. **近端小管** 原尿中的水在近端小管是等渗性重吸收，与体内是否缺水无关，也不受血管升压素（VP）的影响，故此段水的重吸收率虽大，但对尿量影响较小。水的重吸收主要是依靠溶质（如 Na^+、HCO_3^-、Cl^-、葡萄糖、氨基酸等）产生的渗透压差而随之被重吸收。

2. **髓袢** 髓袢降支细段、升支细段和粗段三个节段对水的重吸收功能不同。对水的重吸收主要在髓袢降支细段，髓袢升支细段和粗段对水不通透。

3. **远曲小管和集合管** 远曲小管和集合管管壁对水的通透性很低，但血管升压素可增加主细胞顶端膜水通道蛋白的数量，提高该管段对水的通透性，故此处水的重吸收为可调节

笔记栏

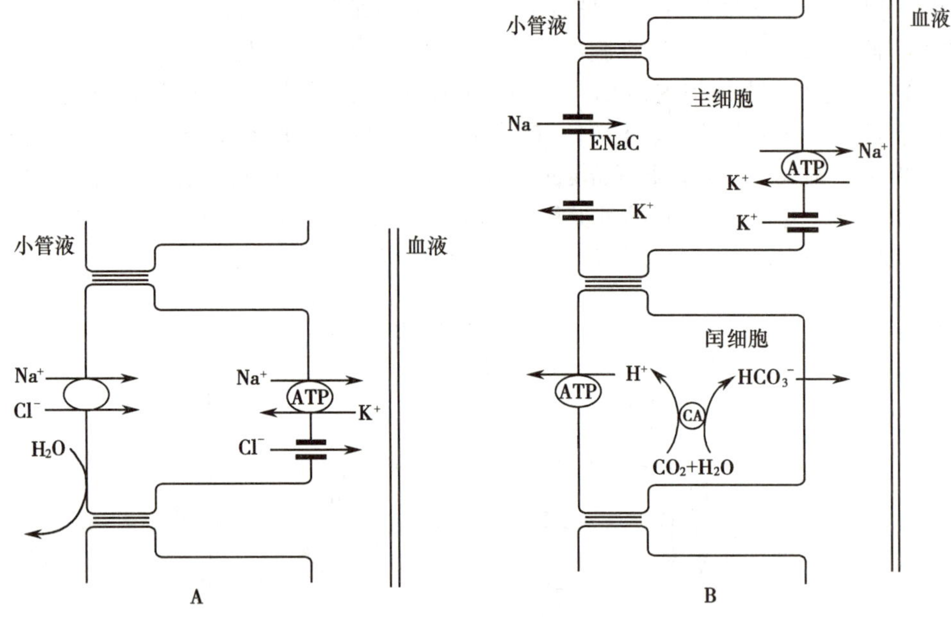

图 8-11 远曲小管和集合管重吸收 NaCl 和分泌 K^+、H^+ 示意图

ENaC：上皮钠通道；CA：碳酸酐酶

性重吸收，与机体是否缺水有关。如体内缺水时，血管升压素释放增多，水重吸收量多，尿量减少；反之，水重吸收量少，尿量增多。

水跨细胞途径转运有两种方式：一是以扩散方式通过脂质双分子层；二是通过细胞膜上的水通道蛋白。水的跨膜转运主要依靠水通道蛋白介导，其转运速率取决于：①细胞膜两侧渗透压差；②细胞膜**水通道蛋白**（aquaporin，AQP）表达的水平。肾的水通道蛋白主要 4 种亚型：AQP1 分布在肾近曲小管和髓袢细段的顶端膜和基底侧膜，介导肾小球超滤液中水的重吸收。AQP2 位于内髓部集合管细胞的顶端膜及细胞内的囊泡中，参与介导 VP 引起的集合管管壁对水通透性的改变。AQP3、AQP4 位于集合管基底侧膜，AQP4 还位分布于内髓部直小血管，促进集合管重吸收的水进入直小血管。

（三）K^+ 的重吸收

每日从肾小球滤过的 K^+ 约为 35g，而每日尿中排出的 K^+ 仅有 2~4g。肾小球超滤液中的 K^+ 绝大部分在近端小管被重吸收回血，而终尿中的 K^+ 主要是由远曲小管和集合管分泌的。其分泌量的多少与血 K^+ 浓度有关，并受醛固酮的调节。近端小管对 K^+ 的重吸收是主动转运过程。因为小管液中 K^+ 浓度远低于上皮细胞内 K^+ 浓度，同时管腔内电位较管周液低，所以 K^+ 的重吸收是逆电位差和浓度差进行的。顶端膜是主动重吸收 K^+ 的关键部位。

（四）HCO_3^- 的重吸收

小管液中的 HCO_3^- 以 CO_2 形式被重吸收。因顶端膜对水溶性的 HCO_3^- 通透性较低，故 HCO_3^- 需先与分泌进入小管液中的 H^+ 结合成 H_2CO_3，然后在顶端膜上碳酸酐酶的作用下，H_2CO_3 迅速被分解为 CO_2 和 H_2O。CO_2 是脂溶性物质，可迅速通过顶端膜进入细胞内，进入细胞内的 CO_2 和 H_2O，再在碳酸酐酶的作用下结合成 H_2CO_3，进而解离为 H^+ 和 HCO_3^-。通过 Na^+-H^+ 交换，H^+ 分泌到小管液中，并将 Na^+ 交换回细胞。基底侧膜一侧对 HCO_3^- 的通透性较高，所以细胞内的大部分 HCO_3^- 顺电化学梯度随 Na^+ 一起吸收回血液，小部分以 Cl^--HCO_3^- 交换的方式进入血液（图 8-12）。利尿剂乙酰唑胺可抑制碳酸酐酶的活性，使 Na^+-H^+ 交换减少，Na^+ 和 HCO_3^- 的重吸收减少，$NaHCO_3$、NaCl 和水的排出增多，尿量增加。

ER-8-3

利尿剂的种类

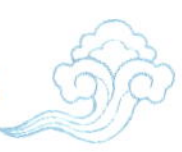
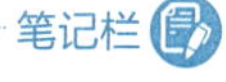

（五）葡萄糖的重吸收

正常情况下，原尿中的葡萄糖全部被重吸收，故终尿中不含葡萄糖。葡萄糖重吸收的部位仅限于近端小管，尤其是近端小管的前半段。葡萄糖的重吸收是与 Na^+ 重吸收耦联的继发性主动转运。首先葡萄糖、Na^+ 与顶端膜 Na^+-葡萄糖同向转运体结合，迅速进入细胞内。而后细胞内的葡萄糖通过基底侧膜的载体蛋白，经易化扩散进入组织液或血液，Na^+ 则通过基底侧膜的钠泵被泵入细胞间隙，然后回血。

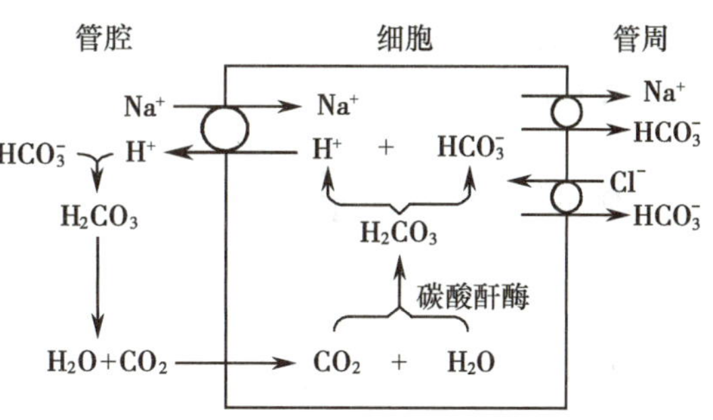

图 8-12 近端小管重吸收 HCO_3^- 的机制

近端小管对葡萄糖的重吸收具有一定的限度，当血液中葡萄糖浓度超过 160mg/dl（9mmol/L）时，部分肾小管对葡萄糖的重吸收已达到极限，此时尿中即可出现葡萄糖，称为**糖尿**（glucosuria）。将尿中出现葡萄糖的最低血糖浓度，称为**肾糖阈**（renal glucose threshold）。每一肾单位的肾糖阈并不完全相同。超过肾糖阈后血糖浓度再继续增高，更多肾小管的重吸收能力到达极限，尿糖更多。这种对葡萄糖重吸收的饱和性与近端小管顶端膜上 Na^+-葡萄糖同向转运体的数量有限有关。当血糖浓度超过 300mg/dl（16.7mmol/L）时，则所有肾小管对葡萄糖的重吸收均已达到或超过近端小管上皮细胞对葡萄糖的最大转运率，此后尿糖的增加与血糖的升高呈线性关系。

（六）氨基酸的重吸收

小管液中氨基酸的重吸收与葡萄糖的重吸收机制相同，主要在近端小管的前半段主动重吸收，也是与 Na^+ 重吸收耦联的继发性主动转运。根据氨基酸性质不同，有多种转运蛋白。当氨基酸转运蛋白功能异常时可出现肾性氨基酸尿。

（七）其他物质的重吸收

Ca^{2+}、HPO_4^{2-} 和 SO_4^{2-} 的重吸收也是以与 Na^+ 耦联同向转运的形式进行。其中 Ca^{2+} 的重吸收和排泄受甲状旁腺激素调节。小管液中的尿素在近端小管和髓袢细段及内髓部集合管有不同程度的重吸收。进入原尿中的微量蛋白质则以入胞方式通过肾小管上皮细胞重吸收，进入细胞后可被分解为氨基酸，重吸收回血液。

第四节 肾小管和集合管的分泌

肾小管和集合管的分泌是指上皮细胞将细胞内的某些物质经顶端膜分泌到小管液中。排泄是指将血液中的物质经肾小管上皮细胞排出的过程。两个过程难以严格区分，因此把两者统称为肾小管的分泌。通过肾小管和集合管的分泌与排泄，可将体内代谢产物、进入机体的异物以及体内多余、过剩的物质排出体外，以维持机体内环境稳态。肾小管和集合管上皮细胞分泌的物质主要有 K^+、H^+ 和 NH_3 等。

一、K^+ 的分泌

尿中排出的 K^+ 主要由远曲小管和集合管的主细胞分泌，原尿中的 K^+ 绝大部分已在近端小管部位被重吸收回血。远曲小管和集合管分泌 K^+ 与 Na^+ 的主动重吸收联系密切。当远曲小管和集合管主细胞主动重吸收 Na^+ 时，小管内外建立了电位差，小管腔内为负，成为促使 K^+ 分泌的动力。另外，主细胞基底侧膜上的钠泵将 Na^+ 泵出的同时，K^+ 被泵入细胞

笔记栏

内，使细胞内的 K^+ 浓度升高，进而 K^+ 顺浓度差分泌进入小管液，此过程称为 K^+-Na^+ 交换。

在远曲小管和集合管，K^+-Na^+ 交换和 H^+-Na^+ 交换相互抑制，例如机体酸中毒时，小管细胞内的碳酸酐酶活动加强，生成的 H^+ 增多，于是 H^+-Na^+ 交换增多，而 K^+-Na^+ 交换则减少，从而使尿中排出的 H^+ 增多而 K^+ 减少，导致高血 K^+。同理，碱中毒可导致低血钾。

二、H^+ 的分泌

肾小管和集合管上皮细胞主要通过 Na^+-H^+ 交换、H^+ 泵和 H^+-K^+ 交换三种机制分泌 H^+。Na^+-H^+ 交换属于继发性主动转运，H^+ 泵和 H^+-K^+ 交换体都是 ATP 酶，需耗能。肾小管各段和集合管 H^+ 分泌的方式各有不同。

近端小管是分泌 H^+ 的主要部位，约占 80%，其机制以 Na^+-H^+ 交换为主。肾小管上皮细胞内的 CO_2 和 H_2O 在碳酸酐酶的催化下生成 H_2CO_3，随即在细胞内解离为 H^+ 和 HCO_3^-，H^+ 与小管液中的 Na^+ 以 1∶1 经顶端膜的载体逆向同步转运，即 H^+ 进入小管液，Na^+ 进入小管细胞内，随后 Na^+ 经基底侧膜上的钠泵泵出到细胞间隙，这一过程称为 Na^+-H^+ 交换（图 8-12）。近端小管也可通过 H^+ 泵分泌 H^+，但只占 H^+ 分泌的很小部分。

远曲小管和集合管分泌 H^+ 的量相对较少，可经 H^+ 泵或 H^+-K^+ 交换主动分泌。远曲小管和集合管的顶端膜中含有 H^+-ATP 酶（H^+ 泵）和 H^+-K^+-ATP 酶。当细胞内 H^+ 浓度升高时，ATP 被水解释放能量，将细胞内的 H^+ 分泌到肾小管腔中。小管腔中的 H^+ 可与小管液中的 HPO_4^{2-} 结合形成 $H_2PO_4^-$，也可与小管上皮细胞分泌的 NH_3 结合形成 NH_4^+，随尿排出，有利于机体排酸保碱。

三、NH_3 的分泌

肾小管和集合管上皮细胞在代谢过程中不断生成 NH_3，这些 NH_3 主要由谷氨酰胺脱氨而来。NH_3 具有脂溶性，能通过细胞膜向小管周围组织液和小管液中自由扩散，扩散的方向取决于两边液体的 pH 值。小管液的 pH 值较低，所以 NH_3 较易向小管液中扩散。分泌的 NH_3 迅速与小管液中的 H^+ 结合生成 NH_4^+，小管液中 NH_3 浓度因此而下降，于是在顶端膜两侧形成了 NH_3 浓度差，此浓度差又进一步加速了 NH_3 向小管液中扩散。因此，H^+ 的分泌可促使 NH_3 的分泌。生成的 NH_4^+，进一步与小管液中强酸盐如 NaCl 的负离子结合，生成铵盐随尿排出，而强酸盐的正离子如 Na^+ 则通过 H^+-Na^+ 交换而进入肾小管细胞，与细胞内 HCO_3^- 一起转运回血。肾小管细胞分泌 NH_3，不仅通过铵盐的生成促进了排 H^+，而且也促进了 $NaHCO_3$ 的重吸收，增加了碱储藏（图 8-13），在机体体液的酸碱平衡调节中起重要作

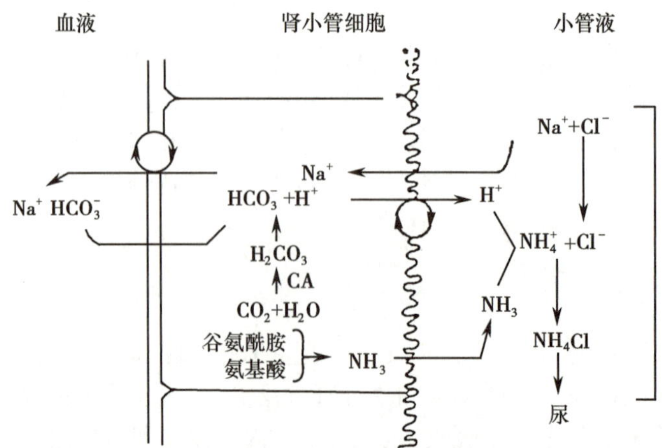

图 8-13　NH_3 的分泌示意图（CA：碳酸酐酶）

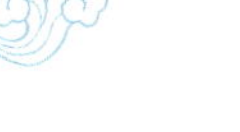

用。此外，近端小管上皮细胞内的 NH_3 还可以与细胞内的 H^+ 结合生成 NH_4^+，经顶端膜上的 Na^+-H^+ 交换体（由 NH_4^+ 代替 H^+），将 NH_4^+ 分泌至小管液中。

此外，肌酐及对氨基马尿酸，既能从肾小球滤过，又能从肾小管排泄。进入体内的某些物质如青霉素、酚红等，可与血浆蛋白结合而不能经肾小球滤过，但它们均能被近端小管主动分泌到小管液中而被排泄。因此，临床上常用酚红排泄试验来检查肾小管的排泄功能是否正常。

肾小管和集合管对各类物质的重吸收及分泌排泄情况总结如图 8-14。

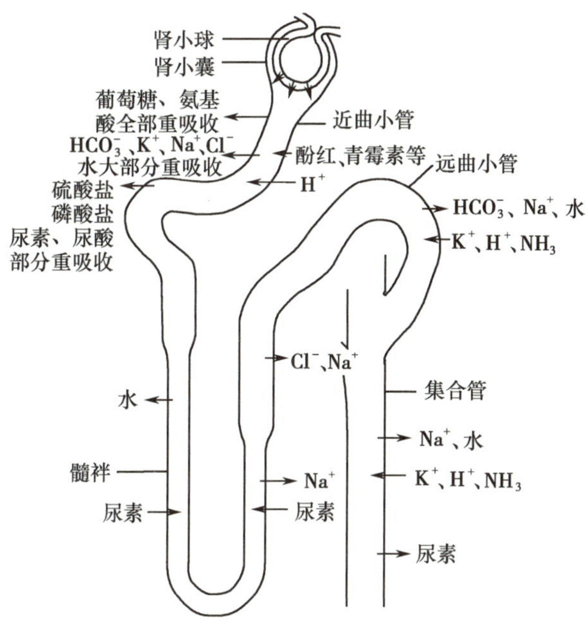

图 8-14　肾小管和集合管重吸收和分泌示意图

第五节　尿液的浓缩和稀释

在机体水平衡的调节中，肾对尿液的浓缩与稀释非常重要。当体内缺水时，尿液被浓缩，机体将排出明显高于血浆渗透压的**高渗尿**（hypertonic urine）；当体内水过剩时，尿液被稀释，将排出低于血浆渗透压的**低渗尿**（hypotonic urine）。如果肾浓缩和稀释尿的功能严重受损，则不论体内水缺乏或是过剩，终尿的渗透压将与血浆接近，即为等渗尿。

一、尿液的浓缩

（一）尿液浓缩的原理

尿液的浓缩是小管液中的水被重吸收而溶质仍留存在小管液中形成的。机体产生浓缩尿液有两个重要因素：①肾小管特别是集合管对水的通透性。血管升压素可以增加远曲小管和集合管上皮细胞对水的通透性，从而促进肾脏对水的重吸收。②肾脏髓质组织液形成高渗浓度梯度，进一步促进水的重吸收。

1. 肾髓质组织液高渗梯度现象　采用冰点下降法测定鼠肾的渗透压发现，肾皮质组织液的渗透压与血浆的渗透压相等；而肾髓质组织液的渗透压却远高于血浆，从外髓向内髓，

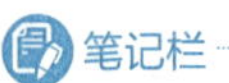

渗透压逐渐升高,是血浆渗透压的2倍、3倍甚至4倍。这种现象称为肾髓质高渗梯度(图8-15)。例如沙鼠的肾髓质层特别厚,它的肾能产生20倍于血浆渗透压的高渗尿。人的肾髓质具有中等厚度,最多能产生4~5倍于血浆渗透压的高渗尿。

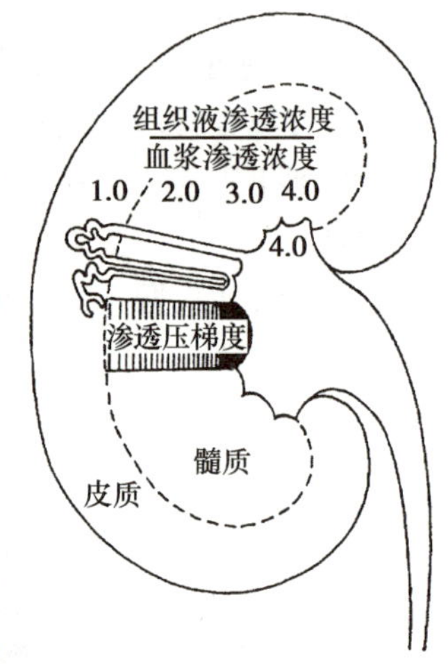

图8-15 肾髓质渗透压梯度示意图

2. **肾髓质组织液高渗梯度的形成原理** 肾髓质高渗梯度的形成与维持,与肾小管的特殊结构和各段肾小管对水和溶质的通透性不同有关,可以用物理学中的**逆流交换**(counter-current exchange)和**逆流倍增**(counter-current multiplication)现象加以解释。

物理学中逆流是指两个下端相连通而并列的U形管道,其中液体流动的方向相反(图8-16)。由图A可见,U形管的升、降支之间不能进行热交换,所以降支中的冷水在流到热源以前得不到加温,升支中的水在离开热源以后水温也不会降低。在图B中,U形管升、降支之间能够进行热量交换,所以降支中的冷水在到达U形管下端被加热之前,升支内热水与降支内冷水进行热交换,使降支内的冷水在下降过程逐渐升温,而升支中的热水在上升过程逐渐降温。这样,水流过U形管时,从热源带走的热量不致过快,热源的温度不易降低。这种升、降支管壁相接触并能够相互进行热能交换的现象称为逆流交换。

如果上述的U形管管壁由细胞构成,而且管壁细胞又能够主动将升支中的溶质单向转运入降支,降支溶液浓度由上而下逐渐升高,到U形管折返处最高;而升支中的小管液则因失去了溶质,使小管液内溶液浓度自下而上逐渐降低。于是,U形管中的溶液浓度沿着管的长轴出现成倍增加现象,称为逆流倍增(图8-17)。

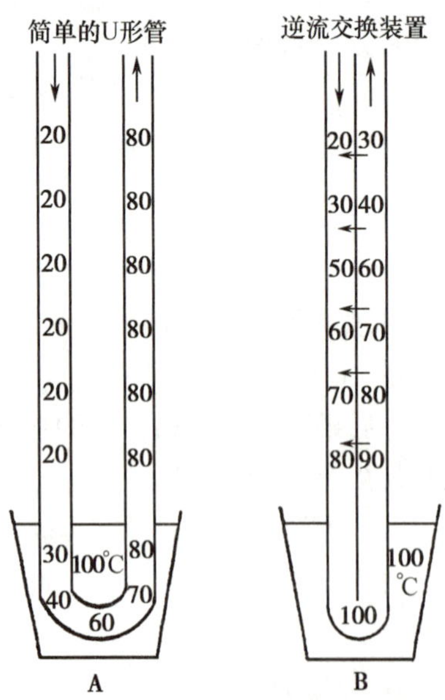

图8-16 逆流交换作用的模式图

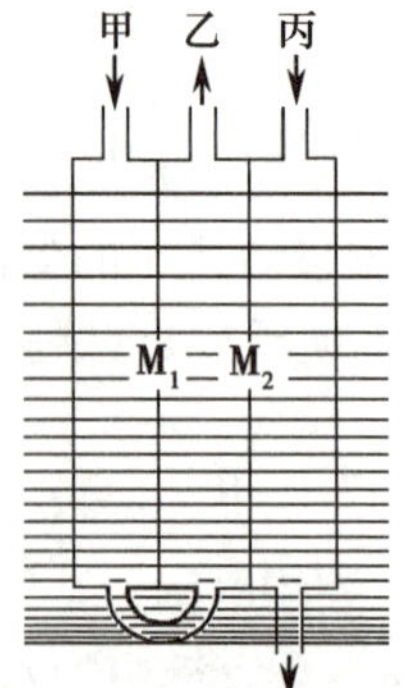

图8-17 逆流倍增作用的模式图

甲管内液体向下流,乙管内液体向上流,丙管内液体向下流

M_1膜能将液体中的Na^+由乙管泵入甲管,且对水不易通透,M_2对水易通透

髓袢和集合管的结构排列与上述逆流倍增的模型很相似，且管壁细胞对水和溶质又有选择性通透的特点（表 8-3），因此肾髓质高渗梯度的形成是通过髓袢的逆流交换和逆流倍增来实现的。

表 8-3　髓袢、远曲小管和集合管对溶质和水的通透性

肾小管部位	水	NaCl	尿素
髓袢降支细段	易通透	不易通透	中等通透
髓袢升支细段	不易通透	易通透	中等通透
髓袢升支粗段	不易通透	Na^+ 主动重吸收 Cl^- 继发主动重吸收	不易通透
远曲小管	有 VP 时易通透	主动重吸收	不易通透
集合管	有 VP 时易通透	主动重吸收	皮质、外髓部不易通透 内髓部易通透

（1）外髓部渗透压梯度的形成：位于外髓部的髓袢升支粗段能主动重吸收 NaCl，而对水不易通透，因此，升支粗段内小管液流向皮质时，随着管腔内 NaCl 的重吸收，小管周围组织液中的 Na^+ 和 Cl^- 浓度逐渐升高，渗透压也逐渐升高。越靠近内髓的部位，渗透压越高，进而在外髓部形成一个由内向外的渗透压梯度（图 8-18）。

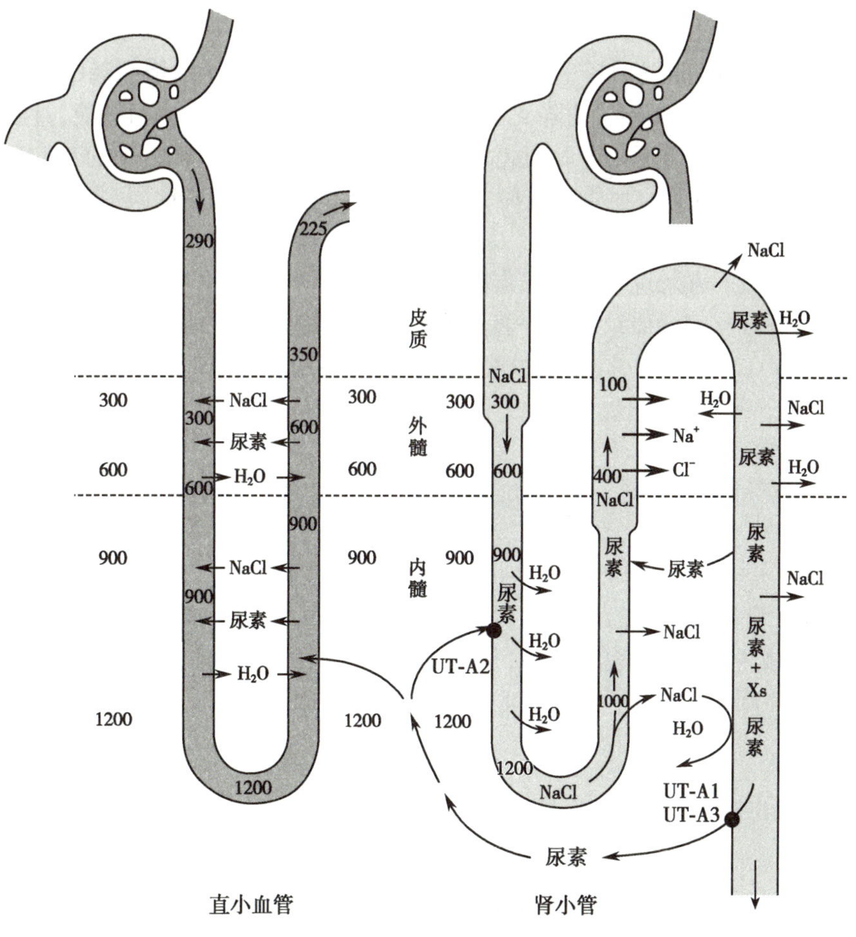

图 8-18　肾髓质渗透压梯度形成的示意图
UT-A1、UT-A2、UT-A3：尿素转运体

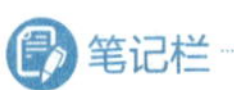

(2) 内髓部渗透压梯度的形成

1) NaCl 在髓袢升支细段被动重吸收：髓袢升支细段对水不易通透，而对 NaCl 易通透。从降支细段进入升支细段的小管液含有高浓度的 NaCl，因此升支细段小管液中的 NaCl 顺其浓度梯度进入髓质组织液，增加内髓部的渗透浓度。在向升支粗段流动的过程中，小管液渗透压逐渐降低。

2) 尿素再循环流程：①从髓袢升支粗段至皮质部和外髓部的集合管对尿素都不易通透；在血管升压素作用下，集合管对水进行重吸收，导致小管液中尿素浓度逐渐升高。②含高浓度尿素的小管液进入内髓部集合管时，管壁内分布有尿素转运体（urea transporter）UT-A1 和 UT-A3，尿素转运体可增加管壁对尿素的通透性，因此尿素迅速扩散到内髓部组织液，形成内髓部组织液的高渗状态。③髓袢降支细段由于有 UT-A2 的存在，对尿素有中等通透性。升支细段管壁对尿素也有中等通透性，因此内髓部组织液中的高浓度尿素可顺浓度梯度扩散进入髓袢细段。然后再经髓袢升支粗段、远曲小管、皮质部和外髓部集合管，又回到内髓部集合管，再扩散到内髓部组织液中，如此形成**尿素再循环**（urea recycling）。尿素再循环有助于尿素保留在内髓组织液中，促进内髓部组织液高渗梯度的形成。

综上所述，肾髓质高渗梯度的形成与维持，在外髓部是由髓袢升支粗段主动重吸收 NaCl 形成；在内髓部是由髓袢升支细段被动重吸收 NaCl 以及尿素在集合管与髓袢细段间的再循环形成（图 8-18）。

3. **直小血管在维持肾髓质高渗梯度中的作用** 直小血管壁对水和小分子溶质（如 NaCl 和尿素）均有高度通透性。直小血管降支流经肾髓质时，周围组织液中的 Na^+ 和尿素顺着浓度差不断扩散进入降支，而降支中的水则顺着渗透压差渗出到组织液，直至直小血管血浆与周围组织液的渗透压相等。因此，越深入内髓部，直小血管降支中的 Na^+ 和尿素浓度越高。当血液折返流入直小血管升支时，血管内 Na^+ 和尿素的浓度比同一水平组织液高，故 Na^+ 和尿素又反向逐渐扩散到组织液，并且再进入直小血管降支，而组织液中的水则在渗透压及静水压的作用下进入直小血管升支内，并随血流返回体循环。这样，Na^+ 和尿素就可经直小血管降支→升支→髓质组织液→直小血管降支的途径循环，使 Na^+ 和尿素不致被血流带走过多而保存在肾髓质内，同时组织液中的水分能不断随血液返回体循环，使肾髓质始终保持在高渗状态（图 8-18）。

（二）尿液浓缩的过程

尿液的浓缩和稀释取决于肾髓质渗透压梯度和集合管管壁对水的通透性两个因素，主要是在集合管完成。无论终尿是低渗还是高渗，从髓袢升支粗段进入远曲小管的小管液都是低渗的。当远曲小管液进入集合管，穿过肾髓质高渗区流向肾乳头时，在血管升压素作用下，集合管管壁对水的通透性提高，水被重吸收，并与管周高渗趋于平衡。于是集合管中的水分减少，渗透压逐渐升高，从而浓缩为高渗尿。在机体高度缺水时，每日尿量可能只有 300~400ml，而尿的渗透压可高达 1 200~1 400mOsm/（kg·H_2O），是血浆渗透压的 4~5 倍。

二、尿液的稀释

当血中血管升压素水平下降时，远曲小管和集合管对水的通透性降低，水的重吸收很少，甚至不能被重吸收，而 Na^+ 等溶质的主动重吸收仍然不变，于是小管液的渗透压不断降低，最后形成大量的低渗尿，即尿液被稀释。如下丘脑发生病变导致血管升压素减少，则可能排出大量低渗尿，形成尿崩症。

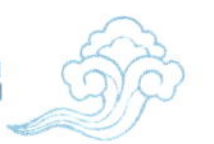

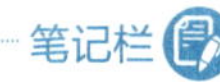

第六节 尿生成的调节

尿的生成包括肾小球的滤过、肾小管和集合管的重吸收以及分泌 3 个过程，所以机体对尿生成的调节也是通过影响滤过、重吸收和分泌的过程而实现的。

一、肾内自身调节

（一）小管液中溶质的浓度

小管液中溶质所呈现的渗透压是对抗肾小管重吸收水分的力量。如果小管液溶质浓度增大，渗透压会随之升高，肾小管对水的重吸收会减少，终尿增多。这种由于渗透压升高对抗肾小管重吸收水分而引起尿量增多的现象，称为**渗透性利尿**（osmotic diuresis）。例如糖尿病患者的多尿现象，就是因小管液中葡萄糖含量增多，肾小管不能将葡萄糖完全重吸收回血，导致小管液渗透压增高，抑制了水的重吸收。临床上有时利用渗透性利尿的原理，给患者静脉滴注可经肾小球自由滤过但不被肾小管重吸收的物质如甘露醇等，以提高小管液中溶质的浓度利尿消肿。

（二）球 - 管平衡

不论肾小球滤过率增大或减小，近端小管的重吸收率始终占肾小球滤过率的 65%~70%，这种现象称为**球 - 管平衡**（glomerulotubular balance）。其生理意义是使终尿量不致因肾小球滤过率的增减而出现大幅度的变动。

球 - 管平衡现象与近端小管对 Na^+ 的**定比重吸收**（constant fraction reabsorption）有关。近端小管对 Na^+ 的重吸收量是滤过量的 65%~70%，从而决定了滤液的重吸收率也总是占肾小球滤过率的 65%~70%。定比重吸收的机制与近端小管周围毛细血管血压和血浆胶体渗透压的改变有关。在肾血流量不变的前提下，当肾小球滤过率增加时，进入近端小管周围毛细血管的血液量就会减少，血压下降，而血浆胶体渗透压升高，于是小管周围组织液加速进入毛细血管，组织间隙内的静水压因之下降，促进肾小管对水和 NaCl 的重吸收，使 Na^+ 和水的重吸收仍是肾小球滤过率的 65%~70%。肾小球滤过率如果减少，则发生相反的变化，重吸收率仍能保持在相应水平。

此外，肾小管重吸收功能的改变也可引起肾小球滤过率发生相应的变化。例如，近端小管重吸收量减少，可导致小管内压增加，转而使囊内压增加，有效滤过压降低，肾小球滤过率因之而减少。这也是一种球 - 管平衡现象。

球 - 管平衡在某些情况下可能被打乱。例如，渗透性利尿时近端小管重吸收率减少，而肾小球滤过率不受影响，这时重吸收率就会小于 65%；又如在充血性心力衰竭时，肾灌注压和血流量可明显下降，但由于出球小动脉发生代偿性收缩，所以肾小球滤过率仍能保持原有水平，滤过分数将变大。此时近端小管周围毛细血管血压下降而血浆胶体渗透压升高，导致 Na^+ 和水的重吸收增加，重吸收率将超过 70%，可出现因钠盐潴留导致的水肿。

（三）管 - 球反馈

管 - 球反馈（tubuloglomerular feed back）是指小管液流量变化影响肾血流量和肾小球滤过率的现象。当肾血流量和肾小球滤过率增加时，到达致密斑的小管液流量增加，致密斑感知信息并反馈至肾小球，通过改变入球小动脉阻力和球旁细胞释放肾素来使肾血流量和肾小球滤过率恢复至正常；相反，当肾血流量和肾小球滤过率减少时，流经致密斑的小管液流量下降，致密斑则发出信息，使肾血流量和肾小球滤过率增加至正常水平。

笔记栏

二、神经调节

肾交感神经通过直接支配肾血管，以及肾小管上皮细胞和球旁细胞来调节尿的生成：①在肾小球入球小动脉和出球小动脉均有交感神经分布，交感神经兴奋释放去甲肾上腺素，作用于入球和出球小动脉平滑肌的 α 肾上腺素能受体引起血管收缩，特别是入球动脉收缩明显，使进入肾小球毛细血管的血流减少，肾小球有效滤过压下降，滤过率降低。②分布在肾小管上的交感神经兴奋时，其末梢释放去甲肾上腺素直接作用于近端小管和髓袢细胞膜上的 α_1 肾上腺素能受体，可以增加近端小管和髓袢上皮细胞对 Na^+、Cl^- 和水的重吸收。这一过程可被 α_1 肾上腺素能受体拮抗药哌唑嗪所阻断。③交感神经兴奋时释放去甲肾上腺素作用于 β 肾上腺素能受体，引起球旁细胞释放肾素，增强**肾素 - 血管紧张素 - 醛固酮系统**的活动，进而促进肾小管对 NaCl 和水的重吸收。抑制肾交感神经则出现相反的效应。当机体出现严重失血等紧急情况时，肾交感神经兴奋，肾血流量减少，肾小球滤过率减少。

三、体液调节

(一) 血管升压素

1. 血管升压素的分泌 **血管升压素**(vasopressin，VP)，即**抗利尿激素**(antidiuretic hormone，ADH)，大部分由下丘脑视上核的神经细胞合成，小部分由室旁核的神经细胞合成。VP 沿下丘脑 - 垂体束运输到神经垂体并储存。当视上核神经细胞受到刺激发生兴奋时，VP 释放入血。

2. 血管升压素的生理作用 VP 的主要作用是提高远曲小管后段和集合管上皮细胞对水的通透性，从而促进水的重吸收，浓缩尿液，减少尿量。此外，VP 还可提高内髓部集合管对尿素的通透性、促进髓袢升支粗段对 NaCl 的主动重吸收，以提高肾髓质组织液的渗透压梯度，有利于尿的浓缩。

VP 的受体有两种，其中 V_1 分布在血管平滑肌，两者结合后引起血管收缩。V_2 分布于远曲小管后段和集合管上皮细胞基底膜上，与 VP 结合后，通过 Gs-AC-PKA 系统使上皮细胞的水通道蛋白 2(AQP2)开放，从而提高顶端膜对水的通透性。当 VP 缺乏时，顶端膜上的 AQP2 内移，使顶端膜对水不通透(图 8-19)。基底侧膜对水的通透性较高，因此，进入上皮细胞内的水可通过基底侧膜上 AQP3 和 AQP4 进入细胞间隙后被重吸收入血。

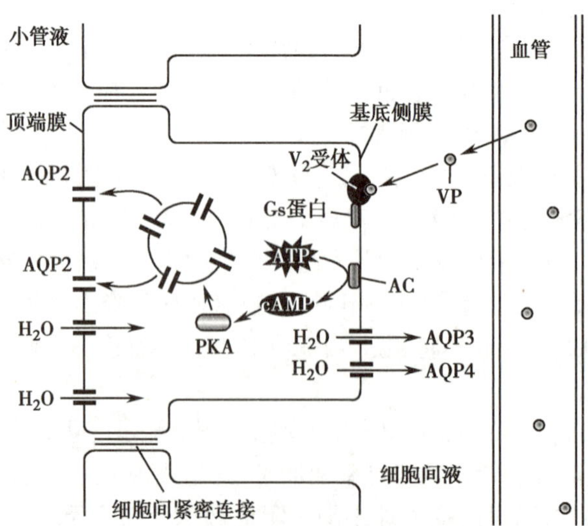

图 8-19 血管升压素(VP)的作用机制示意图

VP：血管升压素；AC：腺苷酸环化酶；PKA：蛋白激酶 A；AQP：水通道蛋白

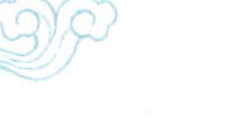

3. **血管升压素合成和释放的调节**

(1) 血浆晶体渗透压的改变：血浆晶体渗透压是生理条件下调节 VP 合成、释放的最重要刺激因素。下丘脑视上核附近有**渗透压感受器**(osmoreceptor)，它对血浆晶体渗透压的改变十分敏感，只要血浆晶体渗透压有 1%~2% 的轻微改变，即产生效应。

当机体大量出汗、严重腹泻、呕吐、高热等造成体内水分不足时，血浆晶体渗透压则升高，对渗透压感受器的刺激增强，使下丘脑 - 神经垂体系统合成、释放的 VP 增多，促进了远曲小管后段和集合管对水的重吸收，排出尿量减少，从而保留体内的水分；反之，当大量饮清水后，血浆晶体渗透压降低，VP 合成和释放减少，使远曲小管后段和集合管对水的重吸收减少，排出尿量增多。这种大量饮用清水引起尿量增多的现象，称为**水利尿**(water diuresis)。正常人一次快速饮用 1 000ml 清水后，在 15~30 分钟内尿量便开始增多，第一小时末尿量达峰值，随后逐渐减少，通常在 2~3 小时后排出尿量可恢复至饮水前水平。如果饮用等量的生理盐水，则不出现明显的利尿现象，只是尿量稍有增多(图 8-20)。临床上可用此功能来检测肾的稀释能力。

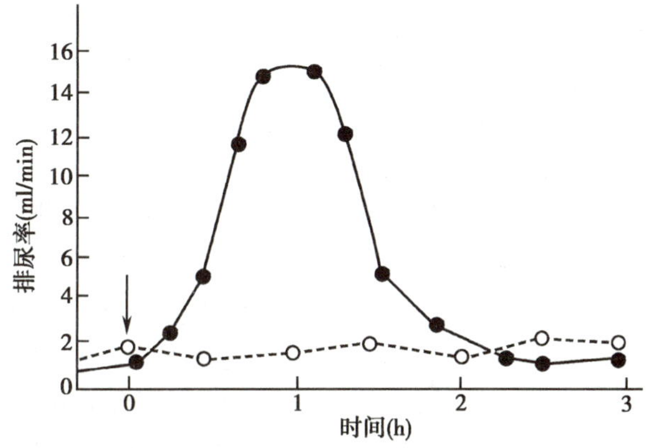

图 8-20 饮清水(实线)1 000ml 和饮 1 000ml 生理盐水(虚线)后的尿量变化
箭头表示饮水时间

(2) 循环血量的改变：循环血量变化时可通过容量感受器(心肺感受器)影响 VP 的合成和释放。在生理条件下，容量感受器接受的信息经迷走神经传入延髓后，再上行至下丘脑，可抑制 VP 释放。当因急性大失血、严重呕吐或腹泻等导致循环血量减少时，容量感受器的传入冲动减少，对 VP 释放的抑制减弱或消除，VP 的合成和释放增加。

动脉压力感受器的传入冲动也有类似效应，即在正常动脉血压时，动脉压力感受器的传入冲动对 VP 释放起抑制作用；当循环血量减少或动脉血压下降时，通过颈动脉窦的压力感受器反射性地促进 VP 的释放。

(3) 其他因素：恶心、疼痛、窒息、情绪紧张和低血糖等均可使 VP 释放增加。某些药物，如烟碱和吗啡等也可刺激 VP 分泌。乙醇则可抑制 VP 释放，故饮酒后尿量增多。当下丘脑病变累及视上核、室旁核或下丘脑 - 垂体束时，VP 的合成和释放发生障碍，尿量则可出现明显增加。

(二) 醛固酮

1. **醛固酮的生理作用** **醛固酮**(aldosterone)是肾上腺皮质球状带分泌的一种激素，促进肾远曲小管和集合管对 Na^+ 的主动重吸收，同时促进 K^+ 的排出，所以醛固酮具有保 Na^+ 排 K^+ 的作用。由于 Na^+ 重吸收增加，造成了小管腔内的负电位，进而促进了 K^+ 的分泌，同

笔记栏

时 Cl^- 和水的重吸收也增加,最终导致细胞外液量增多。

醛固酮进入远曲小管和集合管的上皮细胞后,与胞浆受体结合,形成激素 - 胞浆受体复合物;后者通过核膜进入核内,与核中受体结合并转变为激素 - 核受体复合物,然后在核内促进 mRNA 的合成,进而生成**醛固酮诱导蛋白**(aldosterone-induced protein)。醛固酮诱导蛋白可能通过以下机制发挥作用:①改变顶端膜的 Na^+ 通道蛋白构型,从而增加顶端膜 Na^+ 通道激活的数量;②使线粒体中 ATP 酶合成增加,为上皮细胞 Na^+ 泵活动提供更多的能量;③增强基底侧膜的 Na^+ 泵活性,促进细胞内 Na^+ 重吸收和 K^+ 分泌(图 8-21)。

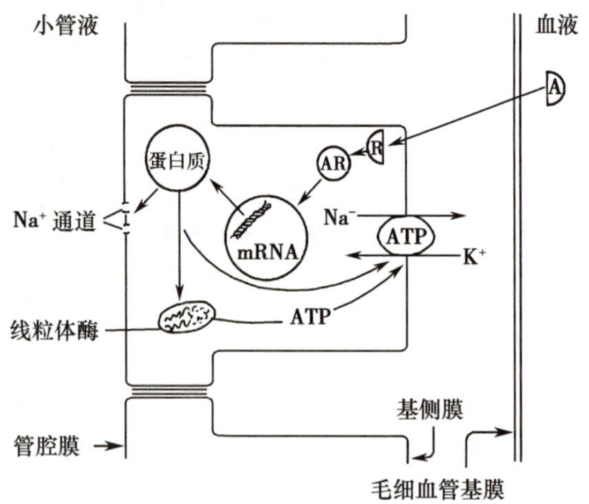

图 8-21 醛固酮作用机制的示意图

A:醛固酮;R:受体

2. **醛固酮分泌的调节** 醛固酮的分泌主要受**肾素 - 血管紧张素 - 醛固酮系统**(renin-angiotensin-aldosterone system,RAAS)以及血 K^+、Na^+ 浓度的调节。

(1) 肾素 - 血管紧张素 - 醛固酮系统:肾素主要由球旁细胞分泌,是一种蛋白水解酶,能催化血浆中的血管紧张素原,生成血管紧张素Ⅰ(10 肽)。血管紧张素Ⅰ有刺激肾上腺髓质激素分泌的作用。血液和组织中,特别是肺组织中有丰富的血管紧张素转换酶,可使血管紧张素Ⅰ降解,生成血管紧张素Ⅱ(8 肽)。血管紧张素Ⅱ的主要作用有:①直接使血管收缩,升高血压;②刺激肾上腺皮质球状带促进醛固酮合成和分泌。血管紧张素Ⅱ进一步被氨基肽酶水解为血管紧张素Ⅲ(7 肽),也能刺激球状带醛固酮的合成和分泌,但血中血管紧张素Ⅲ浓度较低。因此,在机体内刺激醛固酮合成和分泌的主要是血管紧张素Ⅱ。此外,血管紧张素Ⅱ还能直接刺激近端小管对 NaCl 的重吸收,促进血管升压素的分泌,增强远曲小管和集合管对水的重吸收。

血管紧张素的生成有赖于肾素的催化,肾素释放量决定着血管紧张素的浓度。当血中肾素 - 血管紧张素的浓度升高或降低时,血中醛固酮的浓度也随之变化。肾素、血管紧张素和醛固酮三者在血浆中的水平变动保持一致,因此将这一相互连接的功能系统称为肾素 - 血管紧张素 - 醛固酮系统(图 8-22)。

肾素的合成与分泌与入球小动脉处的牵张感受器和致密斑感受器密切相关。当动脉血压降低时,肾入球小动脉的压力随之下降,血流量减少,对小动脉壁的牵张刺激减弱,从而激活了牵张感受器,促使肾素释放量增加。同时,由于入球小动脉的压力降低和血流量减少,肾小球滤过率减少,流经致密斑的小管液和 Na^+ 量均减少,也激活了致密斑感受器,进而增加肾素释放。此外,球旁细胞外的小动脉壁内有交感神经末梢支配,肾交感神经兴奋时肾素的释放增加。血中肾上腺素和去甲肾上腺素也可直接刺激球旁细胞,促进肾素释放。

(2) 血浆中 K^+、Na^+ 的浓度:当血 K^+ 浓度升高或血 Na^+ 浓度降低时,可直接刺激肾上腺皮质球状带,负反馈使醛固酮的合成与分泌增加,从而促进肾保 Na^+ 排 K^+,以恢复血 Na^+ 和血 K^+ 的浓度;反之,则发生相反的调控过程。

(三) 心房钠尿肽

心房钠尿肽(atrial natriuretic peptide,ANP)是心房肌细胞合成、分泌的激素,可促进 NaCl 和水的排出。其作用机制包括:①抑制集合管对 NaCl 的重吸收。ANP 与集合管上

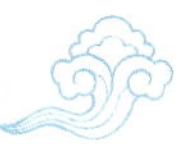
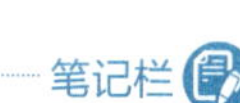

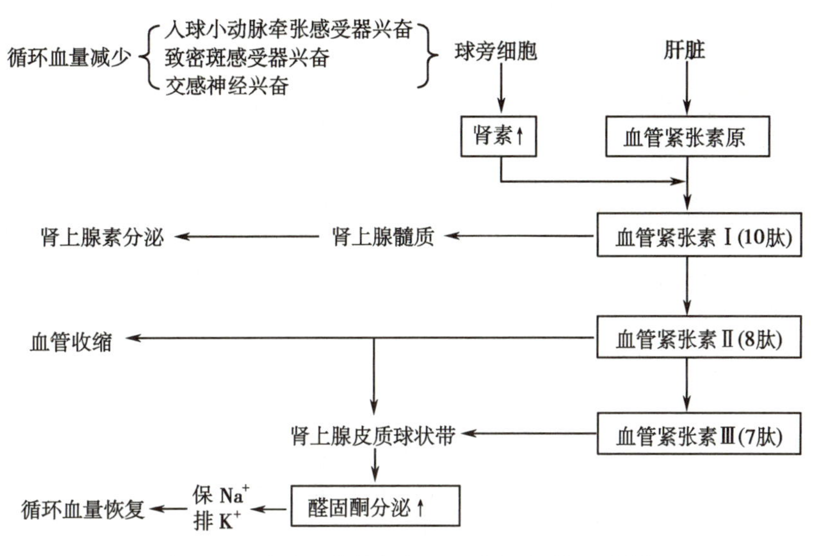

图 8-22 肾素 - 血管紧张素 - 醛固酮系统示意图

皮细胞基底侧膜上的受体结合，激活鸟苷酸环化酶，细胞内 cGMP 含量增加，使顶端膜上的 Na^+ 通道关闭，抑制 Na^+ 重吸收，增加 NaCl 的排出。②使入球小动脉和出球小动脉舒张，尤其是入球小动脉舒张，增加肾血浆流量和肾小球滤过率。③抑制肾素、醛固酮、血管升压素的分泌。

(四) 其他体液因素

肾还可产生许多活性物质共同参与机体对肾泌尿功能的整合性调节。比如缓激肽可使肾小动脉舒张，抑制集合管对 Na^+ 和水的重吸收；NO 可对抗血管紧张素Ⅱ和去甲肾上腺素的缩血管作用；PGE_2 和 PGI_2 可通过舒张小动脉，增加肾血流量，抑制近端小管和髓袢升支粗段对 Na^+ 的重吸收，抑制血管升压素，刺激球旁细胞释放肾素等多种方式，促进水钠的排出。

第七节 清 除 率

一、清除率的概念与计算方法

单位时间内（每分钟）两肾能将一定毫升血浆中所含的某种物质完全清除出去，这种被完全清除的某物质血浆毫升数称为该物质的清除率（clearance，C）。例如某物质从尿中排出的量为 0.1g/min，而此物质在血浆中的浓度是 0.1g/100ml，就认为在 1 分钟内有相当于 100ml 血浆中的此物质在流经肾时被清除。

某物质的清除率在计算时，需要首先测量尿中某物质的浓度（U，mmol/L），每分钟尿量（V，L/min）和血浆中该物质的浓度（P，mmol/L）3 个数值。因为尿中该物质均来自血浆，所以 $U \cdot V = P \cdot C$，

即
$$C = \frac{UV}{P}$$

清除率能反映肾对不同物质的排泄能力，是一个较好的肾功能测定方法。实际上，物质的清除率只是一个推算的数值，肾不可能将某一部分血浆中的某种物质完全清除掉，但可以表明肾所清除某物质的量相当于多少毫升血浆中的含量。

笔记栏

二、测定清除率的意义

清除率既能反映肾对不同物质的清除能力，也可以反映肾对各种物质重吸收和排泄的能力。

（一）测定肾小球滤过率

肾每分钟清除出某物质的量（$U \cdot V$），应为每分钟肾小球滤过量与肾小管、集合管的重吸收量和分泌量的代数和。如果血浆中某物质可以自由地被滤过，设肾小球滤过率为 F，肾小囊囊腔原尿中该物质的浓度与血浆中的浓度一致，为 P，重吸收量为 R，分泌量为 E。则 $U \cdot V=F \cdot P-R+E$。若该物质既不被重吸收，也不被分泌（$R=0,E=0$），则 $U \cdot V=F \cdot P$，便可计算出肾小球滤过率 F。

菊粉（inulin，也称菊糖）是一类天然果聚糖，对机体无毒性。人体内不含菊糖，它进入体内也不被分解，可被肾小球自由滤过，但不被肾小管重吸收和分泌，完全随尿排出（图 8-23），所以它的血浆清除率就是肾小球滤过率。根据 $U \cdot V=F \cdot P$

所以

$$F=\frac{UV}{P}=C$$

例如，静脉注射一定量菊粉后，分别测得每分钟尿量（V）为 0.001L/min，尿中菊粉浓度（U）为 12.5mmol/L，血浆中菊粉浓度（P）为 0.1mmol/L，其清除率的计算如下：

$$C=\frac{UV}{P}=\frac{0.001\text{L/min}\times 12.5\text{mmol/L}}{0.1\text{mmol/L}}=125\text{ml/min}$$

所以，根据菊粉的清除率可推知肾小球滤过率为 125ml/min。

（二）测定肾血流量

血浆中某一物质在经过肾循环一周后，通过滤过和分泌可以完全被清除掉，即在肾动脉中该物质有一定浓度，但在肾静脉中其浓度接近于 0，则该物质每分钟的尿中排出量（$U \cdot V$），应等于每分钟通过肾的血浆中所含的量。设每分钟通过肾的血浆量为 X，血浆中该物质浓度为 P，即 $U \cdot V=X \cdot P$，则该物质的清除率即为每分钟通过肾的血浆量。

碘锐特（diodrast）或**对氨基马尿酸**（PAH）注入静脉后，在血浆中维持较低的浓度，当血液流经肾一个周期后，碘锐特或 PAH 就几乎被肾清除掉，因此，碘锐特或 PAH 的清除率可用来代表有效肾血浆流量。用该类物质测得的清除率平均为 660ml/min，表明肾血浆流量亦为 660ml/min。前述滤过分数就是根据肾小球滤过率和肾血浆流量来推算的。若 GFR 为 125ml/min，滤过分数如下：

$$\text{滤过分数}=\frac{125\text{ml/min}}{660\text{ml/min}}\times 100\%\approx 19\%$$

根据肾血浆流量和血浆占全血比例还可以计算出肾血流量。如果血浆量占全血量的 55%，则：

$$\text{肾血流量}=\frac{660}{55}\times 100\%=1\,200\text{ml/min}$$

（三）推测肾小管功能

通过肾小球滤过率的测定以及其他物质清除率的测定，可以推测出哪些物质能被肾小管重吸收，哪些物质能被肾小管分泌。

某些可以自由通过滤过膜的物质，如尿素和葡萄糖，它们的清除率均小于 125ml/min，表明该物质滤过之后又被重吸收。但是，并不能由此推断该物质不存在分泌，因为只要重吸收量大于分泌量，其清除率仍可小于 125ml/min。

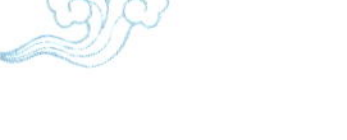

假如某一种物质的清除率大于 125ml/min，表明肾小管必定能分泌该物质。但是，不能据此认为该物质不存在被重吸收，因为只要分泌量大于重吸收量，其清除率仍可大于 125ml/min（图 8-23）。

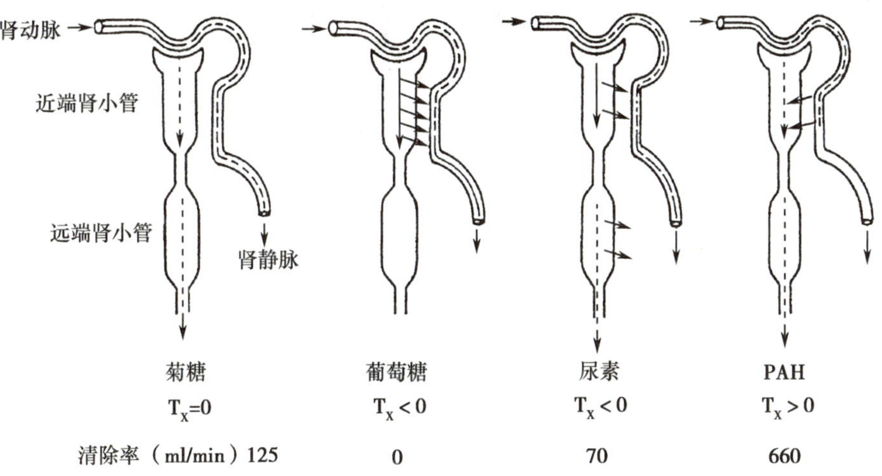

图 8-23　清除率在肾小球及肾小管功能测定中的作用

T_X：肾小管分泌

第八节　尿的排放

尿生成是连续不断的过程，进入肾盂的尿液由于压力差以及肾盂的收缩被动进入输尿管，通过输尿管的周期性蠕动被运送到膀胱。膀胱的**排尿**（micturition）间歇进行，当尿液在膀胱内贮存达到一定量时，可反射性地引起排尿。

一、膀胱与尿道的神经支配及作用

膀胱是一个中空的肌性器官，主要是由平滑肌，即**逼尿肌**（detrusor urinae muscle）构成。膀胱与尿道连接处为内括约肌，属平滑肌组织；其外部为外括约肌，属骨骼肌。支配膀胱逼尿肌和内括约肌的是盆神经和腹下神经，支配外括约肌的是阴部神经。这些神经分别含有传出神经纤维和传入神经纤维（图 8-24）。

盆神经从脊髓骶段 2~4 节的侧角发出，属副交感神经，主要支配膀胱逼尿肌和尿道内括约肌。当盆神经兴奋时，其传出冲动使膀胱逼尿肌收缩，内括约肌松弛，促使排尿。腹下神经从脊髓腰段的侧角发出，属于交感神经纤维，也支配膀胱逼尿肌和尿道内括约肌。当腹下神经兴奋时，其传出冲动能使膀胱逼尿肌松弛，内括约肌收缩，阻止排尿。阴部神经属躯体运动神经，其活动受意识控制，它从脊髓骶段 2~4 节的前角发出，支配尿道外括约肌。当它兴奋时，能使尿道外括约肌收缩，阻止排尿。当阴部神经受到反射性抑制时，外括约肌则松弛有利于排尿。

二、排尿反射

正常情况下，由于副交感神经的紧张性作用，膀胱逼尿肌处于持续的轻度收缩状态，膀胱内压保持在 10cmH_2O 以下。当膀胱内尿量增加到 200~300ml 时，因为膀胱的伸展性，其

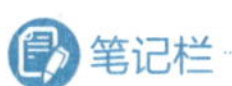
笔记栏

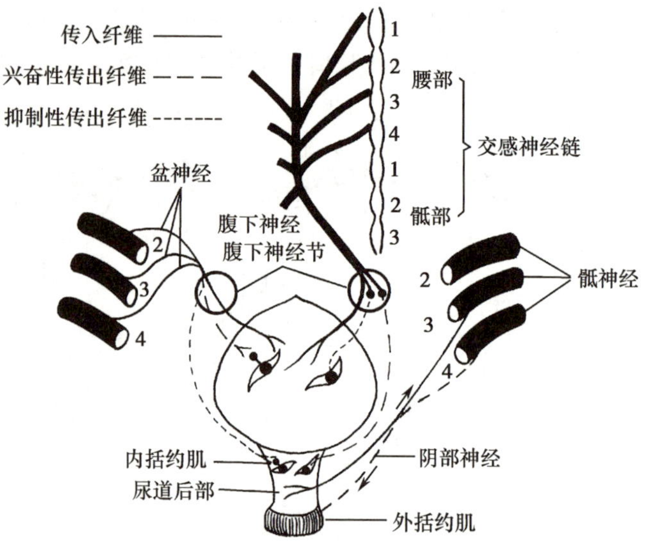

图 8-24 膀胱和尿道的神经支配

内压虽有升高，但仍不超过 10cmH_2O。当膀胱内尿量增加到 400~500ml 时，膀胱内压才会明显升高(图 8-25)。当尿量增加到 700ml，膀胱内压随之升高到 35cmH_2O 时，逼尿肌便会出现节律性收缩使排尿欲望明显增强，但此时大脑高级中枢仍然可以控制排尿。一旦膀胱内压达到 70cmH_2O 以上时，便会出现痛感而必须进行排尿。

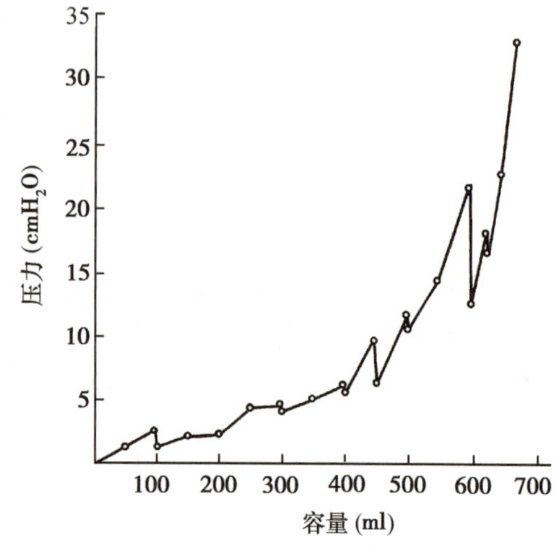

图 8-25 人膀胱充盈过程中容量与压力之间的关系

排尿是一种反射活动。当膀胱内尿量增多到 400~500ml，内压超过 10cmH_2O 时，膀胱壁牵张感受器受牵拉而兴奋，冲动沿盆神经传入，到达脊髓骶段的**排尿反射**(micturition reflex)初级中枢的同时，冲动也上传到脑干和大脑排尿反射高级中枢，从而产生**尿意**(micturition desire)。人可以有意识地控制排尿，脑干和大脑皮层的一些部位可以抑制或易化排尿反射。如果条件允许排尿时，冲动便沿着盆神经传出，引起膀胱逼尿肌收缩，内括约肌松弛，尿液便会进入尿道。此时尿液可以刺激尿道的感受器，冲动沿盆神经再次传到脊髓排尿初级中枢，进一步加强其活动，并反射性抑制阴部神经的活动，使外括约肌松弛。于是尿液就被强大的膀胱内压驱出。这种由尿液刺激尿道感受器进一步加强排尿中枢活动的过程是一种正反馈，它能促使排尿反射活动反复加强，直至尿液排完为止。在排尿时，腹肌和膈肌的强力收缩，可以使腹内压增高，加强排尿，促进膀胱排空。

知识链接

排尿异常

排尿反射弧的任一环节受损，或脊髓骶段排尿初级中枢与高位中枢失去联系，都将导致**排尿异常**(paruria)。常见的排尿异常有尿频，**尿潴留**(urine retention)和**尿失**

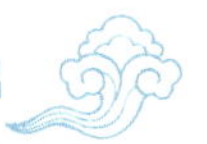

笔记栏

禁(urine incontinence)。排尿次数过多称为尿频，常由于膀胱炎症或机械性刺激(如膀胱结石)而引起。膀胱中尿液充盈过多而不能排出称为尿潴留，多因腰骶部脊髓或支配膀胱的传出神经(盆神经)损伤所致。当脊髓受损，以致骶部排尿中枢与大脑皮层功能失去联系时，排尿便失去了意识控制，可出现尿失禁。小儿大脑发育未完善，对初级中枢的控制能力较弱，所以小儿排尿次数多，易发生夜间遗尿现象，排尿活动受意识控制较弱。

(尤行宏　施文荣　赵焕新)

复习思考题

扫一扫
测一测

1. 某同学在实验中给实验动物经静脉快速注入大量生理盐水时，发现其尿量明显增加，试分析其机制。

2. 请从肾浓缩稀释功能的角度分析营养不良的老年人出现尿液清长的可能原因。

3. 分别给家兔耳缘静脉注射呋塞米及20%葡萄糖10ml后，均可观察到实验动物尿量明显增加，试分析比较两者的作用机制有何不同。

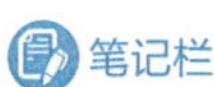

PPT 课件

第九章 神经系统的功能

学习目标

掌握神经纤维传导兴奋特征；掌握化学性突触兴奋传递过程及其机制、神经肌肉接头的传递过程；掌握外周递质的种类、乙酰胆碱和去甲肾上腺素受体的分布与作用；掌握中枢兴奋传递的特征、突触后抑制和突触前抑制；掌握丘脑的感觉投射系统、大脑皮层第一体感区感觉分析功能和特点；掌握大脑皮层主要运动区的功能；掌握自主神经系统的活动特点；掌握脑电图波形和机制、睡眠的时相。

熟悉电突触、非定向突触；熟悉中枢神经元的联系方式；熟悉脊髓的传导通路、痛觉生理；熟悉脑干对肌紧张和姿势的调节、小脑的功能、基底神经节损伤导致的疾病；熟悉内脏活动的中枢。

了解神经元的一般结构和功能、神经胶质细胞的功能；了解中枢神经递质的种类；了解中枢抑制；了解大脑皮层的其他感觉代表区功能；了解大脑皮层的运动传导通路；了解学习和记忆的分类、优势半球和语言中枢。

神经系统(nervous system)是机体内起主导作用的调控系统，它可直接或间接地调节体内各器官、系统的功能；同时，还能对机体各种内外环境的变化做出迅速而完善的适应性调节，以维持机体的稳态。

神经系统分为中枢神经系统与外周神经系统两部分。前者是指脑和脊髓，其主要功能是处理信息，主宰机体所处的各种状态；而后者是指脑和脊髓以外的部分，主要功能是传递信息。中枢神经系统主要由神经细胞与神经胶质细胞构成。神经细胞又称神经元，是神经系统的基本结构与功能单位。神经胶质细胞主要对神经元起支持和保护等作用。神经系统除整合感觉、调控随意运动和内脏活动外，还整合脑的高级功能，以实现觉醒与睡眠、学习与记忆、语言与思维等高级神经活动。

第一节 神经元与神经胶质细胞活动的一般规律

一、神经元

(一) 神经元的一般结构与功能

神经系统内含有大量**神经元**(neuron)，构成复杂的神经网络系统。神经元的结构可分为细胞体与突起两部分，突起又分**树突**(dendrite)和**轴突**(axon)两种(图 9-1)。树突较短，数量较多，反复分支并丛集在细胞体的周围。轴突较长，一个神经元一般只有一个轴突。轴突

由细胞体的轴丘发出，起始段裸露，称为轴突的始段。始段膜的兴奋阈值最低，往往是神经冲动的发起处。轴突离开胞体一段距离后，便获得髓鞘成为**神经纤维**(nerve fiber)。根据髓鞘的有无，神经纤维分为**有髓纤维**(myelinated fiber)与**无髓纤维**(unmyelinated fiber)两类，实际上无髓纤维也有一薄层髓鞘，并非完全无髓鞘。

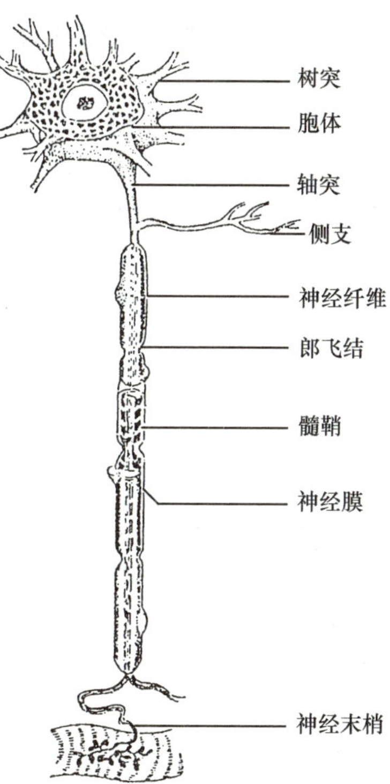

图 9-1 运动神经元模式图

神经元是高度分化、具有特殊功能的细胞，其功能主要是接受、整合和传递信息。树突区是神经元的感受区，主要接受信息的传入。树突在接受其他神经元的信息后，产生膜电位的去极化或超极化，并以电紧张的形式调节胞体的兴奋性。胞体是神经元功能活动的中心，主要功能是合成物质、接受并整合信息。轴突内的细胞质称为轴浆，内含微管、微丝、线粒体和囊泡等成分。轴突的功能是传出信息，执行胞体的指令，传出冲动，当冲动到达轴突末梢时，释放递质，通过突触结构将信息传递给另一个神经元或效应器。

（二）神经纤维的分类

根据神经纤维动作电位传导速度将哺乳类动物的周围神经纤维分为 A、B、C 3 类。其中，A 类纤维根据速度又分为 α、β、γ、δ 4 种亚类(表 9-1)。根据神经纤维的直径和来源分类，可将传入纤维分为Ⅰ、Ⅱ、Ⅲ、Ⅳ 4 类。其中，Ⅰ类纤维又分为 I_a 和 I_b 两种亚类。神经纤维的上述两种分类间存在交叉重叠，一般认为Ⅰ类纤维相当于 A_α 类纤维，Ⅱ类纤维相当于 A_β 类，Ⅲ类纤维相当于 A_δ 类，Ⅳ类纤维相当于 C 类纤维，但也不完全相同。通常对传出纤维多采用第一种分类法，而对传入纤维采用第二种分类法。

表 9-1 神经纤维的分类

纤维分类	功能	纤维直径(μm)	传导速度(m/s)	相当于传入纤维的类型
A(有髓鞘)				
α	本体感觉、躯体运动	13~22	70~120	I_a 和 I_b
β	皮肤的触 - 压觉	8~13	30~70	Ⅱ
γ	支配梭内肌(引起收缩)	4~8	15~30	
δ	皮肤痛、温度觉、触 - 压觉	1~4	12~30	Ⅲ
B(有髓鞘)	自主神经节前纤维	1~3	3~15	
C(无髓鞘)				
交感	交感节后纤维	0.3~1.3	0.7~2.3	
后根	皮肤痛、温度觉、触 - 压觉	0.4~1.2	0.6~2.0	Ⅳ

注：I_a 类纤维直径为 12~22μm，I_b 类纤维直径约为 12μm。

（三）神经纤维兴奋的传导

神经纤维的基本功能是传导**神经冲动**(nerve impulse)。神经冲动是指通过局部电流的方式沿神经纤维传导的兴奋(动作电位)。

笔记栏

1. **神经纤维传导兴奋的特征**

(1)生理完整性：正常的神经传导不仅要求神经纤维保持结构完整，而且也要保持功能正常。如果神经纤维受损伤或被切断，则局部电流不能通过断口向前传导。若神经纤维局部因麻醉、冷冻或压迫不能产生动作电位，尽管神经纤维的形态是完整的，也不能传导冲动。例如，局部麻醉药普鲁卡因可降低神经细胞膜对 Na^+ 的通透性，使神经不能去极化而出现传导阻滞。

(2)绝缘性：一条神经干包含着许多条神经纤维。由于神经纤维之间没有细胞质的沟通，局部电流主要在一条纤维上构成回路，加之每条神经纤维都有一层髓鞘起绝缘作用，因此，各条纤维的冲动传导基本互不干扰，保证了神经传导的精确性。

(3)双向传导：在实验条件下，刺激神经纤维的任何一点引发动作电位时，局部电流可在刺激点的两端产生，故动作电位可沿神经纤维同时向两端传导。但是在人体内，神经冲动总是由胞体传向末梢，表现为传导的单向性，这是由神经细胞的极性决定的。

(4)相对不疲劳性：实验发现，采用 5~100Hz 的电刺激连续刺激神经纤维长达 9~12 小时，神经纤维仍然保持其传导兴奋的能力。相对突触传递而言，神经纤维的兴奋传导表现为不易疲劳。

2. **神经纤维传导兴奋的速度** 神经纤维的传导速度可用电生理方法测定。人上肢正中神经的运动神经与感觉神经纤维的传导速度分别为 58m/s 和 65m/s。当外周神经病变时，传导速度减慢。因此，测定神经纤维的传导速度，对诊断神经纤维疾患和评估预后具有一定的临床价值。

神经纤维传导速度可受多种因素影响，主要有以下 3 个方面：

(1)神经纤维的直径：神经纤维越粗，轴浆的纵向阻抗越小，局部电流强度越大，邻近区域到达阈电位的时间越短，传导速度也越快。此外，不同直径神经纤维膜上的 Na^+ 通道密度不同，粗纤维的密度高，Na^+ 通道开放时进入膜内的 Na^+ 量大，动作电位的形成与传导也快。

(2)髓鞘的厚度：有髓神经纤维的结间段轴突外面包裹着很厚的髓鞘，具有高电阻、低电容的特性，髓鞘下面的轴突膜几乎没有 Na^+ 通道；而郎飞结处的髓鞘很薄、电阻最小，轴突膜上又有高密度的电压门控 Na^+ 通道，因此兴奋传导能从一个郎飞结向下一个郎飞结做**跳跃式传导**(saltatory conduction)。有髓纤维的传导速度远快于无髓纤维。某些神经系统脱髓鞘疾病，如多发性硬化因髓鞘脱失，导致神经传导速度减慢，甚至发生传导阻滞，引起感觉、运动等多方面功能障碍。

(3)温度：在一定范围内温度升高可使传导速度加快，如温血动物有髓纤维的传导速度比冷血动物同类纤维传导速度快。相反，温度降低则传导速度减慢。当温度降至 0℃以下时，神经传导发生阻滞，这是低温麻醉的机制。

(四) 神经纤维的轴浆运输

神经元胞体与轴突是一个整体，胞体与轴突之间必须经常进行双向物质运输交换和信息交流。这种通过轴浆进行的物质转运，称为**轴浆运输**(axoplasmic transport)。轴浆运输是双向的，有**顺向转运**(anterograde transport)与**逆向转运**(retrograde transport)两种，以顺向转运为主。

1. **顺向转运** 是指由胞体向轴突末梢的转运，转运的主要成分是神经递质、神经激素，以及内源性神经营养物质。这些物质由神经元胞体合成，通过**轴浆流**(axoplasmic flow)运至轴突末梢。

顺向转运可分为快速转运与慢速转运两类。**快速转运**(fast transport)主要转运膜性结构的细胞器，如递质囊泡、分泌颗粒和线粒体等，其转运速度可达 200~400mm/d，此过程需要

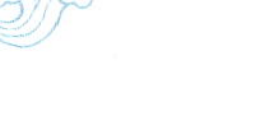

Ca^{2+}及ATP供能。**慢速转运**（slow transport）转运的成分是微管、微丝以及与细胞骨架相关的蛋白质，其速度可慢至1~12mm/d。药物秋水仙碱可通过破坏微管抑制慢速运输。

2. **逆向转运**　是指自末梢重新摄取或可重新利用的物质向胞体的转运，包括经过重新环化的突触前末梢囊泡，以及从末梢摄取的外源性物质，神经毒素和病毒（如破伤风毒素、狂犬病毒等）也可借助逆向转运进入神经元内，自外周侵犯中枢。

轴突运输机制与微管和微丝等细胞骨架的功能有关。微管是轴浆运输的主要结构基础，微管蛋白多聚体起着运输通道的作用，而微管运动蛋白为快速转运提供动力。已发现的运动蛋白主要有**驱动蛋白**（kinesin）和**动力蛋白**（dynein），它们具有ATP酶活性，一旦与囊泡附着点结合就被激活，随即分解ATP释放出能量。驱动蛋白和动力蛋白均为单向运输蛋白，以相反方向沿微管运动。驱动蛋白（顺向运动蛋白）由胞体向轴突末梢运动，动力蛋白（逆向运动蛋白）自末梢向胞体运动。

（五）营养性作用和神经营养性因子

1. **神经的营养性作用**　神经通过神经冲动调控所支配组织的功能，称为神经的**功能性作用**（functional action）。神经还能通过末梢释放某些物质，调整所支配组织的代谢活动，对其结构与功能施加持久性影响。这种作用与神经冲动无关，称为神经的**营养性作用**（trophic action）。该作用在正常情况下不易被察觉到，但在神经被切断或损伤发生变性、坏死时就明显表现出来。如实验切断运动神经后，该神经支配的肌肉内的糖原合成减慢、蛋白质分解加速，肌肉逐渐萎缩，这是肌肉失去了神经营养性作用的结果。临床上周围神经损伤的患者，肌肉发生明显萎缩也是这个道理。

2. **神经营养因子**　神经纤维支配的组织和星状胶质细胞能持续产生**神经营养因子**（neurotrophin，NT），对神经元起营养作用。它们产生后到达特定神经元，作用于神经末梢的特异受体，然后被末梢摄取，经逆向转运抵达胞体，促使胞体合成有关蛋白质，从而维持神经元的发生、分化与迁移等功能。也有一些NT由神经元产生，经顺向轴浆运输到达神经末梢，发挥其对神经元的调控作用。

目前已分离到多种NT，主要有**神经生长因子**（nerve growth factor，NGF）、**脑源神经营养因子**（brain-derived neurotrophic factor，BDNF）、**神经营养因子**-3（NT-3）、**神经营养因子**-4/5（NT-4/5）等。NGF是最早被发现的神经营养因子，具有促进不同类型神经元的生长、发育、分化与成熟，以及阻止细胞凋亡，保护神经元，促进细胞修复、再生和功能恢复等作用。

二、神经胶质细胞

神经系统中除神经元外，还有大量的**神经胶质细胞**（neuroglia）分布于神经元之间。神经胶质细胞约占脑重量的一半，其数量约为神经元的10~50倍。中枢神经系统内的胶质细胞主要包括星形胶质细胞、少突胶质细胞、小胶质细胞与室管膜细胞等；而分布于周围神经系统的胶质细胞有**施万细胞**（Schwann cell）和脊神经节的**卫星细胞**。神经胶质细胞具有突起，但无树突和轴突之分，与邻近细胞不形成突触样结构，但普遍存在缝隙连接。神经胶质细胞膜对K^+通透性高，其膜电位会随着细胞外K^+浓度变化而改变，但不能产生动作电位。

（一）支持、绝缘和屏障作用

神经胶质细胞充填于神经元间的空隙内，构成神经元的网架，对神经元起支持作用。神经胶质细胞还可分隔神经元起到绝缘作用。少突胶质细胞与施万细胞分别形成中枢与周围神经纤维的髓鞘，避免神经元活动的相互干扰。

神经胶质细胞还参与中枢血-脑屏障的形成。星形胶质细胞的部分突起末端膨大形成

笔记栏

血管周足，与毛细血管的内皮紧密相接，是构成血 - 脑屏障的重要组成部分。

(二) 修复与再生作用

神经胶质细胞具有终身分裂增殖的能力，特别是当神经元因疾病、缺氧或损伤而变性或死亡时，小胶质细胞能转变成巨噬细胞，消除变性的神经组织碎片。碎片清除后留下的缺损则主要依靠星形胶质细胞的增生来填补，起到修复和再生的作用，但增生过强时也可能形成肿瘤。在周围神经再生过程中，轴突沿施万细胞所构成的索道生长。

(三) 物质代谢和营养性作用

神经元几乎全被胶质细胞包围，这两种细胞之间的间隙十分狭窄，其中充满的细胞外液是神经元直接生存的微环境。星形胶质细胞的少数长突起形成的血管周足终止在毛细血管壁上，其余的突起则穿行于神经元之间，贴附于神经元的胞体与树突上，为神经元运输营养物质并排出代谢产物，构成神经元和毛细血管之间的桥梁。星形胶质细胞还能产生神经营养性因子，以维持神经元的生长、发育和生存，并保持其功能的完整性。

(四) 维持神经元外液 K^+ 稳定

神经元膜内、外侧 Na^+ 与 K^+ 的跨膜运动是形成跨膜电位的离子机制。当细胞外液中 K^+ 浓度升高时，星形胶质细胞可加强膜上 Na^+-K^+ 泵的活动，将细胞外液中积聚的 K^+ 泵入细胞内，并通过细胞之间的缝隙连接迅速扩散到其他神经胶质细胞，从而缓冲了细胞外液中过分增多的 K^+，避免细胞外高 K^+ 干扰神经元的正常活动。如果神经元损伤而造成胶质瘢痕，神经胶质细胞膜 Na^+ 泵活动减弱，泵 K^+ 的能力减弱，细胞外液 K^+ 持续增高，可导致神经元去极化，兴奋性增高，从而触发癫痫放电。

(五) 参与神经递质及生物活性物质的代谢

脑内星形胶质细胞能摄取谷氨酸(Glu)与 γ- 氨基丁酸(GABA)两种递质，使其转变为谷氨酰胺并转运至神经元内，以消除两种递质对神经元的持续作用，同时又可为氨基酸类递质提供前体物质。此外，星形胶质细胞还能合成并分泌生物活性物质，如血管紧张素原、胰岛素样生长因子、前列腺素等。

(六) 参与神经免疫调节作用

神经胶质细胞在中枢神经系统内具有免疫调节作用，主要表现为：

1. **产生细胞因子和补体等免疫分子** 活化的星状胶质细胞与小胶质细胞能产生白介素(IL-1、IL-2、IL-6)、巨噬细胞集落刺激因子(M-CSF)和干扰素 -α(IFN-α)等细胞因子，并产生补体及补体受体，参与神经免疫调控。

2. **起抗原呈递细胞作用** 星状胶质细胞是中枢神经系统中的抗原呈递细胞，外来抗原可与星状胶质细胞膜上主要组织相容性复合体(MHC)结合，将抗原呈递给 T 淋巴细胞，产生免疫反应。

(七) 引导神经元的迁移

在人、猴的大脑和小脑发育过程中，可观察到发育中的神经元沿胶质细胞的突起方向迁移到它们最终的定居部位。此外，它还能指引轴突生长，促进神经元与其他细胞建立突触联系。

此外，小胶质细胞作为吞噬细胞，是抵御神经组织感染或损伤的第一线。

第二节 突触与接头传递

突触(synapse)是神经元之间，神经元与效应器之间信息传递的特殊接触部位。神经元

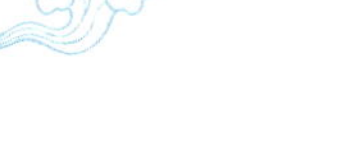

与效应器细胞接触而形成的突触，也称为**接头**(junction)，如神经肌肉接头。

信息在突触传递的基本方式有**化学突触**(chemical synapse)传递与**电突触**(electrical synapse)传递。前者依靠神经递质传递信息，后者以局部电流传递信息。

一、化学性突触传递

化学突触传递是神经系统信息传递最主要的形式。化学突触根据突触前、后结构之间有无紧密的解剖学关系分为两类：①定向突触，指突触前后两部分有紧密的解剖关系，突触前末梢释放的递质只作用于范围局限的突触后膜结构。神经骨骼肌接头是定向化学性突触传递的典型例子。②非定向突触，其信息的传递不在典型突触结构中进行。其末梢释放的递质可扩散至距离较远和范围较广的突触后成分。例如，中枢神经系统内单胺类神经纤维能进行非定向突触传递；自主神经平滑肌接头和自主神经心肌接头传递也是非定向突触传递的典型例子。

(一) 定向突触

指经典的化学突触传递，以神经骨骼肌接头和神经元之间的突触最为典型。

1. **突触的结构**　经典的化学性突触由**突触前膜**(presynaptic membrane)、**突触间隙**(synaptic cleft)和**突触后膜**(postsynaptic membrane)组成(图 9-2)。突触前神经元的突起末梢分出许多小支，每个小支的末梢膨大呈球状，形成**突触小体**(synaptic knob)。它贴附在另一个神经元的表面，构成突触。突触小体的末梢膜，称为突触前膜；与之相对的胞体膜或突起膜，称为突触后膜。突触前膜与后膜均较一般神经元细胞膜厚，约 7.5nm。两膜之间的缝隙为突触间隙，宽为 20~40nm，内含黏多糖和糖蛋白。在突触小体的轴浆内，含有大量的线粒体与**突触囊泡**(synaptic vesicle)。囊泡内含有高浓度的神经递质。递质释放仅限于突触前膜上特定的膜结构区域——**活化区**(active zone)。活化区对应的突触后膜上有丰富的特异性受体或化学门控式通道。突触后膜对电刺激不敏感，直接电刺激突触后膜不易使其去极化而发生兴奋。

2. **突触的分类**　按接触部位分，突触包括轴突 - 胞体、轴突 - 树突和轴突 - 轴突等类型(图 9-3)。按对突触后神经元功能活动的影响，突触可分为兴奋性突触与抑制性突触两种。

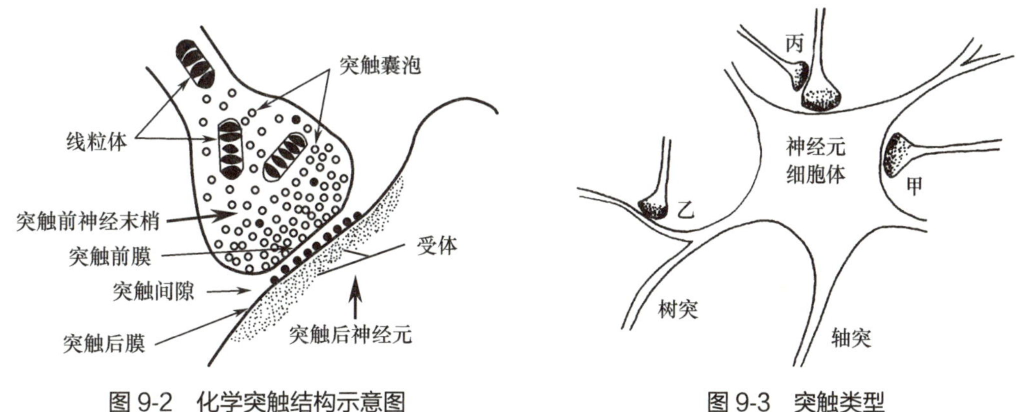

图 9-2　化学突触结构示意图

图 9-3　突触类型
甲：轴突与细胞体相接触；乙：轴突与树突相接触；丙：轴突与轴突相接触

3. **突触传递的过程与原理**　突触信息的传递是通过前膜释放化学递质，与突触后膜上受体结合，将递质转换为电信号，即产生**突触后电位**(postsynaptic potential)而实现的。

笔记栏

突触的信息传递

（1）突触传递过程：①突触前神经元兴奋，动作电位抵达神经末梢，引起突触前膜去极化；②去极化使前膜结构中电压门控式 Ca^{2+} 通道开放，产生 Ca^{2+} 内流，Ca^{2+} 内流的数量和递质释放量成正比；③突触小泡前移，与前膜接触、融合；④小泡内递质以胞裂外排方式释放入突触间隙；⑤从间隙扩散到达突触后膜的递质，作用于后膜上的特异性受体或化学门控式通道；⑥突触后膜离子通道开放或关闭，引起跨膜离子活动；⑦突触后膜电位去极化或超极化产生突触后电位，引起突触后神经元兴奋性的改变；⑧递质与受体作用之后立即被分解或移除（图 9-4）。

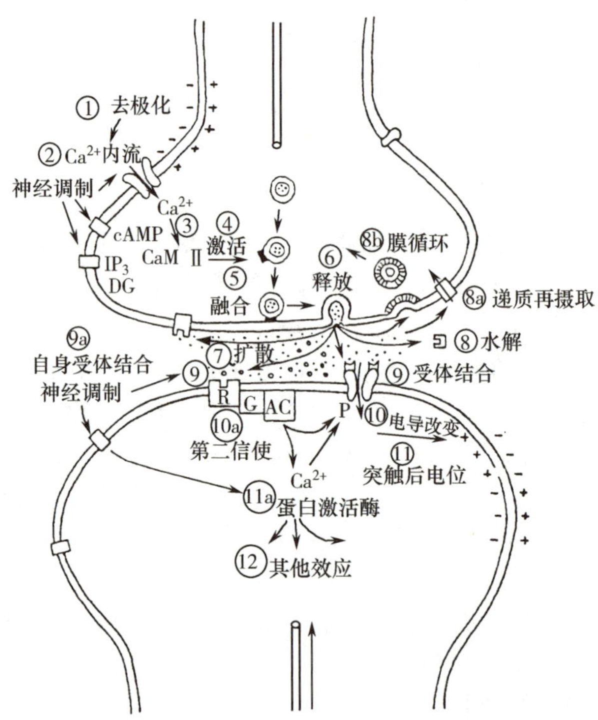

图 9-4 化学性突触传递的主要过程模式图

（2）突触后神经元的电活动

1）**兴奋性突触后电位**（excitatory postsynaptic potential，EPSP）：兴奋性突触兴奋时，突触前膜释放某种兴奋性递质，作用于突触后膜上的特异受体，提高了后膜对 Na^{+} 和 K^{+} 的通透性，以 Na^{+} 为主，引起 Na^{+} 内流（主要），使突触后膜发生局部去极化，提高了突触后神经元的兴奋性，称为兴奋性突触后电位。谷氨酸是中枢神经系统比较重要的兴奋性递质。

2）**抑制性突触后电位**（inhibitory postsynaptic potential，IPSP）：抑制性突触兴奋时，突触前膜释放抑制性递质，与突触后膜受体进行特异性结合后，提高后膜对 Cl^{-} 和 K^{+} 的通透性，以 Cl^{-} 为主，引起 Cl^{-} 内流（主要），突触后膜发生局部超极化，降低了突触后神经元的兴奋性，称之为抑制性突触后电位。γ- 氨基丁酸（GABA）和甘氨酸是中枢神经系统的抑制性递质。

在中枢神经系统中，一个神经元常与多个神经末梢构成许多突触。在这些突触中，有的是兴奋性突触，有的是抑制性突触，分别产生多个 EPSP 与 IPSP，在突触后神经元的胞体进行整合。因此，突触后神经元的状态实际上取决于同时产生的 EPSP 与 IPSP 的总和。若 IPSP 占优势，突触后神经元则呈现抑制状态。如果 EPSP 占优势并达阈电位水平时，则突触后神经元兴奋产生动作电位。动作电位产生的部位在突触后神经元轴突始段。因为此处细

胞膜上的电压门控 Na^+ 通道密度较高，阈电位水平明显低于神经元的其他部位。如果 EPSP 未能达阈电位水平，虽不能产生动作电位，但能提高突触后神经元的兴奋性，使之容易发生兴奋，这种现象称为**突触后易化**（postsynaptic facilitation）。

知识链接

慢突触后电位

在自主神经节和大脑皮层神经元的细胞内还可记录到发生缓慢、历时长久的**慢突触后电位**，包括慢 EPSP 和慢 IPSP，其潜伏期为 100~500 毫秒，可持续数秒至数十秒。慢 EPSP 与膜对 K^+ 电导降低有关。而慢 IPSP 则因 K^+ 电导增高引起。慢突触后电位不一定直接引起神经元的兴奋或抑制，但能通过影响神经元的兴奋性和重复放电频率调节快突触后电位。

（二）非定向突触

非定向突触是指突触前末梢释放的递质可扩散到距离较远、范围较广的突触后结构，见于自主神经（多见于交感神经）节后纤维和效应器细胞之间的接头，如交感神经与平滑肌或心肌之间所形成的神经平滑肌接头与神经心肌接头。

以去甲肾上腺素为递质的自主神经平滑肌接头前神经元的轴突末梢有许多分支，分支上布满了呈念珠状的**曲张体**（varicosity），内含有高浓度去甲肾上腺素递质的囊泡。但是，曲张体并不与平滑肌细胞形成定向的突触联系，而是沿着末梢分支分布于平滑肌细胞近旁（图 9-5）。当神经冲动抵达曲张体时，递质从曲张体的囊泡内释放出来，通过细胞外液扩散到邻近或远隔部位的靶细胞发挥生理效应。这种结构能使一个神经元支配许多平滑肌细胞，称为**非突触性化学传递**（non-synaptic chemical transmission）。

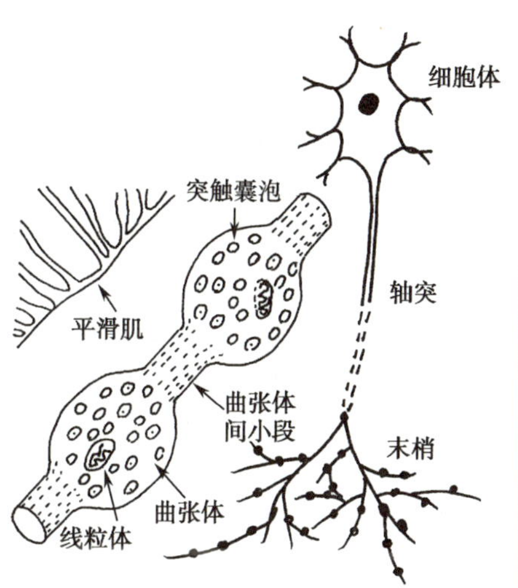

图 9-5 非定向突触传递的结构示意图

与突触性化学传递相比，非突触性化学传递的特点是：①不存在突触前膜与后膜的特化结构。②不存在突触一对一的支配关系，一个曲张体能支配较多的效应器细胞。来自不同神经元的轴突末梢也可在同一区域内相互重叠形成一种特有的丛状结构。③曲张体与效应器细胞之间的距离较大，递质扩散距离较远，传递所需时间长。④释放的递质能否产生效应，取决于效应细胞上有无受体及受体数量和活性。因此，自主神经对靶器官的作用较缓慢而弥散。

二、电突触传递

电突触的结构基础为**缝隙连接**（gap junction），相邻的两个神经元膜之间距离特别近，仅有 2~3nm，没有突触结构存在。由图 9-6 可见，电突触的每一侧膜上都镶嵌着许多**连接子**（connexon），每个连接子是由 6 个连接蛋白构成的 6 聚体，中间包绕着一个水相孔道。两侧膜上的连接子端端相接，构成一条连通两个细胞的通道。分子量小于 1 000Da 或直径小于 1.5nm 的化学物质可通过此通道。局部电流和 EPSP 也可以电紧张扩布的形式从一个细胞

笔记栏

直接传给另一个细胞。电突触传递的特点是兴奋传递快,通道电阻低,几乎不存在潜伏期,为双向性传递。电突触普遍存在于无脊椎动物的神经系统中,在成年哺乳动物的中枢神经系统和视网膜中也有分布。电突触意义在于使相邻的同类神经元产生同步化活动。

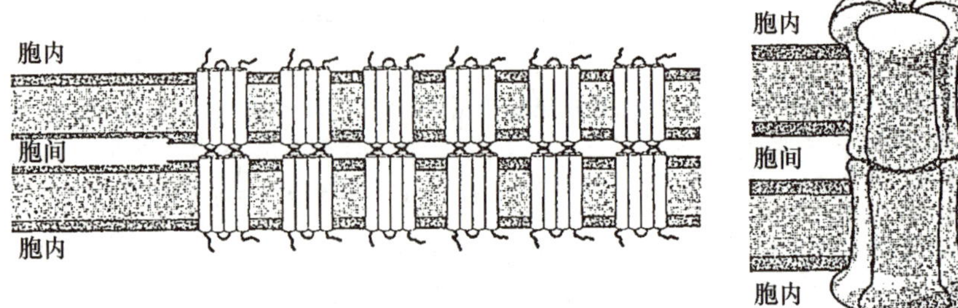

图 9-6 电突触结构模式图

三、神经肌肉接头传递

运动神经轴突末梢与骨骼肌之间兴奋传递的部位称为**神经肌肉接头**(neuromuscular junction),即**神经骨骼肌接头**。这种接头的信息传递过程,与上述兴奋性突触的传递十分相似。

1. **神经骨骼肌接头的功能结构** 躯体运动神经轴突末梢在接近骨骼肌细胞处先失去髓鞘,以裸露的轴突末梢嵌入肌细胞膜的凹陷内,构成**运动终板**(motor end plate)。轴突末梢膜形成**接头前膜**(prejunctional membrane),与之对应的骨骼肌细胞膜的特化区域为**接头后膜**(postjunctional membrane),又称**终板膜**(endplate membrane),两者之间还有 20~30nm 的**接头间隙**(junctional cleft),其中充满细胞外液,终板膜进一步向内凹陷形成许多接头皱褶(图 9-7)。

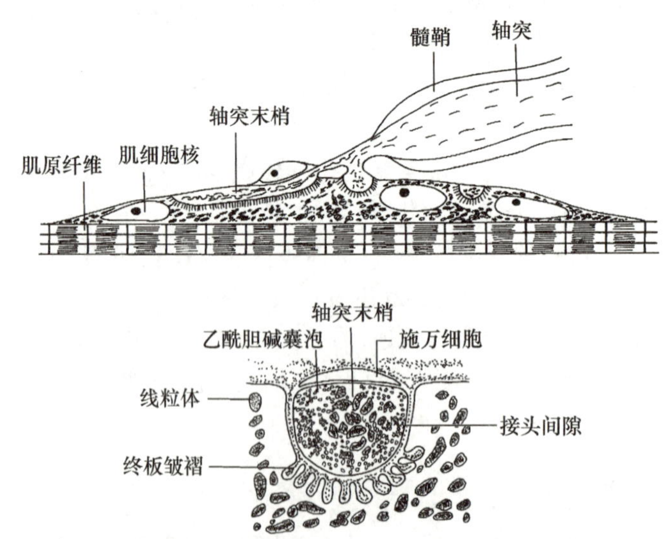

图 9-7 神经肌肉接头处的超微结构示意图

轴突末梢中含有许多囊泡,内含大量乙酰胆碱(ACh)。一个运动神经元的轴突末梢大约含 30 万个囊泡,每个囊泡中储存的 ACh 分子为 5 000~10 000 个。递质的释放是以囊泡为单位(1 个囊泡所含的一定数目的 ACh 分子作为 1 个量子)倾囊而出的方式进行,称为**量**

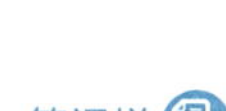

子式释放(quantal release)。终板膜上有 N_2 型胆碱受体(阳离子通道),集中分布于接头皱褶的开口处。终板膜上还有大量的乙酰胆碱酯酶,能将 ACh 分解为胆碱和乙酸。

2. **神经骨骼肌接头的兴奋传递过程** 安静状态时,神经末梢可发生每秒 1 次的 ACh 量子释放,并引起终板膜电位变化。这种由 1 个 ACh 量子引起的微小终板膜电位变化称为**微终板电位**(miniature endplate potential,MEPP)(图 9-8)。每个 MEPP 的平均幅度仅有 0.4mV,不足以引起肌细胞的兴奋,但可能是神经控制肌肉张力的基础,也是神经对肌肉发挥营养作用的一种方式。

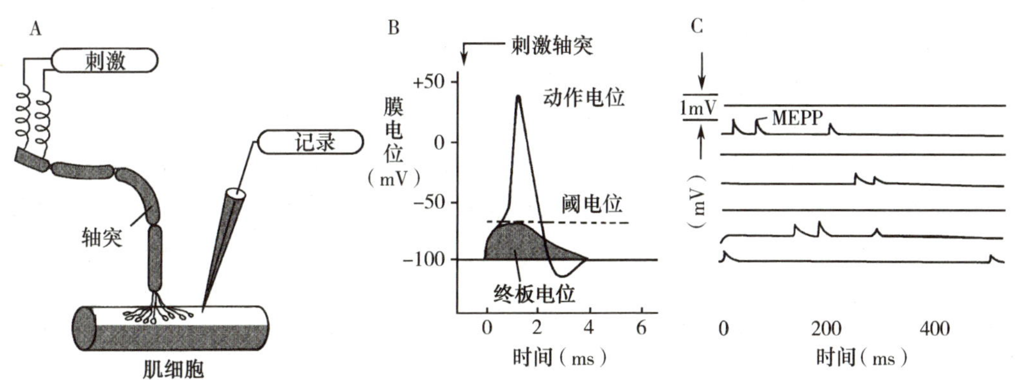

图 9-8 终板电位和微终板电位记录

A. 实验装置;B. 终板区附近记录到的终板电位和动作电位;C. 不施加刺激时,自发出现的微终板电位;MEPP:微终板电位

当神经冲动到达时,神经末梢即诱发量子式释放 ACh。首先是接头前膜去极化,引起该处特有的电压门控 Ca^{2+} 通道开放,细胞外 Ca^{2+} 进入神经末梢内,促使大量囊泡向前膜靠近,并与之融合,然后通过胞裂外排的方式将囊泡中的 ACh 分子全部释放入接头间隙。一次动作电位到达末梢能使大约 125 个囊泡几乎同步释放近 2×10^5 个 ACh 分子。当 ACh 通过间隙扩散至终板膜时,便与膜上的 N_2 型 ACh 受体阳离子通道结合,并使之激活开放,允许 Na^+、K^+ 以及少量 Ca^{2+} 同时通过,出现 Na^+ 内流与 K^+ 外流。由于 Na^+ 内流远远超过 K^+ 外流,故最终结果是终板膜去极化,这种去极化局部电位,称为**终板电位**(endplate potential,EPP)。EPP 属于局部电位,以电紧张扩布的方式向周围传播。终板膜本身没有电压门控 Na^+ 通道,它刺激邻近肌细胞膜的电压门控 Na^+ 通道开放,引起 Na^+ 内流和邻近的肌细胞膜去极化。当去极化达阈电位时,便爆发动作电位并传至整个肌细胞,引起肌细胞兴奋,从而完成一次神经与骨骼肌之间的兴奋传递。

正常情况下,每一次神经冲动到达神经末梢,都能使骨骼肌细胞兴奋和收缩一次,即神经骨骼肌接头兴奋传递是一对一关系。其原因有二:①运动神经一次神经冲动引起的 ACh 释放量足够多,因而形成的终板电位振幅可达 50~75mV,与周围细胞膜形成的局部电流,为触发肌膜去极化达阈电位所需刺激量的 2~3 倍,足以引起肌细胞的兴奋;②每次神经冲动释放的 ACh 发挥作用后,立即被存在于间隙和接头后膜上的胆碱酯酶分解,以免 ACh 持久作用于终板膜而影响下次神经冲动到来时的效应。

3. **神经骨骼肌接头兴奋传递的特点** 接头处的兴奋传递与兴奋性突触传递过程类似,具体表现在:①终板电位没有“全或无”的特性,其大小与接头前膜释放的 ACh 量成正比;②终板电位没有不应期,但有总和现象,终板电位就是多个微终板电位总和的结果;③终板电位也以电紧张形式进行传导。

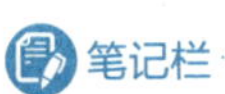
笔记栏

第三节 神经递质和受体

一、神经递质

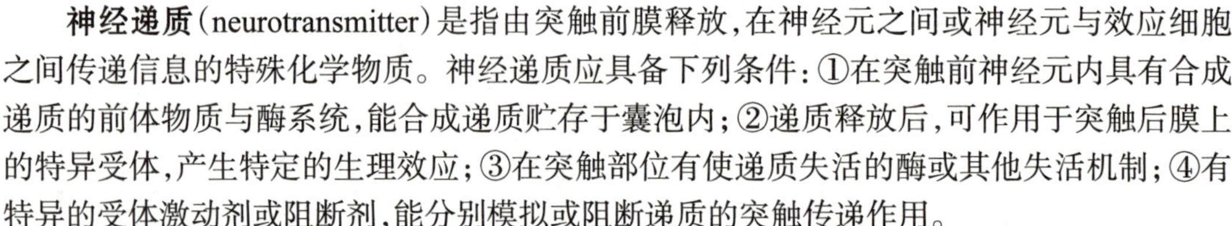

FR-9-2
递质的发现

神经递质(neurotransmitter)是指由突触前膜释放,在神经元之间或神经元与效应细胞之间传递信息的特殊化学物质。神经递质应具备下列条件:①在突触前神经元内具有合成递质的前体物质与酶系统,能合成递质贮存于囊泡内;②递质释放后,可作用于突触后膜上的特异受体,产生特定的生理效应;③在突触部位有使递质失活的酶或其他失活机制;④有特异的受体激动剂或阻断剂,能分别模拟或阻断递质的突触传递作用。

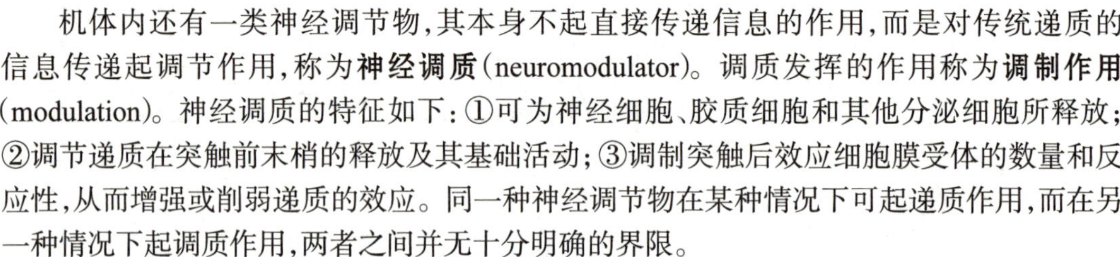

机体内还有一类神经调节物,其本身不起直接传递信息的作用,而是对传统递质的信息传递起调节作用,称为**神经调质**(neuromodulator)。调质发挥的作用称为**调制作用**(modulation)。神经调质的特征如下:①可为神经细胞、胶质细胞和其他分泌细胞所释放;②调节递质在突触前末梢的释放及其基础活动;③调制突触后效应细胞膜受体的数量和反应性,从而增强或削弱递质的效应。同一种神经调节物在某种情况下可起递质作用,而在另一种情况下起调质作用,两者之间并无十分明确的界限。

长期以来,一直认为一个神经元内只存在一种递质,其全部神经末梢均释放一种递质,称为**戴尔原则**(Dale principle)。目前发现有**递质共存**(neurotransmitter coexistence)现象,即两种或两种以上的递质或调质可共存于同一神经元,以适应体内生理功能调控的需要。

根据存在部位不同,神经递质可分为外周神经递质和中枢神经递质。

(一) 外周神经递质

外周神经递质(peripheral neurotransmitter)包括自主神经和躯体运动神经末梢释放的递质,主要有乙酰胆碱、去甲肾上腺素和肽类递质等。

1. **乙酰胆碱** 凡释放乙酰胆碱(acetylcholine,ACh)作为递质的神经纤维,称为**胆碱能纤维**(cholinergic fiber),包括:①交感神经和副交感神经的节前纤维;②副交感神经的节后纤维;③交感神经的小部分节后纤维(如支配汗腺、胰腺的交感胆碱能纤维和支配骨骼肌血管的交感舒血管纤维);④躯体运动神经纤维。

2. **去甲肾上腺素** 凡能释放去甲肾上腺素(norepinephrine,NE;noradrenaline,NA)作为递质的神经纤维,称为**肾上腺素能纤维**(adrenergic fiber),大部分交感神经节后纤维均属于肾上腺素能纤维。

3. **肽类递质** 释放肽类化合物为递质的神经纤维称为**肽能纤维**(peptidergic fiber),广泛地分布于外周神经组织和多种器官中,特别是胃肠道的肽能神经元能释放多种肽类递质,主要包括P物质、阿片肽、降钙素基因相关肽、血管活性肠肽、促胃液素与生长抑素等。

(二) 中枢神经递质

中枢神经递质(central neurotransmitter)比较复杂,种类很多,可归纳为乙酰胆碱、生物胺类、氨基酸类与肽类四大类。另外,一氧化氮(NO)和一氧化碳(CO)虽不完全符合递质的特征,但作用和递质一样,因此也把它们归为递质。

1. **乙酰胆碱** 胆碱能神经元在中枢神经系统的分布极为广泛,主要分布在脊髓前角运动神经元、脑干网状结构上行激动系统、丘脑后腹核内的特异感觉投射系统、纹状体以及边缘系统的梨状区、杏仁核和海马等脑区。胆碱能神经元对中枢神经元的作用,在细胞水平以兴奋为主。ACh在传递特异性感觉,维持机体觉醒,调节躯体运动、内脏活动、摄食和饮水行

为，以及促进学习、记忆等生理活动中均起重要作用。此外，在痛觉调制与应激反应中 ACh 也起一定的作用。

2. **生物胺类**

(1) 多巴胺：脑内多巴胺（dopamine，DA）系统主要分布在黑质 - 纹状体、中脑边缘系统以及结节 - 漏斗部分，调节肌紧张、躯体运动、情绪精神以及内分泌活动。

(2) 去甲肾上腺素：绝大多数去甲肾上腺素能神经元分布在低位脑干，尤其是中脑网状结构、脑桥的蓝斑以及延髓网状结构的腹外侧，参与多种功能的调节，如睡眠与觉醒、学习与记忆、躯体运动、心血管活动、情绪活动、体温以及摄食行为等。

(3) 肾上腺素：肾上腺素能神经元主要位于延髓和下丘脑，参与心血管活动与呼吸的调控。

(4) 5- 羟色胺：主要位于低位脑干近中线区的中缝核群内，参与调节睡眠、情绪、内分泌、痛觉、心血管和体温。

(5) 组胺：组胺能神经元集中于下丘脑后部的结节乳头核，其纤维到达中枢几乎所有部位，包括大脑皮层和脊髓，参与整体脑功能的调节，主要与神经内分泌、觉醒与睡眠、摄食行为、血压、饮水、情绪、记忆和痛觉等调节有关。

3. **氨基酸类**　包括**谷氨酸**（glutamate，Glu）、**天冬氨酸**（aspartate）、**甘氨酸**（glycine，Gly）、**γ- 氨基丁酸**（γ-aminobutyric acid，GABA），前两者为兴奋性氨基酸，后两者为抑制性氨基酸。

(1) 谷氨酸：在脑和脊髓中含量很高，脑内以大脑皮层、小脑与纹状体的含量最高，脊髓中以背侧部分的含量较多。Glu 对所有中枢神经元都有兴奋作用，在学习与记忆、应激反应、痛觉传递中均起重要作用。

(2) γ- 氨基丁酸：主要分布在大脑皮层浅层、小脑皮层浦肯野细胞层、黑质、纹状体与脊髓。GABA 对中枢神经元具有普遍的抑制作用，它在调节内分泌活动、维持骨骼肌的正常兴奋性以及痛觉调制、抗焦虑等方面均起重要作用。

4. **肽类**　位于神经系统中起信息传递或调节信息传递效率的肽类化学物质，称为**神经肽**（neuropeptide）。在中枢神经系统内陆续发现的 100 多种神经肽中，有些是神经激素，有些则认为是神经递质或调质，还有一些既是神经激素也可能是神经递质。

(1) P 物质：为速激肽的一种，是第一级伤害性传入纤维末梢释放的兴奋性递质。P 物质对痛觉传递的第一级突触起易化作用，但在脑的高级部位反而起镇痛效应。P 物质对心血管活动、躯体运动以及神经内分泌活动均有调节作用，可引起血管舒张、血压下降、肠平滑肌收缩等效应。

(2) 阿片肽：是具有阿片样生物活性的物质，主要有：①**脑啡肽**（enkephalin，EK）：分布广泛，如纹状体、杏仁核、下丘脑、中脑中央灰质、延髓头端腹内侧区和脊髓背角等部位均有脑啡肽能神经元。EK 在脑和脊髓有很强的镇痛活性，也可作用于脑内某些结构调节心血管活动，表现为抑制作用。② **β- 内啡肽**（β-endorphin，β-EP）：分布于腺垂体、下丘脑、杏仁核、丘脑、脑干和脊髓等处。β-EP 在痛觉、心血管功能、神经内分泌以及免疫功能等方面均有调节作用。③**强啡肽**（dynorphin，DYN）：在脑内的分布与脑啡肽相似，有相当程度的重叠。强啡肽在脊髓发挥镇痛作用，而在脑内反而对抗吗啡的镇痛作用。它对心血管等许多系统的生理活动也起调节作用。

5. **一氧化氮**　一氧化氮合酶（NOS）主要存在于小脑、嗅球、大脑皮层、海马、纹状体和脑干等部位的神经元中，能促使精氨酸生成 NO。NO 具有多种功能，在不同脑区中，NO 可通过改变突触前神经末梢的递质释放，从而调节突触功能。NO 还可介导突触传递的可塑性，参与海马的长时程突触传递增强效应以及小脑的长时程突触传递抑制效应。

笔记栏

笔记栏

(三) 神经递质的代谢

神经递质的代谢包括递质的合成、贮存、释放与失活等步骤。

1. **乙酰胆碱** ACh 是由胆碱(Ch)与乙酰辅酶 A(AcCoA)经胆碱乙酰移位酶的催化合成,贮存在突触囊泡中,通过胞裂外排释放。ACh 与后膜受体结合发挥生理效应后,主要经乙酰胆碱酯酶水解失活。水解产生的乙酸进入血液,部分胆碱可被神经末梢摄取,以便再次合成 ACh。

2. **儿茶酚胺** **儿茶酚胺**(catecholamine,CA)包括多巴胺、去甲肾上腺素和肾上腺素,其合成原料是酪氨酸,经酪氨酸羟化酶(TH)的作用生成多巴,再经多巴脱羧酶(DDC)的作用转变为多巴胺;多巴胺进入囊泡在多巴胺 β- 羟化酶(DβH)的作用下合成 NE;NE 在苯乙醇胺氮位甲基转移酶(PNMT)作用下,生成 Ad。儿茶酚胺与受体结合产生效应后,大部分被突触前膜重新摄取以备再利用;小部分在效应细胞经单胺氧化酶(MAO)与儿茶酚胺氧位甲基转移酶(COMT)破坏而失活;另一小部分进入血液循环,在肝、肾中被上述两种酶灭活。

3. **5- 羟色胺** 以色氨酸为原料经色氨酸羟化酶作用生成 5- 羟色胺酸,然后在 5- 羟色胺酸脱羧酶作用下脱羧合成 5-HT,贮存在突触囊泡内。5-HT 释放后,除与 5-HT 受体结合而产生效应外,可被突触前膜重新摄取,也可被单胺氧化酶灭活。

凡是能够影响递质合成、灭活或重摄取的因素都能够影响到突触的传递,进而影响神经冲动的正常传递。例如,利血平能抑制交感神经突触前膜对 NE 的重摄而治疗高血压;有机磷农药能够抑制乙酰胆碱酯酶,导致 ACh 不能及时被灭活,造成 ACh 持续发挥作用。

二、神经递质的受体

受体(receptor)是细胞膜上或膜内能与某些化学物质(递质、调质、激素)特异结合并诱发生物学效应的物质。与递质结合的一般为膜受体,是带有糖链的跨膜蛋白分子。一些与递质类似的物质也可以与受体结合。能与受体发生特异性结合并产生相应生理效应的化学物质称为受体**激动剂**(agonist)。若只发生特异结合,而不产生生理效应的化学物质则称为受体**拮抗剂**(antagonist)或**阻断剂**(blocker)。拮抗剂与受体结合后,可占据受体的结合位点或改变受体的分子空间构型,使受体不能再与递质结合。

(一) 胆碱能受体

根据药理特性的不同,**胆碱能受体**(cholinergic receptor)分为两大类,即毒蕈碱受体和烟碱受体。

1. **毒蕈碱受体(M 受体)** ACh 与某些胆碱受体结合后,产生**毒蕈碱样作用**(M 样作用),故这些胆碱受体称为**毒蕈碱受体**(muscarinic receptor,MR)。M 受体分布广泛,绝大多数副交感节后纤维(除少数纤维释放肽类物质外)和少数交感节后纤维(即支配汗腺、胰腺的交感胆碱能纤维和交感舒血管纤维)支配的效应器细胞膜上的胆碱能受体均属 M 受体。ACh 激动 M 受体后,产生 M 样作用,包括心活动的抑制、支气管与胃肠道平滑肌的收缩、膀胱逼尿肌和瞳孔括约肌的收缩、消化腺与汗腺的分泌以及骨骼肌血管的舒张等。**阿托品**(atropine)是 M 受体的拮抗剂,可阻断 ACh 的 M 样作用。

M 受体有 5 种亚型,分别命名为 M_1、M_2、M_3、M_4 与 M_5 受体,均为 G 蛋白耦联受体。其中,M_1 受体在脑内含量丰富,M_2 受体主要分布于心,M_3 和 M_4 受体主要分布在外分泌腺和平滑肌中,M_5 受体分布不详。

2. **烟碱受体(N 受体)** ACh 与某些胆碱受体结合后,可产生**烟碱样作用**(N 样作用),故这些胆碱受体称为**烟碱受体**(nicotinic receptor,NR)。N 受体又分为 N_1 受体与 N_2 受体两种,其结构均为 N 型 ACh 门控通道。N_1 受体分布于中枢神经系统内和自主神经节的突触后膜上,ACh 与之结合可引起节后神经元兴奋,故将 N_1 受体称为**神经元型 N 受体**

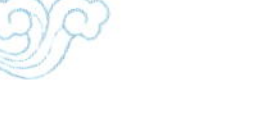

(neuronal-type nicotinic receptor);N_2 受体分布在神经肌肉接头的终板膜上,ACh 与之结合可使骨骼肌兴奋,故 N_2 受体被称之为**肌肉型 N 受体**(muscle-type nicotinic receptor)。ACh 与这两种受体结合所产生的效应就是全部烟碱样作用。**筒箭毒**(tubocurarine)对 N_1 受体和 N_2 受体均有阻断作用,而**六烃季铵**(hexamethonium)主要阻断 N_1 受体的功能,**十烃季铵**(decamethonium)主要阻断 N_2 受体的功能。

(二) 肾上腺素能受体

肾上腺素能受体(adrenergic receptor)是机体内能与肾上腺素和去甲肾上腺素结合的受体,分为 α 型与 β 型两种。α 受体又可分为 α_1 和 α_2 两个亚型,β 受体则能分为 β_1、β_2 和 β_3 3 个亚型。肾上腺素能受体激活后产生的生物效应,因受体类型和存在部位不同而异。

1. α 受体

(1) α_1 受体:在外周组织中,α_1 受体主要分布在平滑肌,儿茶酚胺与之结合后产生的平滑肌效应主要是兴奋性的,包括血管收缩(尤其是皮肤、胃肠与肾等内脏血管)、子宫收缩和扩瞳肌收缩等。平滑肌细胞膜 α_1 受体激活后也有抑制性的效应,如促使小肠平滑肌舒张。心肌细胞膜也存在 α_1 受体,可介导儿茶酚胺的缓慢正性变力作用。

(2) α_2 受体:主要分布于肾上腺素能纤维末梢的突触前膜上,NE 与 α_2 受体结合后可对突触前 NE 的释放进行负反馈调节。

酚妥拉明(phentolamine)可阻断 α_1 与 α_2 两种受体的作用。**哌唑嗪**(prazosin)为选择性 α_1 受体拮抗剂,可阻断 α_1 受体的兴奋效应产生降压作用,也可用于慢性心功能不全的治疗;**育亨宾**(yohimbine)能选择性阻断 α_2 受体,通常应用于实验研究。

2. β 受体

(1) β_1 受体:主要分布于心组织中,其作用是兴奋性的。在生理情况下,心 β_1 受体作用占优势,以致掩盖了心 α_1 受体的作用;只有在 β_1 受体被抑制时,α_1 受体对心功能的调节才发挥作用。此外,在肾的组织中也有 β_1 受体,它起传导兴奋的作用,促进肾素分泌。

(2) β_2 受体:主要分布在平滑肌,其效应是抑制性的,包括促使支气管、胃肠道、子宫以及血管(冠状动脉、骨骼肌血管等)等平滑肌的舒张。

(3) β_3 受体:主要分布于脂肪组织,与脂肪分解有关。

普萘洛尔(propranolol)是临床上常用的非选择性 β 受体拮抗剂,能阻断 β_1 和 β_2 受体。心动过速或心绞痛等心脏病患者应用普萘洛尔可降低心肌代谢与活动,但对同时伴有呼吸系统疾病的患者,应用后可引发支气管痉挛,应避免使用。**阿替洛尔**(atenolol)为选择性 β_1 受体拮抗剂,临床上可用于治疗高血压、缺血性心脏病及快速性心律失常等。**丁氧胺**(butoxamine)主要阻断 β_2 受体。

胆碱和肾上腺素能受体的分布及效应总结见表 9-2。

表 9-2 胆碱能和肾上腺素能受体的分布及效应

效应器		胆碱能系统		肾上腺素能受体	
		受体	效应	受体	效应
自主神经节		N_1	节前 - 节后兴奋传递		
眼					
	瞳孔括约肌	M	收缩(缩瞳)		
	瞳孔开大肌			α_1	收缩(扩瞳)
	睫状肌	M	收缩(视近物)	β_2	舒张(视远物)

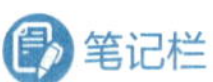
笔记栏

续表

效应器		胆碱能系统		肾上腺素能受体	
		受体	效应	受体	效应
心					
	窦房结	M	心率减慢	β_1	心率加快
	房室传导系统	M	传导减慢	β_1	传导加快
	心肌	M	收缩力减弱	β_1	收缩力增强
血管					
	冠状血管	M	舒张	α_1	收缩
				β_2	舒张(为主)
	皮肤黏膜血管	M	舒张	α_1	收缩
	骨骼肌血管	M	舒张[①]	α_1	收缩
				β_2	舒张(为主)
	脑血管	M	舒张	α_1	收缩
	腹腔内脏血管			α_1	收缩(为主)
				β_2	舒张
	唾液腺血管	M	舒张	α_1	收缩
支气管					
	平滑肌	M	收缩	β_2	舒张
	腺体	M	促进分泌	α_1	抑制分泌
				β_2	促进分泌
胃肠					
	胃平滑肌	M	收缩	β_2	舒张
	小肠平滑肌	M	收缩	α_2	舒张[②]
				β_2	舒张
	括约肌	M	舒张	α_1	收缩
	唾液腺	M	分泌大量稀薄唾液	α_1	分泌少量黏稠唾液
	其他腺体	M	促进分泌	α_2	抑制分泌
胆囊和胆道		M	收缩	β_2	舒张
膀胱					
	逼尿肌	M	收缩	β_2	舒张
	三角区和括约肌	M	舒张	α_1	收缩
输尿管平滑肌		M	收缩(？)	α_1	收缩
子宫平滑肌		M	可变[③]	α_1	收缩(有孕子宫)
				β_2	舒张(无孕子宫)
皮肤					
	汗腺	M	促进温热性发汗[①]	α_1	促进精神性发汗
	竖毛肌			α_1	收缩

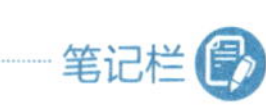

续表

效应器		胆碱能系统		肾上腺素能受体	
		受体	效应	受体	效应
代谢					
	糖酵解			β_2	加强
	脂肪分解			β_3	加强

注：①为交感节后胆碱能纤维支配；②可能是突触前调制递质的释放所致；③因月经周期、循环中雌激素、孕激素水平、妊娠等因素而变动。

（三）突触前受体

分布在突触前膜上的受体称为**突触前受体**（presynaptic receptor），主要作用是调节突触前神经末梢递质的释放量。例如，肾上腺素能纤维末梢的突触前膜上有 α_2 受体和 β_2 受体。突触前 α_2 受体被激活后反馈性地抑制神经末梢释放 NE 递质；而当 β_2 受体激活时，则引起 NE 递质释放增多。通过这两种反馈调节维持 NE 递质释放的动态平衡。

（四）中枢内递质的受体

中枢神经递质相应的受体种类繁多，各种受体都有其相应的激动剂和拮抗剂。除胆碱能 M 型与 N 型受体以及肾上腺素能 α 型与 β 型受体外，还有多巴胺受体、5- 羟色胺受体、氨基酸受体、阿片受体等。目前多巴胺受体现已克隆到 D_1~D_5 5 种亚型。5- 羟色胺已知有 5-HT_1~5-HT_7 7 种受体。谷氨酸受体包括促离子型受体和促代谢型受体。促离子型受体可分为 3 种亚型，分别命名为海人藻酸（KA）受体、α- 氨基羟甲基异唑丙酸（AMPA）受体与 N- 甲基 -D- 门冬氨酸（NMDA）受体，其中 KA 受体和 AMPA 受体合称非 NMDA 受体。抑制性氨基酸中的 γ- 氨基丁酸受体分为 A、B、C 3 种亚型。阿片受体已确定的有 μ、δ、κ 3 种受体。

第四节　神经中枢活动的基本规律

一、反射活动与反射中枢

神经系统功能活动的基本方式是反射，反射弧中的反射中枢是指中枢神经系统内调节某一特定生理功能的神经细胞群。反射中枢分布在中枢神经系统的不同部位，可分为脊髓、皮层下与大脑皮层 3 个水平。脊髓水平控制的反射都是最简单、最原始的反射。皮层下水平包括延髓、脑桥、中脑、小脑、丘脑、下丘脑和基底神经节等结构，控制的反射比较复杂，需要不同水平的中枢相互协调才能完成。大脑皮层水平控制的反射是最高级、最复杂的反射。只通过一个突触的反射称为**单突触反射**（monosynaptic reflex），如膝反射。其反射时间最短，参与的中枢范围较窄。大多数反射经过两个以上的突触，称为**多突触反射**（polysynaptic reflex），其反射时间较长，参与的中枢范围则很广。

二、中枢神经元的联系方式

人类中枢神经系统由数以千亿计的神经元组成。中枢神经元彼此之间通过突触构成复杂而多样的联系，归纳起来主要有单线式、辐散式、聚合式、环式与链锁式等几种方式

笔记栏

(图 9-9)。

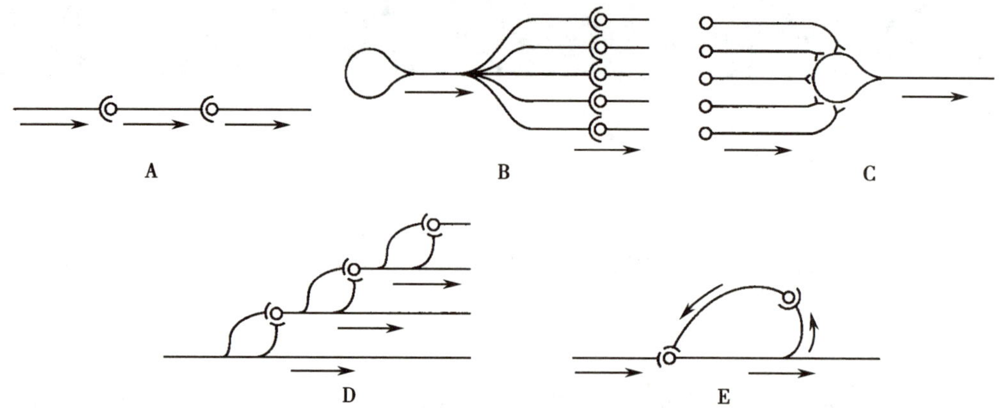

图 9-9 中枢神经元的联系方式模式图

→: 兴奋传导方向

A. 单线式联系;B. 辐散式联系;C. 聚合式联系;D. 链锁式联系;E. 环式联系

(一) 单线式联系

一个突触前神经元只与一个突触后神经元发生突触联系,称为**单线式联系**(single line connection)。真正的单线式联系很少。例如视网膜中央凹处的一个视锥细胞只与一个双极细胞形成突触联系,而该双极细胞也只与一个神经节细胞保持联系,确保视锥系统的分辨力较高。

(二) 辐散式联系

一个神经元的轴突可以通过其分支分别与许多神经元建立突触联系,称为**辐散式联系**(divergence connection)。在中枢神经系统,辐散式联系是传入神经元的主要联系方式。进入脊髓的传入神经元除以分支与本节段的脊髓中间神经元及传出神经元发生联系外,还经上升支和下降支与脊髓其他各节段的中间神经元发生突触联系。辐散式联系方式能使一个神经元的兴奋引发其他许多神经元同时兴奋或抑制,从而扩大神经元活动的影响范围。

(三) 聚合式联系

许多神经元的轴突末梢共同与同一个神经元的胞体和树突建立突触联系,称为**聚合式联系**(convergence connection)。在中枢神经系统,聚合式联系是传出神经元与其他神经元的主要联系方式。这种联系方式可使许多神经元的作用集中到同一神经元,从而发生总和或整合作用。

(四) 链锁式与环式联系

在中间神经元之间的联系中,如辐散与聚合同时存在,神经元一个接一个依次连接,则构成**链锁式联系**(chain connection)。通过链锁式联系,兴奋可以扩大空间作用范围。如一个神经元通过其轴突侧支与多个神经元建立突触联系,而后继神经元又通过其本身的轴突,回返过来与原来的神经元建立突触联系,形成一个闭合环路,称为**环式联系**(recurrent connection)。兴奋通过环式联系可以形成反馈回路,若为正反馈可加强并延续兴奋,产生后发放现象;若为负反馈,则使兴奋减弱或终止。

三、神经中枢内兴奋传递的特征

兴奋在中枢内传递时,必须通过突触接替而连续传下去。神经中枢内的兴奋传递要比

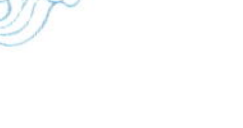

神经纤维的兴奋传导复杂得多，其特征如下：

(一) 单向传递

兴奋在单根神经纤维上的传导是双向的，但是通过突触传递只能是**单向传递**(one-way conduction)，即从突触前神经元传向突触后神经元，而不能逆向传递。化学突触的神经递质只能由突触前膜释放来影响突触后膜，所以限定了信息只能由突触前神经元传向突触后神经元。

(二) 中枢延搁

兴奋通过中枢部分时，传递比较缓慢、历时较长的现象，称为**中枢延搁**(central delay)。化学突触的信息传递需经突触前膜递质的释放、扩散以及递质对突触后膜的作用等多个环节，所需时间较长。兴奋通过一个突触所需要的时间约为 0.3~0.5 毫秒。兴奋传递通过的突触数目愈多，反射所需时间则愈长。

(三) 总和

在突触传递中，单根神经纤维传入的一次冲动仅能引起突触后膜的局部兴奋，不能使其爆发动作电位。如果在同一纤维上有多个神经冲动相继传入，或者许多传入纤维的神经冲动同时传至同一神经元，则每个冲动产生的 EPSP 就能叠加起来，一旦达到阈电位，便使突触后神经元产生动作电位。这一过程称为兴奋的**总和**(summation)。前者称为时间总和，后者称为空间总和。若上述传入纤维是抑制性的，所产生的 IPSP 也会发生抑制的总和。此外，兴奋与抑制，即 EPSP 与 IPSP 也可以发生总和。

(四) 兴奋节律的改变

在中枢神经元的活动中，由于突触后电位具有总和的特征，因而突触后神经元(传出神经元)的兴奋节律与突触前神经元(传入神经元)发放冲动的频率不同。这是因突触后神经元的兴奋节律既受突触前神经元冲动频率的影响，也与自身的功能状态相关，还与中间神经元的功能以及联系方式有关。因此，传出神经元的兴奋节律取决于各种因素综合后的总结果。

(五) 后发放

在反射活动中，当传入刺激停止后，传出神经仍继续发放冲动，使反射活动持续一段时间，这种现象称为**后发放**(after-discharge)。中间神经元的环式联系是产生后发放的主要原因之一。

(六) 对内环境变化的敏感性和易疲劳性

在突触传递过程中，突触部位很容易受内环境理化因素变化的影响，如低氧、PCO_2 升高、麻醉剂以及某些药物等。例如，细胞外液的 Na^+、K^+、Ca^{2+}、Cl^- 水平可直接影响突触后电位的形成。当突触前神经元反复受到较高频率的刺激时，突触后神经元发放的冲动会逐渐减少，表明突触部位是反射弧中最易发生疲劳的环节，可能与突触处递质耗竭有关，是防止中枢过度兴奋的一种保护性抑制。

四、突触传递的抑制与易化现象

神经中枢内既有兴奋过程，也有抑制过程。中枢抑制产生的部位主要在突触，可分为突触后抑制与突触前抑制。易化是使某些生理过程变得容易的现象。突触的易化也可分为突触后易化和突触前易化两类。中枢抑制与中枢易化都是主动活动，两者的对立统一是反射活动协调的基础。

(一) 突触后抑制

突触后抑制(postsynaptic inhibition)是由抑制性中间神经元释放抑制性递质引起的。

笔记栏

中间神经元与后继神经元构成抑制性突触，中间神经元轴突末梢（突触前膜）释放抑制性递质，突触后神经元膜超极化，产生 IPSP，表现为抑制效应。突触后抑制又有传入侧支性抑制与回返性抑制两种形式。

1. **传入侧支性抑制**　传入冲动沿神经纤维进入中枢后，一方面直接兴奋某一中枢神经元，产生传出效应；另一方面经其轴突侧支兴奋一个抑制性中间神经元，通过该抑制性神经元的活动，转而抑制另一中枢神经元的活动，这种现象称为**传入侧支性抑制**（afferent collateral inhibition），又称**交互抑制**（reciprocal inhibition）。例如，引起屈肌反射的传入神经进入脊髓后，一方面可直接兴奋屈肌运动神经元，同时经侧支兴奋抑制性中间神经元，抑制伸肌运动神经元，以便在屈肌收缩时，伸肌舒张（图 9-10）。其意义在于保证了相互拮抗的两个中枢活动协调统一。

2. **回返性抑制**　一个中枢神经元的兴奋活动，可通过其轴突侧支兴奋一个抑制性中间神经元，后者经其轴突返回来抑制原先发动兴奋的神经元及同一中枢的其他神经元，称为**回返性抑制**（recurrent inhibition）。例如，脊髓前角 α 运动神经元发出轴突支配骨骼肌运动，同时发出侧支，兴奋抑制性中间神经元**闰绍细胞**（Renshaw cell），闰绍细胞的轴突回返过来与脊髓前角 α 运动神经元及协同肌运动神经元的胞体构成抑制性突触（图 9-11）。闰绍细胞兴奋后释放抑制性递质甘氨酸，抑制 α 运动神经元和其他神经元。这种突触后抑制是一种负反馈抑制，其意义在于防止神经元过度、过久的兴奋，并促使同一中枢内许多神经元的活动步调一致。士的宁可拮抗脊髓前角 α 运动神经元的甘氨酸受体，破伤风毒素可抑制甘氨酸的释放，两者均可阻断回返性抑制。

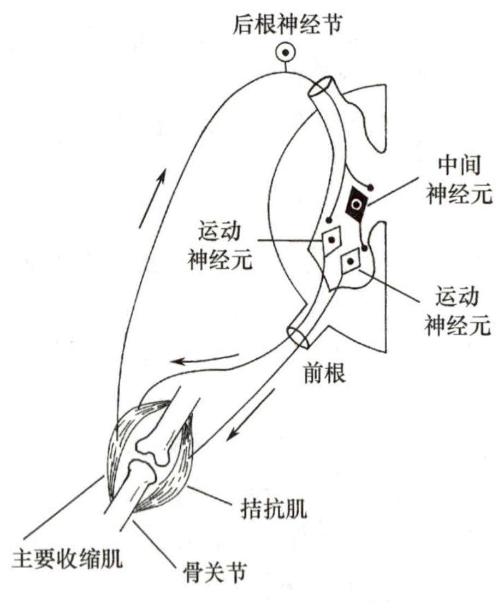

图 9-10　传入侧支性抑制模式图

图中黑色神经元为抑制性中间神经元

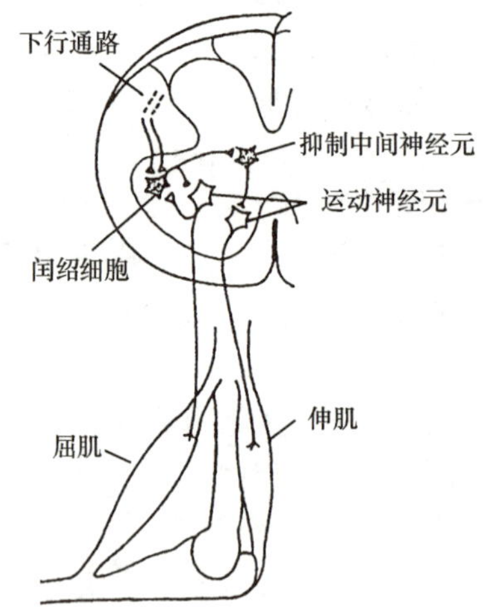

图 9-11　回返性抑制示意图

α 运动神经元兴奋使屈肌收缩后，发出侧支兴奋闰绍细胞，抑制 α 运动神经元，使屈肌舒张。同时闰绍细胞与抑制性中间神经元构成抑制性突触，兴奋支配伸肌的神经元，使伸肌收缩

（二）突触前抑制

突触前抑制（presynaptic inhibition）是指由于中间神经元的活动导致兴奋性突触前末梢

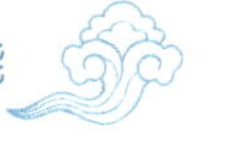

释放的递质量减少，不容易甚至不能引起突触后神经元兴奋的现象。突触前抑制发生的基本过程，如图 9-12A 所示：中间神经元 B 兴奋→释放某种递质（如 GABA）→兴奋性神经元 A 的轴突末梢去极化，产生动作电位幅度变小→ A 神经元轴突末梢释放兴奋性递质的量减少→运动神经元的突触后膜产生的 EPSP 减小→兴奋性降低，不易产生动作电位，表现为抑制。突触前抑制在中枢神经系统内广泛存在，尤其多见于感觉传入系统的各级转换站，其生理意义是控制感觉信息向中枢的传入。

（三）突触后易化

表现为 EPSP 的总和，使 EPSP 更接近阈电位。如果在此基础上给予一个刺激，则更容易到达阈电位而爆发动作电位。

（四）突触前易化

突触前易化（presynaptic facilitation）与突触前抑制有同样的结构基础。中间神经元释放 5-HT，激活突触前轴突末梢的 5-HT 受体，使 cAMP 升高，K^+ 通道关闭，K^+ 外流减少，延缓了突触前轴突末梢动作电位的复极过程，从而允许更多的 Ca^{2+} 进入其轴突膜内，引发更多的递质释放，最终导致突触后神经元的 EPSP 增大，使之容易产生兴奋，即发生突触前易化（图 9-12）。

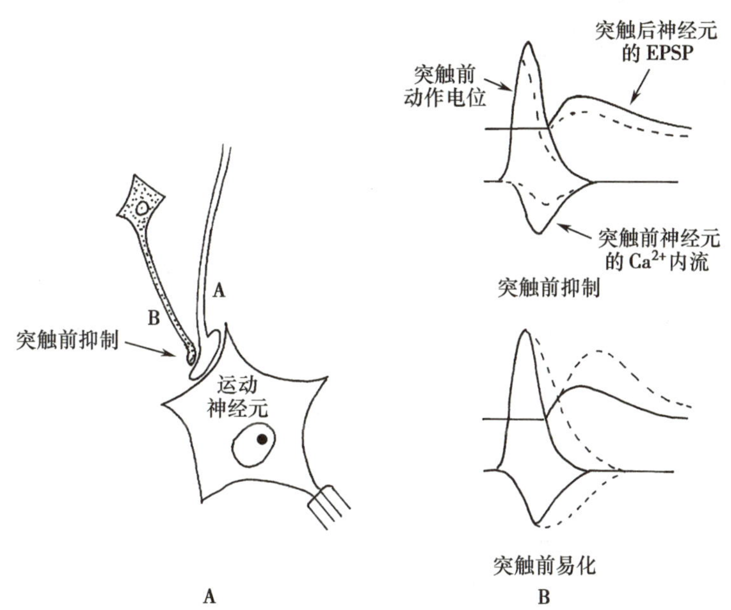

图 9-12　突触前抑制和突触前易化的神经元联系方式及机制示意图

A. 神经元联系方式；B. 机制实线：抑制或易化前　虚线：抑制或易化后

第五节　神经系统的感觉分析功能

感觉是客观物质世界在脑的主观反映。体内、外的各种刺激作用于感受器或感觉器官，通过换能作用转换为电信号，并以神经冲动传向各级中枢，然后经一定的神经传导通路传递至各级感觉中枢，经中枢分析整合而产生。

一、脊髓与脑干的感觉传导功能

躯体感觉纤维的投射一般需要三级神经元接替，第一级神经元位于脊神经节或相应脑

笔记栏

神经节内，其周围突与感受器相连，中枢突进入脊髓或脑干。第二级神经元位于脊髓后角或与脑干有关的神经核内，第三级神经元位于丘脑的特异感觉接替核内并经丘脑换元接替，发出投射纤维与大脑皮层相联系。**躯体感觉**（somesthesia）包括浅感觉和深感觉两大类，浅感觉又分为触压觉、温度觉和痛觉等；深感觉又称**本体感觉**（proprioception），包括位置觉和运动觉。感觉传导路径可分为两大类：①浅感觉传导通路，传导痛、温度觉与轻触觉。其传入纤维由后根的外侧部进入脊髓，在后角更换神经元后，再发出纤维在中央管前交叉到对侧，分别经脊髓-丘脑侧束（传导痛、温度觉）和脊髓-丘脑前束（传导轻触觉）上行抵达丘脑。②深感觉传导通路，传导肌肉本体感觉和深部压觉。其传入纤维由后根内侧部进入脊髓后，即在同侧后索上行，抵达延髓下部薄束核与楔束核，更换神经元后，其纤维交叉到对侧，经内侧丘系上行至丘脑。可见，浅感觉传导通路是先交叉后上行，而深感觉传导通路则是先上行后交叉。因此，当脊髓半离断时，在离断水平以下的对侧出现浅感觉障碍，而在离断的同侧发生深感觉障碍（图 9-13）。

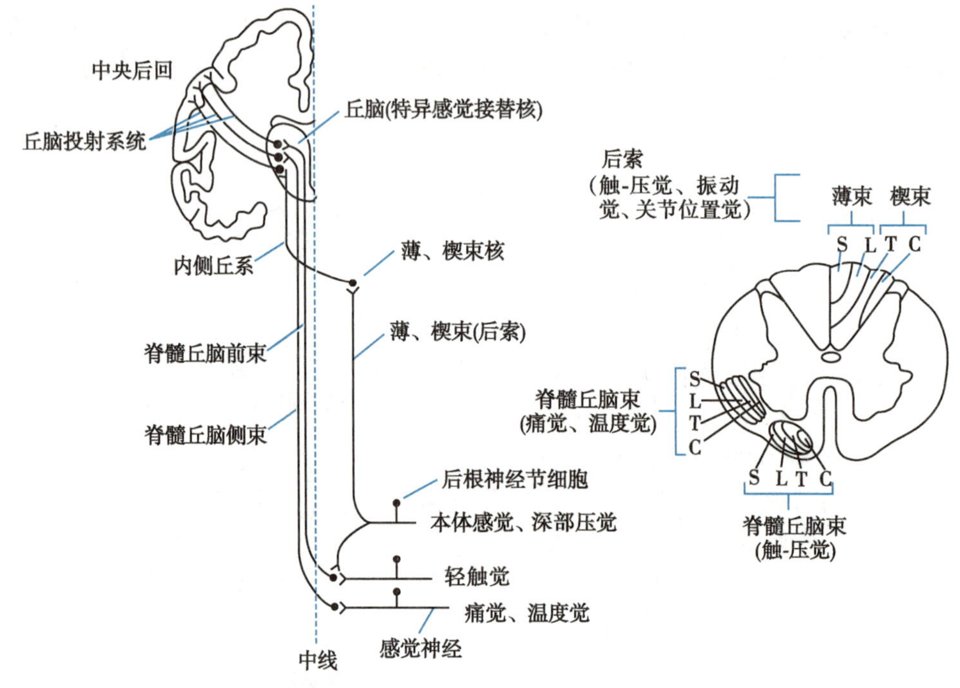

图 9-13 四肢和躯干的体表感觉传导通路及脊髓横断面示意图

C：颈；T：胸；L：腰；S：骶

来自头面部的痛觉、温度觉信息主要由三叉神经脊束核中继，而触觉与肌肉本体感觉主要由三叉神经的主核和中脑核中继，自三叉神经主核和脊束核发出的二级纤维越至对侧组成三叉丘系，与脊髓丘脑束毗邻上行而终止于丘脑。

二、丘脑及其感觉投射系统

丘脑是嗅觉以外的各种感觉传导通路的重要中继站，同时也能对感觉传入信息进行粗糙的分析与综合。

（一）丘脑的感觉功能核团

丘脑的感觉功能核团可分为**特异感觉接替核**（specific sensory relay nucleus）、**联络核**（associated nucleus）和**非特异投射核**（nonspecific projection nucleus）三类。

1. **特异感觉接替核** 主要有后腹核和内、外侧膝状体，是机体所有特定感觉（嗅觉除外）

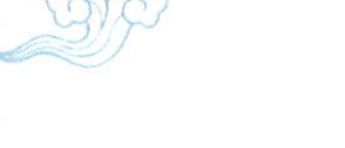

纤维投射到大脑皮层特定区域的中继换元部位。后腹核外侧部接受脊髓丘脑束与内侧丘系的纤维投射，传导来自躯体的感觉。后腹核内侧部则接受三叉丘系的纤维投射，传导来自头面部的感觉。内侧膝状体与外侧膝状体分别接受听觉、视觉传导的纤维投射，并发出纤维分别投向大脑皮层听区与视区。

2. **联络核** 主要包括丘脑枕核、腹外侧核与丘脑前核。联络核并不直接接受感觉的纤维投射，但接受来自丘脑特异感觉接替核和其他皮层下中枢的纤维，换元后投射到大脑皮层的特定区域，其功能与各种感觉在丘脑和大脑皮层水平的联系协调有关。

(1) 丘脑枕核：接受来自内、外膝状体的投射纤维，并发出纤维投射到大脑皮层枕叶、颞叶和顶叶的联络区，参与各种感觉的联系功能。

(2) 腹外侧核：主要接受来自小脑、苍白球和后腹核传来的纤维，并发出纤维投射到大脑皮层的运动区，参与皮层对肌肉的调节。

(3) 丘脑前核：接受来自下丘脑乳头体传来的纤维，并发出纤维投射到大脑皮层的扣带回，参与皮层对内脏活动的调节。

3. **非特异投射核** 主要有中央中核、束旁核和中央外侧核等，接受脑干网状结构的上行纤维，经多突触接替换元后，弥散地投射到整个大脑皮层，起着维持和改变大脑皮层兴奋状态的重要作用。

(二) 丘脑的感觉投射系统

根据丘脑核团投向大脑皮层途径与功能不同，将丘脑的**感觉投射系统**(sensory projection system)分为两大系统，即**特异投射系统**(specific projection system)与**非特异投射系统**(non-specific projection system)(图 9-14)。

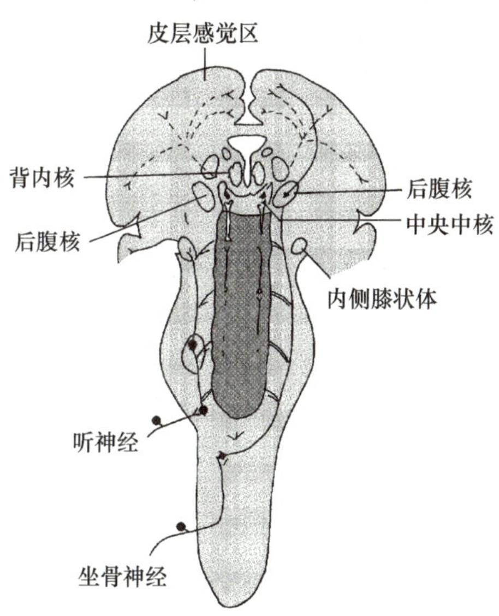

图 9-14 感觉投射系统示意图
黑色区代表脑干网状结构，实线代表特异投射系统，虚线代表非特异投射系统

1. **特异投射系统** 指从丘脑特异感觉接替核发出的纤维投射到大脑皮层特定区域，具有点对点投射关系的感觉投射系统。丘脑的联络核在结构上大部分也与大脑皮层有特定的投射关系，所以也归属于这一系统。特异投射系统的上行纤维主要终止于大脑皮层的第四层细胞，形成丝球状结构，与该层内的神经元构成突触联系。该系统的功能是引起特定感觉，并激发大脑皮层发出传出神经冲动。

2. **非特异投射系统** 指由丘脑的非特异投射核弥散地投射到大脑皮层广泛区域的非专一性感觉投射系统。感觉传导通路中第二级神经元的轴突在经过脑干时，发出侧支与脑干网状结构的神经元发生突触联系，并经短轴突多次换元上行，各种来源的兴奋互相会聚，形成共同的通路抵达丘脑非特异投射核，然后弥散地投射到大脑皮层广泛区域。因此，该感觉投射系统没有专一的特异性感觉传导功能。非特异投射系统的上行纤维进入大脑皮层后分布在各层，以游离末端的形式与皮层神经元的树突建立突触联系，使大量树突去极化，导致大范围的皮层易化。因此，非特异投射系统的主要功能是维持和改变大脑皮层的兴奋状态，但不产生特定感觉，是特异性投射系统产生特定感觉的基础。

在脑干网状结构内存在具有上行唤醒作用的功能系统，称为**网状结构上行激动系统**

笔记栏

(ascending reticular activating system, ARAS)。如果损毁中脑头端网状结构，保留上传的特异感觉传导通路，动物即进入昏睡状态，脑电波呈同步化慢波。若在中脑水平切断特异感觉通路而不损害内侧网状结构，则动物仍处于清醒状态，脑电波呈现去同步化快波。ARAS 系统是一个多突触接替的上行系统，主要通过丘脑非特异投射系统来发挥作用。因此，该系统容易受药物的影响而产生传导阻断，如巴比妥类催眠药就是阻断 ARAS 的传导，从而使大脑皮层进入抑制状态。

三、大脑皮层的感觉分析功能

各种感觉传入冲动最终到达大脑皮层产生相应的感觉。大脑皮层是感觉分析的最高级中枢。皮层的不同区域代表了不同感觉的特异性投射。在各感觉区，皮层细胞呈纵向柱状排列，称为**感觉柱**(sensory column)，是大脑感觉皮层信息整合处理的基本功能单位。

(一) 体表感觉代表区

1. **第一感觉区**　**第一感觉区**(somatic sensory area Ⅰ, SⅠ)位于大脑皮层中央后回，相当于 Brodmann 分区的 3-1-2 区。该皮层感觉区产生的感觉定位明确，性质清晰。其感觉投射规律为：①投射纤维左右交叉，即一侧的体表感觉投射到对侧大脑皮层的相应区域，但头面部感觉的投射是双侧的。②投射区域的空间安排是倒置的，即下肢代表区在顶部(膝以下的代表区在皮层内侧面)，上肢代表区在中间部，头面部代表区在底部，但头面部代表区内部的安排是正立的(图 9-15)。③投射区域的大小与体表感觉的灵敏度有关。感觉灵敏度高的拇指、食指、口唇的代表区较大，而感觉灵敏度低的背部代表区小。

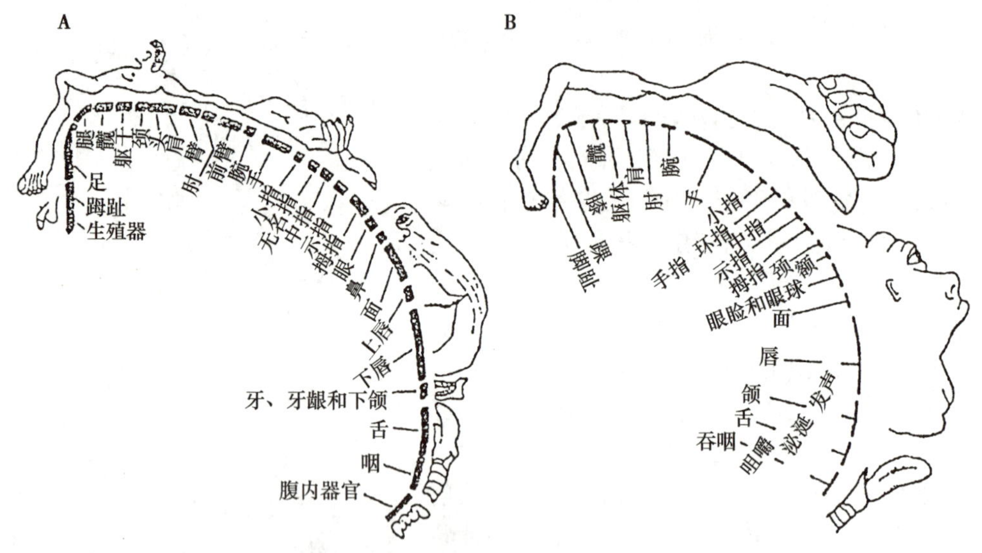

图 9-15　大脑皮层体表感觉与躯体运动功能代表区示意图

A. 皮层感觉区；B. 皮层运动区

2. **第二感觉区**　**第二感觉区**(somatic sensory area Ⅱ, SⅡ)在人脑中央前回与脑岛之间，面积较小。其安排呈正立位，接受双侧投射，对感觉仅有粗糙的分析作用，因此感觉定位不明确，性质不清晰。在人脑切除第二感觉区后，并不产生显著的感觉障碍。此外，第二感觉区还接受痛觉信息的投射。

(二) 本体感觉代表区

中央前回(4 区)既是运动区，也是肌肉本体感觉投射区。刺激人脑的中央前回，可引起

笔记栏

受试者试图发动肢体运动的主观感觉。运动区存在与小脑与基底神经节的反馈联系，与随意运动的形成有关。

（三）内脏感觉代表区

内脏感觉投射的范围较弥散，并与体表感觉区有重叠。第一感觉区的躯干与下肢部位有内脏感觉代表区；在人脑，第二感觉区和**运动辅助区**（supplementary motor area）都与内脏感觉有关；边缘系统的皮层部位也是内脏感觉的投射区。

（四）视觉代表区

枕叶皮层的距状裂上、下缘（17 区）是视觉的主要投射区。左眼颞侧和右眼鼻侧视网膜的传入纤维投射到左侧枕叶皮层；右眼颞侧和左眼鼻侧视网膜的传入纤维投射到右侧枕叶皮层。所以，一侧枕叶皮层受损可造成两眼对侧同向偏盲，双侧枕叶损伤时可导致全盲。此外，视网膜的上半部投射到距状裂的上缘，下半部投射到下缘，视网膜中央的黄斑区投射到距状裂的后部，周边区投射到距状裂的前部。

（五）听觉代表区

人的听觉皮层投射区位于颞横回与颞上回（41 区与 42 区）。41 区是接受来自内侧膝状体听投射纤维的主要投射区，42 区也接受少量投射纤维，并有纤维与 41 区联系。听觉投射是双侧性的，即一侧皮层代表区接受来自双侧耳蜗感受器的传入投射，一侧代表区受损不会引起全聋。

（六）嗅觉与味觉代表区

嗅觉的皮层投射区位于边缘皮层的前底部区域，包括梨状区皮层的前部和杏仁核的一部分；味觉投射区在中央后回头面部感觉投射区的下侧和脑岛后部皮层。

四、痛觉生理

疼痛（pain）是一种复杂的生理心理现象，也是最常见的临床症状。它是伤害性或潜在**伤害性刺激**（noxious stimulus）引起的不愉快的主观体验，常伴有自主神经活动、防卫反应及情绪变化。疼痛特别是慢性疼痛或剧痛，往往导致机体功能失调，甚至发生休克。

（一）伤害性感受器

伤害性感受器（nociceptor）是背根神经节和三叉神经节中初级感觉神经元的游离神经末梢，广泛分布于皮肤、肌肉、关节和内脏器官。伤害性感受器没有适宜刺激，任何形式和性质的刺激只要达到伤害程度都可引起伤害性感受器的兴奋；伤害性感受器也不易出现适应现象，反复刺激下其敏感性不发生减退或消失。因此疼痛可作为机体受损害时的一种报警信号，对机体起保护作用。

在外伤、炎症、缺血、缺氧等伤害性刺激的作用下，损伤组织局部释放或合成某些致痛化学物质，主要有 H^+、K^+、5-HT、组胺、缓激肽、P 物质、前列腺素、白三烯等。当这些致痛物质达到一定浓度时，或兴奋伤害性感受器，或使伤害性感受器阈值降低，可产生痛觉。

痛觉的神经支配有双重系统，即存在传导速度不同的两类神经纤维。快痛由较粗的、传导速度较快的 A_δ 纤维传导，其兴奋阈值较低。A_δ 纤维进入脊髓后，沿脊髓丘脑侧束的外侧部纤维上行，主要抵达丘脑后腹核，换元后投射到大脑皮层第一体表感觉区，引起定位明确的**快痛**（fast pain）。快痛是一种尖锐的刺痛，其特点是产生与消失迅速，感觉清楚，定位明确，常引起时相性快速的防卫反射。快痛属生理性疼痛，吗啡对快痛无止痛作用或作用很弱。慢痛由无髓鞘、传导速度较慢的 C 类纤维传导，其兴奋阈值较高。C 类纤维进入脊髓后，在脊髓内弥散上行，沿脊髓网状束、脊髓中脑束与脊髓丘脑侧束到达丘脑非特异投射核，换元后投射到大脑皮层第二体表感觉区和边缘系统，引起定位不明确的**慢痛**（slow pain）。

笔记栏

慢痛一般在刺激作用后0.5~1.0秒才能感觉到，特点是定位不明确，持续时间较长，是一种强烈而难以忍受的烧灼痛，发生慢，消退也慢，通常伴有不愉快的情绪反应及心血管、呼吸等活动的变化。慢痛属病理性疼痛，吗啡止痛效果明显。

根据伤害性刺激发生的部位痛觉还分为躯体痛和内脏痛。

（二）躯体痛和内脏痛

1. **躯体痛**　躯体痛分为体表痛和深部痛。发生在体表（皮肤）的疼痛称为体表痛。伤害性刺激作用于皮肤时，可先后出现快痛和慢痛。在皮肤外伤时，快痛和慢痛相继出现，不易明确区分。皮肤有炎症时，常以慢痛为主。深部痛是由肌肉、肌腱、关节、韧带等处组织受到伤害性刺激引起的疼痛感觉，表现为持续性和广泛性的慢痛，严重者常伴有恶心、出汗和血压改变等自主神经反应。

缺血引起的肌肉痛是深部痛最常见的形式。肌腱、骨和关节损伤出现痛觉时，可反射性地引起邻近骨骼肌收缩，肌肉的持续收缩又加剧了疼痛，其机制可能与乳酸、缓激肽、5-HT等致痛物质的释放有关。

2. **内脏痛**　是伤害性刺激作用于内脏器官引起的疼痛，临床多见，常为病理性疼痛，多因牵拉、痉挛、缺血或炎症等刺激所引起。内脏痛具有以下特点：①定位不准确，这是内脏痛最主要的特点，因为痛觉感受器在内脏分布的密度要比在躯体稀疏得多；②发生缓慢，持续时间较长，对刺激的分辨能力差，可迅速转为剧烈疼痛；③中空内脏器官如胃、肠、胆囊和胆管等的感受器对扩张、机械牵拉等刺激敏感，而对针刺、切割、烧灼等刺激（易引起体表痛）却不敏感；④常伴有情绪和自主神经活动的改变。内脏痛常能引起不愉快的情绪活动，并伴有恶心、呕吐、心血管及呼吸活动的改变，这可能与内脏痛信号可抵达引起情绪和自主神经反应的中枢部位有关。

体腔壁痛和牵涉痛是特殊的内脏痛，对疾病的诊断有一定的帮助。

体腔壁痛（parietal pain）是由于体腔壁层浆膜（胸膜、腹膜、心包膜）受到炎症、压力、摩擦或牵拉等伤害性刺激时产生的疼痛。这种疼痛与躯体痛性质类似，也是由躯体神经（膈神经、肋间神经和腰上部脊神经）传入，因此定位准确。

牵涉痛（referred pain）是指某些内脏疾病往往可引起体表一定部位发生疼痛或痛觉过敏的现象。如心肌缺血时，可出现左肩、左上臂内侧和心前区疼痛；胆囊炎、胆结石时，可出现右肩区疼痛；胃溃疡、胰腺炎时出现左上腹和肩胛间疼痛；阑尾炎初期，常感上腹部或脐周疼痛；肾或输尿管结石可引起腹股沟区及睾丸疼痛等。牵涉痛往往发生在与患病内脏具有相同胚胎节段和皮节来源的体表部位，称为**皮节法则**（dermatomal rule）。例如，心和上臂来源于同一节段。

关于牵涉痛的机制，常以会聚学说和易化学说解释（图9-16）。会聚学说认为，患病内脏的传入纤维与被牵涉部位的皮肤传入纤维，由同一背根进入脊髓同一区域，聚合于同一脊髓神经元，并由同一纤维上传入脑，在中枢内分享共同的传导通路。当内脏痛觉纤维受到强烈刺激时，此共同通路上传冲动增加，由于大脑皮层习惯于识别来自皮肤的刺激，因而误将内脏痛当作皮肤痛，故产生了牵涉痛。易化学说则认为，来自内脏和体表的感觉传入纤维投射到脊髓背角

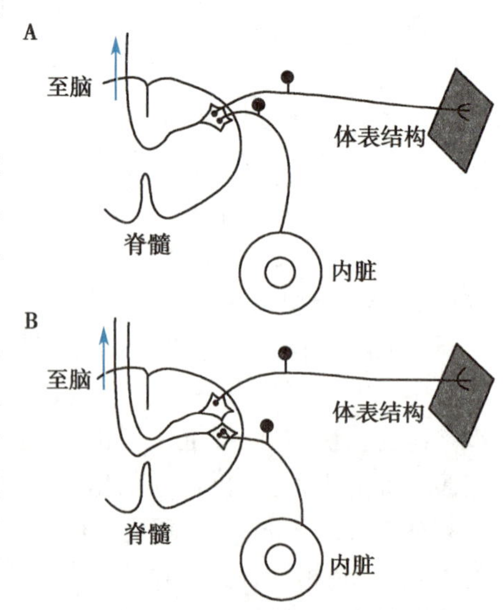

图9-16　牵涉痛的会聚学说和易化学说示意图
A. 会聚学说　B. 易化学说

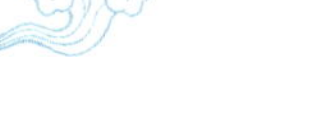

同一区域内相邻近的不同神经元,内脏痛的传入冲动对邻近的体表感觉神经元产生易化作用,从而使平常不至于引起疼痛的刺激信号变为致痛信号,产生痛觉过敏。

(三) 针刺镇痛

针刺机体某些穴位能够使疼痛减轻或消失的现象,称为**针刺镇痛**(acupuncture analgesia)。针刺镇痛是针刺的众多效应之一。如针刺足三里穴可抑制胃肠平滑肌痉挛引起的腹痛;针刺合谷穴,可以使痛阈明显提高;对于某些头痛、压痛等疼痛性疾病,针刺表现出明显的止痛效果。

针刺穴位"得气"是取得针效的前提。"针感"是针刺穴位所产生的局部组织酸、麻、胀、重等复合的不愉快感觉,中医称之为"得气"。实验表明,针刺截瘫患者小腿足三里穴或偏瘫患者患侧合谷穴,均无"得气"感,也不产生镇痛作用。"针感"和针刺镇痛效应的产生首先是针刺引起穴位深部感受装置——**针感感受器**兴奋,沿Ⅱ类(A_β)、Ⅲ类(A_δ)和C类(Ⅳ类)纤维传入,经脊髓外侧束进入脊髓背角神经元。针刺镇痛在中枢内的机制有以下两点:①针刺信息激活内源性痛觉调制系统,该系统包括中脑中央灰质(PAG)、延髓头端腹内侧区(RVM)和部分脑桥背外侧网状结构(蓝斑核和KF核),既接受高位中枢镇痛机制的调控,也可抑制痛觉冲动的向上传导。②激发中枢神经递质的释放,进而与相应受体特异性结合,产生镇痛效应。其中,5-HT、阿片肽、ACh有助于针刺镇痛,而GABA则对抗针刺镇痛作用。脑内去甲肾上腺素(NE)和多巴胺(DA)可对抗针刺镇痛,而脊髓中NE和DA可加强针刺镇痛作用。P物质(SP)是伤害性传入纤维末梢释放的递质,针刺镇痛效应的产生就是通过刺激中枢神经递质的释放,进而抑制了针刺相应脊髓节段SP的释放。

第六节 神经系统对躯体运动的调节

在运动过程中,骨骼肌的舒缩活动,不同肌群之间的相互配合,均有赖于神经系统的调节。调节躯体运动的神经结构可分为脊髓、脑干下行系统和大脑皮层运动区3个水平。此外,小脑和基底神经节是两个重要的皮层下运动调控机构(图9-17)。

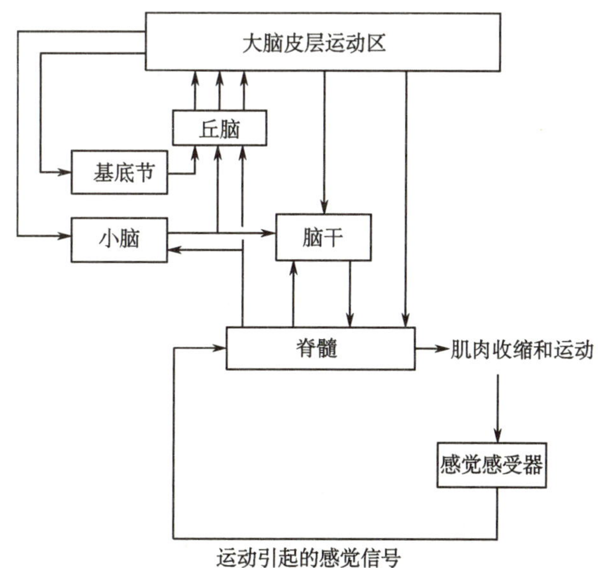

图9-17 运动系统各结构间相互关系示意图

笔记栏

一、脊髓对躯体运动的调节

脊髓是调节躯体运动的最基本反射中枢，通过脊髓能完成一些简单的躯体运动反射，包括牵张反射、屈反射和交叉伸肌反射等。整体内脊髓反射受高位中枢调节。

（一）脊髓前角运动神经元

脊髓前角有大量的运动神经元，它们的轴突离开脊髓后直达所支配的肌肉。这些神经元可分为α、β与γ 3种类型，其中以α和γ运动神经元最为重要。

1. **α运动神经元** α运动神经元既接受来自皮肤、肌肉和关节等外周的传入信息，也接受从脑干到大脑皮层各高位中枢的传入信息，最终产生传出冲动，支配肌肉活动。因此，α运动神经元又称为脊髓反射的**最后公路**（final common path）。α运动神经元轴突末梢在肌肉中分成许多小分支，每一分支支配一根骨骼肌纤维（梭外肌纤维）。当一个α神经元兴奋时，可引起它支配的所有肌纤维收缩。一个α运动神经元及其所支配的全部肌纤维构成一个功能单位，称为**运动单位**（motor unit）。运动单位的大小取决于其包含的肌纤维数目，一个眼外肌运动神经元仅支配6~12根肌纤维，有利于肌肉进行精细的运动。而一个四肢肌运动神经元支配的肌纤维数目可达2 000根，收缩时能产生巨大的肌肉张力。一个运动单位的肌纤维与其他运动单位的肌纤维交叉分布，因此即使只有少数运动神经元兴奋，肌肉收缩时产生的肌张力也是均匀的。

2. **γ运动神经元** γ运动神经元的胞体分散在α运动神经元之间，胞体较小。γ运动神经元轴突末梢支配分布于肌梭两端的梭内肌纤维。γ运动神经元的兴奋性较高，常以较高频率持续放电。安静时，即使α运动神经元无放电，一些γ运动神经元也可持续放电。γ运动神经元的活动主要受高位中枢的下行支配，调节肌梭对牵拉刺激的敏感性。

此外，β运动神经元发出的传出纤维，可支配梭内肌与梭外肌纤维，其功能尚不清楚。

（二）脊髓反射

1. **肌牵张反射** 受神经支配的骨骼肌在受到外力牵拉而伸长时，能产生反射效应，引起受牵拉的同一肌肉收缩，称为骨骼肌的**牵张反射**（stretch reflex）。

（1）肌牵张反射的类型：分为腱反射与肌紧张两种类型。

腱反射（tendon reflex）：又称位相性牵张反射，是快速牵拉肌腱时发生的牵张反射，表现为被牵拉肌肉迅速而明显地缩短。反射的潜伏期很短，相当于一次突触传递需要的时间，故认为腱反射是单突触反射。其效应器主要是肌肉收缩较快的快肌纤维，肌肉的收缩力大，收缩速度快。

临床上常通过检查腱反射来了解神经系统的功能状态。叩击不同肌腱，可分别引起不同的腱反射。例如，快速叩击股四头肌腱，可使股四头肌受到牵拉而发生一次快速收缩，引起膝关节伸直，称为膝反射。如果腱反射减弱或消失，常提示反射弧的传入、传出通路或者脊髓反射中枢受损；而腱反射亢进，则说明控制脊髓的高级中枢作用减弱，提示高位中枢的病变。

肌紧张（muscle tonus）：又称紧张性牵张反射，是指缓慢持续牵拉肌腱引起的牵张反射，表现为受牵拉肌肉发生紧张性收缩，即肌肉经常处于轻度的收缩状态。肌紧张反射弧的中枢为多突触接替，属于多突触反射。其效应器主要是肌肉收缩较慢的慢肌纤维，肌肉收缩的力量不大，只是阻止肌肉被拉长，因此不表现明显的动作。由于同一肌肉内的不同运动单位进行交替收缩而不是同步收缩，所以肌紧张能持久维持而不易疲劳。

肌紧张是维持躯体姿势最基本的反射，是姿势反射的基础，尤其在维持站立姿势时。直立时因重力的影响，支持体重的关节趋向于弯曲，弯曲的关节势必使伸肌肌腱受到持续牵

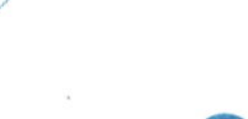

拉，从而产生牵张反射，使伸肌的肌紧张增强，以对抗关节的屈曲来维持站立姿势。如果肌紧张反射弧的任何部分受到破坏，即可出现肌紧张的减弱或消失，表现为肌肉松弛，不能维持躯体的正常姿势。

(2)肌牵张反射的感受装置与反射途径：腱反射与肌紧张的感受器都是**肌梭**(muscle spindle)。肌梭是一种感受机械牵拉刺激或肌肉长度变化的长度感受器。肌梭呈梭形，外层为一结缔组织囊，囊内含有 6~12 条特殊肌纤维，称为**梭内肌纤维**(intrafusal fiber)；而囊外的骨骼肌纤维，则称为**梭外肌纤维**(extrafusal fiber)。整个肌梭附着于梭外肌纤维旁，梭内肌纤维与梭外肌纤维平行排列，呈并联关系。梭内肌纤维的收缩成分位于纤维的两端。中间部是肌梭的感受装置，两者呈串联关系。因此，当梭外肌收缩时，梭内肌感受装置所受牵拉刺激减少；而当梭外肌被拉长或梭内肌收缩成分收缩时，均可使肌梭感受装置受到牵张刺激而兴奋。

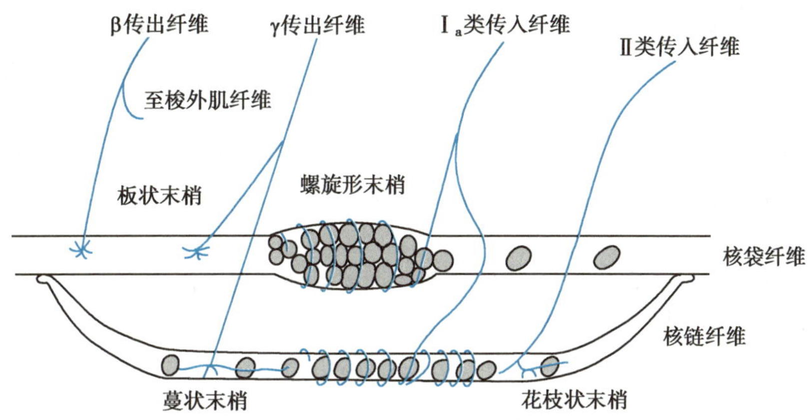

图 9-18 肌梭的组成

梭内肌纤维根据其形态可分为**核袋纤维**(nuclear bag fiber)与**核链纤维**(nuclear chain fiber)两种。核袋纤维中间部膨大呈袋状，细胞核集中于袋内；核链纤维中间无膨大，细胞核在整个感受装置内呈链状分布。肌梭的传入纤维有 I_a 类和Ⅱ类纤维两类。I_a 类纤维的末梢呈螺旋形环绕于核袋和核链纤维的中间部；Ⅱ类纤维的末梢呈花枝状分布于核链纤维上。I_a 类纤维和Ⅱ类纤维都终止于脊髓前角 α 运动神经元。α 运动神经元发出 A_α 传出纤维支配梭外肌纤维。γ 运动神经元发出的 A_γ 传出纤维支配梭内肌纤维，其末梢分别为支配核袋纤维的板状末梢和支配核链纤维的蔓状末梢(图 9-18)。

(3)γ 运动神经元对牵张反射的调节：γ 运动神经元兴奋时引起梭内肌收缩，牵拉肌梭内核袋纤维上的螺旋形末梢，提高其敏感性，通过 I_a 类纤维的传入，改变 α 运动神经元的兴奋状态，从而调节肌肉的收缩。这种由 γ 运动神经元→肌梭→ I_a 类→ α 运动神经元→肌肉形成的反馈环路，称为 **γ 环路**(γ-loop)。在整体情况下，γ 运动神经元接受来自高位中枢的下行传导通路调控，通过调节肌梭的敏感性来调节肌牵张反射，以适应控制姿势的需要。

(4)腱器官与反牵张反射：**腱器官**(tendon organ)是分布于肌腱胶原纤维之间的张力感受器，每个腱器官与 10~15 根梭外肌纤维呈串联关系。其传入纤维是 I_b 类纤维，它不直接终止于 α 运动神经元，而是通过抑制性中间神经元，抑制同一肌肉 α 运动神经元的活动。

腱器官主要感受肌肉张力的变化；而肌梭主要感受肌肉长度的变化。当梭外肌发生等

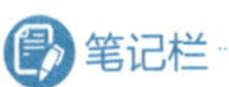
笔记栏

长收缩时，腱器官传入冲动增加，而肌梭传入冲动不变；当梭外肌发生等张收缩时，腱器官传入冲动不变，而肌梭传入冲动减少；当肌肉受到被动牵拉时，腱器官和肌梭传入冲动增加。腱器官的传入冲动对同一肌肉运动神经元起抑制作用，而肌梭对同一肌肉运动神经元起兴奋作用。当肌肉受到牵拉时，首先兴奋肌梭发动牵张反射，引起受牵拉的肌肉收缩；随着牵拉肌肉的力量增强，肌梭传入冲动的增多，引起的反射性肌肉收缩也进一步增强。当肌肉收缩的牵拉达到一定强度时，肌肉张力兴奋腱器官，通过 I_b 类传入纤维反射性地抑制同一肌肉收缩，使肌肉舒张。这种肌肉受到强烈牵拉时产生的舒张反应，称为**反牵张反射**（inverse stretch reflex），其生理意义在于缓解由肌梭传入引起的肌肉收缩及其产生的张力，避免肌肉被过度牵拉产生损伤。

2. **屈反射与交叉伸肌反射** 脊椎动物的肢体皮肤受到伤害刺激时，常引起受刺激一侧肢体的屈肌收缩，伸肌舒张，使肢体屈曲，称为**屈反射**（flexor reflex）。如火烫、针刺皮肤时，该侧肢体立即缩回，其目的在于避开有害刺激，保护机体。屈反射是一种多突触反射，反射的强弱和范围可随刺激强度的增加而扩大。如足趾受到较弱的刺激时，只引起踝关节屈曲，随着刺激的增强，膝关节和髋关节也可以发生屈曲。当刺激增大到一定强度时，可在同侧肢体发生屈反射的同时，出现对侧肢体伸直的反射，称为**交叉伸肌反射**（crossed extensor reflex）。该反射是一种姿势反射，当一侧肢体屈曲造成身体平衡失调时，对侧肢体伸直以支持体重，从而维持身体的姿势平衡。

（三）脊休克

机体有些反射可在脊髓水平完成，但脊髓的调控活动通常在高位中枢的控制之下，因此脊髓本身具有的功能不易表现出来。脊髓与脑完全断离的动物称为**脊动物**（spinal animal）。实验表明，与脑断离的脊动物暂时丧失一切反射活动的能力，进入无反应状态，这种现象称为**脊休克**（spinal shock）。主要表现有：在横断面以下脊髓整合的屈反射、交叉伸肌反射、腱反射与肌紧张均丧失，外周血管扩张，动脉血压下降，发汗、排便和排尿等自主神经反射均不能出现，说明躯体与内脏反射活动均减弱或消失。

脊休克经过一定时间后，脊髓的反射功能可逐渐恢复。恢复的速度和程度与动物的进化程度有关，低等动物恢复较快，动物越高等恢复越慢。如蛙在脊髓离断后数分钟内反射即可恢复，犬需几天，人类则需数周乃至数月。在恢复过程中，首先恢复的是一些比较原始、简单的反射，如屈反射、腱反射；而后是比较复杂的反射，如交叉伸肌反射、搔爬反射；之后部分内脏反射也恢复，如血压逐渐回升，并出现一定的排便、排尿反射。但此时的反射不能很好地适应机体的需求。脊髓横断面以下的各种感觉和随意运动将永远丧失，临床称为截瘫。

脊休克的产生并非由切断的刺激引起，而是因离断的脊髓突然失去了高位中枢的调控，特别是失去了大脑皮层、脑干网状结构和前庭核的下行性易化作用。高位中枢对脊髓反射既有易化影响，也有抑制影响。例如脊动物反射恢复后，屈反射较正常增强，而伸肌反射往往减弱，说明高位中枢对脊髓屈反射中枢有抑制作用，而对脊髓伸肌反射中枢有易化作用。

二、脑干对肌紧张和姿势的调节

脑干是脊髓以上水平对运动的控制中枢，它能通过调节肌紧张完成一些姿势反射，维持躯体运动的协调；即使失去高级中枢的脑干动物也具有站立、行走和姿势控制等整合活动的能力。

（一）脑干对肌紧张的调节

1. **脑干网状结构易化区与抑制区** 脑干网状结构主要由中脑、脑桥和延髓中央部的神经

元和神经纤维混合组成。其中易化和抑制肌肉运动的区域分别称为易化区与抑制区(图 9-19)。

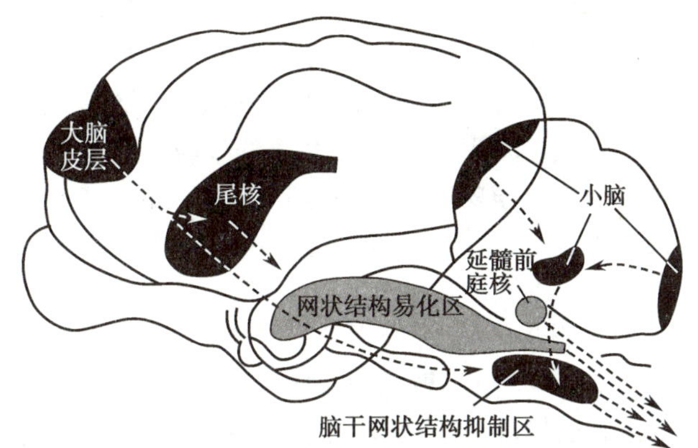

图 9-19 猫脑内与肌紧张调节有关的脑区及其下行路径示意图

黑色区域为抑制区,浅灰色区域为易化区

(1) **易化区**:主要是指脑干网状结构中加强肌紧张和肌肉运动的区域。易化区较大,包括延髓网状结构的背外侧部分、脑桥被盖、中脑的中央灰质与被盖等脑干中央区域。易化区主要通过网状脊髓束的下行通路兴奋 γ 运动神经元,加强 γ 环路的活动,以增强肌紧张与肌肉运动。此外,易化区对 α 运动神经元也有一定的易化作用。网状结构易化区具有持续的自发放电活动。在肌紧张的平衡调节中,与抑制区相比,易化区占优势。

(2) **抑制区**:主要是指脑干网状结构中具有抑制肌紧张和肌肉运动的区域。抑制区较小,位于延髓网状结构的腹内侧部分。电刺激该区可以抑制牵张反射以及由运动皮层引起的肌肉运动。其作用主要是通过网状脊髓束的下行抑制性纤维抑制 γ 运动神经元,减弱 γ 环路的活动。抑制区本身无自发放电,只有接受高位中枢传入冲动时,才被激活发挥抑制作用。

除脑干网状结构易化区和抑制区外,脑干外神经结构也参与肌紧张的调控,如前庭核、小脑前叶两侧部,以及下丘脑和丘脑中线核群等部位对肌紧张有易化作用;而大脑皮层运动区、纹状体与小脑前叶蚓部等部位可抑制肌紧张。脑干外神经结构的易化和抑制功能也通过网状结构的活动完成。

2. **去大脑僵直**(decerebrate rigidity) 是指在中脑上、下丘之间横断脑干的去大脑动物立即出现全身肌紧张,特别是伸肌肌紧张过度亢进,表现为头尾昂起、脊柱挺硬、四肢伸直的角弓反张现象(图 9-20)。

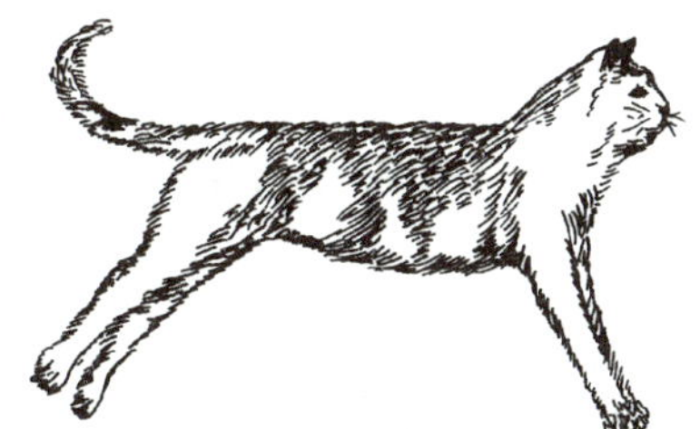

图 9-20 去大脑僵直示意图

在去大脑动物中,切断了大脑皮层运动区和纹状体等神经结构与脑干网状结构的联系,使抑制区失去了高位中枢的始动作用,活动减弱,因此肌紧张的易化与抑制失去平衡,使肌紧张易化的活动占优势。由于易化作用主要影响抗重力肌(伸肌),故出现伸肌肌紧张加强的去大脑僵直现象。去大脑僵直分为 γ 僵直与 α 僵直两种。

(1) γ 僵直:是指高位中枢的下行作用提高了 γ 运动神经元的活动,通过加强 γ 环路的活动,进而增强 α 运动神经元的活动,使肌紧张增强而出现的僵直。上述在中脑上、下丘之间横断形成的去大脑僵直现象即属于 γ 僵直。因为将去大脑动物的背根传入纤维切断,消除了肌梭的传入冲动,僵直现象便消失。这表明其肌紧张亢进主要是通过 γ 环路的活动实现的。临床上,脑损伤、脑出血与脑炎等患者,有时也可出现类似 γ 僵直的表现,预示病变已严

笔记栏

重侵犯脑干，预后不良。

(2) α 僵直：是指高位中枢的下行性作用直接或间接通过脊髓中间神经元增强了 α 运动神经元的活动，导致肌紧张增强的僵直。若在切断背根的去大脑动物身上，再切除小脑前叶，又可使僵直重新出现。由于这种动物已不能产生 γ 僵直，显然只能是 α 运动神经元的活动增强所致，因此属于 α 僵直。如果在此基础上，进一步破坏前庭核或切除第Ⅷ对脑神经，以消除内耳前庭传入冲动对前庭核的兴奋作用，则 α 僵直也消失。说明 α 僵直是通过前庭核作用于 α 运动神经元所致。

（二）脑干对姿势的调节

机体正常姿势的维持是依靠中枢神经系统整合各种感受器的传入冲动，调节肌紧张而实现的，这类反射活动称为**姿势反射**（postural reflex）。由脑干整合而完成的姿势反射有**状态反射**（attitudinal reflex）、**翻正反射**（righting reflex），以及直线与旋转加速度反射等。

1. **状态反射** 是指头部与躯干的相对位置改变以及头部在空间的位置改变，引起躯体肌肉紧张性改变的反射活动。前者称为**颈紧张反射**（tonic neck reflex），后者称为**迷路紧张反射**（tonic labyrinthine reflex）。状态反射是在低位脑干整合下完成的，但完整动物的脑干处于高位中枢的控制下，状态反射不易表现出来，只有在去大脑动物才明显可见。

(1) **颈紧张反射**：是指头部扭曲刺激了颈部肌肉、关节或韧带的本体感受器后，对四肢肌肉紧张性的反射性调节，其反射中枢位于颈部脊髓，对于维持动物一定的姿势起重要作用。将去大脑动物的头向一侧扭转时，下颏所指侧的伸肌紧张性增强；头后仰时，则前肢伸肌紧张性增强，后肢伸肌紧张性减弱；相反，若头前俯时，后肢伸肌紧张性增强，前肢伸肌紧张性减弱。

(2) **迷路紧张反射**：是指内耳迷路椭圆囊和球囊的传入冲动对躯体伸肌紧张性的反射性调节。该反射是由于头在空间位置改变时，位砂膜所受重力影响不同，导致毛细胞所受的刺激不同而引起的，其反射中枢主要是前庭核。如动物仰卧时四肢伸肌紧张性最高；俯卧时四肢伸肌紧张性最低。

2. **翻正反射** 是指能保持直立姿势的正常动物，被推倒后可翻正过来的现象。翻正反射中视觉和前庭器官起着重要作用。首先是由于头在空间的位置不正常，刺激视觉和平衡觉感受器，从而引起头部翻正；头部翻正后引起头和躯干的相对位置不正常，刺激颈部的本体感受器，导致躯干的位置也翻正。

三、小脑对躯体运动的调节

小脑对于维持身体平衡、调节肌紧张、协调随意运动均有重要作用。根据传入和传出纤维，小脑可分为前庭小脑、脊髓小脑与皮层小脑 3 个部分（图 9-21）。

（一）维持身体平衡

前庭小脑（vestibulocerebellum）主要由绒球小结叶构成，其主要功能是维持身体平衡。其反射途径为：前庭器官→前庭核→绒球小结叶→前庭核→脊髓运动神经元→肌肉。绒球小结叶接受前庭核纤维的传入，再经前庭脊髓束下行纤维，调节脊髓运动神经元的兴奋与肌肉的收缩活动，以维持躯体运动的平衡。切除绒球小结叶的猴或绒球小结叶受肿瘤压迫的患者，都有步基宽（站立时两脚之间的距离增宽）、站立不稳、步态蹒跚和容易跌倒等症状，但随意运动不受影响。此外，前庭小脑还接受来自外侧膝状体、上丘和视皮层等处的视觉传入，通过调节眼外肌的运动，以协调头部运动时眼的凝视运动。切除绒球小结叶的动物，当头部固定于某一特定位置时会出现位置性震颤。

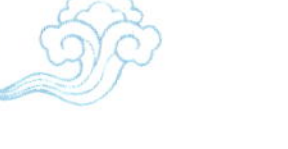

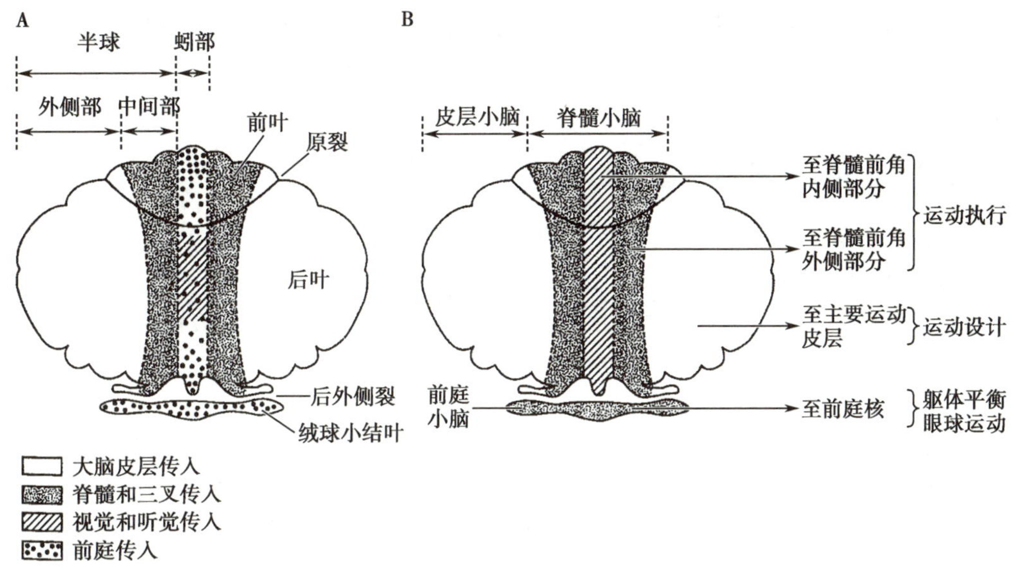

图 9-21 小脑的分区及传导通路示意图

A. 小脑的分区和传入纤维联系；B. 小脑的功能分区及其不同的传出投射

(二) 协调随意运动与调节肌紧张

脊髓小脑(spinocerebellum)由蚓部和半球中间部组成，主要功能是调节肌紧张与协调随意运动。脊髓小脑主要接受脊髓和三叉神经的传入纤维以及部分视觉和听觉的纤维投射。其传出冲动分别通过前庭核和脑干网状结构下行到脊髓前角内侧；同时也经丘脑腹外侧核上行至皮层运动代表区。当皮层运动区向脊髓发出运动指令时，可同时将发动运动的信息传到小脑；另外，随意运动过程中肌肉与关节等本体感觉也将其执行运动的信息反馈到小脑。脊髓小脑接受来自皮层运动区和本体感受器两方面的反馈信息，整合后将信息返回皮层运动区，纠正运动的偏差，以保持躯体运动的协调。

脊髓小脑受损后，不能整合大脑皮层和外周感觉的反馈信息，出现随意运动协调的障碍，称为**小脑共济失调**(cerebellar ataxia)，表现为随意运动的力量、方向及限度等发生紊乱。例如患者不能完成精巧动作，完成动作时抖动而把握不住方向，特别在精细动作的终末出现震颤，称为**意向性震颤**(intention tremor)。行走时跨步过大而躯干落后，容易倾倒，或走路摇晃呈酩酊蹒跚状，沿直线行走则更不平稳，不能进行快速的交替运动，但在静止时则无异常的肌肉运动出现。

脊髓小脑对肌紧张的调节有易化和抑制双重作用，分别通过脑干网状结构易化区和抑制区发挥作用。小脑前叶两侧部和后叶中间部可加强肌紧张，小脑前叶蚓部可抑制肌紧张。人类小脑前叶对肌紧张的调节以易化为主，当脊髓小脑受损后常可出现肌张力减退、四肢乏力等现象。

(三) 参与随意运动设计

皮层小脑(cerebrocerebellum)是指半球的外侧部，其功能是参与随意运动设计。皮层小脑只接受来自大脑皮层的广大区域(感觉区、运动区、运动前区、联络区)传来的信息，并返回到大脑皮层。一个随意运动的产生，包括运动的设计(计划与编程)和运动程序执行两个阶段。皮层小脑与大脑皮层之间的联合活动与运动的设计有关。

精巧运动的学习和熟练过程与皮层小脑密切相关。开始学习时，大脑皮层发动的运动不协调。在学习过程中，大脑和小脑不断地进行联系活动；同时，小脑不断地接受感觉传入信息，逐步修正运动过程中所发生的偏差，使运动逐步协调。精巧运动熟练后，整套的运动程序

笔记栏

便贮存在小脑中。当大脑皮层发动精巧运动时，首先通过下行通路从小脑中提取贮存的运动程序，并将该程序回输到大脑皮层运动区，由皮层脊髓束执行运动程序，使运动快速、协调而精巧。

四、基底神经节对躯体运动的调节

基底神经节（basal ganglia）是大脑半球深部一些调节运动功能的神经核群，主要包括尾核、壳核和苍白球，合称纹状体。其中尾核与壳核进化较新，称新纹状体；而苍白球则是较古老的部分，称旧纹状体，分为内侧和外侧。此外，丘脑底核、中脑的黑质与红核以及被盖网状结构等结构与纹状体功能密切相关，也归属于基底神经节系统。

（一）基底神经节的纤维联系

基底神经节接受大脑皮层的纤维投射，其传出纤维经丘脑接替后，又回到大脑皮层，从而构成基底神经节与大脑皮层之间的回路，可分为直接环路和间接环路两条途径（图 9-22）：①直接环路，即大脑皮层→新纹状体→苍白球（内侧部）→丘脑→大脑皮层；②间接环路，是在直接通路中插入苍白球外侧部和丘脑底核两个中间接替过程，即大脑皮层→新纹状体→苍白球（外侧部）→丘脑底核→苍白球（内侧部）→丘脑→大脑皮层。直接环路激活则易化运动功能，而间接环路激活则抑制运动功能，正常时两者功能保持平衡。此外，黑质 - 纹状体环路也能调控两条环路的效应。黑质的多巴胺神经元发出纤维到新纹状体，释放多巴胺，与多巴胺 D_1 受体结合，可激活直接环路，产生易化运动的效应；如与多巴胺 D_2 受体结合，则抑制间接环路，同样产生易化效应，使运动增多。

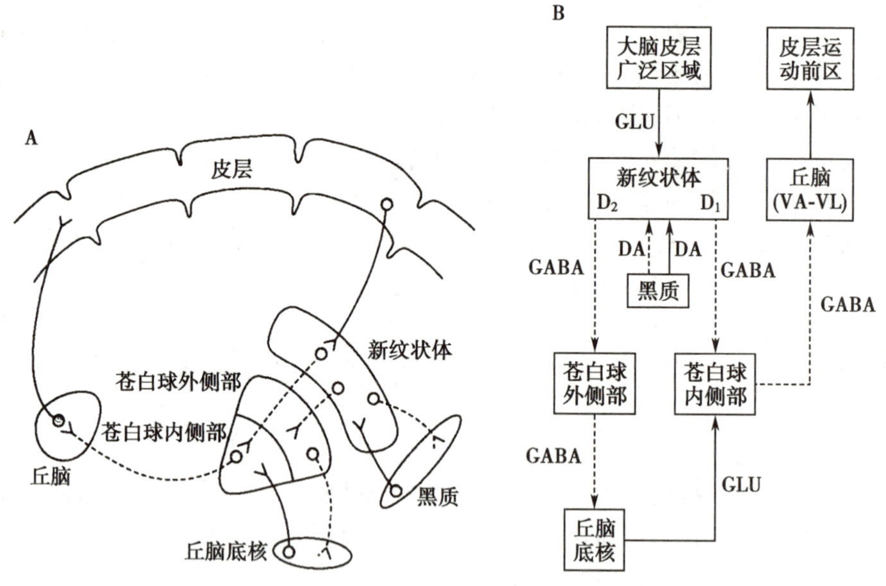

图 9-22　基底神经节与大脑皮层之间神经回路示意图

A. 基底神经节与大脑皮层的神经回路；B. 直接通路和间接通路

实线：兴奋；虚线：抑制

DA：多巴胺；GABA：γ- 氨基丁酸；Glu：谷氨酸

（二）基底神经节的功能

基底神经节是鸟类及以下动物的高级运动调节中枢，在人类已经退居为皮层下运动调节中枢。目前认为基底神经节的主要功能有参与运动的设计与编程，协调随意运动和肌紧张，可能也与自主神经活动的调节、感觉的传入、学习和记忆等活动有关。

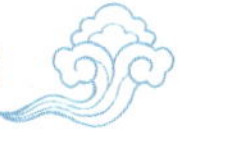

（三）基底神经节损伤有关的疾病

人的基底神经节损伤可引两类运动功能障碍：一类是运动过少而肌紧张亢进的综合征，如**帕金森病**（Parkinson disease，PD）等；另一类是运动过多而肌紧张低下的综合征，如**舞蹈病**（chorea）和手足徐动症等。

1. **帕金森病** 又称**震颤麻痹**（paralysis agitans），主要症状是全身肌紧张增强、肌肉强直、随意运动减少、动作迟缓、面部表情呆板。此外患者常伴有**静止性震颤**（static tremor），多出现于上肢。震颤麻痹的病变部位在黑质，多巴胺能神经元受损，多巴胺含量明显下降。正常时，黑质多巴胺能神经纤维上行抵达纹状体，抑制纹状体中胆碱能神经元的活动。当黑质病变时，多巴胺递质系统功能减退，使基底神经节的直接环路功能减弱，间接环路功能增强，导致 ACh 递质系统的功能亢进，从而出现运动减少、动作缓慢的症状。临床上应用多巴胺的前体左旋多巴，或 M 受体拮抗剂东莨菪碱治疗震颤麻痹。但左旋多巴和 M 受体拮抗剂不能改善静止性震颤，说明静止性震颤的发生与多巴胺递质系统功能的减退关系不大，可能与丘脑腹外侧核的功能有关。

2. **舞蹈病** 又称**亨廷顿病**（Huntington disease，HD），其主要临床表现为不由自主的上肢和头部的舞蹈样动作，并伴有肌张力降低等。病变部位主要在纹状体。由于新纹状体内 GABA 能神经元变性或遗传性缺损，胆碱能神经元功能相对减退，从而减弱了对黑质多巴胺能神经元的抑制，使多巴胺能神经元的功能相对亢进，导致间接环路活动减弱，直接环路活动增强，出现活动过多的症状。临床上用利血平耗竭多巴胺可缓解症状。

五、大脑皮层对躯体运动的调节

（一）大脑皮层的运动区

大脑皮层中与躯体运动密切相关的区域，称为大脑皮层运动区。在大脑皮层运动区的垂直切面上，细胞呈纵向柱状排列组成大脑皮层调控运动的基本功能单位，称为**运动柱**（motor column）。一个运动柱可控制同一关节几块肌肉的活动，而一块肌肉也可接受几个运动柱的控制。

1. **主要运动区** 又称运动区或运动皮层，主要位于中央前回和运动前区，相当于 Brodmann 分区的 4 区、6 区。4 区主要与肢体远端运动有关，6 区主要与肢体近端运动相关。

主要运动区具有下列功能特征：①交叉支配，即一侧皮层主要支配对侧躯体的运动。但头面部肌肉的运动，除面神经支配的下部面肌和舌下神经支配的舌肌主要受对侧支配外，其余多数是双侧支配的，如咀嚼肌、喉肌及上部面肌。②总体安排倒置，即皮层的一定区域支配一定部位的肌肉，其定位安排与感觉区类似，呈倒置分布：下肢代表区在顶部，上肢代表区在中间部，头面部肌肉代表区在底部，但头面部内部的安排仍为正立位。③功能代表区的大小与运动精细、复杂程度有关，即运动越精细、复杂，皮层相应运动区面积越大，如手与五指所占皮层面积几乎与整个下肢所占皮层面积相等（图 9-15）。

2. **辅助运动区** 位于大脑皮层的内侧面（两半球纵裂内侧壁）运动区之前。为双侧性支配，刺激该区可引起肢体运动与发声。

3. **第二运动区** 位于中央前回与岛叶之间，即第Ⅱ体感区的位置。用较强的电刺激能引起双侧的运动反应。

（二）运动传导通路

大脑皮层对躯体运动的调节主要通过皮层脊髓束与皮层脑干束两条传出通路协调完成。皮层脊髓束在种系发生上较新，指由皮层发出，经内囊、脑干下行到达脊髓前角运动神

笔记栏

经元的传导束；皮层脑干束在种系发生上较古老，指由皮层发出，经内囊到达脑干内各脑神经运动神经元的传导束。皮层脊髓束分为皮层脊髓侧束和皮层脊髓前束。皮层脊髓束中约80%的纤维在延髓锥体跨过中线到达对侧，在脊髓外侧索下行，纵贯脊髓全长，形成皮层脊髓侧束，其功能是控制四肢远端肌肉的活动，与精细、技巧性的运动有关；其余约20%的纤维不跨越中线，在脊髓同侧前索下行，形成皮层脊髓前束。前束只下降到脊髓胸段，经中间神经元接替后，终止于双侧的前角运动神经元。皮层脊髓前束的功能是控制躯干和四肢近端的肌肉，尤其是屈肌，与姿势的维持和粗大的运动动作有关。

皮层脊髓束和皮层脑干束除直接控制脊髓和脑干运动神经元的活动外，还发出侧支和部分直接起源于运动皮层的纤维一起，经脑干某些核团接替后形成顶盖脊髓束、网状脊髓束和前庭脊髓束，其功能与皮层脊髓前束相似，参与近端肌肉粗略运动和姿势的调节；而红核脊髓束的功能和皮层脊髓侧束相似，参与四肢远端肌肉精细运动的调节。

运动传导通路损伤后，在临床上常出现弛缓性瘫痪（软瘫）和痉挛性瘫痪（硬瘫）两种表现。两者都有随意运动的丧失，但前者牵张反射减退或消失，肌肉松弛，肌肉逐渐萎缩，巴宾斯基征阴性，多见于脊髓运动神经元损伤；后者牵张反射亢进，肌肉萎缩不明显，巴宾斯基征阳性，多见于中枢损伤。

传统上，运动传导通路分为**锥体系**（pyramidal system）和**锥体外系**（extrapyramidal system）两个系统。前者是指皮层脊髓束和皮层脑干束；后者则为锥体系以外所有控制脊髓运动神经元活动的下行运动传导通路。两者不仅在皮层起源的部位有重叠，而且它们之间还存在广泛的纤维联系。

知识链接

巴宾斯基征

患者仰卧，髋、膝关节伸直，以钝物在足跖外侧从后向前快速轻划至小趾根部，再转向拇趾侧。正常出现足趾向跖面屈曲，称巴宾斯基征阴性。如出现拇趾背屈，其余四趾成扇形分开，称巴宾斯基征阳性，提示皮层脊髓侧束损伤。婴儿因皮层脊髓束发育尚不完全，成人在深睡或麻醉状态下，都可出现巴宾斯基征阳性。

第七节　神经系统对内脏活动的调节

自主神经系统（autonomic nervous system）也称内脏神经系统，主要功能是调节内脏活动，不受意识的控制。自主神经系统包括传入神经和传出神经，但习惯上仅指支配内脏器官的传出神经，并将其分为**交感神经**（sympathetic nerve）和**副交感神经**（parasympathetic nerve）两部分。

一、自主神经系统的结构特征

交感和副交感神经系统从中枢发出以后，在到达效应器之前都要在神经节中更换神经元。由脑和脊髓发出到神经节的纤维称为**节前纤维**（preganglionic fiber），属有髓鞘的B类纤维。由节内神经元发出终止于效应器的纤维称**节后纤维**（postganglionic fiber），属无髓鞘的C类纤维。

（一）交感神经系统

交感神经的节前纤维起源于胸、腰段脊髓（T_1~L_3）灰质侧角细胞，从脊髓前根传出，多数

在椎旁神经节组成的交感链换元，再发出节后纤维分布于体表和四肢的血管、汗腺等，少数节前纤维通过交感链在椎前神经节才换元，节后纤维支配内脏器官(图 9-23)。但肾上腺髓质例外，它直接接受交感神经节前纤维的支配，相当于一个交感神经节。交感神经的节前纤维较短而节后纤维相对较长。一根交感神经节前纤维可以和许多节后纤维发生突触联系。例如，猫颈上交感神经节中的节前与节后纤维之比为 1∶11~1∶17，因此交感神经兴奋时所影响的范围比较广泛。

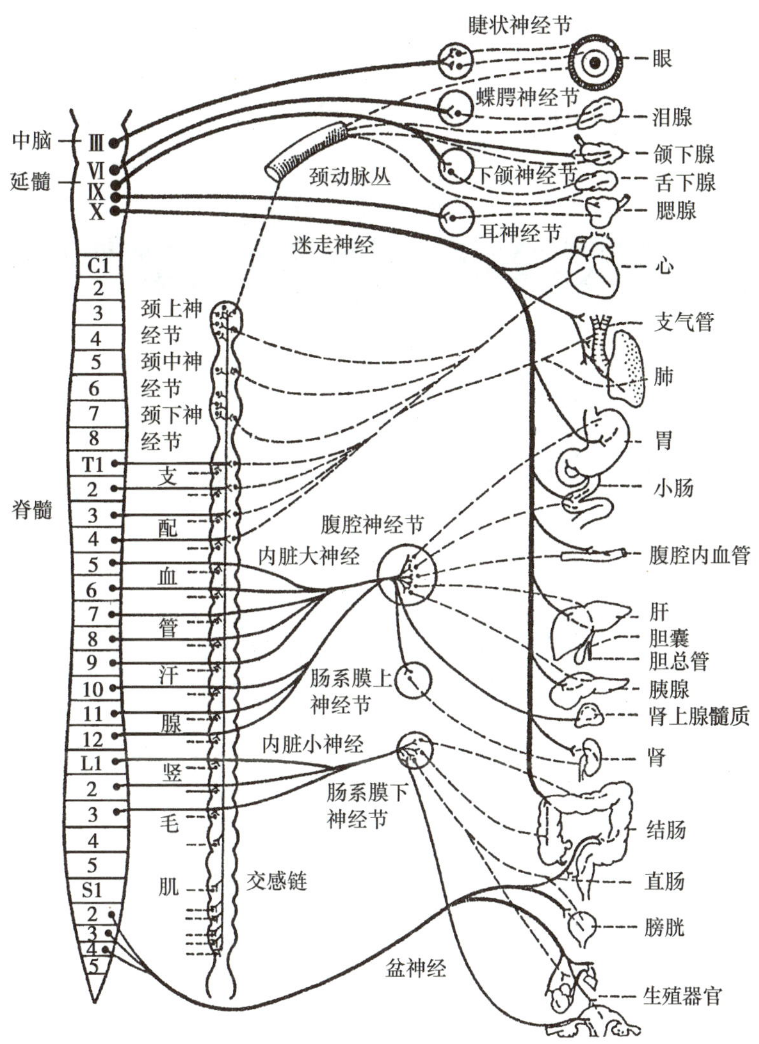

图 9-23　自主神经分布示意图

细线：交感神经；粗线：副交感神经；实线：节前纤维；虚线：节后纤维

(二) 副交感神经系统

副交感神经发源于脑干的第Ⅲ、Ⅶ、Ⅸ、Ⅹ对脑神经核和骶段脊髓(S_2~S_4)灰质相当于侧角的部位(图 9-23)。副交感神经的分布比较局限，某些器官没有副交感神经的支配，例如皮肤和肌肉的血管、汗腺、竖毛肌、肾上腺髓质和肾等，只有交感神经支配。约有 75% 的副交感纤维在迷走神经内支配胸腔和腹腔内的内脏器官。发源于骶段脊髓的副交感神经支配盆腔内一些器官和血管。副交感神经的节前纤维较长而节后纤维较短，离效应器近。例如睫状神经节内的副交感神经节前纤维与节后纤维之比为 1∶2，所以副交感神经兴奋时，影响范

笔记栏

围较为局限。

二、自主神经系统的功能特点

自主神经系统的功能在于调节心肌、平滑肌和腺体（消化腺、汗腺、部分内分泌腺）的活动，其功能特点如下：

（一）双重支配

除少数器官外，体内大多数组织器官都同时接受交感和副交感神经的双重支配，而且两者对内脏活动的调节往往相互拮抗（表 9-3）。例如，迷走神经兴奋抑制心功能，交感神经兴奋则加强心功能。在某些外周效应器上，交感和副交感神经也表现为协同作用。例如，交感和副交感神经均可促进唾液分泌，只是前者促进唾液腺分泌黏稠唾液，而后者促进稀薄唾液分泌。

表 9-3 自主神经的主要功能

器官	交感神经	副交感神经
循环	心跳加快、心室肌收缩加强 内脏血管、皮肤血管以及分布于唾液腺和外生殖器的血管均收缩，脾血管收缩，肌肉血管收缩（肾上腺素能）或舒张（胆碱能）	心跳减慢，心房肌收缩减弱 部分血管（软脑膜动脉和外生殖器的血管）舒张
呼吸	支气管平滑肌舒张	支气管平滑肌收缩，促进黏膜腺分泌
消化	促进黏稠唾液分泌，抑制胃肠道运动和胆囊收缩，促进括约肌收缩	促进稀薄唾液分泌，促进胃液、胰液和胆汁的分泌，促进胃肠道和胆囊收缩，促进括约肌舒张
泌尿生殖	逼尿肌舒张，括约肌收缩 促进子宫收缩（妊娠子宫）或舒张（未孕子宫）	逼尿肌收缩，括约肌舒张
眼	瞳孔扩大，睫状肌松弛，上眼睑平滑肌收缩	瞳孔缩小，睫状肌收缩，促进泪腺分泌
皮肤	竖毛肌收缩，汗腺分泌（胆碱能）	
代谢	促进糖原分解、脂肪动员	促进糖原、脂肪和蛋白质合成
内分泌	促进肾上腺髓质激素、胰高血糖素和甲状腺激素的分泌和释放	促进胰岛素分泌

（二）紧张性作用

自主性神经对外周器官的支配，具有持久的紧张性作用。所谓紧张性是指在安静状态下自主性神经中枢仍不断向效应器发放低频率冲动的特性。例如，由于交感神经的紧张性活动，正常时几乎使全身血管收缩到最大直径的一半；当交感紧张性增强时可使血管进一步收缩；相反，若交感紧张性降低时，血管就扩张。副交感神经也有紧张性活动，尤以迷走神经的活动最为明显。切断动物心迷走神经可使心率加快，这表明平时迷走神经有抑制心活动的作用。

（三）受效应器所处功能状态的影响

自主神经的外周性作用与效应器本身的功能状态有关。例如，刺激交感神经可引起动物无孕子宫的运动受到抑制，而对有孕子宫却可加强其运动。这与子宫不同生理状态下所含肾上腺素能受体的种类不同有关，无孕子宫中 β 受体占优势，有孕子宫 α 受体占优势。又如副交感神经兴奋可加强肠肌运动，而交感神经兴奋则产生抑制作用；但肠肌紧张性升

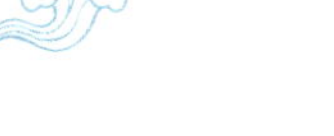

高，则交感神经和副交感神经可协同使之舒张；反之若肠肌紧张性降低，则两种神经兴奋都使之收缩，以维持肠肌紧张性的相对稳定。

（四）对整体生理功能调节的意义

交感神经系统的活动比较广泛，常以整个系统来参加反应。该系统的作用主要是动员体内许多器官的潜在能力，以提高机体对环境急剧变化的适应能力。当机体遇到各种紧急情况（如剧烈运动、失血、紧张、窒息、恐惧、寒冷）时，交感神经系统的活动明显增强，同时肾上腺髓质分泌也增加，即交感－肾上腺髓质系统兴奋，产生广泛的效应。例如心率增快，心收缩力增强，动脉血压升高，骨骼肌血管舒张，皮肤与腹腔内脏血管收缩，使血液重新分配。此外，还可出现瞳孔扩大、支气管扩张、胃肠道活动抑制、肝糖原分解加速、血糖浓度升高等反应。

交感反应虽较广泛，但具有相对选择性，不同刺激引起的交感反应不完全相同。例如，失血后交感反应主要表现为心活动的增强与腹腔血管的收缩；在高温环境下，下丘脑的体温中枢通过交感神经的活动，主要引起皮肤血管舒张，皮肤血流量增加。

副交感神经系统活动相对比较局限，往往在安静时活动较强。该系统的作用主要是促进消化、积蓄能量、加强排泄和生殖等，有利于保护机体、促进休整与恢复。迷走神经兴奋时，可以引起消化管运动增强和消化液分泌增多，还伴有胰岛素分泌增加，增强能量的储备。两者共同组成迷走－胰岛素功能活动系统。

交感－肾上腺髓质系统和**迷走－胰岛素系统**是机体调节内脏活动的两大功能系统。机体在活动和兴奋时，交感－肾上腺髓质系统活动水平较高；而安静和睡眠状态下，迷走－胰岛素系统活动水平较高。

三、内脏活动的中枢调节

（一）脊髓对内脏活动的调节

脊髓是自主神经系统的最低级中枢，能完成一些最基本的内脏反射：基本的血管张力反射、发汗反射、排尿反射、排便反射、阴茎勃起等，但其调节能力差，不能适应正常生理功能的需要。例如，脊髓高位横断的患者，由平卧位到直立位时，会感到头晕。这是因为脊髓交感中枢虽能完成血管张力反射，维持一定的外周阻力，但无法准确调节体位变动时的血压。此外，患者基本的排尿、排便反射虽能进行，但往往排空不全，更不能有意识地控制。

（二）低位脑干对内脏活动的调节

低位脑干是很多内脏活动的基本中枢部位。延髓网状结构中存在许多与循环、呼吸和消化等内脏活动相关的神经元，许多基本生命现象（循环、呼吸）的反射性调节在延髓进行。一旦延髓受损，则生命立危，故延髓有“生命中枢”之称。此外，脑桥有角膜反射中枢、呼吸调整中枢，中脑存在瞳孔对光反射中枢等。

（三）下丘脑对内脏活动的调节

下丘脑结构复杂，内含丰富的参与调节内脏活动的神经核团，如视前核、视上核、视交叉上核、室旁核、弓状核、结节核和乳头体核等。下丘脑是内脏活动和其他生理活动的重要整合中枢，调节着内脏、体温、摄食、水平衡、内分泌、情绪反应和生物节律等生理过程。

1. 调节内脏的活动 下丘脑是对各种内脏功能进行整合的较高级中枢。通过传出纤维到达脑干和脊髓，进而影响交感和副交感神经的紧张性，调节多种内脏活动。例如，下丘脑是心血管的重要整合中枢。下丘脑的内侧区参与心血管的压力与化学感受性反射；下丘

笔记栏

脑背内侧核的神经元还接受容量感受器的传入信息，通过调节血管升压素的释放来调节血量与血压。

2. **调节摄食行为** 下丘脑调节着机体的食欲状态。用电极刺激清醒动物下丘脑外侧区，导致动物食欲亢进；刺激下丘脑腹内侧核，可使动物拒食。因此，下丘脑外侧区被认为是**摄食中枢**（feeding center，又称饥饿中枢），腹内侧核则被认为是**饱中枢**（satiety center，又称拒食中枢）。摄食中枢和饱中枢交互抑制，前者发动摄食，后者停止摄食。摄食中枢和饱中枢的神经元对血糖敏感。葡萄糖会诱导饱中枢神经元的放电活动，抑制摄食中枢神经元的放电。饱中枢的活动还与血糖利用水平有关。糖尿病患者血糖水平升高，但因缺乏胰岛素，对糖的利用率降低，从而使饱中枢的神经元活动降低，摄食量增加。

3. **调节水平衡** 机体对水的摄入与排出保持着动态平衡。机体通过渴感和习惯性饮水行为来管理水的摄入，而排出则取决于肾的活动。下丘脑外侧区有饮水中枢。该中枢主要是通过调控下丘脑渗透压感受器的兴奋性，进而影响血管升压素的分泌，以控制肾排水；同时又控制渴感和饮水行为，以调节水的摄入。

4. **调节情绪变化和行为** 情绪是一种心理活动，除主观体验外，还常伴随着自主神经、躯体运动和内分泌等生理变化，称为情绪的生理反应。若切除大脑，仅保留下丘脑及以下结构的动物，给予轻微刺激即可引起"**假怒**"（sham rage），表现为甩尾、竖毛、扩瞳、张牙舞爪、呼吸加快和血压升高等交感神经兴奋亢进的变化。若损毁整个下丘脑，"假怒"反应不再出现。下丘脑的情绪反应受大脑皮质的抑制，切除大脑皮质后则抑制被解除，所以轻微刺激就能引发假怒现象。

5. **控制生物节律** 机体的各种生理活动按一定时间顺序发生周期性变化，称为**生物节律**（biorhythm）。按其频率的高低，生物节律可分为高频节律（低于1天）、中频节律（日周期）及低频节律（周、月、年周期）3种。心率、呼吸频率是高频节律。日节律最为常见，例如体温、睡眠、促肾上腺皮质激素和生长激素的分泌、血细胞计数等在一天内均有一个波动周期。下丘脑视交叉上核是机体昼夜节律的控制中心，通过视网膜-视交叉上核束，感受外界环境昼夜光照变化，使机体的内源性日节律与外界环境的昼夜节律同步。女性的月经周期、候鸟的迁徙都属于低频节律。

（四）大脑皮层对内脏活动的调节

1. **边缘系统** 围绕脑干的大脑内侧面部分，包括海马、穹隆、扣带回、海马回、胼胝体回组成边缘叶。大脑皮层的岛叶、颞极、眶回，以及皮层下的杏仁核、隔区、下丘脑、丘脑前核与边缘叶在结构和功能上联系紧密，因此将边缘叶连同这些结构统称为**边缘系统**（limbic system）（图9-24）。此外，中脑的中央灰质、被盖等组成**边缘中脑**（limbic midbrain）。除嗅觉功能外，边缘系统在摄食、性行为、情绪反应、学习记忆及各种内脏活动中均起重要的调控作用。

边缘前脑对内脏活动具有调节作用。例如，电刺激扣带回前部，可引起呼吸抑制或加强、心跳变慢、血压上升或下降、瞳孔扩大或缩小等；刺激杏仁核可出现心率加快或减慢、血压上升或下降、胃蠕动加强等；刺激隔区引起呼吸暂停或加强、血压升高或降低等。可见边缘前脑的功能与低位初级中枢不同，刺激初级中枢可以获得比较肯定一致的反应，而刺激边缘系统所获得的结果却复杂而多变。这可能是因为初级中枢的功能比较局限，活动比较单纯。而边缘系统则是通过促进或抑制各初级中枢的活动来调制机体的复杂生理活动。

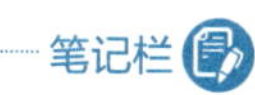

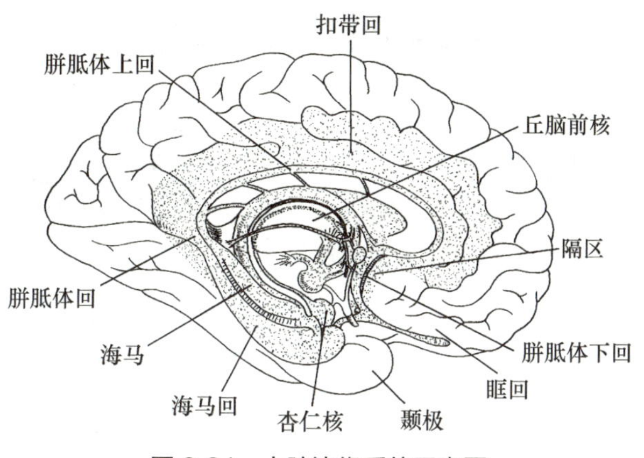

图 9-24　大脑边缘系统示意图

2. **新皮层**　是指分化程度最高的大脑半球外侧面结构。用电刺激动物的新皮层，除能引起躯体运动反应外，还可出现内脏活动的变化。例如，刺激皮层 4 区内侧面，能引起直肠与膀胱运动的变化；刺激 4 区外侧面，可产生呼吸与血管运动的变化；刺激 4 区底部，会出现消化道运动和唾液分泌的变化；电刺激人类大脑皮层也能见到类似结果。如果切除动物新皮层，除有感觉和运动丧失外，很多自主性功能（如血压、排尿、体温等）也将发生异常。这些现象表明，新皮层与内脏活动密切相关，而且有区域分布特征。

第八节　脑的高级功能

大脑是人体各种生理功能的最高级调节中枢，除对感觉、躯体和内脏活动有调节功能外，还具有更为复杂的整合功能，如觉醒与睡眠、学习与记忆以及语言与思维等。

一、大脑皮层的生物电活动

脑的生物电活动是大脑调节各种生命活动的基础。大脑皮层神经元的电活动有两种形式，即**自发脑电活动**（spontaneous electric activity of the brain）和**皮层诱发电位**（evoked cortical potential）。前者是指大脑皮层的神经元在无特定外加刺激作用的情况下，产生持续的节律性电位变化；后者是指刺激特定感受器或感觉传入系统时，在大脑皮层相应区域引出的电位变化。

在头皮上安置引导电极，通过脑电图仪记录到的自发脑电活动，称为**脑电图**（electroencephalogram，EEG）（图 9-25），对某些颅脑疾患具有重要的诊断价值。将引导电极直接放置于大脑皮层表面记录到的自发脑电活动，称为**皮层电图**（electrocorticogram，ECOG）。

（一）正常的脑电图波形

人的脑电图根据频率和振幅不同，可分为 α、β、θ、δ 四种基本波形（图 9-25）。

1. **α 波**　频率为 8~13Hz，振幅为 20~100μV。当正常人清醒、闭目、安静时出现，在枕叶较显著。当受试者睁开眼睛或接受其他刺激时，α 波立即消失出现快波（β 波），称为 **α 阻断**（α-block）。α 波波幅常出现自小而大、自大而小的周期性梭形波。α 波是大脑皮层在安静状态时电活动的主要表现。

2. **β 波**　频率为 14~30Hz，振幅为 5~20μV。在睁眼视物、思考问题或接受其他刺激时出现 β 波，在额叶区与顶叶区较显著。β 波是大脑皮层紧张活动时的主要脑电活动。

笔记栏

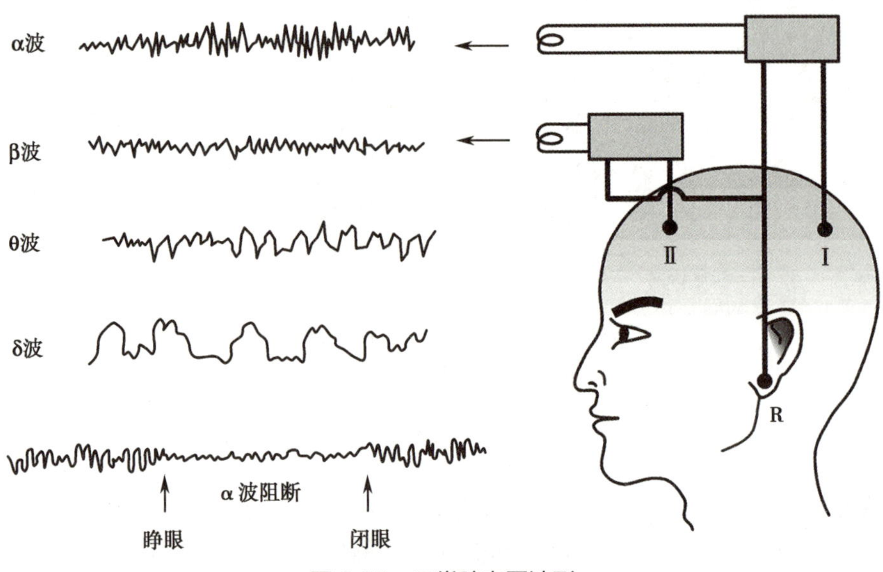

图 9-25 正常脑电图波形

Ⅰ、Ⅱ：引导电极放置位置；R：无关电极放置位置

3. **θ 波** 频率为 4~7Hz，振幅为 100~150μV。在颞叶和顶叶较明显，当成人困倦时出现。幼儿时期的脑电频率较成人慢，常见 θ 波；到 10 岁开始出现 α 波。

4. **δ 波** 频率为 0.5~3Hz，振幅为 20~200μV。正常成人清醒时几乎没有 δ 波，只有睡眠时才出现。此外，深度麻醉、智力发育不成熟的人，也可出现 δ 波。婴儿的脑电频率较幼儿更慢，常可见到 δ 波。δ 波或 θ 波是大脑皮层处于抑制状态时的脑电活动。

当大脑皮层许多神经元的电活动趋于步调一致时，就出现高幅慢波（如 δ 波），称为**同步化**（synchronization）；相反，当皮层神经元的电活动不一致时，就出现低幅快波（如 β 波），称为**去同步化**（desynchronization）。脑电活动由同步化转变为去同步化时，表示大脑皮层兴奋；相反，由去同步化转变为同步化时，则表示大脑皮层抑制。

（二）脑电波形成的机制

用微电极记录皮层神经细胞内电位，发现当皮层表面出现 α 节律时，神经细胞的突触后电位也出现节律一致的改变，因此脑电波是由神经元突触后电位总和而成。然而单一神经元的突触后电位不足以引出皮层表面电位改变，只有大量神经元同时产生突触后电位，并总和后才能引出明显的电位变化。其结构基础是在大脑排列整齐的锥体细胞，其顶树突相互平行并垂直于皮层表面，更容易同步活动并总和形成强大的电场，从而改变皮层表面的电位。

脑电波节律的形成有赖于丘脑的活动。丘脑上传的非特异投射抵达大脑皮层，可引起皮层细胞自发脑电活动。α 节律来自丘脑非特异投射系统的一些神经核；β 节律是脑干网状结构上行激动系统的冲动，干扰了安静状态时丘脑非特异投射系统与皮层之间的同步活动，出现了去同步化的结果；δ 与 θ 波反映脑干网状结构上行激动系统的活动减弱，大脑皮层处于抑制状态。

（三）皮层诱发电位

皮层诱发电位由主反应、次反应和后发放构成（图 9-26）。主反应表现为皮层电位先正后负，可能是皮层大锥体细胞电活动的总和。次反应是主反应之后的扩散性续发反应，见于皮层的广泛区域，与非特异投射系统活动有关。后发放是主反应、次反应之后的一系列正相的周期性电位变化，即后发放是皮层与丘脑特异感觉接替核之间环路活动的结果。

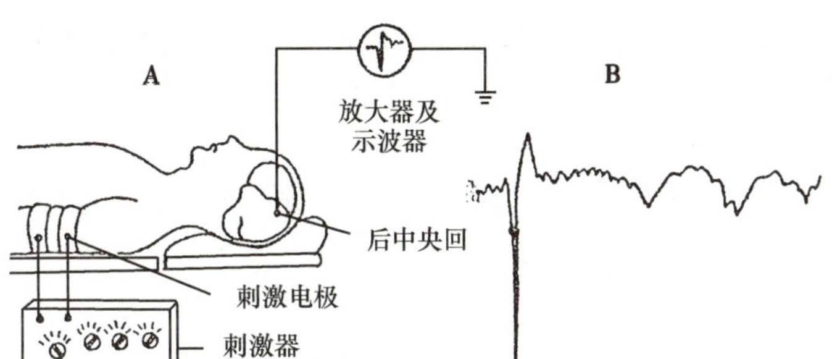

图 9-26 皮层诱发电位的记录及波形

A. 描记方法示意图；B. 波形，向下为正，向上为负

二、觉醒和睡眠

觉醒与睡眠是两个必要的生理过程，随昼夜节律交替转化。机体觉醒时，能以适当的行动来应答环境的各种变化，从事各种体力与脑力活动。睡眠可保护脑细胞的功能，促进精神和体力的恢复。成年人每天需睡眠 7~9 小时，儿童睡眠的时间较成年人长，而老年人的睡眠时间短。如果睡眠障碍，常导致大脑皮层与内脏功能活动的紊乱。

（一）觉醒的维持

觉醒主要靠脑干网状结构上行激动系统的活动来维持，包括脑电觉醒与行为觉醒两种。脑电觉醒是指脑电波形由睡眠时的同步化慢波变为觉醒时的去同步化快波，但行为不一定呈现觉醒。在脑电觉醒中，脑桥蓝斑去甲肾上腺素递质系统发挥持续的紧张性作用。而乙酰胆碱递质系统起短暂的时相性作用，以调节去甲肾上腺素递质系统功能。行为觉醒的维持与中脑多巴胺递质系统有关，如黑质 - 纹状体多巴胺递质系统受损的动物，不能表现行为上的觉醒，但脑电可出现去同步化觉醒波。

（二）睡眠的时相

睡眠有两种时相，根据脑电图的特点，分别称为**慢波睡眠**（slow wave sleep，SWS）与**快波睡眠**（fast wave sleep，FWS）。

1. **慢波睡眠** 是人们熟知的睡眠状态，其脑电图为同步化慢波，故称为慢波睡眠或**同步化睡眠**（synchronized sleep）。在此期间，人体表现为意识暂时丧失，视、听、嗅、触等感觉功能减退，骨骼肌反射运动和肌紧张减弱；并伴有一些自主神经功能的改变，如瞳孔缩小、心率减慢、动脉血压下降、呼吸减慢、体温下降、交感神经活动水平降低。此外，慢波睡眠时生长激素的分泌明显增多。因此慢波睡眠对促进生长、消除疲劳、促进体力恢复有重要意义。

2. **快波睡眠** 脑电波呈现去同步快波时相，称为快波睡眠或**去同步睡眠**（desynchronized sleep）。在此期间，各种感觉功能进一步减退；骨骼肌反射活动和肌紧张进一步减弱，心率、血压、呼吸、体温进一步降低，交感神经活动水平进一步降低。从行为上看快波睡眠比慢波睡眠更深，与脑电变化不一致，因此快波睡眠又称为**异相睡眠**（paradoxical sleep，PS）。此外，快波睡眠期间可出现快速的眼球转动（50~60 次 /min），所以又称为**快动眼睡眠**（rapid eye movement sleep，REM）。快波睡眠还常伴有肢体抽动、心率加快、血压上升、呼吸加快而不规则的改变，这可能促使慢性疾病或某些潜伏疾病，如心绞痛、脑出血、哮喘等的突然发作或恶化。快波睡眠时脑组织蛋白质合成加快，因此，快波睡眠与幼儿神经系统的发育、成熟，以及成年人新突触联系的建立有关，对促进学习记忆的活动、恢复精力有重要意义。

睡眠过程中慢波睡眠与快波睡眠相互交替转化。开始首先进入慢波睡眠，持续80~120分钟后转入快波睡眠，持续20~30分钟后，再转入慢波睡眠，以后又转入快波睡眠，如此反复进行。在整个睡眠过程中，反复转化4~5次。慢波睡眠与快波睡眠均可直接转入觉醒状态，但觉醒状态不能直接进入快波睡眠，而只能转入慢波睡眠。做梦是快波睡眠的特征之一，80%左右的做梦发生在快波睡眠期间。

（三）睡眠发生机制

睡眠是大脑的主动活动，有特定的神经结构和神经递质参与，而不是大脑的简单抑制。视前区腹外侧部与慢波睡眠有关，该区域有大量睡眠相关神经元，内含抑制性递质GABA，抑制觉醒脑区的活动。脑桥网状结构及其邻近区域与快波睡眠的产生有关。睡眠的产生还与中枢内递质关系密切，脑干5-羟色胺的活动与慢波睡眠形成有关；脑干内去甲肾上腺素、5-羟色胺以及乙酰胆碱的功能与快波睡眠形成有关。

三、学习与记忆

学习和记忆是大脑的重要功能。学习是指新行为的获得或发展，即经验的获得；记忆则是指习得行为的保持与再现，即过去经验在大脑中的再现。

（一）学习的形式

学习主要有两种形式即**非联合型学习**（nonassociative learning）和**联合型学习**（associative learning）。非联合型学习是一种简单的学习形式，不需要刺激与反应之间形成某种明确的关系。**习惯化**（habituation）与**敏感化**（sensitization）都属于这种类型的学习形式。习惯化是指人和动物对反复出现的温和刺激的反应性逐渐降低；敏感化是指人和动物受到某种强烈刺激后，对其他刺激出现反应增强的现象。联合型学习是指刺激和反应之间存在明确的关系，在时间上很靠近的两个事件重复发生，最后在脑内逐渐形成关联。人的绝大多数学习是联合型学习，其特点是能利用语言、文字进行学习和思维。经典条件反射和操作式条件反射均属联合型学习。

1. **经典条件反射**　条件反射是在非条件反射的基础上，通过无关刺激与非条件刺激在时间上反复多次结合而形成。无关刺激与非条件刺激反复结合的过程称为**强化**（reinforcement）。一种刺激成为预示另一种刺激即将出现的信号，是一种学习的过程。当一种条件反射建立后，若给予和条件刺激近似的刺激，也引起同样的条件反射，称为条件反射的泛化；如果这种近似刺激得不到非条件刺激的强化，该近似刺激就不再引起条件反射，称为条件反射的消退。若仅使用条件刺激，而得不到非条件刺激的强化，条件反射的效应就会逐渐减弱，直至完全消退。消退不是条件反射的简单丧失，也是一个新的学习过程。

2. **操作式条件反射**　动物必须通过自己完成一定的动作或操作，才能得到强化，称为**操作式条件反射**（operant conditioning reflex），如训练动物走迷宫，表演各种动作等。这类条件反射是一种很复杂的行为，更能代表动物日常生活的习得行为。

（二）记忆的过程

外界大量信息经常通过感觉器官进入大脑，但估计仅有1%左右的信息可被长时间贮存、记忆，而大部分被遗忘。被贮存的信息都是对机体有用的、反复作用的信息。根据信息贮存时间的长短，记忆可分为短时记忆和长时记忆。人类的记忆过程可分成感觉性记忆、第一级记忆、第二级记忆和第三级记忆4个连续阶段（图9-27）。前两个阶段相当于短时记忆，后两个阶段相当于长时记忆。

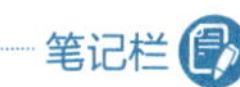

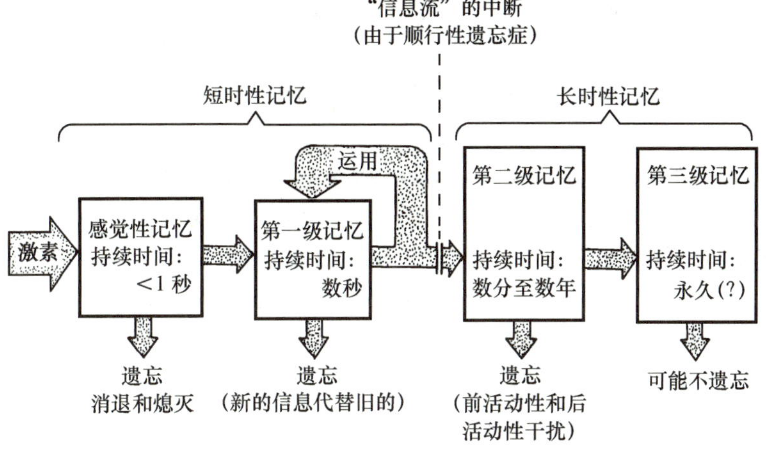

图 9-27 从感觉性记忆至第三级记忆的信息流图解

1. **短时记忆** 感觉性记忆是感觉系统获得信息后首先在大脑感觉区贮存的阶段,其性质粗糙,贮存时间不超过1秒。若经过分析处理,将那些不连续的、先后到达的信息整合成新的连续印象,即可转入第一级记忆。信息在第一级记忆中贮存的时间也只有几秒钟,大多仅有即时应用的意义。如果反复学习运用,信息可在第一级记忆中循环,延长了信息在第一级记忆中停留的时间,从而转入第二级记忆之中。

2. **长时记忆** 第二级记忆的信息量大,且能较持久贮存,记忆持续时间可达数分钟乃至数年不等。有些信息,如自己的名字以及每天都在进行操作的手艺等,经常运用,可成为终生不忘的第三级记忆。第三级记忆贮存的信息量最大,时间最长,它是一种牢固的记忆,常可保持终生。长时记忆形成过程是一个有高度选择性的信息贮存过程,只有那些对个体反复起作用并具有重要意义的信息才会被长期贮存下来。

知识链接

遗 忘

遗忘(amnesia)即部分或完全丧失回忆和再认识的能力,称为记忆障碍,可分为顺行性与逆行性遗忘症:①顺行性遗忘症,主要表现为近期记忆障碍,不能保留新近获得的信息,但对发病前的记忆依然存在。多见于慢性酒精中毒的患者。其机制可能是第一级记忆发生障碍,不能将信息从第一级记忆转入第二级记忆。②逆行性遗忘症,为远期记忆障碍,即在脑功能发生障碍之前的一段时间内的记忆均已丧失。多见于脑震荡的患者,表现为不能回忆起发病以前的经历和往事,但仍记得自己的名字。其发生机制可能是第二级记忆发生紊乱,而第三级记忆不受影响所致。

(三) 学习和记忆的机制

学习和记忆是通过神经系统突触的生理、生化和组织学的可塑性改变,在脑内引起的神经活动过程。

1. **学习和记忆的脑功能定位** 脑中多个区域参与学习与记忆的过程,包括大脑皮层联络区、海马及其邻近结构、杏仁核、丘脑和脑干网状结构等。

(1)皮层联络区:指感觉区、运动区以外的广大皮层区。联络区有长时记忆的功能。

笔记栏

(2)海马及其邻近结构：由海马→穹隆→下丘脑乳头体→丘脑前核→扣带回→海马构成的回路，即**海马回路**(hippocampus circuit)，与第一级记忆的保持以及第一级记忆转入第二级记忆有关。当海马回路任何一个环节受损时，均可导致近期记忆能力的丧失。

(3)杏仁核：参与情绪活动有关的记忆。

2. **学习和记忆的神经生理机制** 突触可塑性是指突触结构和功能的改变可引起传递效应的改变，是学习和记忆的生理学基础。突触可塑性包括短时程可塑性、习惯化和敏感化、**长时程增强**(long term potentiation，LTP)和**长时程抑制**(long term depression，LTD)。长时程增强是指突触前神经元在短时间内受到快速重复的刺激后，在突触后神经元形成持续时间较长的 EPSP 增强。LTP 持续时间长，最长可达数日。而长时程抑制是指突触强度的长时程减弱。研究发现，当海马受到高频电脉冲的短暂刺激时，引起突触活动的长时程增强，其持续时间甚至可达 10 小时以上。由此表明，长时程突触增强效应可能是学习记忆的神经细胞分子基础。记忆能力强的动物，其 LTP 大；而记忆能力差的动物则 LTP 小。在小脑观察到的长时程突触抑制效应是技巧和运动的学习与记忆的基础，因此对于脑内完整的学习和记忆神经网络而言，LTP 和 LTD 都必不可少。

学习和记忆还有赖于脑内蛋白质的合成，从短时记忆开始到长时记忆的建立过程中，蛋白质的合成非常活跃。人类的逆行性遗忘症可能与脑内蛋白质代谢障碍有关。中枢递质和神经肽也参与了学习记忆活动过程。记忆突触属于胆碱能性突触，参与短期记忆；而去甲肾上腺素能具有增强学习记忆保持过程。持久性记忆还可能与新突触联系的建立有关。例如，生活在复杂环境中的大鼠的皮层较厚，突触联系多；而生活在简单环境里的大鼠皮层比较薄。

思政元素

影响世界的中国生理学家冯德培

2000 年，诺贝尔生理学或医学奖颁发给了对记忆存储机制做出重大贡献的埃里克·坎德尔。坎德尔用低等动物海兔研究了简单行为的学习记忆过程，揭示了其学习记忆所依赖的细胞和亚细胞结构。后来，英国的布理斯和挪威的洛默在高等动物中发现长时程增强作用(LTP)，发现了神经可塑性的机制。应该指出的是，我国著名的神经生物学家冯德培院士曾在神经可塑性领域做出重要贡献。20 世纪 30 年代，冯德培在中国生命科学研究中心(北平协和医学院)工作时，就发现强直后增强作用(PTP)，这实际上是第一个在细胞水平关于神经可塑性的发现。冯德培先生到坎德尔处访问时，坎德尔让大家"向神经可塑性的先驱致敬"，这足以表明冯先生在神经可塑性研究领域的巨大贡献。

四、优势半球和语言中枢

语言是一种复杂的神经感觉 - 运动功能。人的大脑每天要加工处理大量信息，其中最重要的是语言(听觉与视觉)信息。语言在脑内的认知加工，从最初语言符号的感知辨识、理解感受，直至言语表达，都与其他心理过程如思维、学习、记忆密不可分。

(一) 优势半球

两侧大脑的功能并不相等，语言中枢所在的大脑半球称为**优势半球**(dominant hemisphere)。人类习惯使用右手，因此其语言活动中枢主要在左侧大脑半球，这种**一侧优势**(laterality cerebral dominance)的现象仅在人类出现。

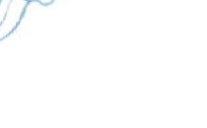

笔记栏

90% 以上成年人的优势半球是左侧半球，其余 10% 是两个半球的作用相等，右侧半球占优势的很少。只有优势半球的语言中枢受损时，才会出现失语症。语言功能的左侧优势与遗传因素有关，但主要还是在后天生活实践中形成的。人出生时，两侧大脑半球均有同样的神经结构基础，两侧半球均与语言功能相关。10~12 岁时，左侧优势逐渐建立，此时若损伤左侧半球，尚可能在右侧半球重建语言中枢；但成年后若左侧半球受损，则很难在右侧半球重建语言中枢。在主要使用左手的人群中，左右两侧皮层都有可能成为语言中枢。

左侧半球在语言功能上占优势；而右侧半球在对非语词性的认知功能上占优势，如对触觉认识、深度知觉、空间辨认，以及音乐的欣赏和分辨等。右侧大脑皮层顶叶损伤的患者，由于非语词性认知能力的障碍，常表现为穿衣**失用症**(apraxia)，患者虽然没有肌肉麻痹，但穿衣困难，常把衬衣前后穿倒。

(二) 语言中枢

人类大脑皮层的一定区域受损时，可引起特有的语言功能障碍(图 9-28)。

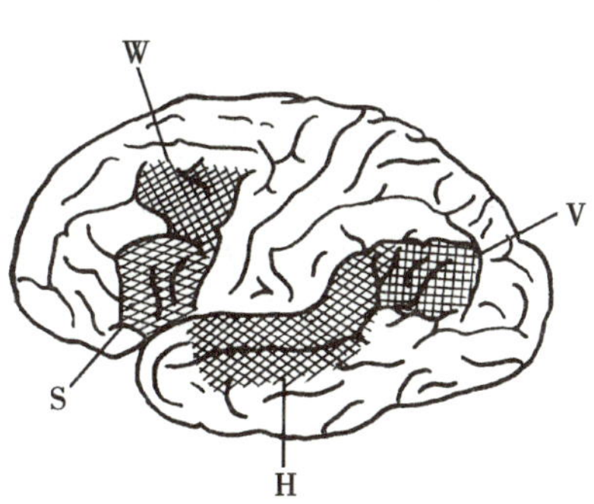

图 9-28 大脑皮层与语言功能有关的主要区域

V：该区障碍时不能看懂文字；H：该区障碍时不能听懂话；S：该区障碍时不能讲话；W：该区障碍时不能写字

1. **语言运动区(说话中枢)** 位于中央前回底部前方的 Broca 三角，即 44 区(图 9-28S)。该区受损可引起**运动性失语症**(motor aphasia)。患者能书写，可看懂文字，听懂别人讲话，发音器官也正常，但却不能讲话，不能用语言进行口头表达。

2. **语言书写区(书写中枢)** 在额中回后部(图 9-28W)。该区损伤可导致**失写症**(agraphia)。患者可看懂文字，听懂别人的讲话，会讲话，手的活动功能也正常，但丧失了写字与绘画的能力。

3. **语言听觉区(听话中枢)** 位于颞上回后部(图 9-28H)。该区损伤可导致**感觉性失语症**(sensory aphasia)。患者可讲话、写字，看懂文字，也能听到别人发声，但却听不懂讲话的含义。

4. **语言视觉区(阅读中枢)** 位于角回部位(图 9-28V)。该区损伤可引起**失读症**(alexia)。患者视觉功能良好，听懂别人谈话，能讲话，也能书写，却看不懂文字的含义。

大脑皮层的语言功能具有一定的区域性，但各区的活动紧密相关。因此，当大脑皮层的语言中枢受损时，几种失语症常合并存在。

(李 育 明海霞 李 韶)

复习思考题

1. 试述普鲁卡因局麻的机制。
2. 试用生理学知识解释有机磷农药中毒时的表现及其急救方法。
3. 巴比妥类催眠药物主要通过丘脑哪一个投射系统发挥作用？为什么？
4. 如何证明脊髓具有初步调节循环功能的作用？

扫一扫 测一测

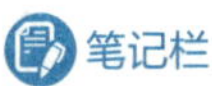

PPT 课件

第十章 感觉器官的功能

学习目标

掌握眼折光能力的调节、眼的折光异常、瞳孔对光反射、视网膜的感光细胞及其功能；掌握中耳的功能、声音传导的途径；掌握前庭器官的功能。

熟悉感受器和感觉器官的概念和一般生理特性；熟悉眼的折光系统及成像原理、视敏度和视野、暗适应和明适应、双眼视觉和立体视觉；熟悉听阈和听域、行波理论；熟悉前庭反应和眼震颤。

了解耳蜗的生物电现象；了解嗅觉、味觉。

感觉是脑的一种功能。人体的感受器将体内、外环境中的各种变化转换为电信号，并以神经冲动传向各级中枢。在中枢内逐级向上传递的过程中，对传入信息不断地进行分析、整合，有的信息仅引起各种反射活动，有的则进入感觉或意识的领域。

第一节 概 述

一、感受器和感觉器官

1. **感受器** 体内专门感受机体内、外环境变化的特殊结构或装置叫**感受器**(receptor)。感受器的结构多样：可以是感觉神经末梢，如痛觉感受器，或包有结缔组织被膜的神经末梢，如环层小体及触觉小体；也可以是高度分化的感受细胞，如视网膜中的视杆细胞和视锥细胞、内耳的毛细胞、味蕾中的味觉细胞等。

2. **感觉器官** 感受器连同它们的附属结构(如眼的折光系统、耳的集音与传音装置等)构成各种**感觉器官**(sense organ)。分布于头部，并与脑神经相连的感觉器官又称为**特殊感官**(special sense organ)，如眼、耳、前庭、鼻、舌等。

二、感受器的分类

感受器种类繁多，而分类方法也有多种。根据感受器所处的部位可分为内感受器和外感受器；根据感受器所接受刺激的性质可分为化学感受器、机械感受器、电磁感受器、温度感受器等；常用的方法是结合刺激以及所引起感觉的性质来分类，人体主要感觉类型和相应的感受器如表 10-1 所示。

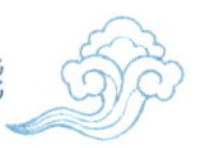

笔记栏

表 10-1　人体的主要感觉类型

感觉类型	感受器结构	感受器类型	感觉器官
1. 视觉	视杆和视锥细胞	电磁感受器	眼
2. 听觉	毛细胞	机械感受器	耳
3. 嗅觉	嗅神经元	化学感受器	鼻
4. 味觉	味蕾	化学感受器	舌
5. 平衡觉	毛细胞	机械感受器	前庭器官
6. 触压觉	神经末梢	机械感受器	皮肤和深部组织
7. 温度觉	神经末梢 / 中枢神经元	温度感受器	皮肤、下丘脑
8. 痛觉	游离神经末梢	化学感受器	皮肤和各种器官
9. 肌肉长度	神经末梢	机械感受器	肌梭
10. 肌肉张力	神经末梢	机械感受器	腱器官
11. 动脉血压	神经末梢	机械感受器	血管
12. 动脉氧分压	神经末梢	化学感受器	血管
13. 血浆葡萄糖	下丘脑某些细胞	化学感受器	下丘脑
14. 血浆渗透压	下丘脑前部某些细胞	化学感受器	下丘脑

表中前 8 项通常能引起主观感觉，其余的只是向中枢神经系统传递内、外环境中某些因素改变的信息，引起各种调节性反应，在主观上并不产生特定的感觉。

三、感受器的一般生理特性

1. **感受器的适宜刺激**　每一种感受器都只对一种特定能量形式的刺激最敏感，这种形式的刺激就称为该感受器的**适宜刺激**(adequate stimulus)，如一定波长的电磁波是视网膜光感受细胞的适宜刺激，一定频率的机械振动是耳蜗毛细胞的适宜刺激等。将引起感觉所需要的最小刺激强度称为**感觉阈**(sensory threshold)。感受器对一些非适宜刺激也可发生反应，但所需刺激强度往往要比适宜刺激大很多。因此，机体内外环境发生变化时，总是先激活高度敏感的感受器，这有利于机体对刺激做出精确的应答。

2. **感受器的换能作用**　感受器能将不同形式的能量刺激转变为神经纤维动作电位(神经冲动)，这种能量转换过程称为感受器的**换能作用**(transduction)。在换能过程中，感受器首先在感受器细胞或感觉神经末梢产生相应的电位变化，前者称为**感受器电位**(receptor potential)，后者产生**发生器电位**(generator potential)，再以电紧张的形式沿胞膜做短距离传播，最终在相应的传入神经纤维上产生动作电位，完成感受器的换能作用。

感受器细胞对不同外来刺激信号的跨膜转换，可通过 G 蛋白耦联受体(视觉、嗅觉、味觉)或瞬时受体电位(transient receptor potential，TRP)(冷热觉、渗透压和某些化学刺激)或机械门控通道(听觉、触觉)完成。

3. **感受器的编码功能**　感受器通过换能作用将感觉刺激转换为动作电位时，不仅发生了能量形式的转换，而且将刺激包含的内外环境变化的各种信息(如刺激的类型、部位、强度、持续时间)也转移到了动作电位的序列之中，这一现象称为感受器的**编码**(encoding)功能。

4. **感受器的适应现象**　当刺激强度持续不变地作用于感受器时，感觉神经的神经冲动频率随刺激时间的延长而逐渐下降的现象称为感受器的**适应**(adaptation)。适应可分为快适应和慢适应感受器两类。**快适应感受器**(rapidly adapting receptor)以皮肤触觉和嗅觉感受器为代表,当它们受刺激时只在刺激开始后的短时间内有传入冲动发放,以后虽然刺激仍存在,但传入冲动频率可以逐渐降低到零,其意义在于探索新刺激,有利于感受器及中枢再接受新的刺激;**慢适应感受器**(slowly adapting receptor)以肌梭、颈动脉窦压力感受器为代表,它们在刺激持续作用时,一般只是在刺激开始后不久出现冲动频率的轻微下降,但以后可在较长时间内维持在这一水平。这种特性有利于机体对某些功能状态,如姿势、血压和防御反射等进行长期持续的监测,以便对它们可能出现的波动进行随时的调整。

适应并非疲劳,因为对某一刺激产生适应之后,如增加此刺激的强度,又可以引起传入冲动的增加。感受器适应产生的机制可发生在感觉信息转换的不同阶段。感受器的换能过程、离子通道的功能状态以及感受器细胞与感觉神经纤维之间的突触传递特性等,均可影响感受器的适应。

第二节　视觉器官

视觉是人类从外界获得信息的主要来源,人脑获得的关于周围环境的信息中,大约70%以上由视觉系统处理和感知。**视觉**(vision)由视觉器官、视觉传导路和视觉中枢的共同活动产生。作为视觉器官的**眼**(eye)是人体最重要的感觉器官,其适宜刺激是波长为370~740nm的电磁波。

人类的眼球呈略微突出的球形,前后径略长,横径及上下径均略短(图10-1)。眼具有折光成像和感光换能两种作用,外界物体发出的光线,通过眼折光系统的折射,成像于视网膜上。视网膜感光细胞把光刺激包含的视觉信息转变成电信号,再通过视神经将冲动传入视觉皮层,产生视觉。

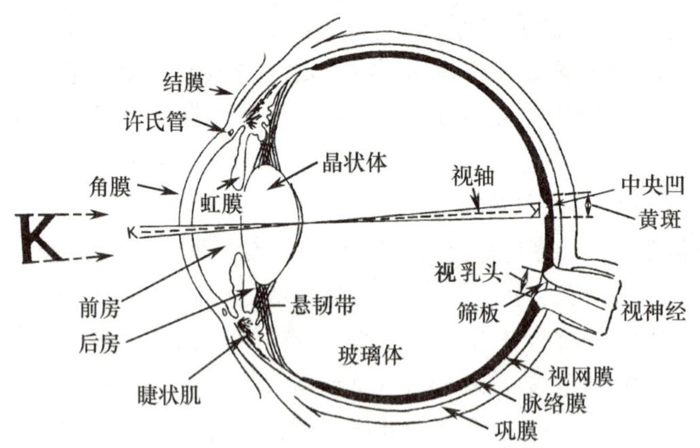

图10-1　人眼球水平切面(右眼)

一、折光系统的功能

眼的**折光系统**(refractive system)是由角膜、房水、晶状体和玻璃体组成的复杂光学系统。射入眼内的光线,在到达视网膜前需通过上述4种折射率不同的介质,并通过4个屈光度不同的折射面,即角膜的前、后表面和晶状体的前、后表面。

(一)眼折光系统的光学特性

眼的折光系统可看作是一个有多个折光体的复合透镜。为了能简便分析眼的成像原理

笔记栏

并计算物体在视网膜上成像的大小，人们根据眼的光学特性设计了与正常眼折光效果相同，但更为简便的等效光学模型，称为**简化眼**（reduced eye）（图 10-2）。

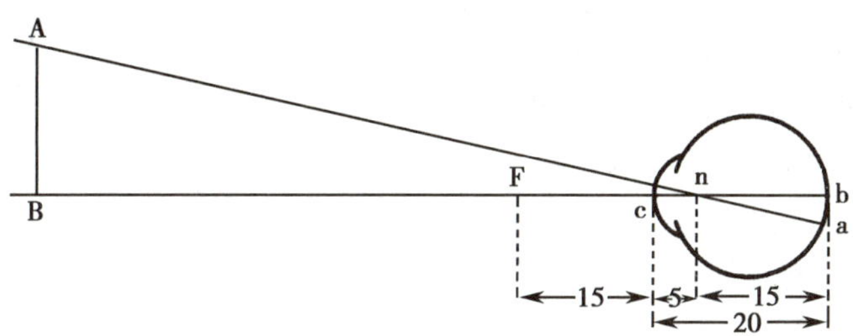

图 10-2　简化眼及其成像情况

n 为节点，AnB 和 anb 是两个相似的三角形；如果物距为已知，就可由物体的大小算出物像大小，也可算出两个三角形的顶角（即视角）的大小。F 为前焦点；图中数字单位为毫米（mm）

简化眼模型把眼球简化为一个前后径为 20mm 的单球折光体，外界光由空气进入球形界面时折射 1 次，折射率为 1.333。该球面的曲率半径为 5mm，即节点（n）在球形界面的后方 5mm 处。前主焦点在球形界面的前方 15mm 处，后主焦点在节点后方 15mm 处，简化眼的后极相当于人眼的视网膜。

利用简化眼可以计算出不同远近的物体在视网膜上成像的大小。如图 10-2 所示，n 为节点，AnB 和 anb 是具有对顶角的两个三角形，因而：

$$\frac{\text{物体的大小}(AB)}{\text{物体至节点的距离}(Bn)}=\frac{\text{物像的大小}(ab)}{\text{节点至视网膜的距离}(nb)}$$

式中 nb 固定不变，相当于 15mm，根据物体的大小和物体与眼的距离，就可计算出物像的大小。

正常人眼在光照良好的情况下，如果在视网膜上的像小于 5μm，很难产生清晰的视觉，表明正常人的视力（视敏度）有一个限度。这个限度只能用人所能看清的最小视网膜像的大小来表示，而不能用所能看清的物体的大小来表示。因为视网膜上物像的大小不仅与物体的大小有关，也与物体和眼之间的距离有关。人眼所能看清的最小视网膜像的大小，大致相当于视网膜中央凹处一个视锥细胞的平均直径。

（二）眼的调节

当人眼看 6m 以外的物体时，从物体上一点发出的所有进入眼内的光线，即可认为是平行光线。此时，对正常眼来说，不需进行任何调节就能成像在视网膜上。人眼不作任何调节所能看清物体的最远距离称为**远点**（far point）。正常眼的远点在理论上应为无限远，实际上，人眼并非无条件地能看清远处的物体，如果离眼的距离过远或物体过小，在视网膜上成像过小，小于视网膜分辨能力的限度时，就不能被感知。

当人眼视近物（6m 以内）时，从物体上一点发出的所有进入眼内的光线不是平行光线，而是有不同程度的辐散，通过眼的折光系统后，将成像在视网膜的后方，因而不能在视网膜上形成清晰的物像。但正常眼在看近物时也非常清楚，这是由于眼增加了折光系统的折光力。

1. **眼的近反射**　眼在注视 6m 以内的近物或被视物体由远及近时，将通过晶状体变凸、瞳孔缩小以及两眼球会聚等神经反射活动来进行调节，这些反应统称为**近反射**（near reflex）。

（1）晶状体调节：晶状体是一个富有弹性、透明的双凸透镜，由晶状体囊和晶状体纤维组成。晶状体囊附着在悬韧带上，晶状体纤维通过悬韧带附着于睫状体上。当眼看远物时，睫状肌松弛，悬韧带被拉紧，使晶状体被牵拉而呈扁平；当视近物时，睫状肌收缩，悬韧带松弛，

笔记栏

晶状体发生弹性回位而曲率增加，以其前表面的中央部分向前凸出最为显著(图 10-3)，折光能力增加，使近处的辐散光线仍能聚焦在视网膜上形成清晰的物像。

眼调节过程中晶状体形态改变

晶状体调节折光力的反射过程：视网膜上成像模糊的视觉信息通过视神经传到视觉皮层，皮层发出下行冲动，冲动沿皮层-中脑束传到中脑正中核，再经动眼神经核发出副交感节前纤维至睫状神经节换元，节后纤维到达睫状肌，引起睫状肌收缩，使悬韧带放松，晶状体发生弹性回位而变凸。

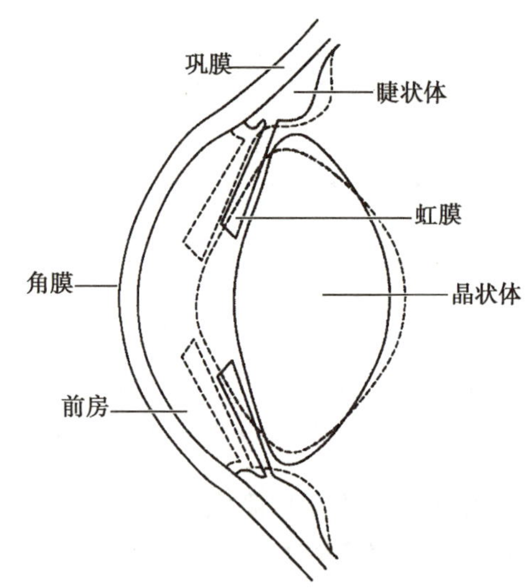

图 10-3 眼调节前后睫状体位置和晶状体形状改变
实线：眼未作调节的情况；虚线：眼近反射时的改变

人眼作最大限度调节时所能增加的折光能力，称为**眼的调节力**(accommodation force)。眼的调节力可用近点来表示，人眼做充分调节所能看清物体的最近距离，称为**近点**(near point)。晶状体的弹性越好，近点越小。晶状体的弹性随年龄增大而下降，使近点变远，眼的调节力降低。8 岁左右的儿童近点平均为 8.6cm，20 岁左右为 10.4cm，60 岁左右增至 83.3cm。因此，当老年人视近物时，射入眼内的分散光线聚焦在视网膜之后，在视网膜上不能形成清晰的物像，称为**老视**(presbyopia)。老视眼看远物时，与正常眼相同，但看近物需佩戴凸透镜片，使分散光线聚焦在视网膜上。老视眼通常发生在 45 岁左右。

(2) 瞳孔调节：瞳孔直径可变动于 1.5~8.0mm 之间。瞳孔由虹膜围成，内有环形和放射状两种平滑肌。环形肌又称瞳孔括约肌，受动眼神经中的副交感纤维支配，收缩时瞳孔缩小。放射状肌又称瞳孔开大肌，受交感纤维支配，收缩时瞳孔放大。

视近物时，在晶状体变凸的同时，还反射性地引起双侧瞳孔缩小，称为**瞳孔调节反射**(pupillary accommodation reflex)或**瞳孔近反射**(near reflex of pupil)。其反射通路与晶状体调节相似。在睫状肌收缩的同时，也使瞳孔括约肌收缩，瞳孔缩小。其生理意义是减少进入眼内的光线量和减少折光系统的球面像差和色像差，使视网膜上的成像更清晰。

辐辏反射

(3) 视轴会聚：当双眼视近物时，两眼球内收和视轴向鼻侧聚拢的现象称为视轴会聚。视轴会聚是两眼内直肌反射性收缩所致，也称**辐辏反射**(convergence reflex)。辐辏反射中支配内直肌的是动眼神经中的躯体运动神经纤维。其生理意义是使近处物体成像于两眼视网膜的对称点上，产生单一的视觉物像，而不会产生复视。

2. **瞳孔对光反射** 瞳孔大小可随光照强度而变化，在强光下缩小，在弱光下放大，这种反应称为**瞳孔对光反射**(pupillary light reflex)。通过这一反射，可调节进入眼内的光量，避免过强的光线损害视网膜，也不会因光线过弱而影响视觉。瞳孔对光反射过程是光照射视网膜，沿视神经传入冲动，到中脑换元后，到达动眼神经核，再沿动眼神经中的副交感纤维到达瞳孔括约肌。

瞳孔对光反射是双侧性的，即如果光照一侧眼睛时，除被照眼出现瞳孔缩小外，未受光照的另一侧眼的瞳孔也同时缩小，称为**互感性对光反射**(consensual light reflex)。当中脑受损害时，瞳孔对光反射失灵，或出现两侧瞳孔在同一时间不等大。瞳孔对光反射中枢位于中脑，因此常以此反射判断中脑功能、麻醉深度和病情危重程度。

(三) 眼的折光和调节能力异常

正常眼的折光系统，使远处物体射来的平行光线恰好聚焦于视网膜上，所以无需进行任

笔记栏

何调节，即可看清远处物体（图 10-4A）；而且，视近物时，只要物体和眼的距离不小于近点，经过调节，也能在视网膜上形成清晰的物像，这种眼称为**正视眼**（emmetropia）。若眼的折光能力异常，或眼球的形态异常，均会使物像不能聚焦于视网膜上，称为**非正视眼**（ametropia）。非正视眼包括近视、远视和散光。

1. **近视** 当人眼看 6m 以外的物体，物像成像在视网膜之前，在视网膜上形成模糊的物像，称为**近视**（myopia）。近视的发生是眼球前后径过长（轴性近视），也可因晶状体曲率过大、折光力过强（屈光性近视），导致远物发出的平行光线不能聚焦成像在视网膜上。因此，近视眼看不清远物（图 10-4B）；但它看近处物体时，由于近物发出的是辐散光线，则眼不需进行调节或只进行较小程度的调节，就可使光线聚焦在视网膜上。近视眼的远点移近，而近点比正视眼还近。纠正近视可用凹透镜片，使入眼的平行光线适当分散，就能成像于视网膜上（图 10-4C）。

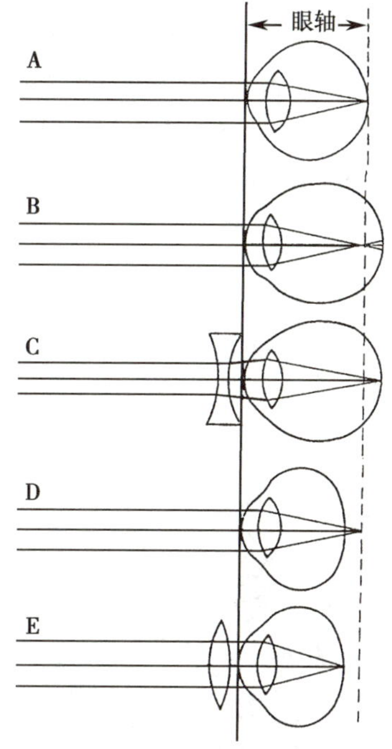

图 10-4 眼的折光异常及其矫正
A. 正视眼；B. 近视；C. 近视的矫正；D. 远视；E. 远视的矫正

近视及矫正

2. **远视** 与近视眼相反，当人眼看 6m 以外的物体时，物像成像在视网膜之后，称为**远视**（hyperopia）。远视的发生是眼球的前后径过短（轴性远视）或折光系统的折光能力过弱（屈光性远视）。由于远视眼使来自远物的平行光线聚焦在视网膜后方（图 10-4D），故看远物时，也需经过眼的调节才能成像于视网膜上；当远视眼看近物时，需要进行更大程度的调节才能看清物体。晶状体的调节有一定限度，所以远视眼的近点较正视眼远。远视眼无论是看近物还是看远物都需要进行调节，容易发生疲劳。纠正远视可用凸透镜片，使远处平行光线适当会聚，在视网膜上形成清晰物像（图 10-4E）。

远视及矫正

3. **散光** 正视眼折光系统的各个折光面都是正球面，即折光表面不同方位的曲率半径都是相同的。而**散光**（astigmatism）多因眼的折光表面不呈正球面，导致折光表面不同方位的曲率半径不同，垂直方位的曲率大于水平方位的曲率。因此，各点的平行光线不能同时聚焦于视网膜上，不是形成焦点而是形成焦线，造成在视网膜上成像不清晰或产生物像变形。散光常发生于角膜表面，少数发生在晶状体表面。纠正散光可用圆柱形透镜，使曲率异常得到纠正。

（四）房水和眼压

充盈于眼的前、后房中的透明液体称为**房水**（aqueous humor）。房水来源于血浆，由睫状体脉络膜丛产生，生成后房水经瞳孔进入前房，然后流过前房角的小梁网，经许氏管进入静脉。房水不断生成，又不断回流入静脉，保持动态平衡，称为房水循环。房水具有营养角膜、晶状体及玻璃体的功能，并维持一定的**眼压**（intra-ocular pressure）。眼压的正常值是 10~21mmHg，应保持相对稳定。双眼的眼压差不应大于 5mmHg，24 小时眼压波动范围不超过 8mmHg。眼压的相对稳定对保持眼球特别是角膜的正常形状与折光能力具有重要意义。

二、感光系统的功能

来自外界物体的光线，通过眼的折光系统在视网膜上形成清晰的物像，随后通过感光系统，即视网膜的感光换能作用，把物像的光能转变成神经冲动，经视神经传入中枢神经系统，最后传入视皮层，产生视觉。

笔记栏

(一)视网膜的结构特点

视网膜是一层透明的神经组织膜,总厚度为0.1~0.5mm,组织学将视网膜分为10层,主要有4层(图10-5),由外向内依次为:

1. **色素上皮细胞层** 内含的黑色素颗粒能吸收光线,防止光线自视网膜折返产生的干扰,也能消除巩膜侧的散射光线。当强光照射视网膜时,色素上皮细胞可伸出伪足样突起,包被视杆细胞外段,使其相互隔离;而在暗光条件下,视杆细胞外段才暴露出来。

2. **感光细胞层** 有**视杆细胞**(rod cell)和**视锥细胞**(cone cell)两种感光细胞,它们都是高度分化的细胞,含有特殊的感光色素(视色素)。视杆细胞和视锥细胞在形态上都可分为3部分,即外段、内段和终足(图10-6)。外段是视色素集中的部位,在感光换能过程中起重要作用。视杆细胞外段呈长杆状,而视锥细胞外段呈圆锥状。两种感光细胞通过终足和双极细胞发生突触联系。

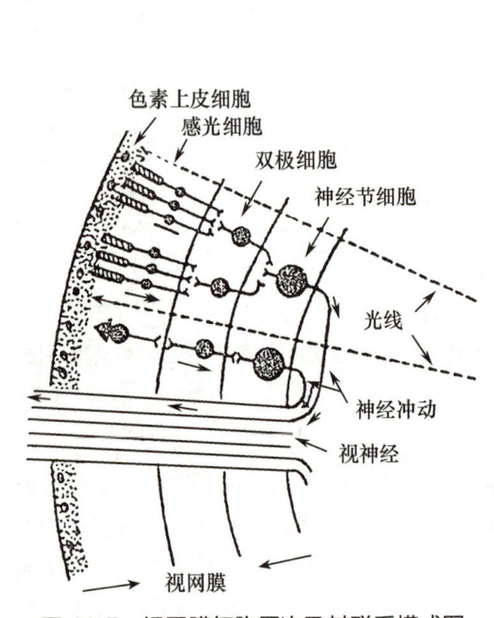

图10-5 视网膜细胞层次及其联系模式图

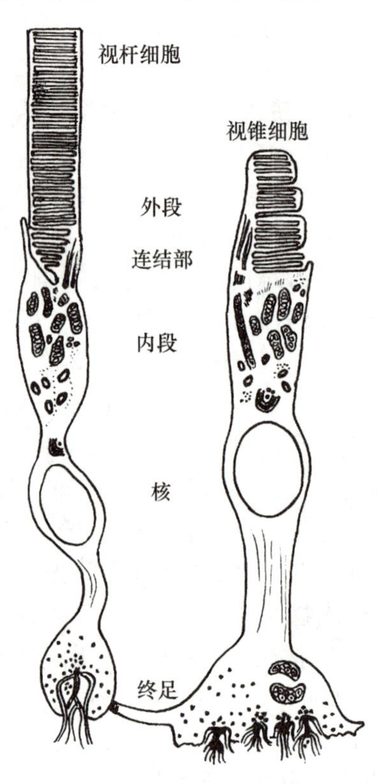

图10-6 哺乳动物感光细胞模式图

视杆细胞和视锥细胞在空间的分布极不均匀,视杆细胞主要分布在视网膜周边部,视锥细胞在视网膜中央部分布最为密集。在黄斑的中央凹处只有视锥细胞,而无视杆细胞。

3. **双极细胞层** 双极细胞的一极与感光细胞发生突触联系,另一极与神经节细胞发生突触联系。

4. **神经节细胞层** 由神经节细胞发出的轴突汇集成束形成视神经,穿过视网膜出眼球后极上行至中枢。在视神经穿出视网膜的部位形成视神经乳头,此处无感光细胞,故无视觉感受,在视野中形成生理**盲点**(blind spot)。

视网膜中除纵向的细胞间联系外,还有横向联系,如在感光细胞层和双极细胞层之间有水平细胞,在双极细胞层和神经节细胞层之间有无长突细胞。这些细胞的突起在两层细胞间横向延伸,在水平方向传递信号;有些无长突细胞还可以直接向神经节细胞传递信号。

(二)视网膜的两种感光换能

视网膜中存在着两种感光换能系统:①**视杆系统或晚光觉**(scotopic vision)系统,由分

布在视网膜周边的视杆细胞和与它们相联系的双极细胞和神经节细胞等组成。该系统对光的敏感度较高，能在昏暗的环境中感受光刺激而引起视觉，但不能分辨颜色，只能区别明暗。而且，视物时只能有较粗略的轮廓，精确性差。②**视锥系统或昼光觉**(photopic vision)系统，由分布在视网膜中央凹的视锥细胞、双极细胞和神经节细胞等组成。该系统对光的敏感性较差，只有在类似白昼的强光条件下才能被刺激，但具有高分辨能力，对物体表面的细节和轮廓都能看得很清楚，而且视物时可以分辨颜色。

1. 视杆系统的感光换能机制　视杆细胞的视色素(感光色素)是**视紫红质**(rhodopsin)，视紫红质的光化学作用是晚光觉的基础。

视紫红质主要由**视黄醛**(retinal)和**视蛋白**(opsin)组合而成。视紫红质在光照时迅速分解为视黄醛和视蛋白，每吸收一个光量子可使一分子的视紫红质分解。视紫红质的分解过程是一个多阶段反应，首先是光照促使视黄醛由11-顺型视黄醛变构为全反型的视黄醛，进而引发视蛋白变构，诱发视杆细胞产生超极化感受器电位。

视紫红质的光化学反应可逆，在暗处又重新合成(图10-7)，其反应的平衡点取决于光照的强度，这是人在暗处能不断视物的基础。光线暗时，视紫红质的合成大于分解，从而使视网膜对弱光较敏感；反之，人在亮处视物时，视紫红质的分解强于合成，使视杆细胞失去感受光刺激的能力。

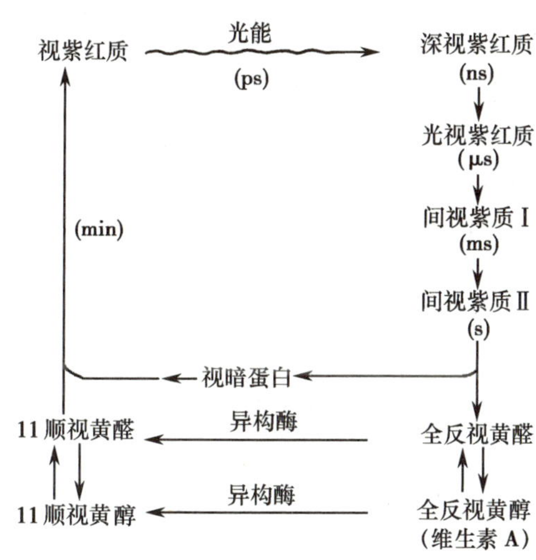

图10-7　视杆细胞中视紫红质-视黄醛-视黄醇循环的光化学反应

视黄醛由维生素A(视黄醇)在酶的作用下氧化而成，在视紫红质分解再合成的过程中，有部分视黄醛被消耗，需要由食物进入血液循环(主要贮存于肝)中的维生素A来补充。若长期维生素A摄入不足，导致视紫红质合成障碍，影响人在暗处时的视力，引起**夜盲症**(nyctalopia)。

感光细胞的外段是进行光-电换能的关键部位。视杆细胞外段绝大部分为重叠成层的圆盘状结构，即膜盘。人的每个视杆细胞外段中有近千个膜盘，每个膜盘含有约100万个视紫红质分子。未经光照射时，视杆细胞的静息电位只有-30~-40mV，这是因视杆细胞在暗处时，有两种电流：①经外段膜上的cGMP门控通道产生的Na^+内流；②经内段膜上的非门控通道产生的K^+外流。在暗处，cGMP水平高，Na^+通道开放。光照刺激激活磷酸二酯酶(PDE)，可将cGMP转化为非活性的GMP，使cGMP水平降低，Na^+通道关闭，于是膜电位向着K^+平衡电位(-70mV)方向变化，形成超极化感受器电位(图10-8)。感受器电位以电紧张的形式扩布到终足部分，影响终足处的递质(谷氨酸)释放。

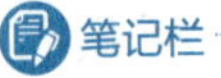

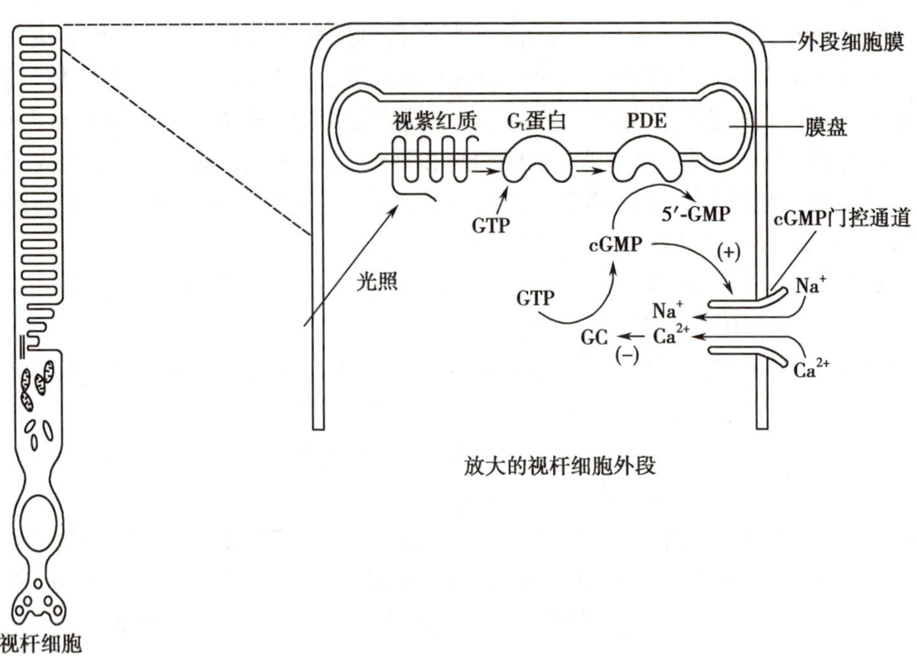

图 10-8 视杆细胞感受器电位产生机制示意图

PDE：磷酸二酯酶；GC：鸟苷酸环化酶

2. **视锥系统的感光换能装置** 视锥细胞有 3 种，其外段的盘状结构内含对红、绿、蓝 3 种光敏感的视色素，光照也可以引起不同视锥细胞的光化学反应，产生超极化感受器电位。

3. **颜色视觉**（color vision） 是不同波长的可见光作用于视网膜后在人脑内产生的主观感觉。在可见光光谱的范围内，波长长度只要有 3~5nm 的增减，就可被视觉系统分辨为不同的颜色，因此人眼可区分的颜色不下 150 种。视觉的**三色学说**（trichromacy theory）认为，当某一波长的光线作用于视网膜时，可按一定的比例使红、绿、蓝 3 种视锥细胞产生不同程度的兴奋，信息经处理后转化为不同组合的神经冲动，传到大脑皮层就产生不同的色觉。三色学说解释了颜色信息在感光细胞水平的编码机制。而**对比色学说**（opponent colory theory）可以解释颜色对比现象。红色和绿色、黄色和蓝色形成对比色或互补色；因此当蓝色块置于黄色背景上，人们感觉蓝色特别蓝，黄色特别黄。对比色学说解释了颜色信息在光感受器之后神经通路中的编码机制。

 **知识链接**

色盲与色弱

色盲（color blindness）是指人对三色中的一种或两种缺乏辨别能力。色盲可能是缺乏相应的某种视锥细胞。色盲分为全色盲和部分色盲。全色盲只能分辨明暗，呈单色觉，极为少见。部分色盲中红绿色盲多见，而蓝色盲少见。色盲除极少数人是视网膜发生病变外，绝大多数人是由先天性遗传所致，患者中以男性为多。

色弱（color weakness）指患者并非缺少某种色觉，而是对某种颜色的识别能力差一些。色弱并不是缺乏某种视锥细胞，而是视锥细胞对某种颜色的反应能力较正常人弱。色弱的发生多是后天性的，是健康状况不佳造成的色觉感受系统的病态发育。

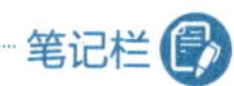

三、与视觉有关的其他现象

（一）视敏度

人眼对物体形态的精细分辨能力，即人眼能够分辨物体两点间的最小距离称为**视敏度**（visual acuity），又称视力。临床检查视敏度是以视角的倒数来表示，标准视力表就是根据这一原理设计的。视角是指物体两点发出的光线投射到眼内，通过节点交叉所形成的夹角。当人眼能看清 5m 处视力表上第 10 行 E 字形的缺口（两光点间距离为 1.5mm）方向时，此时视角为 1 分角（图 10-9），定为正常视力，以 1.0 表示。若同样距离，只能看清视角为 2 分角的 E 字形缺口方向时，其视力为 1/2=0.5。

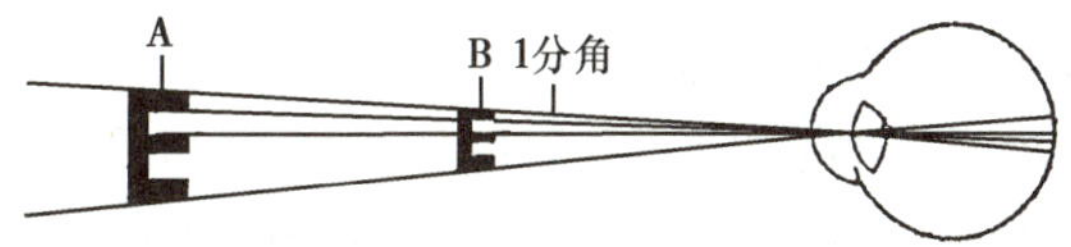

图 10-9　物体距离、大小与视角的关系示意图
A. 距离 10m 处；B. 距离 5m 处

人眼之所以能分辨是两个光点，是因为当视角为 1 分角时，在视网膜上形成的两点间距离为 4~5μm，恰好相当于一个视锥细胞的直径，这样两条光线分别刺激两个视锥细胞，而且中间至少间隔一个未被刺激的视锥细胞（图 10-10）。在视网膜的中央凹处，视锥细胞直径可小于 2μm，因此该处的视敏度可超过 1.0 达到 1.5 或更高。

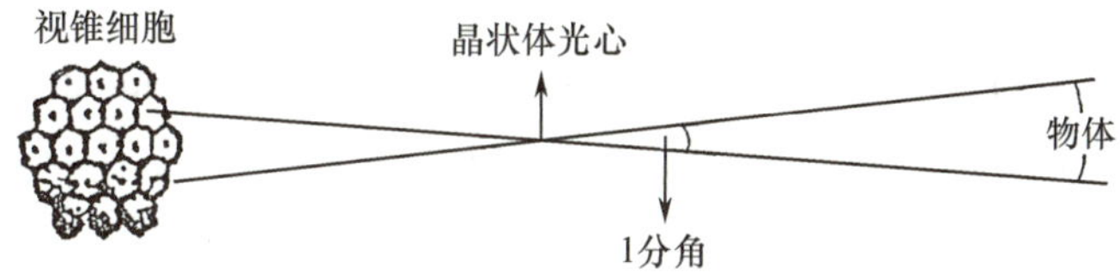

图 10-10　视敏度原理示意图

（二）视野

单眼注视正前方一点时，该眼所能看到的全部空间范围称为**视野**（visual field）。临床上采用视野计检测视野，并用图纸记录成视野图（图 10-11）。

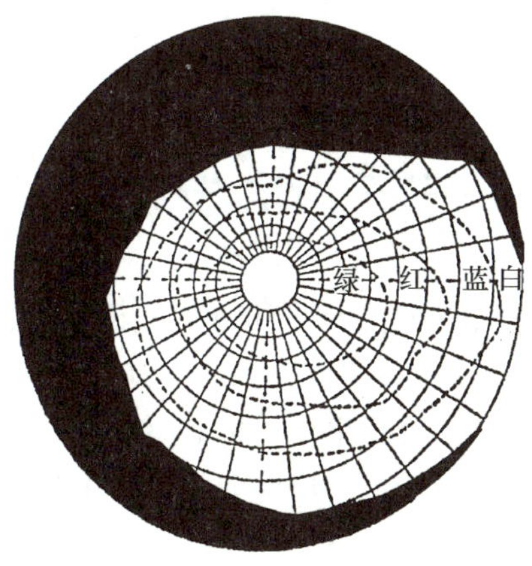

图 10-11　人右眼的视野图

笔记栏

视野的大小可能与视网膜的结构，以及感光细胞在视网膜上的分布范围有关，而且面部结构（鼻和额）的阻挡，也将影响视野的大小和形状。因此，在同一光照条件下，正常人的视野以鼻侧视野和上侧视野较小，而颞侧视野和下侧视野较大（图 10-11）；用不同颜色的目标物测得的视野大小也有所不同，其中白色视野最大，蓝色视野次之，红色视野更次之，绿色视野最小。

检查视野可了解视网膜的感觉功能，还能协助诊断某些视网膜和视觉传导路径的病变。例如有局限性视网膜剥离的患者，因平常用双眼看东西而掩盖了病象，检查视野可见视野图在某一区域内出现“盲区”。

（三）暗适应与明适应

1. **暗适应** 当人从亮光处进入暗室时，最初任何物体都看不清楚，经过一段时间视力逐渐恢复，这一过程称为**暗适应**（dark adaptation）。

暗适应是人眼在暗处对光的敏感度逐渐提高的过程。人眼在进入暗室后的 5~8 分钟内阈值明显下降；此后阈值进一步下降，至 20~30 分钟时，阈值降到最低点，并维持在这一水平。暗适应的第一个阶段为视锥细胞的快暗适应过程，与视锥细胞感光色素的合成增加有关；第二阶段是主要阶段，为视杆细胞的慢暗适应过程，与视杆细胞视色素的合成增加有关。

2. **明适应** 当人从暗处来到强光下时，最初感到眼前一片耀眼光亮，不能视物，稍待片刻即可恢复视觉，此现象称为**明适应**（light adaptation）。明适应较快，其机制是视杆细胞在暗处时积蓄了大量的视紫红质，进入亮处时受到强光刺激，视紫红质迅速分解，产生耀眼的光感。大量的视紫红质分解之后，视锥细胞的感光色素才能在光亮的环境中感光。

（四）双眼视觉与立体视觉

1. **双眼视觉** 两眼同时视物时产生的视觉，称为**双眼视觉**（binocular vision）。人和灵长类动物的双眼在头的前方，两眼的视野有相当部分互相重叠，故具有双眼视觉，其意义是可弥补单眼视野中的生理盲点，扩大视野，并形成立体视觉。双眼视物时，物体成像于两眼视网膜上，由于眼外肌的精细调节，可使物体恰好成像在两视网膜的对称点上，并在主观意识上仍融合成单一物像，称为单视。当颅内或眼眶内有病变，使眼球运动受限而造成麻痹性斜视时，往往伴有复视。

2. **立体视觉** 单眼视物只能看到物体的平面。而双眼视物还能看到物体的深度，即形成**立体视觉**（stereopsis）。其主要原因是，同一物体在两眼视网膜上形成的像并不完全相同，右眼从右方看到物体的侧面较多，左眼从左方看到物体的另一侧面较多，这样来自两眼的并不完全相同的图像信息经中枢神经系统整合后得到立体视觉。

第三节 听觉器官

听觉（hearing）由听觉器官、听觉传导路和听觉中枢的共同活动产生。**耳**（ear）是听觉的外周器官，由外耳、中耳构成的传音系统和由内耳构成的感音系统组成。声波振动通过外耳、中耳的传音系统到达内耳耳蜗，通过毛细胞的感音换能作用将声波的机械能转变为听神经的神经冲动，进而传向中枢，最后经听觉皮层的整合产生听觉。

一、人耳的听阈和听域

人耳的适宜刺激是空气振动的疏密波。听觉的产生要求空气振动有一定的频率和强

笔记栏

度。人耳能感受的振动频率范围为20~20 000Hz，强度范围为0.000 2~1 000dyn/cm²。听力是指听觉系统对声音的感受能力，常用听阈来表示。**听阈**(hearing threshold)是指某一种频率的声波刚能引起听觉的最小强度。听阈越低，听力越好。当振动强度在听阈以上继续增加时，听觉的感受也相应增强；但当强度增加到某一限度时，可因鼓膜过度振动而引起压迫感或痛觉，这个限度称为**最大可听阈**(maximal hearing threshold)。

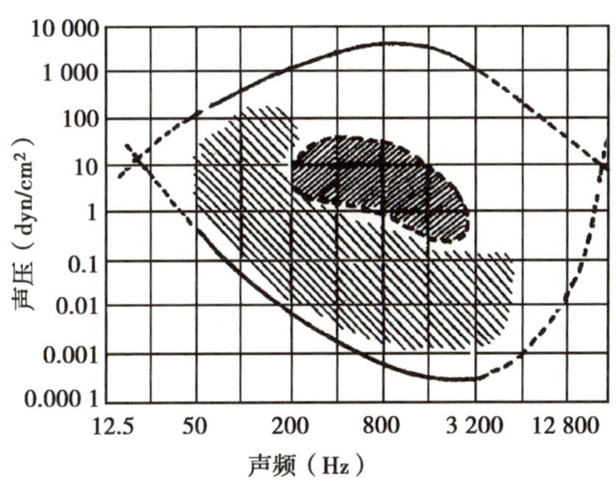

图10-12　人的正常听域图

中心斜线区域：通常的语言区；左下方的斜线区域：次要的语言区

图10-12为人的听域图，下方的曲线表示不同振动频率的听阈，上方的曲线表示它们的最大可听阈，两条曲线包围的区域称为**听域**(hearing span)。从听域图中可见，人耳最敏感的频率在1 000~3 000Hz之间。人们日常说话的语言频率主要分布在300~3 000Hz内。

二、传音系统的功能

1. **外耳的传音作用**　外耳由耳郭与外耳道组成。人类的耳郭已退化，丧失运动的能力，主要起集音作用，对声源方向的判断也有一定的作用。外耳道长约25mm，是声波传导的通路，终止于鼓膜，形成一个共鸣腔。经计算外耳道与声波最佳共振频率约为3 500Hz。由于共振作用，声波由外耳口传到鼓膜附近时，其强度可以增加10分贝(decibel，dB)左右。

2. **中耳的传音作用**　中耳包括鼓膜、听小骨、鼓室、中耳肌及咽鼓管等结构。它的主要功能是将声音能量高效地传递到内耳中去，其中鼓膜与听骨链在传音过程中还起增压作用。

中耳的传音功能

鼓膜(tympanic membrane)位于外耳与中耳之间，形状似浅漏斗，顶点朝向中耳，内侧与锤骨柄相连。鼓膜很像电话机受话器中的振膜，是一个压力承受装置，本身无振动，具有较好的频率响应和较小的失真度特性，因而能如实地将外界声波振动传递给听小骨。当振动频率在2 400Hz以下的声波作用于鼓膜时，鼓膜可复制外加振动的频率，而且没有振动后的残余振动，故鼓膜的振动和声波的振动同始同终。

听骨链(ossicular chain)由锤骨、砧骨及镫骨依次相接而成。锤骨柄附着于鼓膜，镫骨脚板与卵圆窗连接(图10-13)，砧骨将锤骨与镫骨连接起来，共同组成一个固定角度的杠杆。锤骨柄为长臂，砧骨的长突为短臂。该杠杆系统的特点是其支点刚好位于听骨链的重心上，因而在传递能量的过程中惰性最小，效率最高。鼓膜振动时，如锤骨柄内移，则砧骨的长突和镫骨柄也作相同方向的内移，如图中的点线所示。

笔记栏

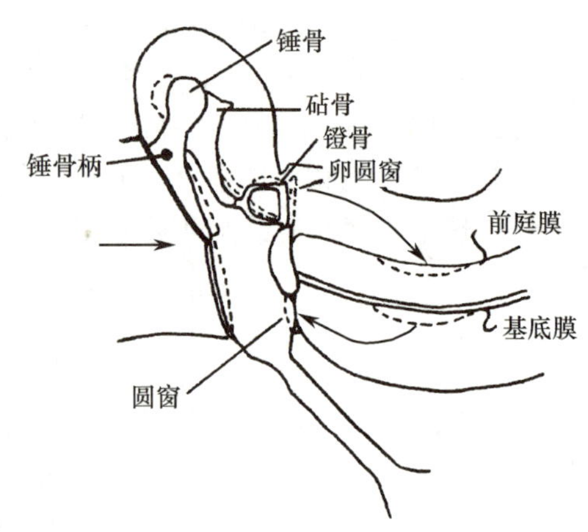

图 10-13 人中耳和耳蜗关系模式图

点线表示鼓膜向内侧震动时各有关结构的移动情况

声波通过鼓膜、听骨链作用于卵圆窗膜时，声波振动压强增大，而振幅稍减小，这就是中耳的增压作用。其机制是：①鼓膜与镫骨脚板面积大小有差别：鼓膜实际有效振动面积约 $55mm^2$，而卵圆窗膜的面积约 $3.2mm^2$，若听骨链传递时的总压力不变，则作用于卵圆窗膜上的压强约为鼓膜上压强的 17.2 倍；②听骨链的杠杆作用：听骨链杠杆系统中，长臂与短臂的长度之比约 1.3∶1，由此压力增加为原来的 1.3 倍。故声波经中耳的传递过程中，总增压效应约为 22.4 倍（17.2×1.3），振幅约减小 1/4。

声波在外耳的传导以空气为振动介质，而声波振动由鼓膜经听骨传至卵圆窗时，振动介质是生物组织本身。当振动在这些不同的介质间传递时，可因声阻抗不同而产生很大的能量衰减，但由于鼓膜和听骨链的增压作用，补偿了能量的消耗，可使声音真实地传入内耳。

中耳肌是附着在听小骨上的两条横纹肌：①鼓膜张肌：受三叉神经支配，收缩时向内牵引锤骨柄，以增加鼓膜的紧张度，减小其振幅，有利于接受高频声波；②镫骨肌：受面神经支配，收缩时使镫骨底向外向后移动，从而减低鼓膜的紧张度，增大其振幅，有利于接受低音刺激。

当强烈的声响和气流通过外耳道时，两块中耳肌同时收缩，使听小骨之间的连接更为紧密，中耳传音效能减弱，可阻止较强的振动传至内耳，对感音装置起保护作用。但是从声音刺激到中耳肌的反射性收缩需要 40~160ms，故对突然发生的短暂爆炸声所起的保护作用不大。

咽鼓管是连接鼓室与鼻咽部的通道。咽鼓管在鼻咽部的开口经常保持闭合状态。当进行吞咽、呵欠及打喷嚏等动作时，管口开放。咽鼓管的功能是：①维持鼓室内压力与外界大气压力平衡，使鼓膜保持正常的位置、形状和振动性能，以维持中耳传音装置的正常活动。当咽鼓管阻塞时，鼓室内气体被吸收，压力下降，引起鼓膜内陷，对低频音传导作用显著下降，患者会出现耳闷、耳聋、耳鸣、鼓膜疼痛等症状。②中耳的引流作用，鼓室黏膜分泌的代谢产物通过咽鼓管黏膜上皮的纤毛运动，向鼻咽腔排出。同时咽鼓管下段的黏膜较厚，黏膜下层中有疏松结缔组织，使黏膜表面出现皱襞，具有活瓣样作用，能阻止液体或异物进入中耳。

3. **声音的传导途径** 声音通过气传导与骨传导两条途径传入内耳，以气传导为主。

（1）气传导：声波经外耳道引起鼓膜振动，再经听骨链和卵圆窗膜进入耳蜗，这条传导途径称为**气传导**（air conduction），是声波传导的主要途径。此外，鼓膜的振动也可引起鼓室内空气的振动，再经圆窗膜的振动传入耳蜗。这一气传导途径在正常情况下并不重要，而当听骨链运动障碍时（如鼓膜穿孔或听骨链硬化）才发挥一定作用，此时听力较正常时明显降低。

（2）骨传导：声波可直接引起颅骨的振动，再引起颞骨骨质中的耳蜗内淋巴振动，这种传导途径称为**骨传导**（bone conduction）。骨传导的敏感性比气传导低很多，因此在正常听觉中作用甚微。临床上可通过检查患者气传导和骨传导受损情况来判断听觉异常的产生部位和原因。

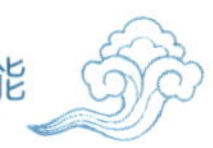
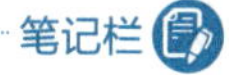

知识链接

耳 聋

耳聋分为传音性耳聋和感音性耳聋两种。**传音性耳聋**是传音装置功能障碍，特别是鼓膜或中耳病变，导致气传导明显受损，而骨传导却不受影响，甚至相对增强；**感音性耳聋**是感音装置功能障碍，如耳蜗、听神经损伤(药物中毒)或听觉传导路的某一环节功能障碍使听力功能减退和丧失。感音性耳聋时，气传导和骨传导将同样受损。

三、感音系统的功能

听觉的感音过程由内耳耳蜗来完成。耳蜗的感音功能包括两个方面：对声音刺激的感受和对声音信息的初步分析。

1. **耳蜗的结构** 耳蜗状似蜗牛壳，外壁为骨质，是一条螺旋形的管道，围绕蜗轴旋转2.5~2.75周。耳蜗骨管内有两层膜：横行的基底膜和斜行的前庭膜。两膜将管道分成3个腔，即前庭阶、蜗管和鼓阶(图10-14)。蜗管是一条充满内淋巴的盲管，而前庭阶与鼓阶两个管腔可在蜗顶处通过蜗孔互相交通，其中的外淋巴也是彼此相通。基底膜上的声音感受器叫**螺旋器**(柯蒂器，Corti organ)，由毛细胞及支持细胞组成。毛细胞分为内毛细胞和外毛细胞两类。每个内毛细胞有静纤毛50~60条，外毛细胞有静纤毛120~140条，而动纤毛在出生时已经退化。纤毛的排列十分规则，长纤毛在最外侧，越往内，纤毛越短。毛细胞的顶部与蜗管**内淋巴**(endolymph)接触，底部与鼓阶**外淋巴**(perilymph)相接触。盖膜在内侧连接耳蜗轴，外侧则游离在内淋巴中。外毛细胞中的一些较长的纤毛埋植于盖膜的胶状物中。

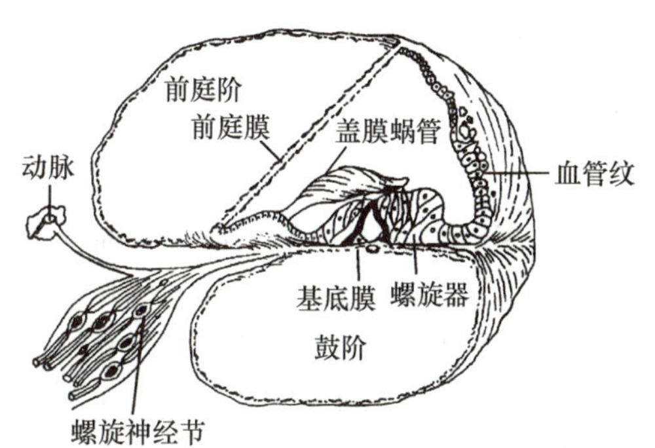

图10-14 耳蜗管的横断面模式图

2. **基底膜的振动和行波理论** 声波振动通过鼓膜、听骨链传到耳蜗，使耳蜗内的淋巴液和膜性结构振动。振动波转变为盖膜与基底膜之间的剪切运动，产生剪切力，使与盖膜接触的毛细胞纤毛发生弯曲，引起毛细胞产生感受器电位，并进一步激发听神经纤维产生动作电位，引起听觉。如声波引起卵圆窗膜内移，前庭阶压力增大，基底膜下移，鼓阶内压力增大，使圆窗膜外移；相反，当卵圆窗膜外移时，耳蜗内液体和膜性结构又作反方向的移动，如此反复，形成振动。在正常气传导的过程中，圆窗膜起着缓冲耳蜗内压力变化的作用，是耳蜗内结构发生震动的必要条件。

基底膜的振动从其底部开始，以**行波**(travelling wave)方式沿基底膜从耳蜗基底部向耳蜗顶部的方向传播，类似人们抖动绸带时，有行波沿绸带向远端传播。振动的振幅，随着振动由卵圆窗向前推进而逐渐增大，传播速度则逐渐减慢，行至一定距离时，振幅达到最大，而后又迅速减小乃至消失。耳蜗不同部位的谐振(共振)频率不同，声音频率越低，行波传播的距离越远，最大振幅出现的部位愈靠近基底膜顶部；相反，声波频率越高，行波传播越近，最大振幅出现的部位越靠近卵圆窗处。每一种频率的声波引起的基底膜振动都有一个特定的行波传播范围和最大振幅区，因此与该区域有关的毛细胞和听神经纤维就会受到最大的刺激。于是，来自基底膜不同区域的听神经纤维冲动传到听觉中枢的不同部位，就可引起不同

笔记栏

音调的感觉，这就是耳蜗对声音频率初步分析的基本原理。因此，耳蜗底部受损时主要影响对高频声波的听力，而耳蜗顶部受损时主要影响对低频声波的听力（图 10-15）。

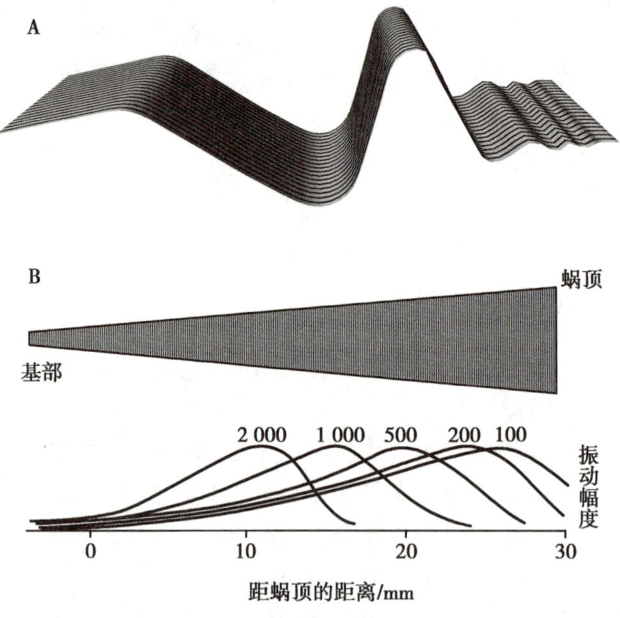

图 10-15 不同频率的声波引起基底膜位移示意图

A. 行波传播；B. 不同频率声波引起最大位移的基底膜位置

3. **耳蜗的感音换能作用** 毛细胞是感音细胞，毛细胞的顶部是对机械刺激发生反应的部位，毛细胞的底部与听神经末梢形成突触联系，是诱发神经冲动的部位。如图 10-16 所示，外毛细胞顶端的纤毛有些埋植于盖膜的胶状物中，有的则与盖膜下面相接触；因基底膜与盖膜的附着点不在同一个轴上，故当行波引起基底膜振动时，盖膜与基底膜便各自沿着不同的轴上、下移动，于是两膜之间便发生交错的移行运动，使纤毛受到一个剪切力的作用而弯曲，由于纤毛与纤毛之间存在铰链结构，使得一个毛细胞的纤毛能够连成束状，当较长的纤毛弯曲时，整个纤毛束也随之朝相同方向弯曲。当短纤毛向长纤毛方向弯曲时，毛细胞的机械门控阳离子通道开放，毛细胞去极化而兴奋，而当长纤毛向短纤毛方向弯曲时，机械门控阳离子通道关闭，毛细胞超极化抑制。毛细胞通过弯曲从而将机械能转变为生物电变化，后者与来自螺旋神经节的双极神经元形成的突触结构传递，最终传导入听神经。

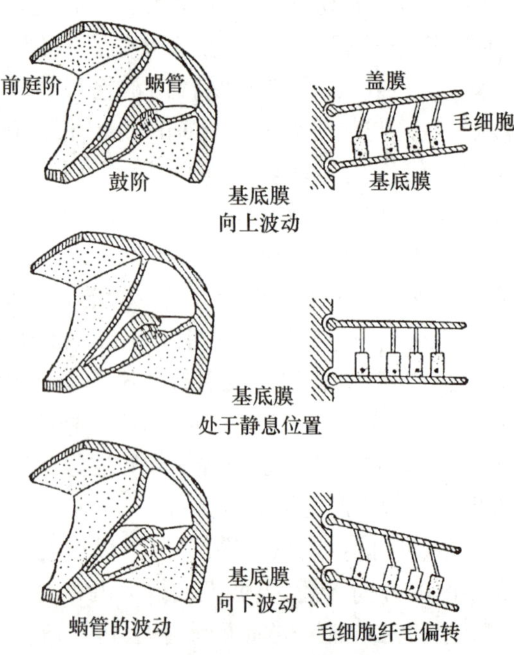

图 10-16 基底膜振动时引起毛细胞运动模式图

4. **耳蜗的生物电现象** 在安静或声音刺激时耳蜗可产生多种电位，统称耳蜗电位。

（1）耳蜗静息电位：外淋巴中含有较低浓度的 K^+ 和较高浓度的 Na^+，而内淋巴则不同，含有较高浓度的 K^+ 和较低浓度的 Na^+，此外内淋巴中的 HCO_3^- 浓度也较高。由于毛细胞之

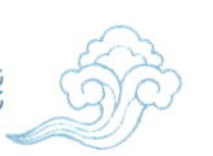

间存在紧密连接，内淋巴不能达到毛细胞的基底部。耳蜗未受刺激时，若以鼓阶外淋巴液为参考零电位，则内淋巴中电位约为 +80mV，称为**耳蜗内电位**（endocochlear potential），又称**内淋巴电位**（endolymphatic-potential）。同样可测得毛细胞内部电位为 -70~-80mV，称为毛细胞静息电位。毛细胞的顶端与内淋巴接触，毛细胞的周围部分则浸浴在外淋巴液中。因此，毛细胞顶部膜内外的电位差可达 150~160mV，而外淋巴较易通过基底膜，因此毛细胞底部膜内外的电位差为 70~80mV。这是耳蜗毛细胞静息电位与一般细胞的不同。

耳蜗内电位的形成与蜗管外壁的血管纹细胞的功能密切相关。血管纹的细胞膜含有 Na^+ 泵和 Na^+-$2Cl^-$-K^+ 同向转运体，能将血浆中的 K^+ 泵到内淋巴中，因此内淋巴有较高的正电位。耳蜗内电位对缺氧或哇巴因非常敏感，缺氧可使 ATP 生成减少及 Na^+ 泵的活动受阻，导致听力障碍。临床上呋塞米等利尿剂引起的一过性耳聋现象，就是因其抑制 Na^+-$2Cl^-$-K^+ 同向转运体，阻碍内淋巴电位的产生和维持。

(2) **耳蜗微音器电位**（cochlear microphonic potential，CM）：是耳蜗受到声波刺激时产生的一种与声波波形相似、具有交流性质的电位变化。CM 由多个毛细胞（主要是外毛细胞）的感受器电位总和而成。CM 的电位大小随刺激增强而增大，无真正的阈值，无潜伏期，无不应期，不易疲劳和适应。微音器电位是多个毛细胞受到刺激时所产生的感受器电位的复合表现。与动作电位不同，微音器电位具有位相性，即当声音的位相倒转时，耳蜗微音器电位的位相也发生逆转（图 10-17）。

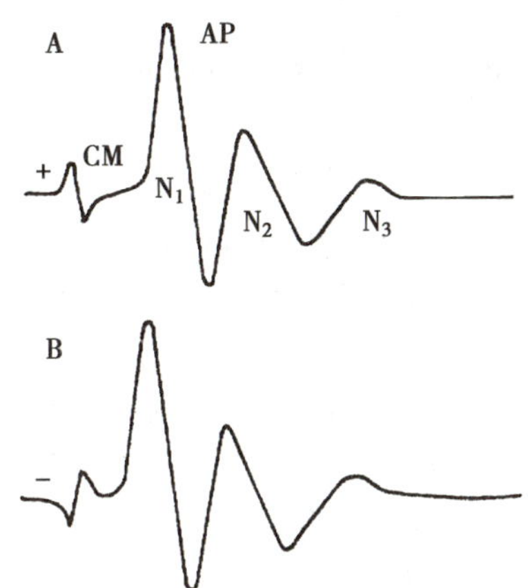

图 10-17　由短声刺激引起的微音器电位和听神经动作电位

CM：微音器电位；AP：耳蜗神经动作电位（包括 N_1、N_2、N_3 3 个负电位）
A 与 B 对比表明，声音位相改变时，微音器电位位相倒转，但神经动作电位位相没有变化

(3) **听神经动作电位**：是耳蜗接受声音刺激产生的一系列反应中最后出现的电变化，也是耳蜗对声音刺激进行换能和编码的总结果。根据引导方法不同，可以记录听神经复合动作电位或单一听神经纤维动作电位。图 10-17 显示的是从听神经上记录到的复合动作电位，是听神经中所有纤维活动的综合反映，动作电位的振幅取决于声音的强度、兴奋的纤维数目及各纤维放电的同步化程度。

单一听神经纤维的动作电位是一种“全或无”式的反应。安静时有自发放电，声音刺激时放电增加。单一听神经纤维对某一特定频率的纯音只需很小的刺激强度便可发生兴奋，这个频率称为**特征频率**（characteristic frequency）或最佳频率。每一根纤维最佳频率的高低，取决于该纤维末梢在基底膜上的起源部位，特征频率高的神经纤维起源于耳蜗底部，特征频率低的神经纤维起源于耳蜗顶部。由此可见，当某一频率的声音强度增大时，能使更多的纤维兴奋，这些纤维传递的神经冲动共同向中枢传递这一声音的频率和强度的信息。

5. **耳蜗的编码及其对声音的分析**　动作电位的振幅与波形不能反映声音的特性，只能依据神经冲动的节律、冲动的间隔时间以及神经纤维在基底膜的起源部位，来传递不同形式的声音信息。

(1) 声音频率的分析及编码：遵循部位和频率 2 个原则编码。**部位编码**（place coding）是指不同频率声音，分别兴奋基底膜不同部位（最大行波振幅位置）的毛细胞，并引起相应的听神经纤维冲动，使听觉中枢通过部位对神经频率进行编码。而**频率编码**（frequency coding）是指不同频率的声音引起听神经兴奋后发放的冲动频率不同，冲动的频率是声音频率分析的依据。

笔记栏

(2)声音强度与复合声波分析及编码：当声音强度增加时，单根听神经纤维的放电频率增加，同时空间上兴奋的纤维数目也增多，因此能感到声音强度增加。复合声波是由基音与不同频率的谐波组成。组成复合波的各成分可分别引起基底膜相应部位发生反应，这些个别反应的总和为中枢对复合声波的分析提供依据。

第四节　前庭器官

内耳迷路中的**椭圆囊**(utricle)、**球囊**(saccule)和**半规管**(semicircular canals)共同组成**前庭器官**(vestibular apparatus)，其功能是感受人体空间位置及运动状态的变化，以维持正常姿势和平衡。

一、前庭器官的感受细胞及适宜刺激

前庭器官的感受细胞是**毛细胞**(hair cell)，它们按一定的形式排列，具有类似的结构和功能。

毛细胞有两种纤毛，**动纤毛**(kinocilium)只有 1 条，最长，位于细胞顶端的一侧边缘处。**静纤毛**(stereocilium)数量多，每个细胞有 60~100 条，靠近动纤毛的长，并呈阶梯状逐根变短。毛细胞的基底部有感觉神经分布。毛细胞的适宜刺激是与纤毛生长面平行的机械力的作用。机械力可使纤毛向不同的方向发生弯曲，引起细胞的兴奋或抑制：①当纤毛静止时，毛细胞的静息电位约为 -80mV；②当静纤毛朝向动纤毛弯曲时，细胞膜去极化，膜电位降低到约 -60mV，表现为兴奋；③当静纤毛背离动纤毛弯曲时，细胞膜超级化，膜电位增高可达 -120mV，表现为抑制(图 10-18)。机体的运动状态和头部空间位置的改变都能引起毛细胞纤毛弯曲方向的改变，使得相应神经纤维的发放频率发生改变，最终这些神经冲动传入中枢后引起特殊的运动觉和位置觉，并伴有相应的躯体和内脏功能的反射性变化。

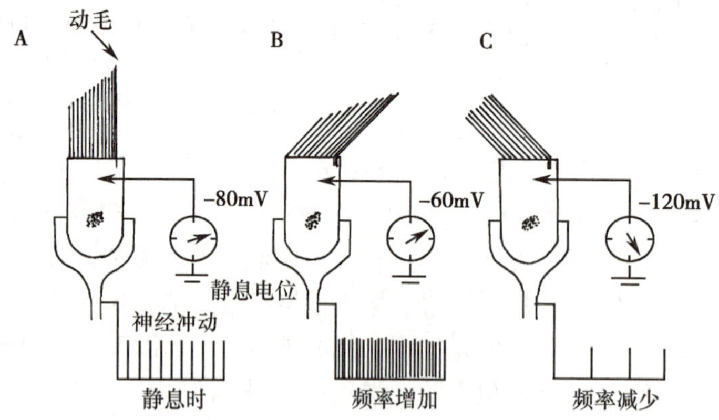

图 10-18　前庭器官毛细胞纤毛状态与神经冲动发放关系模式图
A. 静止期；B. 静纤毛偏向动纤毛；C. 静纤毛背离动纤毛

二、前庭器官的功能

1. 半规管的功能　人体两侧内耳中各有 3 个上(前)、外(水平)和后半规管，相互垂直，分别代表了三维空间的三个平面。每个半规管约占 2/3 个圆周，与椭圆囊连接处都有一个膨大的部分，称为壶腹。壶腹内有一块隆起的结构称壶腹嵴，其中有一排面对管腔的毛细

笔记栏

胞。毛细胞顶部的纤毛都埋植在胶质性质的圆顶形**壶腹帽**(cupula)中。

毛细胞上动纤毛与静纤毛的位置相对固定。不同半规管中,毛细胞排列的方向不同。在外半规管,毛细胞的动纤毛位于近椭圆囊的一侧,当内淋巴冲向壶腹引起细胞兴奋,背离壶腹产生抑制。在上、后半规管中,动纤毛是位于近管腔的一侧,内淋巴冲向壶腹引起抑制,背离壶腹产生兴奋。

半规管的适宜刺激是旋转变速运动。以水平半规管为例,当机体开始向左旋转时,左侧半规管的内淋巴因惯性而流向壶腹部,使静纤毛向动纤毛侧弯曲,毛细胞去极化而兴奋;同时,右侧半规管内的纤毛向静纤毛侧弯曲而产生超级化。当持续匀速旋转时,半规管腔和内淋巴呈同步运动,两侧壶腹中的毛细胞都处于不受力的状态,因而中枢所获得的信息与不进行旋转时相同;当旋转突然停止时,半规管内淋巴的流动方向和纤毛的摆动方向,与开始旋转时恰好相反。而其他两对半规管则分别接受其所处平面方向一致的旋转变速运动刺激。人脑正是根据来自两侧水平半规管传入信号的差异来判定旋转的方向和旋转状态的。

2. **椭圆囊和球囊的功能**　椭圆囊和球囊的毛细胞在**囊斑**(cystmacula)上,毛细胞的纤毛埋置于**位砂膜**(otolithic membrane)中。位砂膜是一种胶状质,内含**位砂**(otoliths),由碳酸钙和蛋白质组成,比重大于内淋巴,因而有较大的惯性。

椭圆囊和球囊的适宜刺激是直线变速运动。当人体站立不动时,椭圆囊的囊斑与地面平行,其位砂膜在毛细胞纤毛的上方;球囊的囊斑与地面垂直,其位砂膜悬在毛细胞纤毛外侧。因此,椭圆囊是对水平方向的加速度发生反应,而球囊是对垂直方向的加速度发生反应。当人体头部位置发生改变或进行直线变速运动时,位砂膜将因惯性而发生位置偏移,牵动毛细胞的纤毛使其弯曲。囊斑中几乎每一个毛细胞的排列方向都不完全相同(图 10-19),这有利于分辨人体在某一囊斑平面内所做的各种方向的直线变速运动。因此,无论头部位置如何改变,或直线变速运动的方向如何,囊斑中必定有一些毛细胞的静纤毛向动纤毛方向弯曲,产生去极化感受器电位,发生兴奋,而另一些毛细胞则产生超极化感受器电位,发生抑制。不同的毛细胞综合活动的结果可反射性地引起躯干和四肢不同肌肉的紧张度发生改变,从而使机体在各种姿势和运动情况下保持身体的平衡。

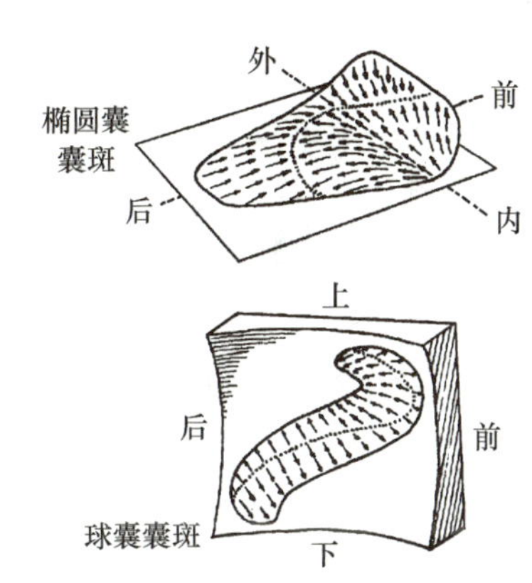

图 10-19　椭圆囊及球囊的位置以及毛细胞顶部纤毛的排列方向

箭头指向动纤毛的方向,箭尾是同一细胞的顶部静纤毛所在位置

三、前庭反应

1. **前庭姿势反射**　前庭器官传入冲动除能引起运动觉和位置觉外,还可引起机体各种姿势调节反射。例如,日常生活中当汽车向前开动时,因位砂的惯性作用而向后拉,此时身体并未向后倒,但却产生向后倒的感觉,而后机体可反射性地使躯干屈肌与下肢伸肌张力增加,使身体向前倾,以保持平衡。当乘电梯上升时,位砂对囊斑细胞施加的压力增加,引起四肢伸肌抑制而屈腿;下降时位砂对囊斑细胞的牵引力增大,伸肌收缩而四肢伸直。当人绕纵轴向右旋转时,可刺激半规管反射性地引起左侧颈部肌肉紧张度增强,头向左偏,右侧上、下肢伸肌肌紧张增强,左侧上、下肢屈肌肌紧张增强,躯干向左偏。可见,机体通过姿势反射产生一定的姿势改变,以此对抗引起反射的刺激,从而保持运动过程中的身体平衡。

笔记栏

2. **眼震颤**　当躯体旋转运动时，眼球发生的不随意颤动，称为**眼震颤**(nystagmus)。外半规管受刺激时引起水平方向的眼震颤，而上半规管和后半规管受刺激则引起垂直方向的眼震颤。以水平方向眼震颤为例，当头与身体向左旋转时，旋转开始由于内淋巴的惯性，使左侧壶腹嵴内的毛细胞受到的刺激增强，而右侧正好相反，从而反射性引起某些眼外肌的兴奋和另一些眼外肌的抑制，于是出现两侧眼球缓慢向右侧移动，称为眼震颤的**慢动相**(slow component)；当眼球移到两眼裂右侧端而不能再移动时，两眼球突然快速返回到眼裂正中，这称为眼震颤的**快动相**(quick component)。接着又出现新的慢动相和快动相反复不已(图10-20)。当旋转变为匀速时，内淋巴与身体的旋转的速度相同，故毛细胞回到原位，眼震颤停止而眼球又居于眼裂中央；当旋转突然停止时，由于内淋巴的惯性，又出现眼震颤，但慢动相和快动相的方向与旋转开始时恰好相反。眼震颤慢动相的方向与旋转方向相反，是由于对前庭器官的刺激引起的，而眼震颤快动相的方向与旋转方向相同，是中枢矫正性运动。临床上常根据眼震颤试验来判断前庭功能是否正常。

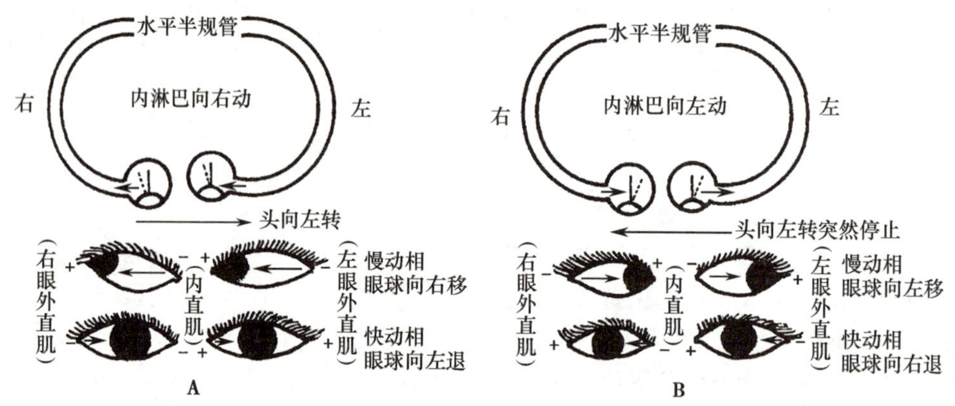

图 10-20　旋转变速运动时两侧水平半规管壶腹嵴毛细胞受刺激情况和眼震颤方向示意图
A. 旋转开始时的眼震颤方向；B. 旋转突然停止时的眼震颤方向

3. **前庭自主神经反应**　是指当半规管感受器受到过强、过长的刺激时，或者在快速旋转和快慢不均匀的旋转过程中，通过前庭神经核与网状结构的联系，引起自主性神经失调，表现为出汗、面色苍白、眩晕、恶心呕吐及呼吸频率加快、心跳加快、血压下降等现象，主要为迷走神经兴奋占优势的反应。在前庭功能敏感度过高的人，一般的旋转也会引起强烈的反应。

知识链接

晕 动 病

晕动病(motion sickness)即晕车病、晕船病、晕机病和各种原因引起的颠簸、摇摆、旋转和加速度等所致疾病的总称。本病常在乘车、乘船、乘飞机数分钟至数小时后发生。最初感觉上腹部不适，继而恶心、面色苍白、出冷汗、眩晕、唾液分泌增多和呕吐等。晕动病的发生机制主要与前庭功能异常有关。前庭器官受到一定量的不正常运动刺激所引起的神经冲动，由前庭神经传向前庭神经核，进而传向小脑和下丘脑，可反射性引起以眩晕为主的临床表现。此外，睡眠不足、饥饿或过饱、通风不良等是诱发本病的常见因素。

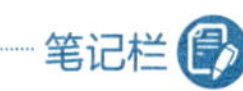

第五节　嗅觉与味觉

一、嗅觉

产生**嗅觉**(olfactory)的**嗅觉感受器**(olfactory receptors)为**嗅细胞**(olfactory cell),位于上鼻道和鼻中隔后上部的嗅上皮中。嗅细胞的中枢突是由无髓纤维组成的嗅丝,穿过筛骨直接进入嗅球。

嗅觉感受器的适宜刺激是空气中有气味的化学物质,又称**嗅质**(odorants)。人体能对 1 万种气味进行辨别。众多的气味是由 7 种基本气味(樟脑味、麝香味、花草味、乙醚味、薄荷味、辛辣味、腐腥味)的组合而成。嗅觉也和其他感觉系统类似,各种气味是因它们在不同的传导路上引起不同数量的神经冲动的组合,产生不同的主观嗅觉。人对气味的敏感程度称为**嗅敏度**(olfactory acuity),用**嗅阈值**(olfactory threshold)来衡量。嗅阈值是指能引起嗅觉的气味物质的最小浓度。人类嗅觉的特性之一是嗅阈值低,嗅觉十分灵敏;其二是适应较快。在某种嗅质连续刺激下,可引起嗅觉减退,称为嗅适应。不同的刺激,嗅适应的时间不同。

嗅质与嗅细胞纤毛表面膜中的嗅受体结合,然后通过 G 蛋白引起膜中的化学门控通道开放,使嗅细胞去极化,并以电紧张方式传播至嗅细胞中枢突的轴突始段,产生动作电位并沿轴突传向嗅球,继而传向更高级的嗅觉中枢,引起嗅觉。

二、味觉

味觉器官包括舌、软腭、咽、会厌等,**味蕾**(taste bud)是**味觉**(gustatory)的感受器,主要分布于舌背黏膜。每个味蕾由 60~100 个味细胞、支持细胞和基底细胞组成。每个味细胞顶端有纤毛(味毛),是味觉感受的关键部位。

人类能辨别的基本味觉刺激物质称为**味质**(tastants)。众多的味道都是由咸、酸、甜、苦、鲜五种基本味质组合而成。人舌表面的不同部位对不同味质刺激的敏感度不一样。舌根部对苦味最敏感;舌尖对甜味的阈值低;舌的两侧对酸敏感;舌两侧前部对咸比较敏感。味觉强度与味质的浓度和唾液的分泌量有关。味觉敏感度受食物或刺激物温度的影响,在 20~30℃味觉的敏感度最高。另外,味觉的辨别能力也受血液化学成分的影响,例如肾上腺皮质功能低下的人,血液中低钠,喜食咸味食物。味感受器是一种快适应感受器,某种味质长时间刺激时,味觉的敏感度迅速降低,但此时对其他物质的味觉并不受影响。

不同的味质刺激,可引起相应离子的膜电导发生改变,从而产生去极化感受器电位。咸味和酸味分别取决于食物中的 Na^+ 和 H^+ 浓度。甜味、苦味和鲜味的产生都是由味细胞膜中的 G 蛋白耦联受体介导的。味细胞没有轴突,它产生的感受器电位通过突触传递引起感觉神经末梢产生动作电位,传向主要分布在孤束核、丘脑和味皮层等区域的味觉中枢,中枢可通过五种基本味觉的神经信号的不同组合来认知各种味觉。

(谭俊珍　李白雪)

复习思考题

1. 色素性视网膜炎的患者视力会有什么变化?其机制是什么?

2. 耳聋患者需要植入人工耳蜗,根据人耳传音和感音模式简述人工耳蜗可能由哪几个重要元件组成。

扫一扫
测一测

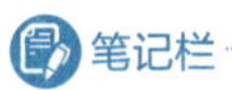

PPT 课件

第十一章 内 分 泌

学习目标

掌握下丘脑调节肽及其分泌调节；掌握腺垂体激素和神经垂体激素的作用；掌握甲状腺激素的生理作用；掌握甲状旁腺激素、降钙素和维生素 D_3 的作用；掌握胰岛素和胰高血糖素的作用；掌握糖皮质激素的作用和分泌调节；掌握肾上腺髓质激素的作用。

熟悉内分泌和内分泌系统的概念；熟悉激素的概念、分类和分泌方式，激素的作用机制，激素作用的一般特征；熟悉甲状腺功能的调节；熟悉胰岛素和胰高血糖素的分泌调节。

了解下丘脑与垂体的功能联系；了解甲状腺激素的合成、贮存、释放和降解；了解肾上腺髓质激素分泌的调节；了解松果体激素、前列腺素和瘦素。

内分泌系统通过分泌多种激素全面调控机体各个方面的功能，并与神经系统、免疫系统组成神经 - 内分泌 - 免疫调控网络，共同维持机体内环境稳态。

第一节 概 述

内分泌是指某些细胞分泌激素直接进入血液或细胞外液等体液中，发挥调节作用的分泌方式，这些细胞称为**内分泌细胞**(endocrine cell)。内分泌的调控作用是通过激素实现的。激素是指由内分泌腺或内分泌细胞合成和分泌，以体液为媒介，在细胞之间传递调控信息的高效生物活性物质。

一、内分泌系统

(一) 内分泌系统的构成

内分泌系统(endocrine system)由内分泌腺以及兼有内分泌功能的器官、组织共同构成，是通过激素传输信息调节靶细胞活动的系统。体内激素来源有以下三种：

1. **内分泌腺分泌的激素** 垂体、甲状腺、甲状旁腺、胰岛、肾上腺、性腺等，分泌的激素见表 11-1。

表 11-1 内分泌腺分泌的主要激素

内分泌腺		激素
垂体	腺垂体	促甲状腺激素(TSH)、促肾上腺皮质激素(ACTH)、卵泡刺激素(FSH)、黄体生成素(LH)、生长激素(GH)、催乳素(PRL)、促黑(素细胞)激素(MSH)
	神经垂体	血管升压素(VP)、缩宫素(OT)

笔记栏

续表

内分泌腺		激素
松果体		褪黑素(MT)
甲状腺		甲状腺素(四碘甲腺原氨酸、T_4)、三碘甲腺原氨酸(T_3)、降钙素(CT)
甲状旁腺		甲状旁腺激素(PTH)
胸腺		胸腺激素
胰岛		胰岛素、胰高血糖素、生长抑素(SS)、胰多肽(PP)
肾上腺	皮质	糖皮质激素(如皮质醇)、盐皮质激素(如醛固酮)、性激素
	髓质	肾上腺素(E 或 Ad)、去甲肾上腺素(NE 或 NA)、肾上腺髓质素(ADM)
性腺	卵巢	雌二醇(E_2)、雌三醇(E_3)、孕酮(P)、抑制素、激活素
	睾丸	睾酮(T)、抑制素、激活素

2. **内分泌器官组织分泌的激素** 即那些具有特定功能并兼具内分泌功能的器官组织。如消化道黏膜及胎盘等部位都含有专职的内分泌细胞；脑、心、肝、肾等器官的一些细胞除了它们自身的功能外，还兼有内分泌功能(表 11-2)。

表 11-2 内分泌器官组织分泌的主要激素

器官	激素
下丘脑	促甲状腺激素释放激素(TRH)、促性腺激素释放激素(GnRH)、生长激素释放抑制激素(GHRIH；生长抑素，SS)、生长激素释放激素(GHRH)、促肾上腺皮质激素释放激素(CRH)、催乳素释放肽(PRP)、催乳素释放抑制因子(PIF)
心、血管	心房钠尿肽(ANP)、内皮素(ET)、一氧化氮(NO)
肝	胰岛素样生长因子(IGF)
胃肠道	促胃液素、缩胆囊素(CCK)、促胰液素、血管活性肠肽(VIP)
肾	促红细胞生成素(EPO)、1,25-$(OH)_2$-D_3
胎盘	人绒毛膜促性腺激素(hCG)
其他部位	前列腺素(PG)、瘦素、血管紧张素(Ang)等

3. **在一些组织器官中转化而生成的激素** 如血管紧张素Ⅱ、1,25-二羟维生素 D_3 分别在肺和肾组织中转化为具有生物活性的激素。

(二) 激素的分泌方式

激素主要经血液循环向远端部位传输信息，完成细胞之间的**长距细胞通讯**(long distance cell communication)，也称为**远距分泌**(telecrine)。除此之外，激素还有在细胞间传输信息的**短距细胞通讯**(short distance cell communication)，包括**旁分泌**(paracrine)、**神经分泌**(neurocrine)、**自分泌**(autocrine)等(表 11-3，图 11-1)。

表 11-3 激素传输信息的主要方式

传输信息的方式		示例
远距分泌	激素分泌入血后，经血液循环运输至远端部位的靶组织发挥作用	多数内分泌腺和内分泌器官组织分泌的激素
旁分泌	激素通过组织液扩散作用于邻近的靶细胞	如性激素在卵巢局部的作用；胰高血糖素刺激胰岛 B 细胞分泌胰岛素

笔记栏

续表

	传输信息的方式	示例
自分泌	激素可以原位作用于产生该激素的同一细胞或同类的细胞；甚至可以不释放，直接在合成激素的细胞内即发挥作用。后者又称内在分泌或胞内分泌	胰岛素可抑制 B 细胞自身分泌胰岛素；肾上腺髓质激素抑制自身合成酶的活性
神经分泌	激素由神经元合成后沿轴突运送至末梢释放，扩散作用于邻近的细胞，或直接释放到血液循环中发挥作用	下丘脑神经元分泌的调节肽通过垂体门脉系统作用于腺垂体
腔分泌	激素直接释放到管腔中发挥作用	某些胃肠激素可直接分泌到肠腔中

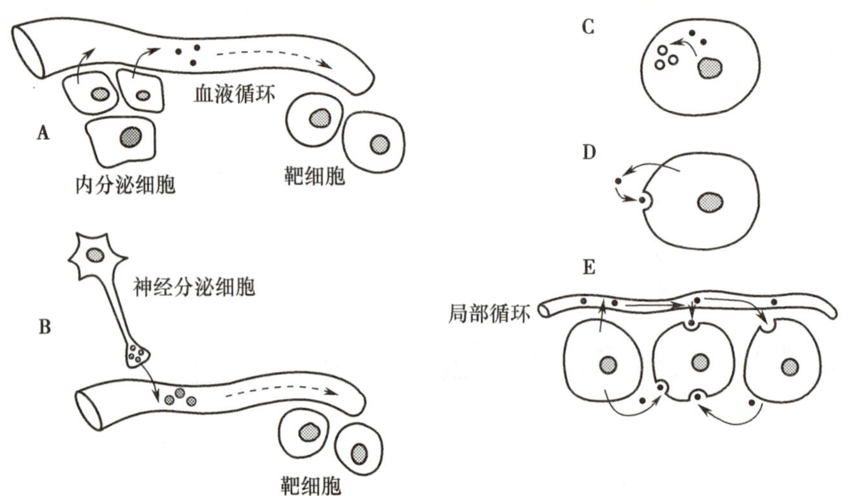

图 11-1 激素在细胞间传输信息的主要方式

A. 远距分泌；B. 神经分泌；C. 内在分泌；D. 自分泌；E. 旁分泌

（三）神经内分泌与神经 - 内分泌 - 免疫网络调节

过去人们一直认为神经系统和内分泌系统是独立的两个调节系统。神经内分泌学的研究发现，神经元分泌的调节物质既可作为神经递质在局部发挥作用，也可作为激素进入血液调节远隔部位的靶细胞，模糊了激素和神经递质两个概念间的区别。免疫学的发展又证实了神经系统、内分泌系统与免疫系统之间存在双向信息传递机制。神经、内分泌和免疫系统各具功能，但又相互交联，优势互补，通过共有的化学信号分子（神经递质、激素、细胞因子等）和受体，在体内构成一个巨大的**神经 - 内分泌 - 免疫调节网络**（neuro-endocrine-immuno regulatory network）。

二、激素

（一）激素的分类

激素的种类繁多，来源复杂，按其化学结构可分为**含氮激素**（nitrogenous hormone）和**类固醇激素**（steroid hormone）两大类。

1. 含氮激素

（1）肽类和蛋白质激素：从垂体、甲状旁腺、胰岛以及下丘脑和胃肠道产生的激素，主要有下丘脑调节肽、神经垂体激素、腺垂体激素、胰岛素、甲状旁腺激素、降钙素以及胃肠激素等。此类激素易被胃肠消化液分解破坏，不宜口服。

（2）胺类激素：胺类激素为氨基酸的衍生物。肾上腺髓质分泌的肾上腺素、去甲肾上腺素、甲状腺分泌的甲状腺激素都属于酪氨酸衍生物，松果体分泌的褪黑素属于色氨酸衍生物。

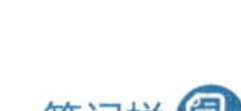

2. **类固醇(甾体)激素** 类固醇激素的前体都是胆固醇,主要有肾上腺皮质和性腺分泌的皮质醇、醛固酮、雌激素、孕激素以及雄激素等。1,25- 二羟维生素 D_3 也被看作是固醇类激素。类固醇激素不易被胃肠消化液分解破坏,可以口服。

此外,有人将脂肪酸的衍生物列为第三类激素,主要包括**前列腺素**(prostaglandin,PG)类、**血栓素**(thromboxane,TX)类和**白三烯**(leukotriene,LT)类,这类物质多作为局部激素或细胞内信使发挥作用。

(二) 激素的调节作用

激素在内分泌腺或内分泌细胞与靶细胞之间起着"第一信使"的作用,将调节信息传递给相应的靶细胞,从而影响靶细胞的活动。激素的调节作用主要有:

1. **维持内环境稳态** 许多激素参与机体水平衡、电解质平衡、酸碱平衡、体温、血压等调节过程,参与机体的应激反应和应急反应,全面整合机体功能,维持内环境稳态。

2. **调节新陈代谢** 多数激素都参与调节组织细胞的物质代谢及能量代谢过程,维持机体的营养和能量平衡,这是维持机体生命活动的基础。

3. **维持生长发育** 许多激素都能促进全身组织细胞的生长、增殖、分化和成熟,参与细胞的凋亡过程等,进而影响机体各系统、器官的正常生长发育。

4. **调控生殖过程** 与调控生殖相关的激素能维持生殖器官的正常发育、成熟和生殖的全过程,影响生殖细胞的生成、妊娠和哺乳等环节,以保证个体生命和种族的繁衍。

(三) 激素的作用机制

激素的化学性质不同而具有不同的作用机制。

1. **含氮激素的作用机制** 萨瑟兰(Sutherland)等人 1965 年提出了**"第二信使学说"**(second messenger hypothesis),认为含氮激素分子较大,它们进入组织液或经血液循环到达靶组织后,并不直接进入细胞内发挥作用,而是与靶细胞膜上的特异性受体结合。激素受体是一种特殊的膜蛋白分子,能特异性地与相应的激素结合,引起膜内某些酶活性的改变,催化一系列生化反应,在细胞内生成某种化学物质。通过这种物质在细胞内传递信息,从而产生相应的生理效应,如腺细胞分泌、肌细胞收缩、细胞膜通透性改变等。在这一过程中激素被认为是第一信使,细胞内生成的这种化学物质被认为是**第二信使**(second messenger)。细胞内的第二信使主要有 cAMP、cGMP、三磷酸肌醇(IP_3)、二酰甘油(DG)及 Ca^{2+} 等。常见激素结合的膜受体有 **G 蛋白耦联受体**、**酪氨酸激酶受体**、**酪氨酸激酶结合型受体**和**鸟苷酸环化酶受体**(详见第二章)。含氮激素的膜受体各不相同,膜受体耦联的酶类也不相同,从而催化产生的第二信使也不相同(表 11-4)。

第二信使学说

表 11-4 部分含氮激素作用机制分类

含氮激素作用机制		激素实例
G 蛋白耦联受体介导	cAMP 为第二信使	促肾上腺皮质激素释放激素、生长激素释放抑制激素、促甲状腺激素、促肾上腺皮质激素、卵泡刺激素、黄体生成素、胰高血糖素、促黑激素、促脂素、血管升压素、绒毛膜促性腺激素、阿片肽、降钙素、甲状旁腺激素、血管紧张素Ⅱ、儿茶酚胺
	IP_3、DG、Ca^{2+} 为第二信使	促性腺激素释放激素、促甲状腺激素释放激素、血管升压素、缩宫素、儿茶酚胺、血管紧张素Ⅱ、促胃液素
酶联型受体介导	酪氨酸激酶受体	胰岛素、胰岛素样生长因子、血小板源生长因子、表皮生长因子、神经生长因子
	酪氨酸激酶结合型受体	生长激素、催乳素、缩宫素、促红细胞生成素、瘦素
鸟苷酸环化酶受体介导	cGMP 为第二信使	心房钠尿肽、一氧化氮

笔记栏

2. **类固醇激素的作用机制** 类固醇激素的分子小，为脂溶性物质，可透过细胞膜进入细胞内，与细胞内受体结合成复合物，再转位进入细胞核内，调控细胞的基因转录和表达过程。此即 Jesen 和 Gorski 于 1968 年提出的**基因表达学说**(gene expression hypothesis)。

定位在细胞内的激素受体称为**细胞内受体**(intracellular receptor)。进入细胞内的激素与这类受体结合后，最终转位进入细胞核内。因此，这类受体也称为**核受体**(nuclear receptor)。核受体又可归纳为Ⅰ型核受体(类固醇激素受体)和Ⅱ型核受体(甲状腺激素受体、维生素 D_3 受体)。核受体多为单链肽结构，含有激素结合域、DNA 结合域和转录激活结合域等功能区。核受体以多聚体形式，即核受体 - 热休克蛋白复合体形式，存在于胞质内。当类固醇激素与核受体结合时，核受体即与热休克蛋白解离，核受体域内的核转位信号暴露，激素 - 受体复合物转位到细胞核内，与核内靶基因上的激素反应元件结合，通过调节靶基因转录表达产物，产生生物效应(图 11-2)。这是类固醇激素的“基因效应”，需要数小时或更长时间。

类固醇激素也可通过细胞膜受体以及离子通道引起快速反应，如孕激素可以与 $GABA_A$ 受体结合，影响 Cl^- 通道。此为类固醇激素的“非基因效应”，需要数分钟甚至数秒。

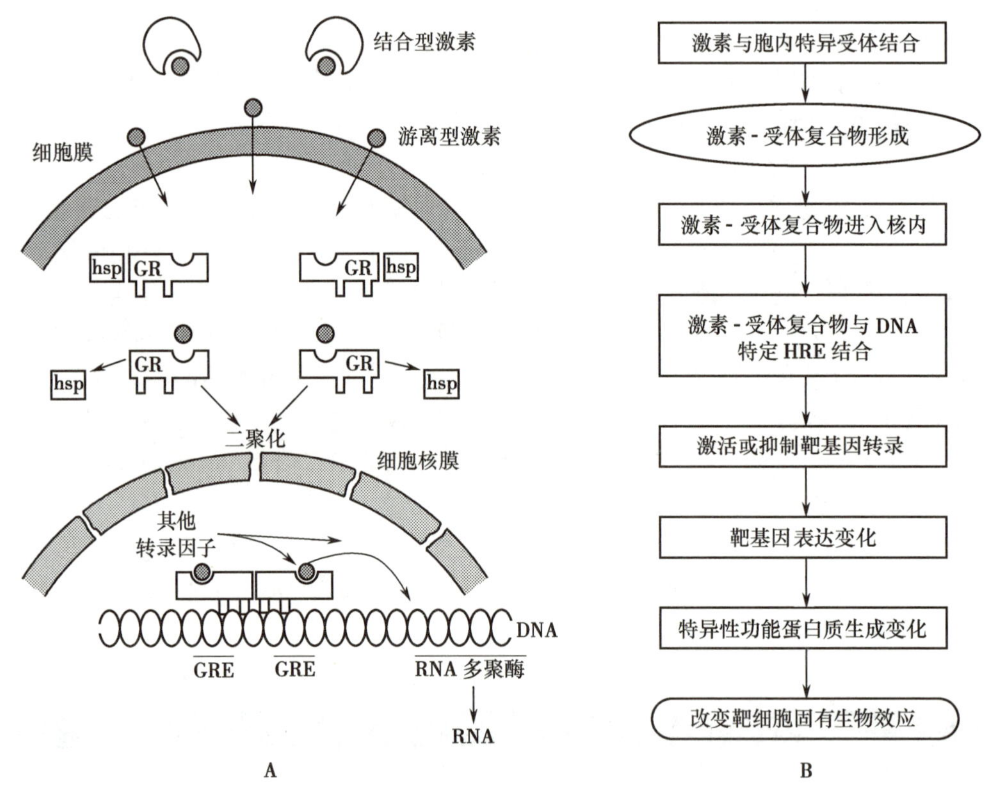

图 11-2 类固醇激素作用机制示意图

A. 核受体介导的激素基因效应；B. 核受体介导的信号转导过程

GR：糖皮质激素受体；hsp：热休克蛋白；GRE：糖皮质激素反应元件；HRE：激素反应元件

需要指出的是，甲状腺激素虽属含氮激素，但其作用机制却与类固醇激素相似，它进入细胞内直接与Ⅱ型核受体结合调节细胞的基因转录过程。

(四) 激素作用的一般特征

激素种类多，作用复杂，但它们在发挥调节作用的过程中，具有某些共同的特点。

1. **信息传递作用** 激素作为信息的载体，将内分泌系统的调节信息传递给相应的靶器

笔记栏

官、靶细胞，从而呈现出各种生理效应。虽然激素对机体各个方面均有重要的调节作用，但激素只是作为信使将其携带的生物信息传递给靶细胞，对靶细胞内原有的生理生化过程起着增强（兴奋）或减弱（抑制）的作用，而不能使细胞产生新的功能或反应，也不能提供额外的能量。

2. **特异性作用** 激素释放进入血液后，被运送到全身各个部位，虽然与各处的组织细胞有广泛接触，但只选择性地作用于某些器官、组织和细胞。被激素选择性作用的内分泌腺、器官、组织和细胞，分别称为靶腺、靶器官、靶组织和靶细胞。激素作用的特异性与靶细胞有与该激素特异性结合的受体有关。

3. **高效放大作用** 激素在血中的浓度都很低，一般在 pmol/L 至 nmol/L 的数量级。利用放射免疫测定法，可以测到 pg 至 ng（10^{-12}~10^{-9}g）级。虽然激素含量甚微，但作用显著，这是由于激素与受体结合后，可使细胞内发生一系列酶促反应，逐级放大，形成一个高效能的生物放大系统。例如，0.1μg 促肾上腺皮质激素释放激素（CRH）可使腺垂体释放 1μg 促肾上腺皮质激素（ACTH），后者又可使肾上腺皮质分泌 40μg 的糖皮质激素，最终产生 6 000μg 的糖原储备。再如，1mg 的甲状腺激素可增加机体产热量 4 184kJ，每周注射几毫克的生长激素就能明显加快侏儒症患者的生长速度。

4. **相互作用** 多种激素共同参与某一生理活动的调节时，激素与激素之间存在相互作用，以维持机体某些功能活动的相对稳定。多种激素联合作用时产生的总效应大于各激素单独作用时产生的效应，称为协同作用。多种激素对某一生理功能产生相反的作用，称为拮抗作用。例如，生长激素、肾上腺素、糖皮质激素和胰高血糖素在升高血糖的效应上有协同作用；胰岛素能降低血糖，与上述激素的升糖效应有拮抗作用。激素之间还有一种特殊的关系，称为**允许作用**（permissive action）。即有些激素本身并不能直接对某些组织细胞产生生物效应，然而它的存在可使另外一种激素的作用明显增强。糖皮质激素的允许作用最为明显，它对心肌和血管平滑肌并无收缩作用，但是有糖皮质激素的存在，儿茶酚胺才能很好地发挥对心血管的调节作用。糖皮质激素可调节儿茶酚胺靶细胞膜上肾上腺素能受体的数量，也可影响受体后的细胞内信号转导过程，例如影响腺苷酸环化酶的活性以及 cAMP 的生成等，表现出对肾上腺素的支持作用。

5. **节律性分泌** 许多激素具有节律性分泌的特征。如垂体激素的脉冲式分泌以及生长激素和褪黑素的昼夜节律性分泌。女性促性腺激素和卵巢激素的分泌与排卵、月经、妊娠、哺乳等过程密切相关，呈现周期性的变化规律。激素分泌的节律性受到下丘脑视交叉上核调控。

第二节 下丘脑与垂体的内分泌功能

一、下丘脑的内分泌功能

（一）下丘脑与垂体的功能联系

下丘脑是中枢神经系统的重要组成部分，是调节内脏活动的高级中枢。下丘脑的一些神经元还兼有分泌神经激素的内分泌功能，称为下丘脑神经内分泌细胞，能分泌肽类激素或神经肽，故统称为**肽能神经元**（peptidergic neuron）。肽能神经元可分为**神经内分泌大细胞**（magnocellular neuroendocrine cell，MgC）和**神经内分泌小细胞**（parvocellular neuroendocrine cell，PvC）两类，这两类细胞分别与垂体组成了下丘脑 - 神经垂体系统和下丘脑 - 腺垂体系统。

笔记栏

神经内分泌大细胞的胞体较大,位于视上核、室旁核等处,它们的轴突末梢终止于神经垂体,构成**下丘脑-神经垂体系统**(hypothalamo-neurohypophyseal system)。视上核和室旁核产生的神经激素有血管升压素和缩宫素。这两种激素沿神经轴浆运输至神经垂体末梢储存,当机体需要时从神经垂体处释放入血(图 11-3)。神经内分泌小细胞的胞体较小,主要位于下丘脑的内侧基底部,如弓状核、视交叉上核、室周核、腹内侧核、视前区等处,它们的轴突末梢终止于正中隆起处垂体门脉系统的初级毛细血管网,其分泌的激素可直接释放到毛细血管的血液中,随血流到达腺垂体以调节腺垂体的分泌活动。因此这些激素被称为**下丘脑调节肽**(hypothalamic regulatory peptide,HRP),其所在区域称为**下丘脑促垂体区**(hypophysiotrophic area)。促垂体区与腺垂体之间通过垂体门脉发生联系,构成了下丘脑-腺垂体系统。

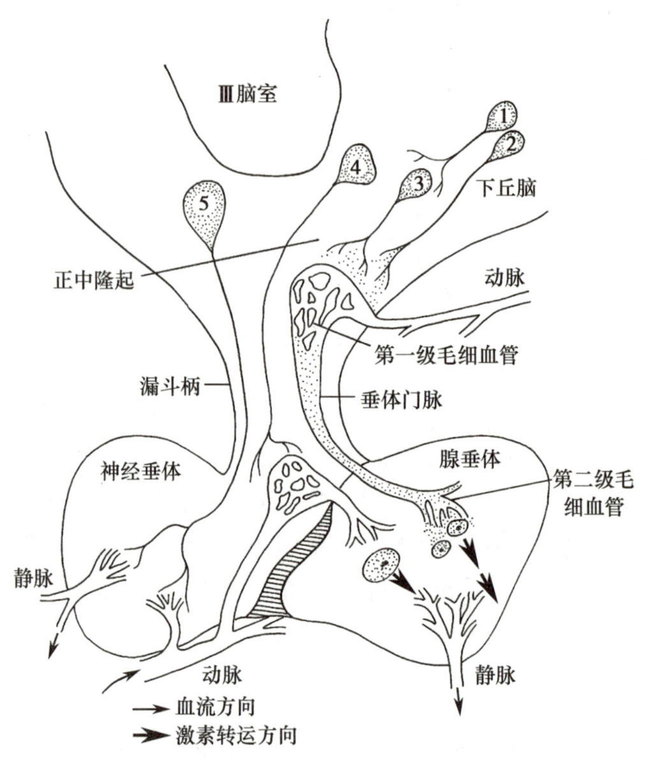

图 11-3 下丘脑-垂体功能单位模式图

1:单胺能神经元;2、3、4、5:下丘脑各类肽能神经元

(二)下丘脑调节肽

下丘脑调节肽的主要作用是调节腺垂体的分泌活动,有**释放激素**(releasing hormone)和**释放抑制激素**(release-inhibiting hormone),故统称为**促垂体激素**(hypophysiotropic hormone),但是它们也都有一定的垂体外作用。主要的下丘脑调节肽见表 11-5。

表 11-5 主要下丘脑调节肽的化学性质与主要作用

种类	英文及缩写	化学性质	主要作用
促甲状腺激素释放激素	thyrotropin releasing hormone,TRH	3 肽	促进 TSH 和 PRL 释放
促性腺激素释放激素	gonadotrophin releasing hormone, GnRH	10 肽	促进 LH 与 FSH 释放(以 LH 为主)

笔记栏

续表

种类	英文及缩写	化学性质	主要作用
促肾上腺皮质激素释放激素	corticotropin-releasing hormone, CRH	41 肽	促进 ACTH 释放
生长激素释放激素	growth hormone releasing hormone, GHRH	44 肽	促进 GH 释放
生长激素释放抑制激素（生长抑素）	growth hormone releasing inhibiting hormone，GHRIH（somatostain，SS）	14 肽 / 28 肽	抑制 GH 释放，对 LH、FSH、TSH PRL 及 ACTH 的分泌也有抑制作用
催乳素释放肽	prolactin releasing peptide，PRP	31 肽	促进 PRL 释放
催乳素释放抑制因子	prolactin release inhibiting factor，PIF	多巴胺	抑制 PRL 释放

（三）下丘脑调节肽的分泌调节

下丘脑促垂体区分泌的调节肽促进或抑制腺垂体激素的分泌；腺垂体又分泌多种促激素促进靶腺激素的分泌，而靶腺激素和促激素又可反馈调节下丘脑肽能神经元的活动，由此构成下丘脑 - 腺垂体 - 靶腺轴的环路调节。下丘脑 - 腺垂体 - 靶腺轴的反馈调节有 3 种：①靶腺激素对下丘脑或腺垂体的反馈调节，称为长反馈；②腺垂体促激素对下丘脑的反馈调节称为短反馈；③下丘脑调节肽对下丘脑肽能神经元活动的局部抑制影响称为超短反馈（图 11-4）。激素的反馈调节对维持激素分泌的相对稳定有重要意义。

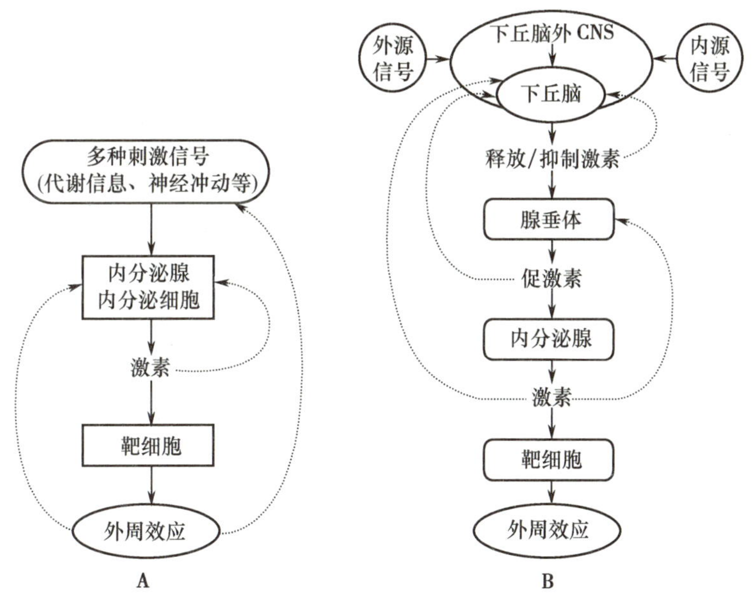

图 11-4 激素分泌的反馈调节

A. 外周效应的直接反馈调节；B. 下丘脑 - 垂体 - 靶腺轴多级反馈调节系统

- 促进作用；…抑制作用

下丘脑肽能神经元的活动除了受垂体和靶腺激素的反馈调节外，还接受脑内神经递质的调节。例如，单胺类递质（多巴胺、5- 羟色胺和去甲肾上腺素）的浓度在下丘脑促垂体区的正中隆起附近最高，可直接或间接与释放下丘脑调节肽的肽能神经元发生突触联系，调节或控制下丘脑肽能神经元的活动。

笔记栏

二、腺垂体激素

腺垂体是人体内重要的内分泌腺，主要分泌 7 种激素。其中，**促甲状腺激素**(thyrotropic-stimulating hormone，TSH)、**促肾上腺皮质激素**(adrenocorticotrophic hormone，ACTH)、**卵泡刺激素**(follicle stimulating hormone，FSH)与**黄体生成素**(luteinizing hormone，LH)均作用于各自的靶腺，即甲状腺、肾上腺皮质和性腺，这 4 种激素也被称为**促激素**(tropic hormone)，并与下丘脑和靶腺之间形成了 3 个内分泌调节轴：①下丘脑 - 腺垂体 - 甲状腺轴；②下丘脑 - 腺垂体 - 肾上腺皮质轴；③下丘脑 - 腺垂体 - 性腺轴，FSH 和 LH 合称促性腺激素，共同作用于性腺。下丘脑调节肽促进腺垂体分泌促激素，促激素经血液循环刺激靶腺分泌靶腺激素；而靶腺激素和促激素又可分别负反馈作用于下丘脑，维持血中下丘脑调节肽、腺垂体促激素和靶腺激素的稳定。而**生长激素**(growth hormone，GH)、**催乳素**(prolactin，PRL)与**促黑(素细胞)激素**(melanocyte-stimulating hormone，MSH)则直接作用于靶组织，调节机体的物质代谢与生长，乳腺发育与泌乳，以及黑色素的代谢等生理过程。

(一) 生长激素

GH 是由 191 个氨基酸组成的蛋白质激素。安静时，成年男子血清中 GH 浓度为 1~5μg/L，女子略高为 10μg/L，日分泌量为 500~800μg。GH 分泌呈脉冲式节律，每 1~4 小时出现一次脉冲峰。人在睡眠时，GH 的分泌明显增加，在入睡后 60 分钟左右，血中 GH 浓度达高峰。50 岁以后，睡眠时的 GH 峰逐渐消失。

1. 生长激素的作用

(1) 促生长作用：GH 广泛影响各组织器官的生长，特别是促进骨骼、肌肉和内脏器官的生长，从而促进生长发育。GH 还可通过促进**胰岛素样生长因子**(insulin-like growth factor，IGF)释放而间接促进生长。IGF 是主要由肝产生的激素，有 IGF-1 和 IGF-2 两种。其中 IGF-1 能促进软骨和其他组织细胞的有丝分裂以及细胞生长、分化和增殖，其含量依赖于 GH 的水平，与 GH 共同组成 GH-IGF-1 轴。

人在幼年时期 GH 分泌过多，则患巨人症；如果幼年时期 GH 分泌不足，则生长发育停滞，身材矮小，表现为侏儒症，但智力正常。倘若成年后 GH 分泌过多，骨骺闭合，长骨不再生长，身高停止增长，而短骨和内脏器官结缔组织中的透明质酸和硫酸软骨素聚集，出现手大、指粗、鼻高、下颌突出等现象，称为肢端肥大症。

(2) 促进代谢作用：GH 对机体的物质代谢和能量代谢均有显著影响。

1) 蛋白质代谢：GH 促进蛋白质合成。GH 促进氨基酸向细胞内转运，并促进细胞内 RNA 的合成，从而促进蛋白质的合成，尿氮排出减少，机体呈现正氮平衡。同时 GH 增强钠、钾、钙、磷、硫等元素的摄取与利用，提供骨生长的原料。

2) 糖代谢：GH 升高血糖。GH 能降低肌肉、脂肪组织对葡萄糖的摄取和利用，减少糖的消耗，同时促进肝转化生成葡萄糖，即生长激素的升糖作用。

3) 脂肪代谢：GH 促进脂肪分解，减少体内的脂肪量，增加血中游离脂肪酸，促进肝氧化脂肪以提供能量。

此外，GH 促进胸腺基质细胞分泌胸腺素，参与调节机体的免疫功能。

2. 生长激素分泌的调节

(1) 下丘脑调节肽：GH 分泌受下丘脑分泌的 GHRH 和 GHRIH(生长抑素，SS)的双重调节，GHRH 促进 GH 的分泌，诱导 GH 细胞的增殖。GHRIH 抑制生长激素的分泌。通常 GHRH 的作用占优势，因此切断下丘脑与腺垂体的联系后，生长激素分泌减少(图 11-5)。GHRIH 只是在应激状态下 GH 分泌过多时发挥抑制性调节作用。

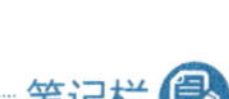

GH可直接作用于腺垂体GH细胞，负反馈抑制GH合成与分泌。IGF-1可在下丘脑和腺垂体两个水平负反馈抑制GH的分泌，还能刺激下丘脑释放GHRIH，抑制GH的分泌。

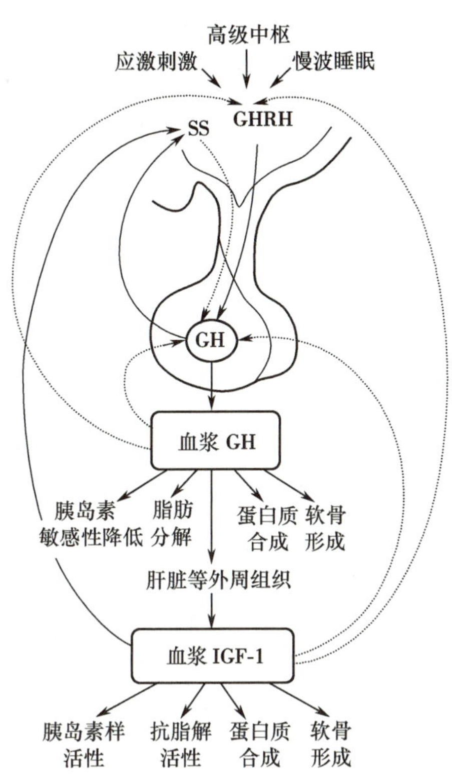

图11-5 生长激素的作用及其分泌的调节

GH：生长激素；SS：生长抑素；GHRH：生长激素释放激素；IGF-1：胰岛素样生长因子-1

-促进作用；…抑制作用

（2）激素：甲状腺激素、胰高血糖素、雌激素与雄激素均能促进GH分泌。在青春期，血中雌激素或雄激素浓度增高，明显促进GH分泌。皮质醇则抑制GH的分泌。

（3）代谢因素：血糖、氨基酸、脂肪酸等对GH分泌也有影响，尤其是低血糖的刺激作用最强。低血糖时，GHRH释放增加，促进GH分泌，减少外周组织中葡萄糖的利用，优先保证脑组织对葡萄糖的利用；同时动员脂肪分解以获得能量，这是机体对抗低血糖的一种保护性机制。

（4）睡眠：慢波睡眠时GH释放明显多于清醒时，夜间GH的分泌量约占一天分泌量的70%，这有利于促进生长和体力恢复。另外，应激刺激、运动也能促进GH分泌。GH参与机体的应激反应，是机体重要的应激激素之一。

（二）催乳素

PRL是含199个氨基酸的蛋白质激素，因刺激乳腺泌乳而得名。成人血浆中PRL浓度低于20μg/L，女性高于男性。在妊娠期，PRL合成增加，至妊娠末期，血浆中含量可达200~500μg/L。PRL的化学结构与生长激素近似，故两者作用有所交叉。

1. 催乳素的作用

（1）对乳腺的作用：PRL主要促进乳腺生长发育，引起并维持乳腺分泌。女性青春期乳腺在GH和雌激素刺激以及其他激素的协同作用下发育。妊娠时催乳素分泌增加，与雌激素和孕激素进一步促进乳腺发育，使乳腺具有泌乳能力但不泌乳。这是因为高浓度的雌激

笔记栏

素与孕激素抑制了 PRL 对乳腺的催乳作用；妊娠 10 周后，血浆 PRL 水平逐渐升高，至分娩时可升高到最高峰。分娩后，雌激素与孕激素分泌减少，PRL 才发挥催乳的始动作用并维持泌乳。PRL 作用于充分成熟的乳腺小叶，使之向腺泡腔内分泌乳汁。

(2) 对性腺的作用：生育期女性随着卵泡的发育成熟，在 FSH 的刺激下，颗粒细胞上出现 PRL 受体。PRL 与受体结合，刺激 LH 受体生成，从而促进排卵、黄体生成及孕激素与雌激素的分泌。少量的 PRL 对卵巢雌激素与孕激素的合成有促进作用。但在女性哺乳期，高 PRL 有抑制排卵的作用。

男性在睾酮存在的前提下，PRL 促进前列腺及精囊的生长，还可增强 LH 对间质细胞的作用，增加睾酮合成。

(3) 参与应激反应：应激状态下，血中 PRL 的浓度都有不同程度的升高，而且与 ACTH 和 GH 的增加一同出现，是应激反应的三大激素之一。

(4) 调节免疫功能：PRL 协同一些细胞因子促进淋巴细胞的增殖，直接或间接促进 B 淋巴细胞分泌抗体 IgM 及 IgG。免疫细胞也可产生 PRL，以旁分泌或自分泌的方式调节免疫。

2. **催乳素分泌的调节** PRL 受 PRP 和 PIF 的双重调节，PRP 促进 PRL 分泌，PIF 抑制其分泌。现已确认 PIF 就是多巴胺。

哺乳期间，吸吮乳头或触摸乳房可反射性地引起 PRL 大量分泌，这是因为吸吮乳头刺激下丘脑 PRP 释放增多，促使腺垂体分泌 PRL 增加。哺乳开始后 30 分钟，血中 PRL 的水平即可上升 10~100 倍。这是典型的神经内分泌反射(图 11-6)，PRL 与缩宫素的分泌共同参与乳汁分泌和排出过程的调节。

此外，TRH 以及雌激素也能促进 PRL 的分泌，应激刺激如大手术、严重创伤、剧烈运动、高度紧张都能使 PRL 分泌增加。

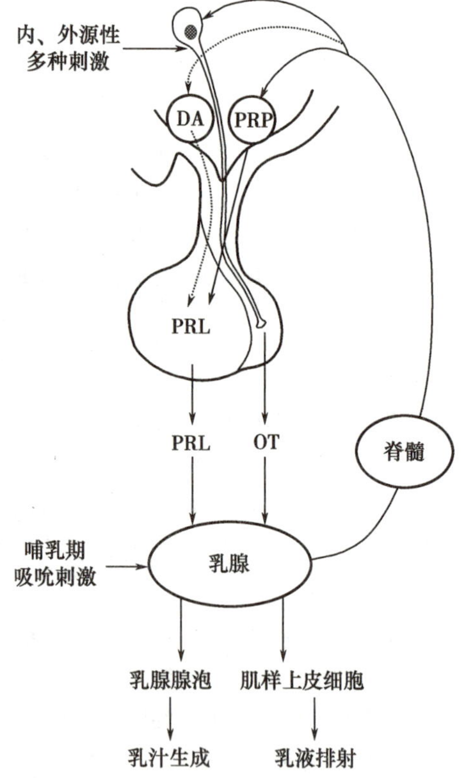

图 11-6 催乳素分泌的调节与射乳反射途径
PRL：催乳素；OT：缩宫素；PRP：催乳素释放肽；DA：多巴胺

(三) 促黑(素细胞)激素

MSH 有 α-MSH(13 肽)、β-MSH(18 肽)和 γ-MSH(12 肽)3 种，人血浆中绝大部分为 β-MSH。MSH 由哺乳动物垂体中叶分泌；但在人类，垂体中叶已经退化，MSH 由腺垂体促肾上腺皮质激素细胞分泌。阿黑皮素原(POMC)分解生成 ACTH，同时产生 β-MSH。ACTH 经酶分解可生成 α-MSH。在低等动物，MSH 可促进黑色素细胞(melanocyte)内的酪氨酸转化为黑色素(melanin)。对于人类，MSH 可一时性地增加黑色素合成，黑色素可使皮肤、虹膜和毛发等部位颜色变深。

(四) 促甲状腺激素

TSH 是由 206 个氨基酸残基组成的分子量为 26 000Da 的糖蛋白。TSH 的作用是促进甲状腺激素的合成与释放，长期效应是刺激甲状腺腺细胞增生，腺体增大。切除垂体之后，血中 TSH 迅速消失，甲状腺也逐渐发生萎缩，甲状腺激素分泌明显减少。TSH 分泌受 TRH 和甲状腺激素的调控。

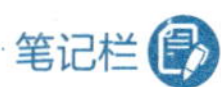

笔记栏

(五) 促肾上腺皮质激素

ACTH 是含 39 个氨基酸的多肽,分子量 4 500Da。应激状态下,ACTH 的分泌明显增加。ACTH 的作用是促进肾上腺皮质分泌糖皮质激素,刺激肾上腺皮质束状带与网状带的生长和发育。ACTH 的分泌接受下丘脑 CRH 与肾上腺皮质糖皮质激素的反馈调节。

(六) 促性腺激素

促性腺激素有卵泡刺激素(FSH)和黄体生成素(LH)两种。FSH 和 LH 都是糖蛋白,均由 α 和 β 亚单位构成。FSH 和 LH 的分泌受下丘脑的 GnRH 和性腺的性激素调控。

1. **卵泡刺激素** FSH 的 α 亚单位含 92 个氨基酸,β 亚单位含 118 个氨基酸。在女性 FSH 可刺激卵巢未成熟的颗粒细胞进行分化,有助于排卵;同时促进颗粒细胞合成雌二醇和 IGF-1,促使优势卵泡发育成为成熟卵泡。在男性 FSH 主要作用于曲细精管,促进精子生成。

2. **黄体生成素** LH 的 α 亚单位含 92 个氨基酸,β 亚单位含 114 个氨基酸。在下丘脑 GnRH 的调节下,LH 呈脉冲式分泌。LH 在女性排卵前可使成熟的颗粒细胞产生大量的雌二醇,排卵后则维持孕酮的分泌,并且排卵前出现的 LH 高峰是促发卵巢排卵的重要因素之一。在男性 LH 主要是促进睾丸间质细胞合成并分泌睾酮。

三、神经垂体激素

神经垂体本身并无内分泌细胞,其分泌的激素来自于下丘脑的视上核和室旁核,沿神经轴浆运送到神经垂体储存。视上核以产生血管升压素(vasopressin,VP)为主,室旁核以产生缩宫素(oxytocin,OT)为主。

(一) 血管升压素

血管升压素是一个 9 肽激素,又称**抗利尿激素**(antidiuretic hormone,ADH)。

1. **血管升压素的作用**

(1)抗利尿作用:血管升压素的主要生理作用是促进肾远曲小管和集合管对水的通透性,促进水的重吸收,使尿量减少,即具有抗利尿作用。该作用对维持机体的水平衡、调节循环血量具有重要意义。

(2)收缩血管作用:大量释放的 VP 能引起包括冠状动脉和肺内小动脉在内的各种小动脉的收缩,增加外周阻力,使血压升高。

2. **血管升压素分泌的调节** 血浆晶体渗透压、循环血量和血压变化影响 VP 的合成与分泌(详见第八章)。

(二) 缩宫素

OT 又称催产素,也是 9 肽激素,与 VP 的差别只是第 3、8 位氨基酸残基不同,因此两者的作用有交叉。例如,OT 对犬的抗利尿作用相当于 VP 的 1/200,而 VP 对鼠离体子宫的收缩作用为 OT 的 1/500 左右。

1. **缩宫素的作用**

(1)对子宫的作用:OT 能促进子宫强烈收缩,但对非孕子宫作用较小,而对妊娠子宫的作用比较强。雌激素能增加子宫对 OT 的敏感性,而孕激素的作用相反,抑制子宫对 OT 的反应。OT 受体在妊娠后期子宫平滑肌增多,使子宫肌对缩宫素的敏感性大为增强,因此,OT 的作用在分娩时显著增强。临床上产科将 OT 用于引产和产后因子宫收缩无力而引起的出血。

OT 收缩子宫的机制是使子宫平滑肌细胞内的 Ca^{2+} 浓度提高,通过钙调蛋白的作用并在蛋白激酶的参与下,诱发子宫平滑肌收缩。OT 虽然能刺激子宫收缩,但它并不是发动分娩子宫收缩的决定因素。

(2)对乳腺的作用：哺乳分为乳腺腺泡产生乳汁和乳汁排出两个过程。其中乳汁排出主要依靠 OT 的作用。OT 可使乳腺腺泡周围的肌上皮细胞收缩，腺泡内压力升高，乳汁排出。OT 还能维持乳腺持续泌乳，使乳腺在哺乳期不致萎缩。

2. **缩宫素分泌的调节** OT 的分泌属于典型的神经内分泌调节。①射乳反射：乳头含有丰富的感觉神经末梢，吸吮乳头的刺激信号沿传入神经至下丘脑，使室旁核分泌 OT 的神经元兴奋，神经冲动经下丘脑 - 垂体束到达位于神经垂体的末梢，使贮存于该处的 OT 释放入血，使乳腺中的肌上皮细胞收缩，乳汁排出，即射乳反射(milk-ejection reflex)。射乳反射非常容易建立条件反射，如母亲见到婴儿或听到其哭叫声，甚至抚摸婴儿，均可引起条件反射性射乳。②催产反射：分娩时 OT 分泌的调节是分娩过程中胎儿刺激子宫颈、产道及子宫收缩的正反馈信号，传至下丘脑使 OT 释放增多，进而使子宫收缩更强，直至分娩完成。

第三节 甲 状 腺

成年人的甲状腺重 20~30g，是人体内最大的内分泌腺。甲状腺内含几百万个大小不等(100~500μm)的圆形或椭圆形囊状腺(滤)泡。腺泡由单层的腺泡上皮细胞围成，腺泡腔内充满胶质。胶质是由腺泡上皮细胞分泌的，成分为**甲状腺球蛋白**(thyroglobulin，TG)。甲状腺分泌的激素是**甲状腺激素**(thyroid hormone，TH)，包括**四碘甲腺原氨酸**(thyroxin，3，5，3′，5′-tetraiodothyronine，T_4)和**三碘甲腺原氨酸**(3，5，3′-triiodothyronine，T_3)两种，两者都是酪氨酸碘化物(图 11-7)。

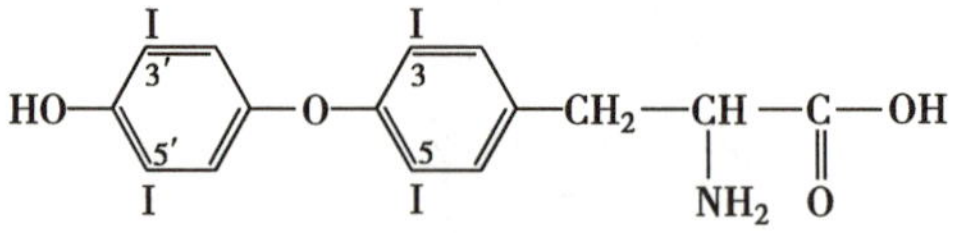

3,5,3′,5′-四碘甲腺原氨酸(甲状腺素，T_4)

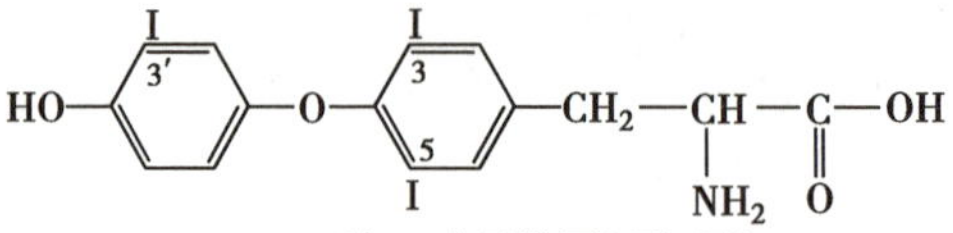

3,5,3′-三碘甲腺原氨酸(T_3)

图 11-7 甲状腺激素的化学结构

一、甲状腺激素的合成与代谢

(一) 甲状腺激素的合成

1. **甲状腺腺泡聚碘和碘的活化** 合成甲状腺激素的原料是碘和甲状腺球蛋白。我国中医古籍中很早就有用昆布、海藻等含碘物质治疗“瘿”(甲状腺肿)的记载。碘的来源主要是由食物供给，其次是来自于体内甲状腺激素代谢过程中脱下的碘再利用。正常人每日从食物中摄取无机碘的量为 100~200μg，处于生长期、妊娠期和哺乳期的人群摄入量应适当增加。人体最低的碘需要量约为 50μg。

合成甲状腺激素的第一步是将细胞外液中的碘转运到甲状腺腺泡细胞内。甲状腺组织从细胞外液中摄取和浓缩碘的能力很强，血液中约 1/3 的碘被甲状腺摄取，甲状腺含碘量为 5~10mg，占全身总碘量的 90%。由肠道吸收的无机碘化合物，以 I^- 的形式存在于血液中。

甲状腺腺泡细胞内的碘浓度是血浆的 25~50 倍，甲状腺上皮细胞静息电位为 –50mV，比细胞外低，血液中的碘逆电化学梯度，以继发性主动转运的形式进入腺泡细胞内。腺泡上皮细胞基底膜上有**钠 - 碘同向转运体**(sodium-iodide symporter)，I^- 与 Na^+ 以 1∶2 的比例完成 I^- 的主动转运。转运 I^- 所需的能量来自膜外 Na^+ 的高势能，这种高势能与 Na^+-K^+-ATP 酶的活动有关。因此凡能抑制 Na^+-K^+-ATP 酶或影响 I^- 转运体的因素均能影响碘的转运，如哇巴因(ouabain)抑制 Na^+-K^+-ATP 酶，减弱甲状腺的聚碘作用。临床上常用摄取放射性碘(^{131}I)的能力来判断甲状腺的吸碘能力。甲状腺功能亢进时，甲状腺摄碘率增高；甲状腺功能低下时则相反。还可以采取口服 ^{131}I 的方法破坏部分甲状腺组织，治疗甲状腺功能亢进。

摄入腺泡细胞的碘离子(I^-)，被**甲状腺**过氧化酶(thyroperoxidase，TPO)氧化成活化碘，活化的部位是在腺泡上皮细胞顶端膜微绒毛与腺泡腔交界处。活化的本质尚未确定，可能是 I_2、I^0(碘自由基，iodine-free-radical)或与过氧化物酶形成的某种化合物。

2. **酪氨酸碘化与甲状腺激素的合成** 甲状腺腺泡细胞合成的甲状腺球蛋白(thyroglobulin，TG)是由 5 496 个氨基酸残基构成的同二聚体糖蛋白，通过出胞作用进入腺泡腔内贮存。甲状腺激素在甲状腺球蛋白分子内合成。每个甲状腺球蛋白分子上有 140 个酪氨酸残基，但最多只有 20~30 个酪氨酸残基可以被碘化。活化碘取代酪氨酸残基上的氢生成一碘酪氨酸(monoiodotyrosine，MIT)和二碘酪氨酸(diiodothyronine，DIT)，称为碘化。随后，一个分子的一碘酪氨酸和一个分子的二碘酪氨酸耦联生成三碘甲腺原氨酸(T_3)，两个分子的二碘酪氨酸耦联生成四碘甲腺原氨酸(T_4)，该过程称为耦联或缩合。

MIT、DIT、T_4 和 T_3 合成后并没有脱离 TG，仍然附着在甲状腺球蛋白上，贮存在腺泡腔内(图 11-8)。所以甲状腺球蛋白分子上既含有酪氨酸、MIT 及 DIT，也含有 T_4 和 T_3。

碘离子的活化、酪氨酸残基的碘化以及缩合过程都是在同一甲状腺过氧化物酶(TPO)催化下完成的，故抑制此酶活性的药物，如硫氧嘧啶，可阻断甲状腺激素合成，用于治疗甲状腺功能亢进。

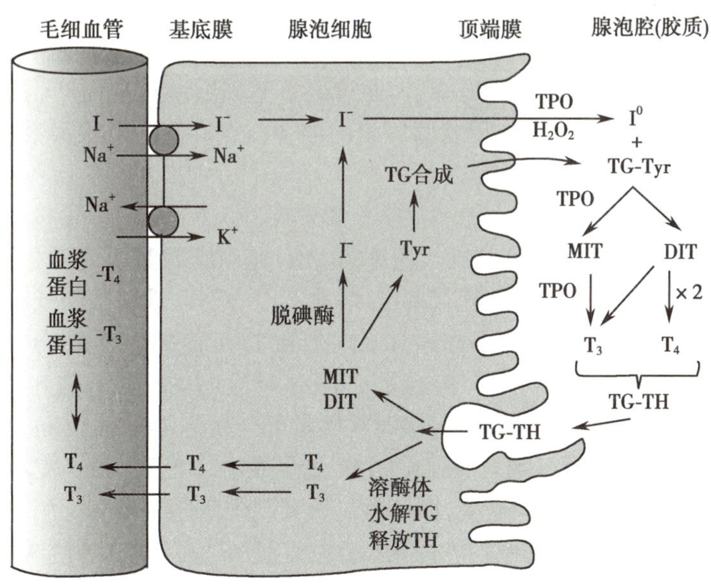

图 11-8 甲状腺激素的合成、分泌与运输示意图

TPO：甲状腺过氧化物酶；TG：甲状腺球蛋白

(二) 甲状腺激素的贮存、释放、运输与降解

1. **贮存** 在甲状腺球蛋白上合成的甲状腺激素在腺泡腔内以胶质的形式贮存。甲状

笔记栏

腺激素贮存的特点有：①贮存于细胞外（腺泡腔内）；②贮存量很大，正常人的贮存量可供机体利用长达 50~120 天之久。因此使用抗甲状腺药物时，用药后需要较长时间才能奏效。

2. **释放** 当甲状腺受到促甲状腺激素（TSH）刺激后，腺泡细胞顶端即伸出伪足，将含有 DIT、MIT、T_3、T_4 的甲状腺球蛋白胶质小滴，通过吞饮进入腺泡细胞内，形成含胶体物的小泡，小泡随即与溶酶体融合形成吞噬泡，其中的甲状腺球蛋白在溶酶体内的蛋白水解酶作用下水解，逐渐脱下 MIT、DIT、T_3 和 T_4。MIT 和 DIT 在**脱碘酶**（deiodinase）的作用下脱碘，脱下的碘大部分贮存在甲状腺内，以重新利用合成激素，小部分从腺泡细胞释出，进入血液。T_4 和 T_3 对脱碘酶不敏感，故可迅速释放入血。甲状腺球蛋白分子上的 T_4 数量远远超过 T_3，因此甲状腺分泌的激素主要是 T_4，每日的分泌量大约 90μg，约占总量的 90% 以上，T_3 的分泌量较少，大约 6μg。

3. **运输** T_4 和 T_3 释放入血之后，以结合和游离两种形式进行运输。99% 以上的 T_4 和 T_3 与血浆蛋白结合，结合型的 T_4 和 T_3 能够有效避免肾滤过时从尿中丢失。与甲状腺激素结合的血浆蛋白主要有**甲状腺素结合球蛋白**（thyroxine-binding globulin，TBG）、甲状腺结合前白蛋白和白蛋白。其中甲状腺球蛋白与甲状腺激素的亲和力最高，占总结合量的 75%。结合型和游离型的甲状腺激素可相互转变，游离的甲状腺激素虽然含量甚微，但只有游离的甲状腺激素才能进入靶细胞，产生生理作用。

4. **降解** 血浆中 T_4 半衰期为 7 天，T_3 半衰期为 1.5 天。T_4 在外周组织脱碘酶的作用下转变为 T_3，成为 T_3 的主要来源。80% 的甲状腺激素在外周靶组织，特别是在骨骼肌、肝、垂体和脑组织中被脱碘酶降解。15%~20% 的 T_4 与 T_3 在肝内形成葡萄糖醛酸或硫酸盐的代谢产物，经胆汁排入小肠，进一步分解，随粪便排出。肾亦能降解少量的 T_4 与 T_3，产物随尿排出体外。

二、甲状腺激素的生理作用

甲状腺激素的主要作用是促进细胞的能量代谢和物质代谢，促进机体的生长和发育。甲状腺激素属亲脂性激素，可穿越细胞膜和核膜。进入靶细胞后，与细胞核内的**甲状腺激素受体**（thyroid hormone receptor，THR）结合，通过调节基因转录过程而产生生物效应。在细胞膜、核糖体以及线粒体上也存在甲状腺激素的结合位点，因此，甲状腺激素对膜的转运功能、线粒体的生物氧化作用也有影响。

（一）对新陈代谢的影响

1. **对能量代谢的影响** 提高基础代谢率（BMR）是甲状腺激素最显著的效应。甲状腺激素可使绝大多数组织的产热量和耗氧率增加，尤其以心、肝、骨骼肌和肾等组织最为显著，此为甲状腺激素的**产热效应**（calorigenic effect）。1mg T_4 可使机体增加产热量 4 184kJ，基础代谢率提高 28%。T_3 的产热作用是 T_4 的 3~5 倍，但持续时间较短。成年人安静时的耗氧量为 225~250ml/min，甲状腺激素分泌过多时耗氧量可升高至 4 000ml/min。

甲状腺激素产热效应的机制与 Na^+-K^+-ATP 酶合成增多有关。Na^+-K^+-ATP 酶增多产生两种效应：①促进细胞的 Na^+-K^+ 交换，而使耗氧量和基础代谢率增高。用哇巴因使 Na^+-K^+-ATP 酶失去作用，T_4 和 T_3 的产热效应也随之消失。② Na^+-K^+-ATP 酶使 ATP 转变为 ADP，ADP 刺激线粒体进行生物氧化，提高了耗氧率。此外，T_4 和 T_3 可增加靶细胞线粒体的数量，促进解耦联蛋白（UCP）的表达，加强脂肪酸的 β 氧化等也是增加产热的因素。

2. **对物质代谢的影响**

（1）糖代谢：甲状腺激素对糖代谢的作用呈双向性。一般情况下，甲状腺激素可促进肝糖原合成，加速外周组织对糖的利用，使血糖下降。分泌增多时则促进肝糖原分解，使肝糖

原减少，糖异生增强，促进小肠吸收葡萄糖而使血糖升高。因此甲亢患者吃糖稍多，即出现血糖升高并伴有尿糖。甲状腺激素还能增强肾上腺素、胰高血糖素、皮质醇和生长激素的升糖作用，因此 T_4 和 T_3 总的作用趋势是以升高血糖为主。

(2)脂肪代谢：T_4 和 T_3 对脂肪代谢的合成和分解都有促进作用，但是对脂类分解的影响大于合成。T_4 与 T_3 既促进胆固醇的合成，又可通过肝加速胆固醇的降解，并且分解的速度超过合成的速度，因此甲状腺激素能降低血清胆固醇。甲状腺功能亢进患者，血中胆固醇含量则低于正常。甲状腺激素还能增强儿茶酚胺和胰高血糖素对脂肪组织的脂解作用，甲状腺激素分泌增多可使血浆磷脂和甘油三酯浓度下降。

(3)蛋白质代谢：甲状腺激素对蛋白质合成的影响是双向的。生理分泌量的甲状腺激素促进蛋白质合成，尤其是肌肉、肝、肾的蛋白质合成增加，尿氮排出减少，呈正氮平衡。但甲状腺功能亢进时，T_4 和 T_3 分泌过多，促进蛋白质的分解，特别是骨骼肌蛋白质分解尤为增强，尿氮排出增加，呈负氮平衡，患者消瘦而疲乏。而甲状腺功能低下时，T_4 和 T_3 分泌不足，蛋白质合成减少，肌肉收缩无力，骨骼蛋白分解，血钙升高，出现骨质疏松。但患者组织间的黏蛋白增多，结合大量的阳离子和水分，引起黏液性水肿。

(二) 对生长发育的影响

甲状腺激素具有促进组织分化、生长与发育成熟的作用。切除甲状腺的蝌蚪，生长与发育停滞，不能变态发育成蛙；若及时给予甲状腺激素，又可恢复生长发育，包括长出肢体，尾巴消失，躯体长大，发育成蛙。在人类，甲状腺激素是维持正常生长与发育不可缺少的激素，特别是对脑、骨骼的发育十分重要。神经细胞树突与轴突的形成、髓鞘与胶质细胞生长、神经系统功能的发生与发展、脑的血液供应以及骨骼生长发育均有赖于适量的甲状腺激素。甲状腺激素刺激骨化中心发育、软骨骨化，促进长骨和牙齿的生长。人在胚胎期胎儿骨的生长并不必需甲状腺激素，所以患先天性甲状腺发育不全的胎儿，出生时身长基本正常，但脑的发育已经受到一定程度的影响，而且是不可逆的。婴儿在出生后数周至3~4个月后就会表现出明显的智力迟钝和长骨生长停滞。这种以智力迟钝、身材矮小为特征的疾病称为呆小症。所以，在缺碘地区预防呆小症的发生，应在妊娠期注意补碘。治疗呆小症必须抓紧时机，应在出生后3个月以内及时补给甲状腺激素，过迟则难以奏效。

甲状腺激素和生长激素(GH)具有协同作用，甲状腺激素缺乏时可影响GH作用的发挥，导致长骨生长缓慢和骨骺愈合延迟。

(三) 对中枢神经系统的影响

甲状腺激素不但影响胚胎期脑的发育，对成年人神经系统也有作用。甲状腺激素通过允许作用易化儿茶酚胺对神经系统的效应而提高中枢神经系统的兴奋性。因此，成年人甲状腺功能亢进时，常有烦躁不安、易激动、多言、失眠以及注意力不集中等兴奋性增强的表现。相反，甲状腺功能低下时，则中枢神经系统兴奋性降低，出现记忆力衰退、言语和行动迟缓、淡漠无情甚至终日嗜睡等临床表现。

(四) 对心血管系统的影响

甲状腺激素有增强心血管系统活动的作用。心肌细胞膜上有甲状腺激素受体，甲状腺激素与心肌细胞膜上受体结合，激活腺苷酸环化酶，使细胞内cAMP含量升高，促进肌质网释放 Ca^{2+}，增强心肌收缩力，使心输出量增加。T_3 还能增加心肌细胞膜上β受体的数量，增强心肌细胞对儿茶酚胺的敏感性。因此，甲亢患者表现为心动过速，心肌可因此而逐渐肥厚，甚至出现充血性心力衰竭。由于甲状腺激素显著地增强机体组织代谢，增加产热量、耗 O_2 量和 CO_2 生成量，因而可促使外周血管舒张，血流量增加。

另外，甲状腺激素通过促进代谢间接促进消化道的运动和消化腺的分泌。故甲亢患者

笔记栏

食欲亢进，食量明显超过常人，但仍感饥饿，并伴有明显消瘦。甲减患者可见腹胀和便秘。

甲状腺激素还有调节其他激素的作用。甲状腺激素能增强去甲肾上腺素溶解脂肪的效应。有足够的甲状腺激素存在时，腺垂体才能合成和分泌生长激素，并能充分地发挥作用。甲状腺激素对正常月经周期、排卵、受精以及维持妊娠正常均有一定影响。例如甲状腺功能减退的女性患者月经不规则，甚至发生闭经、不育，即使受孕也容易发生胎停育而流产。

知识链接

甲状腺功能亢进症与甲状腺功能减退症

甲状腺功能亢进症(hyperthyroidism)简称甲亢。根据病因不同可分为甲状腺性甲亢、垂体性甲亢、异位性甲亢、甲状腺毒症等。甲亢的共同特征是甲状腺激素分泌过多，从而导致全身的多组织器官功能改变：①高代谢综合征：基础代谢率增高，产热量增加，患者喜凉怕热，极易出汗；②中枢神经系统的兴奋性增高，表现为注意力不易集中、易激动、烦躁不安、失眠多梦，以及肌肉震颤等；③心动过速，收缩压增高而舒张压稍低，脉压增大；④对糖、蛋白质和脂肪的分解代谢增强，患者多食善饥，且有明显消瘦；⑤血糖往往升高，有时出现尿糖，血中胆固醇含量低于正常；⑥加速蛋白质分解，肌肉无力，尿酸含量增加，骨蛋白质分解导致血钙、尿钙升高和骨质疏松。

甲状腺功能减退症(hypothyroidism)简称甲减。根据病因不同可分类为下丘脑性甲减、腺垂体甲减、甲状腺甲减等。若甲状腺功能减退症始于胎儿或出生不久者称为呆小症(cretinism)；若甲状腺功能减退始于儿童期者称为幼年型甲减；若甲状腺功能减退始于成年者称为甲状腺功能减退症，严重者称为黏液性水肿(myxedema)。甲减的根本原因是甲状腺激素分泌不足。以成年型甲减为例，临床表现为：①产热量减少，基础代谢率降低，喜热恶寒；②中枢神经系统兴奋性降低，感觉迟钝、言语和行动迟缓，记忆力减退，淡漠无情与终日思睡状态等；③蛋白质合成减少，肌肉无力，但组织间的黏蛋白增多，引起黏液性水肿。

三、甲状腺功能的调节

甲状腺功能主要受下丘脑 - 腺垂体 - 甲状腺轴的调节，以维持甲状腺分泌功能的稳定，并能及时地适应环境变化。此外，甲状腺还接受自主神经的调节，并且有一定程度的自身调节。

(一) 下丘脑 - 腺垂体 - 甲状腺轴的调节

甲状腺直接受腺垂体分泌的促甲状腺激素(TSH)的调控，下丘脑释放的促甲状腺素释放激素(TRH)又控制 TSH 分泌。

TSH 从腺垂体分泌入血，经血液循环到达甲状腺，与甲状腺腺泡上皮细胞上受体结合，通过 Gs-AC-cAMP-PKA 和 Gq-PLC-IP_3/DG 信号转导途径产生如下生理效应：①促进甲状腺腺泡细胞对胶质的吞饮作用，并激活细胞内蛋白水解酶，加速甲状腺球蛋白水解，促进甲状腺激素的分泌；②加强腺泡上皮细胞碘的转运，并促进甲状腺腺泡上皮细胞合成甲状腺激素，使甲状腺激素合成增加；③刺激甲状腺腺泡上皮细胞内核酸和蛋白质合成，使细胞增生，腺体增大。下丘脑促垂体区分泌的 TRH 经垂体门脉系统到达腺垂体，作用于 TSH 细胞膜上的促甲状腺激素释放激素受体(TRHR)，通过耦联的 G 蛋白激活磷脂酰肌醇信号系统促

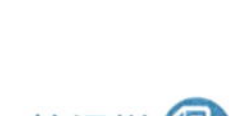

进 TSH 的合成和分泌。1 分子 TRH 大约可使腺垂体分泌 1 000 分子 TSH。下丘脑还能通过生长抑素减少或停止 TSH 合成与释放。

下丘脑促垂体区的 TRH 神经元接受神经系统高级部位的调控，将环境因素变化与 TRH 神经元的活动联系起来，然后再通过 TRH 的释放来控制腺垂体的分泌活动。例如来自内外环境的刺激（如寒冷、体温降低）首先作用于相应的感受器，转换成神经信号进入中枢神经系统，然后通过下丘脑 TRH 的释放增加，继而使腺垂体 TSH 分泌也增加，最后引起甲状腺活动加强、甲状腺激素分泌增加，机体的能量代谢水平提高，以适应环境变化（图 11-9）。

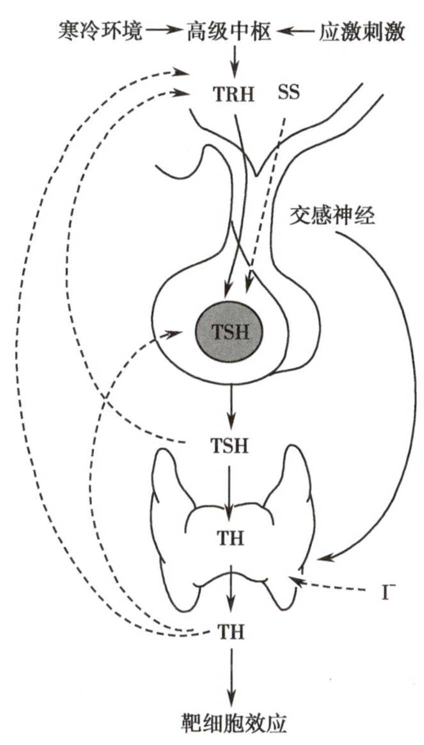

图 11-9 下丘脑 - 垂体 - 甲状腺轴的活动

SS：生长抑素；TH：甲状腺激素；TSH：促甲状腺激素；TRH：促甲状腺激素释放激素

实线表示促进作用；虚线表示抑制作用

腺垂体除受下丘脑 TRH 调节外，T_3 和 T_4 在血液中浓度的升降也经常负反馈调节腺垂体促甲状腺激素细胞的活动。当血液中 T_4 和 T_3 浓度升高时，抑制腺垂体分泌 TSH。T_4 和 T_3 对腺垂体的负反馈作用与 TRH 的刺激作用相互拮抗。该负反馈调节的可能机制是甲状腺激素能够调节腺垂体 TSH 细胞对 TRH 的敏感性，甲状腺激素浓度升高时，促甲状腺激素细胞膜上的 TRH 受体下调，细胞对 TRH 的敏感性下降；相反，甲状腺激素浓度下降时，细胞对 TRH 的敏感性提高。T_4 与 T_3 比较，T_3 对腺垂体 TSH 分泌的抑制作用比 T_4 更强。

此外，其他激素对下丘脑 - 腺垂体 - 甲状腺轴的功能也有影响，如雌激素可增强腺垂体对 TRH 的反应，从而使 TSH 分泌增加，而生长激素与糖皮质激素则对 TSH 的分泌有抑制作用。

地方性甲状腺肿产生的原因是由于食物及饮水中缺碘，使甲状腺激素合成和分泌减少，

笔记栏

以致 T_3 和 T_4 对腺垂体的负反馈作用减弱，而使 TRH 对腺垂体的作用增强，引起 TSH 分泌增多，TSH 刺激甲状腺，使甲状腺代偿性肿大。

(二) 甲状腺的自身调节

甲状腺具有随着碘的供应量变化而调节自身对碘的摄取与甲状腺激素合成的能力，称为甲状腺的自身调节。该调节缓慢而有限，不受 TSH 的影响，避免甲状腺激素的合成与分泌因摄碘量的改变而有大的波动。血碘浓度增加时，最初甲状腺激素的合成有所增加，但碘量超过一定限度后，甲状腺激素的合成在维持一段高水平之后，随即明显下降。血碘浓度超过 1mmol/L 时，甲状腺聚碘能力开始下降，若血碘浓度达到 10mmol/L 时，甲状腺聚碘作用完全消失，甲状腺激素的合成显著减少。这种过量碘产生的抗甲状腺聚碘效应，称为 Wolff-Chaikoff 效应，可防止大量碘对机体的毒性效应，是甲状腺固有的一种保护性作用。其机制可能是高浓度碘抑制 TPO 的活性以及抑制 H_2O_2 的生成。如果在持续加大碘量的情况下，则摄碘抑制作用就会消失，T_3、T_4 的合成再次增加，出现对高碘的适应。相反，当血碘含量较低时，甲状腺可增强摄碘能力，并加强 T_3、T_4 的合成。

(三) 神经调节

人甲状腺腺泡间分布有许多交感神经末梢，在甲状腺腺泡细胞的膜上存在有 α 受体和 β 受体。交感肾上腺素能纤维兴奋可促进甲状腺激素的合成与分泌，血中儿茶酚胺含量升高也能促进甲状腺激素的分泌，β 受体阻断剂能阻断该作用。副交感神经纤维末梢在甲状腺也有分布，兴奋时可抑制甲状腺激素的分泌。这些调节可分别称为交感神经 - 甲状腺轴和副交感神经 - 甲状腺轴的调节。交感神经 - 甲状腺轴调节的意义是在应急反应时确保机体对高水平甲状腺激素的需求。副交感神经 - 甲状腺轴调节的意义在于甲状腺激素分泌过多时发挥抗衡作用。

知识链接

甲状腺功能的免疫调节

甲状腺腺泡膜上存在许多免疫活性物质和细胞因子的受体。甲状腺自身免疫性抗体的产生与甲状腺自身免疫性疾病密切相关。甲状腺自身抗体主要有抗甲状腺球蛋白抗体(TGAb)、抗甲状腺过氧化物酶抗体(TPOAb)和促甲状腺素受体抗体(TRAb)。TRAb 又分为刺激抗体(TSAb)和阻断抗体(TSBAb)，分别具有促进和抑制 TSH 的作用。

第四节　调节钙、磷代谢的激素

甲状旁腺位于甲状腺背侧面，上下各一对。甲状旁腺分泌**甲状旁腺激素**(parathyroid hormone，PTH)。在甲状腺腺泡之间还存在一种腺泡旁细胞，称作 C 细胞，分泌**降钙素**(calcitonin，CT)。甲状旁腺激素、降钙素以及经肝肾转化生成的 1，25- 二羟维生素 D_3(骨化三醇)共同调节钙、磷代谢，维持血浆中钙、磷水平的稳定。

一、甲状旁腺激素

PTH 是甲状旁腺主细胞分泌的含有 84 个氨基酸的直链肽，分子量为 9 500Da。正常人

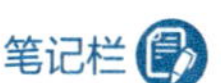

血浆 PTH 浓度呈现日节律波动，清晨 6 时最高，以后逐渐降低。血浆半衰期为 20~30 分钟，主要在肝灭活，其代谢产物经肾排出体外。

（一）甲状旁腺激素的作用

PTH 是调节钙磷代谢的主要激素，使血钙升高，血磷降低。如将动物甲状旁腺摘除，血钙水平便逐渐下降，直至死亡，而血磷水平则升高。在人的甲状腺手术时，若不慎损伤了甲状旁腺或摘除了甲状旁腺，将引起严重的低血钙，此时神经和肌肉的兴奋性异常增高，造成低血钙性手足抽搐。体内 PTH 过多，则出现高血钙、低血磷，并易形成肾结石。PTH 通过 AC-cAMP 和 PLC-IP_3/DG 信号途径调节钙磷代谢。

1. **对骨的作用** 骨是体内最大的钙库，PTH 动员骨钙入血，使血钙升高。其作用包括快速效应和延缓效应两个时相。

（1）快速效应：快速效应在 PTH 作用数分钟内即发生，PTH 能迅速提高骨细胞膜对 Ca^{2+} 的通透性，使骨液中的 Ca^{2+} 进入细胞内，进而使骨细胞膜上的钙泵活性增强，将 Ca^{2+} 转运到细胞外液中并进入血液。

（2）延缓效应：延缓效应在 PTH 作用 12~14 小时后出现，要几天甚至几周方达高峰。这一时相是通过刺激破骨细胞增殖和加强破骨细胞的溶骨活动而实现的。破骨细胞向周围的骨组织中伸出绒毛样突起，释放蛋白水解酶，溶解骨质，Ca^{2+} 大量释放入血，血钙水平长时间升高。

2. **对肾的作用** PTH 通过调节钙泵（Ca^{2+}-ATP 酶）和 Na^+-Ca^{2+} 逆向转运体促进肾远曲小管和集合管对钙的重吸收，使尿钙减少，血钙升高；并通过抑制肾小管 Na^+-Pi 转运蛋白减少，抑制肾近端小管对磷酸盐的重吸收，促使磷酸盐随尿排出，降低血磷。

除此之外，PTH 对肾的另一重要作用是激活 1α- 羟化酶，促进 25- 羟维生素 D_3 转化成有活性的 1，25- 二羟维生素 D_3，间接影响钙的吸收。

（二）甲状旁腺激素分泌的调节

1. **血钙水平** PTH 的分泌主要受血钙浓度变化的负反馈调节。血钙浓度轻微下降时，就可使甲状旁腺分泌 PTH 迅速增加，促使骨钙释放，并促进肾小管重吸收钙，结果使降低的血钙迅速回升；相反，血钙浓度升高时，PTH 分泌减少。长时间的高血钙，可使甲状旁腺发生萎缩；而长时间的低血钙，则可使甲状旁腺增生。

血钙对甲状旁腺分泌的调节通过甲状旁腺主细胞膜上的**钙受体**（calcium receptor）完成。当细胞外 Ca^{2+} 水平升高时，Ca^{2+} 与钙受体结合，通过 Gq 蛋白激活磷脂酰肌醇信号转导系统，生成的 IP_3 可使内质网中 Ca^{2+} 的释放增加，胞质中 Ca^{2+} 浓度升高；同时细胞外液的 Ca^{2+} 通过细胞膜上的 Ca^{2+} 通道持续内流，也使细胞内的 Ca^{2+} 浓度升高。迅速升高的胞质 Ca^{2+} 水平抑制了 PTH 的分泌。在大多数内分泌细胞，细胞内 Ca^{2+} 水平升高一般都是促进激素的分泌，而甲状旁腺细胞内 Ca^{2+} 增加却抑制 PTH 分泌。

2. **其他因素** 血磷升高可使血钙降低，从而刺激 PTH 的分泌；儿茶酚胺与主细胞膜上的 β 受体结合，通过 cAMP 介导，可促进 PTH 分泌。生长抑素也可抑制 PTH 分泌。

二、降钙素

降钙素（calcitonin，CT）是由甲状腺 C 细胞分泌的分子量为 3 400Da 的 32 肽。血浆半衰期小于 1 小时，在肾降解后排出体外。

（一）降钙素的作用

CT 的作用是降低血钙和血磷，其主要靶器官是骨，对肾也有一定的作用。

1. **对骨的作用** CT 抑制了骨原始细胞转变为破骨细胞的过程，使破骨细胞活动减少，

笔记栏

溶骨过程减弱；而破骨细胞转化为成骨细胞的过程加速，成骨细胞活动增强，成骨过程加速，骨组织释入血液与细胞外液中的钙、磷减少，钙盐沉积增加，血钙降低。这一反应发生很快，大剂量的 CT 在 15 分钟内便可使破骨细胞活动减弱 70%。降钙素的作用与甲状旁腺激素的作用相互拮抗，这一效应对儿童骨骼生长发育具有重要意义。

在破骨细胞或其前体细胞膜上有降钙素受体，降钙素与其受体结合后通过两个跨膜信号转导途径发挥作用：一是通过 cAMP-PKA 途径抑制破骨细胞的活动、颗粒的移动及蛋白水解酶和乳酸的释放等，这一反应发生较早；二是通过 IP_3/DG-PKC 途径导致破骨细胞内 Ca^{2+} 增加，诱发微丝与微管重新排列，伪足回缩，皱褶消失，细胞变小，与骨质的接触面积明显减少，这一反应发生较晚。

2. **对肾的作用** CT 能抑制肾小管对钙、磷、钠及氯离子的重吸收，使这些离子从尿中排出增多（图 11-10）。

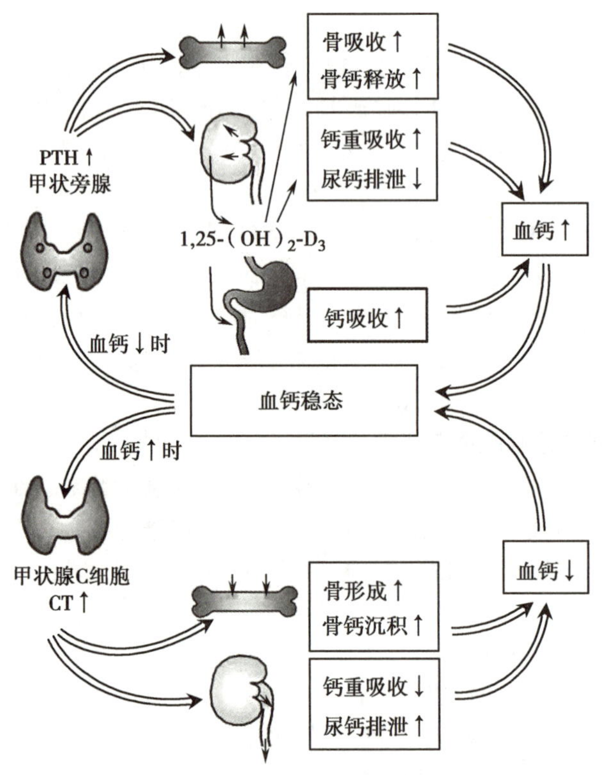

图 11-10 调节钙磷代谢激素的主要作用环节

PTH：甲状旁腺激素；CT：降钙素

(二) 降钙素分泌的调节

调节 CT 分泌的主要因素是血钙浓度。成人血钙浓度为 2.2~2.7mmol/L，当血钙浓度高于 4.5mmol/L 时，CT 的分泌随血钙浓度的增加而增加。如果血钙升高 10%，可使血中 CT 浓度升高一倍。

血钙浓度升高，引起 CT 分泌的增加在 1 小时内即可达到高峰，并且 CT 只对血钙水平产生短期调节作用。CT 的作用快速而短暂，它对高钙饮食引起的血钙升高恢复到正常水平起重要作用。进食后，胃肠激素，如促胃液素、促胰液素、缩胆囊素以及胰高血糖素等都能促进 CT 的分泌，防止进食后的血钙升高。

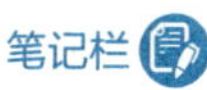

三、维生素 D_3

维生素 D_3(vitamin D_3,VD_3)又叫胆钙化醇,可由皮肤中的7-脱氢胆固醇经日光中紫外线照射转化而来,也可由动物性食物中获得。但此时的维生素 D_3 并无生物活性,它首先需在肝内羟化成25-羟维生素 D_3(25-OH-D_3),然后在肾内进一步羟化转变成1,25-二羟维生素 D_3(1,25-$(OH)_2$-D_3),才具备生物活性,通过血液循环到达靶器官发生作用,故1,25-$(OH)_2$-D_3 也被看成是一种激素。

(一) 1,25-二羟维生素 D_3 的作用

活化的维生素 D_3 促进小肠上皮细胞对钙和磷的吸收,调节骨代谢,升高血钙和血磷。

1. **对小肠的作用** 1,25-$(OH)_2$-D_3 进入小肠黏膜细胞内,与其细胞核受体结合,诱导**钙结合蛋白**(calcium-binding Protein,CaBP)生成。CaBP 在小肠黏膜细胞的刷状缘膜侧与 Ca^{2+} 结合(1个分子 CaBP 可结合4个 Ca^{2+}),然后进入胞质,进而在细胞的基底侧膜把 Ca^{2+} 释放入血,提高了小肠黏膜细胞对钙的吸收。1,25-$(OH)_2$-D_3 同时也促进小肠黏膜细胞对磷的吸收。

2. **对骨的作用** 1,25-$(OH)_2$-D_3 能刺激成骨细胞的活动,促进骨钙沉积和骨的形成。但大量的1,25-$(OH)_2$-D_3 又可动员骨钙进入血液,当血钙浓度降低时,又能提高破骨细胞的活动,增强骨的溶解,释放骨钙入血,使血钙升高。1,25-$(OH)_2$-D_3 还能增强 PTH 对骨的作用,在缺乏1,25-$(OH)_2$-D_3 时,PTH 的作用明显减弱,甚至消失。

由于1,25-$(OH)_2$-D_3 对骨代谢的重要调节作用,小儿维生素 D_3 缺乏时,引起骨骼钙化障碍,导致佝偻病;成人严重缺乏维生素 D_3 时可引起骨质软化症。

3. **对肾的作用** 1,25-$(OH)_2$-D_3 促进肾小管对钙、磷的重吸收,使尿钙和尿磷排出减少。

(二) 1,25-二羟维生素 D_3 生成的调节

1. **PTH 的调控作用** 肾内1α-羟化酶的活性高低是维生素 D_3 活化的关键环节,血中 PTH 促进肾小管细胞1α-羟化酶的表达,提高25-OH-D_3 的转化,使1,25-$(OH)_2$-D_3 生成增多。

2. **血钙和血磷水平** 低血钙时,可刺激 PTH 的分泌,间接地提高1α-羟化酶的活性,从而使25-OH-D_3 转变为1,25-$(OH)_2$-D_3 增加。血磷水平对1,25-$(OH)_2$-D_3 的生成也有调节作用,低血磷可提高1α-羟化酶的活性,促进1,25-$(OH)_2$-D_3 生成。

1,25-$(OH)_2$-D_3 对其本身的生成具有负反馈调节作用,即1,25-$(OH)_2$-D_3 增多时,可抑制肾1α-羟化酶的活性,从而使1,25-$(OH)_2$-D_3 的生成减少。此外一些激素对1,25-$(OH)_2$-D_3 的生成也有影响,催乳素与生长激素能促进1,25-$(OH)_2$-D_3 的生成,糖皮质激素可抑制1,25-$(OH)_2$-D_3 的生成。

第五节 胰岛的内分泌

胰岛是胰腺的内分泌部,散在分布于外分泌腺泡之间,约占胰腺总体积的1%。胰岛细胞依其形态和染色特点分为5种类型:即A细胞、B细胞、D细胞、D_1 细胞及PP细胞。A细胞约占胰岛细胞的20%,分泌**胰高血糖素**(glucagon);B细胞的数量最多,约占胰岛细胞的75%,分泌**胰岛素**(insulin);D细胞占胰岛细胞的5%左右,分泌**生长抑素**(somatostatin,SS);D_1 细胞和PP细胞的数量很少,分别分泌**血管活性肠肽**(vasoactive intestinal peptide,VIP)和

笔记栏

胰多肽(pancreatic polypeptide,PP)。

一、胰岛素

胰岛素是一个含有51个氨基酸的小分子蛋白质,分子量为5 808Da,由21个氨基酸的A链与30个氨基酸的B链组成。B细胞先合成前胰岛素原,后水解成86肽的胰岛素原,再经剪切成为胰岛素与连接肽(C肽)。胰岛素与C肽共同释放入血中,两者的分泌量呈平行关系,因此测定血中C肽含量可间接反映B细胞的分泌功能。正常成年人空腹状态下血清胰岛素浓度为35~145pmol/L。胰岛素在血中半衰期为5~8分钟,主要在肝、肾及外周组织灭活。

(一)胰岛素的生物学作用

胰岛素是促进物质合成代谢,维持血糖水平稳定的关键激素。当机体营养物质(糖、脂肪和蛋白质)供应充足时,胰岛素分泌增多,促进组织细胞利用营养物质,增强合成代谢,并抑制机体自身的同类成分在其他激素的作用下被动员;相反,当机体在饥饿或营养缺乏时,胰岛素分泌减少,抗衡其他激素的作用减弱,内源性成分则被动员、利用。

1. **调节物质代谢** 胰岛素的靶器官主要是肝、脂肪组织和肌肉。

(1)糖代谢:胰岛素是体内唯一降低血糖水平的激素。胰岛素能促进全身组织(特别是肝、肌肉和脂肪组织)对葡萄糖的摄取和利用,加速葡萄糖的氧化分解;促进糖原合成;抑制糖异生,促进葡萄糖转变为脂肪酸,贮存于脂肪组织。总之,胰岛素可减少血糖的来源,增加血糖去路,使血糖水平下降。当胰岛素缺乏时,血糖水平升高,超过肾糖阈,即可出现尿糖。

(2)脂肪代谢:胰岛素可促进脂肪的合成与储存,抑制脂肪的分解与利用。主要作用途径是:①胰岛素促进葡萄糖进入脂肪细胞,除了小部分合成脂肪酸外,大部分形成α-磷酸甘油,脂肪酸与α-磷酸甘油形成甘油三酯,贮存于脂肪细胞中;②胰岛素还能抑制脂肪酶的活性,减少脂肪的分解。当胰岛素缺乏,脂肪分解增强,产生更多的脂肪酸进入肝内氧化,生成过量的酮体,引起酮血症和酸中毒。

(3)蛋白质代谢:胰岛素促进蛋白质的合成表现在:①促进氨基酸通过膜的转运进入细胞;②增加DNA和RNA的生成,加速翻译过程,促进核糖体蛋白质合成;③抑制蛋白质的分解。

知识链接

糖 尿 病

糖尿病(diabetes mellitus)是由多种病因引起的慢性高血糖为特征的代谢紊乱综合征,具有遗传易感性。其发病机制为胰岛素绝对或相对分泌不足以及外周组织对胰岛素的抵抗,主要特征为高血糖、尿糖,表现出多食善饥、多饮多尿、烦渴、无力等。Ⅰ型糖尿病为遗传自身免疫性疾病。Ⅱ型糖尿病多与胰岛素抵抗相关。糖尿病酮症酸中毒及昏迷是病情恶化的严重表现。长期病程者往往累及心、脑、肾、血管以及神经系统,导致高血压、高血脂、动脉硬化、冠心病等疾病。

2. **促进机体生长** 胰岛素是重要的促生长因子。胰岛素的促进生长作用有直接和间接两种。前者通过胰岛素受体实现,后者则通过其他促生长因子(如生长激素和胰岛素样生长因子)实现。胰岛素单独作用时对促进生长的作用并不很强,只有与生长激素共同作用

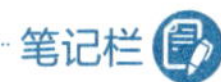

时，才能发挥明显的促进生长作用。

（二）胰岛素的作用机制

胰岛素的作用通过与胰岛素受体结合而实现。下面从胰岛素受体和受体后信息传递两方面叙述。

1. **胰岛素受体** 胰岛素受体属于酪氨酸激酶受体，几乎所有细胞膜上都有胰岛素受体（insulin receptor，IR），但不同细胞上 IR 的数量差别很大，决定了不同组织细胞对胰岛素敏感性的差异。在胰岛素增多的情况下，IR 数量下调。饥饿、肾上腺功能减退时，IR 数量增加。当糖皮质激素分泌过多时，IR 数量减少。IR 具有高度的特异性，它能识别胰岛素并与之结合，但不能与分解的胰岛素 A 链、B 链和 C 肽结合。

2. **受体后信息传递机制** 胰岛素与靶细胞膜上胰岛素受体 α 亚单位结合后，β 亚单位的酪氨酸残基磷酸化，激活受体内酪氨酸蛋白激酶，使受体底物蛋白（insulin receptor substrate，IRS）酪氨酸残基发生磷酸化。IRS 是介导胰岛素作用的关键蛋白，它们可为下游信号蛋白提供结合位点，并使后者磷酸化，随后经多个途径信号分子的逐级转导，最终引起生物学效应（图 11-11）。

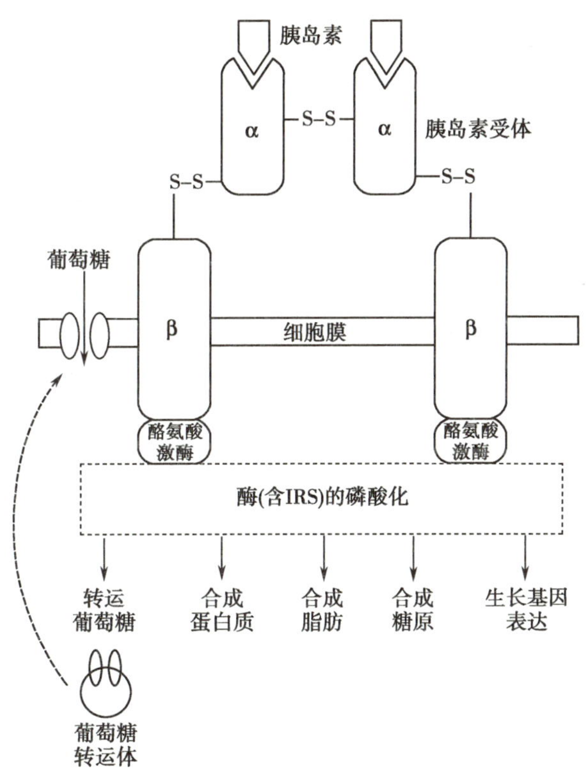

图 11-11 胰岛素受体及其作用机制模式图

（三）胰岛素分泌的调节

1. **血糖的作用** 血糖浓度是调节胰岛素分泌的最重要因素。当血糖浓度升高时，胰岛素分泌明显增加，使血糖降低。当血糖浓度回到正常水平时，胰岛素分泌也迅速回到基础水平。在持续高血糖刺激下，胰岛素的分泌可分为快速和慢速分泌两个时相。血糖升高 5 分钟内，胰岛素的分泌可升至原来的 10 倍水平，主要来源于 B 细胞内贮存的激素释放，因此持续时间不长，5~10 分钟后胰岛素的分泌便下降 50%。血糖升高 15 分钟后，出现胰岛素分泌的第二次增多，在 2~3 小时达到高峰，并持续较长的时间，分泌速率也远大于快速分泌时

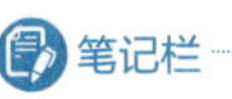

胰岛素分泌调节示意图

相，这主要是激活了 B 细胞的胰岛素合成酶系，促进胰岛素合成与释放。

2. **氨基酸和脂肪酸的作用** 许多氨基酸都有刺激胰岛素分泌的作用，以精氨酸和赖氨酸的作用最强。血液中葡萄糖和氨基酸对促进胰岛素分泌具有协同效应。在血糖正常时，氨基酸增多只能使胰岛素分泌少量增加，但如果血糖也升高，过量的氨基酸则可使胰岛素分泌加倍。其意义在于促使餐后吸收的氨基酸在胰岛素的作用下迅速被肌肉或其他组织摄取并合成蛋白质，同时使体内的蛋白质分解减慢。

3. **激素的作用** 影响胰岛素分泌的激素有：①胃肠激素，例如促胃液素、促胰液素、缩胆囊素、**胰高血糖样多肽** -1（glucagon-like peptide-1，GLP-1）和抑胃肽（GIP）。其中 GIP 是重要的生理性促胰岛素分泌因子，作用最为明显。GIP 刺激胰岛素分泌的作用具有葡萄糖依赖的特性。口服葡萄糖引起的高血糖和 GIP 的分泌增加是平行的，这种平行关系的维持导致胰岛素迅速而明显的分泌，可超过静脉注射葡萄糖所引起的胰岛素分泌。有人给大鼠口服葡萄糖并注射 GIP 抗血清，结果血中葡萄糖浓度升高，而胰岛素水平却没有明显升高。除了葡萄糖外，小肠吸收的氨基酸、脂肪酸及盐酸等也能刺激 GIP 的释放。②生长激素、糖皮质激素、甲状腺激素和胰高血糖素等可通过升高血糖浓度间接刺激胰岛素分泌，因此长期大剂量应用这些激素，有可能使 B 细胞衰竭而导致糖尿病；胰高血糖素也可直接刺激 B 细胞分泌胰岛素。胰岛 D 细胞分泌的生长抑素可通过旁分泌抑制胰岛素的分泌。

4. **神经调节** 胰岛受迷走神经与交感神经双重支配。刺激迷走神经，可通过 ACh 作用于 M 受体，直接促进胰岛素的分泌；迷走神经也可通过刺激胃肠激素的释放，间接促进胰岛素的分泌。交感神经兴奋时，则通过 NE 作用于 α 受体，抑制胰岛素的分泌。

二、胰高血糖素

人的**胰高血糖素**（glucagon）是由 29 个氨基酸组成的直链多肽，分子量 3 485Da。胰高血糖素在血清中浓度为 50~100ng/L，半衰期为 5~10 分钟，在肝内降解失活。

（一）胰高血糖素的主要作用

与胰岛素的作用相反，胰高血糖素是一种促进分解代谢的激素，靶器官是肝。其作用包括：①胰高血糖素具有很强的促进糖原分解和糖异生的作用，使血糖明显升高。胰高血糖素通过 cAMP-PKA 和 IP_3/DG-PKC 系统，加速糖原分解，或加快氨基酸进入肝细胞，激活与糖异生有关的酶系，促进氨基酸转化为葡萄糖，增强糖异生。②胰高血糖素还激活脂肪酶，促进脂肪分解，同时又可加强脂肪酸氧化，使酮体生成增多。③抑制肝内蛋白质合成，促进其分解。

此外，胰高血糖素可促进胰岛素和胰岛生长抑素的分泌。药理剂量的胰高血糖素可使心肌细胞内 cAMP 增加，增强心肌的收缩力。

（二）胰高血糖素分泌的调节

1. **血糖的作用** 血糖浓度是影响胰高血糖素分泌的最重要因素。血糖降低时，胰高血糖素分泌增加；血糖升高时，胰高血糖素分泌减少。氨基酸的作用与葡萄糖相反。蛋白餐或静脉注入各种氨基酸均可使胰高血糖素分泌增多。血中氨基酸增多，一方面可促进胰岛素释放，使血糖降低；另一方面还能同时刺激胰高血糖素分泌，这对防止低血糖有一定的生理意义。此外，血液中的长链脂肪酸和丙酮，可抑制胰高血糖素分泌。

2. **激素的作用** 胰岛内各激素之间通过旁分泌的方式相互影响。胰岛素可以通过降低血糖间接刺激胰高血糖素的分泌，但 B 细胞分泌的胰岛素和 D 细胞分泌的生长抑素可直接作用于邻近的 A 细胞，抑制胰高血糖素的分泌。口服氨基酸比静脉注射氨基酸引起的胰

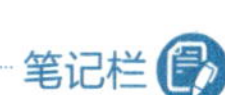

高血糖素分泌效应更强，说明胃肠激素也参与胰高血糖素的分泌调节。缩胆囊素和促胃液素可促进胰高血糖素分泌，而促胰液素的作用恰好相反。

3. **神经调节** 交感神经兴奋可通过 NE 作用于 β 受体促进胰高血糖素分泌；迷走神经兴奋通过 ACh 作用于 M 受体抑制胰高血糖素的分泌。

第六节 肾 上 腺

肾上腺包括中央部的髓质和周围部的皮质两部分，两者在发生、结构和功能上均不相同，因此，**肾上腺皮质**(adrenal cortex)和**肾上腺髓质**(adrenal medulla)是两种内分泌腺。肾上腺是维持生命必需的内分泌腺，动物若摘除双侧肾上腺，会在 1~2 周内死亡。只有及时补充必需的肾上腺激素，动物才能存活。肾上腺皮质激素作用广泛，在维持人体基本的生命活动方面具有重要作用；肾上腺髓质在功能上相当于交感节后神经元，所分泌的儿茶酚胺类激素在机体的应急反应中具有重要的作用。

一、肾上腺皮质

肾上腺皮质起源于中胚层，与性腺来源相似。其结构由外向内分别为球状带、束状带和网状带。肾上腺皮质分泌的激素有 3 类，其原料均为胆固醇。在 ACTH 的作用下，胆固醇转为孕烯醇酮，然后经过一系列羟化酶与氧化酶的酶促反应，分别生成盐皮质激素、糖皮质激素和性激素。因此，这些激素都有共同的分子结构基础，即都含有环戊烷多氢菲的结构，均属于类固醇类激素。

肾上腺皮质激素的发现

肾上腺皮质球状带分泌**盐皮质激素**(mineralocorticoid hormone，MCH)，盐皮质激素在人类主要有醛固酮和脱氧皮质酮，参与调节水盐代谢。醛固醇每日分泌量约为 0.15mg，血中含量为 0.06μg/L，半衰期为 20 分钟。脱氧皮质酮的作用只有醛固酮的 3%。

肾上腺皮质束状带分泌**糖皮质激素**(glucocorticoid，GC)，主要有皮质醇和皮质酮，人类以皮质醇为主。皮质醇对糖代谢的调节作用较强，每日分泌量为 15~20mg，血中含量约为 120μg/L。血液中的皮质醇 75%~80% 与皮质类固醇结合球蛋白(CBG)结合，15% 与白蛋白结合。结合型的皮质醇是暂时的储存形式，没有生物学活性，也不被降解。游离的皮质醇只占 5%~10%，但具有生物活性。皮质醇在血浆中的半衰期为 70 分钟，主要在肝内代谢，随尿排出体外。

肾上腺皮质网状带可分泌极少量的**性激素**(sex hormone)，主要是雄激素。雄激素主要有脱氢表雄酮和雄烯二酮，它们的雄激素作用较弱，只及睾酮的 20%。雄烯二酮可以在血液循环中转化为雌二醇，是绝经期后妇女雌激素的重要来源(图 11-12)。

本节只重点介绍 GC 和盐皮质激素的作用及其分泌的调节。

(一) 糖皮质激素

1. **糖皮质激素的作用** 体内大多数组织细胞内存在 GC 受体，因此 GC 的作用非常广泛，通过基因调节方式在物质代谢、免疫反应和应激反应中发挥重要作用。

(1) 对物质代谢的影响：

1) 糖代谢：GC 因能显著升高血糖而得名。GC 促进肝摄取血液中的氨基酸，同时增强肝内与糖异生有关酶的活性，使糖异生过程大大加强，血糖升高。同时 GC 有抗胰岛素作用，能降低肌肉与脂肪等组织细胞对胰岛素的反应性，使外周组织对葡萄糖的利用减少，使血糖升高。

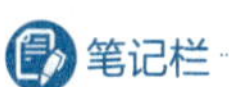

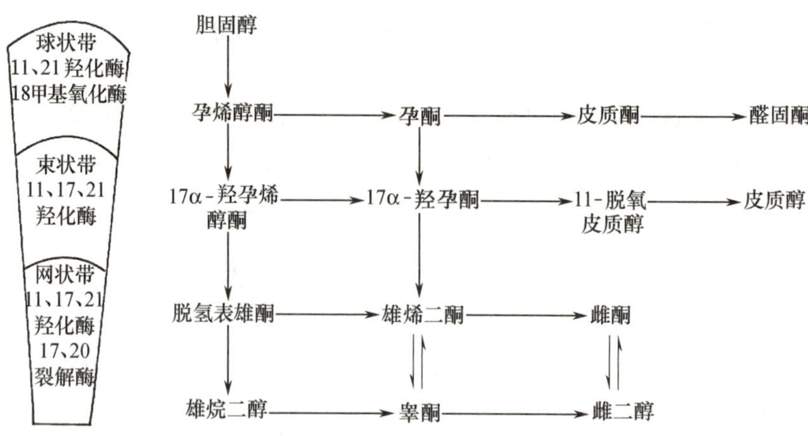

图 11-12 肾上腺皮质激素合成的主要步骤示意图

如果 GC 分泌过多(肾上腺皮质功能亢进症)或服用此类激素药物过多,均会出现血糖升高,甚至出现尿糖,称为类固醇性糖尿病。因此糖尿病患者应慎用 GC。相反,肾上腺皮质功能低下(如艾迪生病)时,则可出现低血糖。

2)蛋白质代谢:GC 能促进肝外组织,特别是肌肉组织、淋巴组织、骨骼和皮肤的蛋白质分解,加速氨基酸转移至肝以供糖异生之用,同时肝外组织对氨基酸的摄取和蛋白质合成也受到抑制。因此,长期应用 GC 会使肌肉消瘦、骨质疏松、皮肤变薄、淋巴组织萎缩和儿童生长停滞等。

3)脂肪代谢:GC 促进脂肪分解,增强脂肪酸在肝内的氧化过程,有利于糖异生。肾上腺皮质功能亢进时,GC 对身体不同部位的脂肪作用不同,可使四肢脂肪组织分解,四肢的脂肪量减少;而腹、面、两肩及背部脂肪合成反而增加,呈现出满月脸、水牛背、向心性肥胖的特殊体型。

(2)对血细胞的影响:GC 可使红细胞、血小板和中性粒细胞在血液中数量增加,而使淋巴细胞和嗜酸性粒细胞减少,其作用机制各有不同。红细胞和血小板的增加是由于 GC 增强骨髓造血功能;中性粒细胞数量的增加是由于附着在血管壁边缘的中性粒细胞进入血液循环增多所致。淋巴细胞减少可能是 GC 使淋巴细胞 DNA 合成过程减弱,淋巴细胞凋亡加速,大量 GC 还可使胸腺及淋巴组织溶解,以致淋巴细胞减少。临床上常用 GC 来治疗淋巴肉瘤和淋巴性白血病。GC 可加强网状内皮细胞吞噬和分解嗜酸性粒细胞的作用,故使嗜酸性粒细胞减少,这可作为衡量肾上腺皮质功能的指标之一。

(3)对水盐代谢的影响:GC 具有醛固酮样保钠排钾保水的作用,但效应仅有醛固酮的 1/500。此外,GC 能抑制血管升压素的分泌,增加肾小球滤过率,因此,出现肾上腺皮质功能低下时,血管升压素增多,肾小球滤过率降低,水的排出障碍,产生“水中毒”现象。

(4)对循环系统的影响:GC 通过允许作用增加血管平滑肌和心肌细胞膜肾上腺素能受体的数量,促进儿茶酚胺收缩血管、维持正常的血压。另外 GC 还可抑制前列腺素的合成,降低毛细血管壁的通透性,减少血浆的滤出,有利于维持血容量。当缺乏 GC 时,儿茶酚胺收缩血管、升高血压的作用明显减弱,可出现血管扩张,血管通透性增大,严重时可导致周围循环衰竭。

(5)参与应激反应:各种有害刺激(如缺氧、感染、创伤、疼痛、饥饿、寒冷、精神紧张等)导致机体 ACTH 和 GC 分泌增加,引起非特异性的全身适应性反应称为“**应激反应**”(stress reaction)。能引起 ACTH 与 GC 分泌增加的各种刺激,统称为应激刺激。各种伤害性的刺激达到一定强度都可引起应激反应。

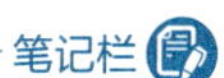

笔记栏

在应激反应中，GC 可从以下几个方面增强机体对有害刺激的耐受力，提高机体的适应能力，维持生命活动：①减少体内一些有害物质（缓激肽、蛋白水解酶、前列腺素等）的产生及其不良作用；②维持血糖水平，使能量代谢运转以糖代谢为中心，保持葡萄糖对脑和心等重要器官的供应；③通过允许作用升高血压，增强心肌收缩力。缺少肾上腺或肾上腺皮质功能不全的患者，应激能力减弱，抗感染能力大大降低，严重时可危及生命。

在应激反应中，除垂体 - 肾上腺皮质系统参加外，交感 - 肾上腺髓质系统也参与其中，所以血中儿茶酚胺的含量也相应增加。此外，血液中生长激素、催乳素、胰高血糖素、血管升压素、醛固酮等均增多，说明应激反应是以 ACTH 和 GC 分泌增加为主、多种激素参与的使机体抵抗力增强的非特异性反应。

此外，GC 可促进胃腺分泌盐酸和胃蛋白酶原，因此长期大量应用 GC 会诱发消化道溃疡。

2. **糖皮质激素分泌的调节** 无论是 GC 的基础分泌，还是应激状态下的分泌，都受下丘脑 - 腺垂体 - 肾上腺皮质轴的控制。

下丘脑 CRH 神经元合成和释放的 CRH，通过垂体门脉系统到达腺垂体，促进腺垂体合成 ACTH 并释放入血。ACTH 一方面促进 GC 的合成和分泌，另一方面促进肾上腺皮质束状带与网状带的发育和生长。ACTH 的分泌也受到血中 GC 对腺垂体的负反馈调节。当血中 GC 浓度增加时，可负反馈减少腺垂体分泌 ACTH，同时使分泌 ACTH 的细胞对 CRH 的反应性减弱，继之 GC 也分泌减少。GC 不仅对腺垂体有负反馈作用，还反馈抑制下丘脑 CRH 的分泌，以调节和维持血液中 GC 的相对稳定。另外，腺垂体分泌的 ACTH 对 CRH 的分泌也有抑制作用（图 11-13）。

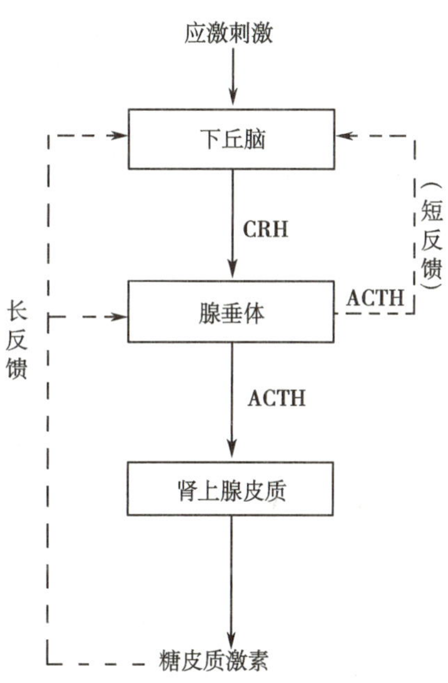

图 11-13 糖皮质激素分泌调节示意图
实线表示促进；虚线表示抑制

临床上长期使用大剂量外源性 GC 的患者，由于下丘脑 - 腺垂体 - 肾上腺皮质轴的负反馈抑制活动，会造成肾上腺皮质萎缩。如果突然停药，可因体内 GC 骤然减少而引起急性肾上腺皮质功能减退的严重后果。因此，必须逐渐减量停药或治疗期间间断给予 ACTH，防止肾上腺皮质功能衰竭。

下丘脑 CRH 的分泌受下丘脑视交叉上核的控制，呈现出日周期节律。入睡后分泌逐渐减少，午夜最低，随后逐渐增多，至觉醒前达到高峰。ACTH 和 GC 的分泌也呈现出午夜低，凌晨高的昼夜节律。凌晨 4 时至上午 10 时，GC 分泌量占 24 小时分泌总量的 75% 左右。

（二）盐皮质激素

肾上腺皮质球状带分泌的盐皮质激素以醛固酮为主，醛固酮的主要作用是调节水盐代谢，其靶器官包括肾、唾液腺、汗腺和胃肠道外分泌腺等，以肾最为重要。

1. **盐皮质激素的作用** 醛固酮促进远曲小管和集合管促进 Na^+ 的重吸收和 K^+ 的排出，同时水也随着 Na^+ 被重吸收，即保 Na^+、排 K^+、保水作用，调节机体的细胞外液量和酸碱平衡（详见第八章）。醛固酮明显缺乏时，机体水盐损失严重，血量减少，血压降低，酸碱平衡失调，是引起死亡的重要原因。醛固酮分泌过多，将使 Na^+ 和水过多地在体内潴留，引起血压升高，又因为从尿中排 K^+ 过多，造成低血钾，导致神经肌肉功能紊乱。

2. **盐皮质激素分泌的调节** 肾素 - 血管紧张素系统是调节醛固酮分泌的主要途径，血

笔记栏

管紧张素Ⅱ能促进肾上腺皮质球状带合成与分泌醛固酮。其次，血 K^+、血 Na^+ 可以直接作用于球状带负反馈调节醛固酮的分泌。ACTH 对醛固酮分泌的调节在人体并不明显，但在应激状态下，ACTH 对醛固酮的分泌具有一定的支持作用。

知识链接

库欣综合征与艾迪生病

库欣综合征（Cushing syndrome）由多种原因引起肾上腺皮质分泌 GC（主要是皮质醇）过多所致。按病因可分为下列类型：①垂体分泌 ACTH 过多，这是本病最主要的类型，约占 70%，常见有双侧肾上腺皮质增生，多继发于垂体瘤和垂体 - 下丘脑功能紊乱；②原发性肾上腺皮质肿瘤；③异源性 ACTH 综合征；④不依赖 ACTH 双侧小结节增生或小结节性发育不良等。临床表现包括满月脸、水牛背等向心性肥胖，痤疮，糖尿病倾向，高血压以及骨质疏松等。

艾迪生病（addison disease）是由于 GC 和盐皮质激素缺乏导致。临床表现：①色素沉着，皮肤变黑，呈青铜色；②循环系统症状，如直立性低血压等；③消化系统症状，如食欲不振、恶心、呕吐、腹痛等；④肌肉、神经系统症状，肌无力是主要症状，有时因严重低血糖而发生神经精神症状；⑤患者常伴有慢性失水、体重减轻等现象。

二、肾上腺髓质

肾上腺髓质发生于外胚层，与交感神经节细胞同源，主要由嗜铬细胞和少量交感神经细胞组成，它们在功能上相当于交感神经节后神经元，直接受交感神经胆碱能节前纤维支配。肾上腺髓质分泌**肾上腺髓质激素**（adrenal medullary hormone），其中肾上腺素约占 80%，去甲肾上腺素约占 20%。血液中的肾上腺素主要来自肾上腺髓质，而去甲肾上腺素除由肾上腺髓质分泌外，还来自交感肾上腺素能神经纤维末梢分泌。

此外，肾上腺髓质嗜铬细胞还能分泌一种由 50 个氨基酸组成的活性多肽，称为**肾上腺髓质素**（adrenomedulin，ADM），它具有扩张血管、降低血压、抑制内皮素和血管紧张素Ⅱ释放等作用。

（一）肾上腺髓质激素的合成与灭活

肾上腺素和去甲肾上腺素都是酪氨酸衍生的胺类，分子结构中都有儿茶酚基（邻苯二酚基），故属于儿茶酚胺类激素。肾上腺髓质嗜铬细胞利用酪氨酸，在酶的作用下合成去甲肾上腺素。这一过程与交感神经节后神经元合成去甲肾上腺素的过程基本一致，所不同的是嗜铬细胞中存在大量的**苯乙醇胺氮位甲基转移酶**（phenylethanolamine-n-methyl transferase，PNMT），可使去甲肾上腺素甲基化而成为肾上腺素，因此肾上腺髓质内以合成肾上腺素为主。生成的肾上腺素又回到嗜铬颗粒中，与去甲肾上腺素一起贮存，等待释放（图 11-14）。

去甲肾上腺素与肾上腺素被**单胺氧化酶**（monoamine oxidase，MAO）和**儿茶酚氧位甲基转移酶**（catechol-o-methyltransferase，COMT）灭活。

（二）肾上腺髓质激素的作用

肾上腺髓质激素的作用与组织细胞上的肾上腺素能受体有关，肾上腺素能受体分为 α_1 受体、α_2 受体和 β_1 受体、β_2 受体、β_3 受体。

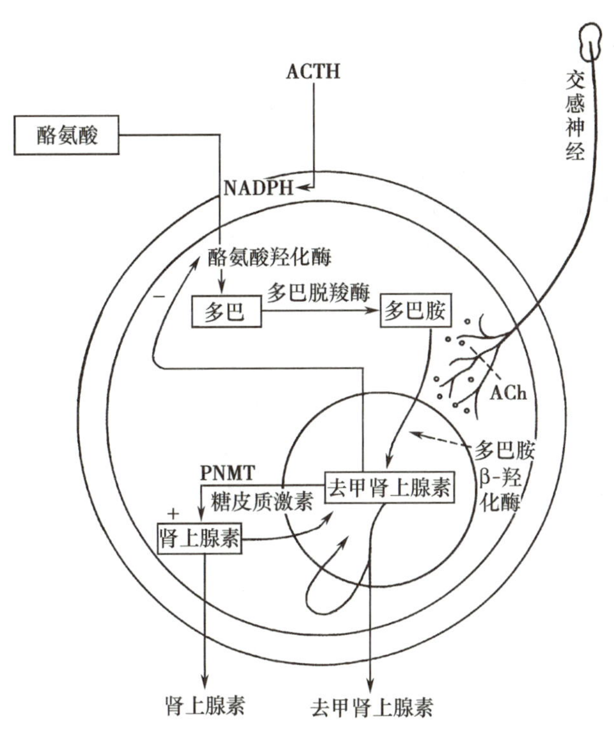

图 11-14 肾上腺髓质激素生物合成示意图

PNMT：苯乙醇胺氮位甲基转移酶

1. **对心血管系统的影响** ①对心的影响：肾上腺素和去甲肾上腺素都有强心作用，与心肌细胞膜 β_1 受体结合而使心跳加快，心收缩力增强，心输出量增加。②对血管的影响：去甲肾上腺素主要与体内大多数血管上的 α_1 受体结合而引起血管强烈收缩，循环外周阻力增大，血压升高。由于血压升高引起压力感受性反射，这一反射效应超过去甲肾上腺素本身的强心作用，结果使心率反而减慢。肾上腺素可通过与骨骼肌和肝血管上的 β_2 受体结合使其舒张，使循环系统总外周阻力降低。

2. **对内脏平滑肌的影响** 肾上腺素和去甲肾上腺素作用于胃肠道、胆囊、支气管和膀胱平滑肌上的 β_2 受体使其舒张；作用于胃肠道括约肌、膀胱括约肌、瞳孔开大肌和竖毛肌上的 α_1 受体使其收缩。

3. **对代谢的影响** 肾上腺素和去甲肾上腺素可促进肝糖原分解成葡萄糖，使血糖升高（肾上腺素作用强于去甲肾上腺素），还能增强肠道对葡萄糖的吸收，抑制胰岛素分泌，间接使血糖升高。肾上腺素和去甲肾上腺素都有动员脂肪的作用，通过脂肪细胞 β_3 受体激活脂肪酶，加速脂肪的分解，从而使血浆中脂肪酸增加。肾上腺素和去甲肾上腺素均能增加组织耗氧量，使机体产热增加，基础代谢率升高。

4. **参与应急反应** 安静情况下，髓质激素的分泌很少，但是当机体遭遇到特殊紧急情况，如在恐惧、焦虑、剧痛、失血、缺氧窒息、暴冷暴热以及剧烈运动时，交感 - 肾上腺髓质系统立即被调动起来，肾上腺素和去甲肾上腺素分泌明显增加。两者可提高中枢神经系统的兴奋性，使机体处于清醒和警戒状态；心跳加快、心收缩力增强，心输出量增加，血压升高，血液循环加快；内脏血管收缩，骨骼肌血管舒张同时血流量增多，全身血液重新分配，以利于应急时重要的器官得到更多血液供应；呼吸加强加快、肺通气量增加；肝糖原分解增加，血糖升高，脂肪分解加强。这些反应均有助于机体获得充足能量、应对紧急情况。这种在紧急情况下因交感 - 肾上腺髓质系统活动增强而产生的适应性反应统称为**应急反应**（emergency

笔记栏

reaction)。

引起应急反应的各种刺激也是引起应激反应的刺激，两种反应不同之处在于应急反应是以交感-肾上腺髓质系统为主，而应激反应主要是由下丘脑-腺垂体-肾上腺皮质轴引起的，两者相辅相成，共同维持和提高机体的适应能力。

（三）肾上腺髓质激素分泌的调节

1. **交感神经** 肾上腺髓质受交感神经的单一支配，交感神经节前纤维（胆碱能纤维）穿过皮质到达髓质，直接和嗜铬细胞形成突触。交感神经兴奋时，节前纤维末梢释放 ACh，作用于嗜铬细胞上的 N 型受体，使肾上腺素和去甲肾上腺素合成加快，并加速释放。若交感神经兴奋时间较长，还可使酪氨酸羟化酶、多巴胺 β-羟化酶以及 PNMT 的活性增强，从而促进肾上腺素和去甲肾上腺素的合成。

2. **自身反馈调节** 去甲肾上腺素或多巴胺在嗜铬细胞内的量增加到一定程度时，可对酪氨酸羟化酶产生负反馈作用，使去甲肾上腺素或多巴胺的合成减少。同样，肾上腺素也能抑制 PNMT 的活性，减少肾上腺素的甲基化。

3. **ACTH 和 GC** GC 可诱导 PNMT 生成，增强 PNMT 活性，促进去甲肾上腺素转变为肾上腺素。ACTH 可直接加强酪氨酸羟化酶的活性，也可通过 GC 间接加强 PNMT 活性，从而影响儿茶酚胺的合成。

第七节 其他激素

一、松果体激素

松果体(pineal gland)位于丘脑后上部并有柄与丘脑相连，形似松果而名之。它是一个重要的神经内分泌器官，可分泌多种生物活性物质，其中一类是吲哚类，主要为褪黑素，因其能使蛙的皮肤变白而得名；另一类为多肽类，包括 GnRH、TRH 及 8-**精缩宫素**(8-arginine vasotocin，AVT)。

褪黑素(melatonin，MT)的结构为 N-乙酰基-5-甲氧基色胺，其合成原料是色氨酸。松果体分泌 MT 具有明显的昼夜节律，即白天分泌减少，夜晚分泌增多，至凌晨 2 点达最高。松果体的这种节律性分泌与光照和黑暗的交替性转换有关。当光照充足时，MT 分泌减少；黑暗时 MT 则分泌增加。MT 的分泌还与年龄有关，人出生后 3 个月开始分泌，6 岁达高峰。以后随着年龄的增长松果体开始萎缩直至钙化，因此 MT 的分泌逐渐减少，12 岁可降至成人水平，45 岁时分泌量仅为幼年时期的一半。褪黑素的主要生理作用如下：

1. **抑制生殖系统功能** MT 对生殖系统的抑制主要是通过抑制下丘脑-腺垂体-性腺轴的活动实现的，使 GnRH 和 LH、FSH 含量降低，延缓未成年动物的性成熟，抑制促性腺激素诱发的排卵效应。MT 也可直接作用于性腺，降低孕激素、雌激素以及雄激素的含量。另外 MT 还可通过抑制下丘脑-腺垂体-甲状腺轴以及下丘脑-腺垂体-肾上腺皮质轴从而影响甲状腺和肾上腺皮质功能。

2. **调整生物节律** 控制人和哺乳动物昼夜节律的生物钟位于下丘脑视交叉上核，MT 作为内源性因子作用于视交叉上核神经元上的 MT 受体，调控机体的昼夜节律。MT 是睡眠的生理性促发因子，主要是调整入睡的时间节律，使睡眠的发生时间前移，而对睡眠的过程以及持续时间并无直接影响，有改善各种生物节律性失眠的作用。

3. **对中枢神经系统的作用** MT 抑制中枢神经系统的活动，有镇静、镇痛，抗惊厥的

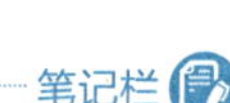

笔记栏

作用。

4. **提高免疫力** 在各类免疫细胞如胸腺细胞、脾细胞以及淋巴细胞上，均有 MT 受体的存在。通过受体介导，MT 可促进免疫细胞分裂增殖，提高机体的免疫能力。

5. **抗氧化** MT 是迄今所发现的最强的抗氧化物。MT 因其高脂溶性可进入细胞，直接清除氧自由基，维护线粒体的功能。

二、前列腺素

前列腺素(prostaglandin，PG)因其首先在精液中发现和提取而得名。实际上，PG 是广泛存在于人和动物体内的一类重要的组织激素。PG 是由一个五碳环和两条侧链组成的一族二十碳多不饱和脂肪酸衍生物，又称为**二十烷类激素**(eicosanoids)。根据五碳环上取代基团的不同，可将 PG 分为 PGA、PGB、PGC、PGD、PGE、PGF、PGG、PGH、PGI 9 种类型，每种类型又包括多种亚型。除 PGA_2 和 PGI_2 以远距分泌的方式发挥作用外，大多数的 PG 是以旁分泌和自分泌的方式产生局部调节作用。

PG 家族成员数量众多，分布广泛，虽然结构类同，但作用迥异。其复杂性表现在：不同 PG 的作用常相互拮抗，同一种 PG 可产生多种生物学效应。例如：PGA_2、PGB、PGD_2 和 PGH 等可使血管收缩，而 PGA_1、PGE_2、PGI_2 等可使血管舒张。PGE_2 除可使血管舒张外，还具有抑制胃酸的分泌、增加溶酶体的稳定性、增加肾血流量等多种作用。PG 对机体各个系统功能活动的影响见表 11-6。

表 11-6 前列腺素的主要生物学作用

系统 / 组织	主要作用
神经系统	调节体温、行为和自主神经活动，参与睡眠过程、调制神经递质的释放
循环系统	促进 / 抑制血小板聚集、影响血栓形成，收缩 / 舒张血管，影响毛细血管通透性
呼吸系统	收缩 / 舒张支气管平滑肌
消化系统	抑制胃酸分泌，舒张黏膜血管，保护胃黏膜，刺激小肠运动，调节胰腺、肠道黏膜的分泌功能
泌尿系统	增加肾血流量，促进水、钠排出
内分泌系统	影响甲状腺、肾上腺、卵巢、睾丸等的分泌功能
生殖系统	促进精子运行，收缩 / 舒张子宫平滑肌，参与月经、排卵的调节以及分娩
脂肪组织	抑制脂肪分解

三、瘦素

瘦素(leptin)是由脂肪细胞 6 号染色体的**肥胖基因**(obese gene)表达的蛋白质类激素，因其可以降低体重而得名。在哺乳动物，瘦素主要由白色脂肪组织合成和分泌，褐色脂肪组织、胎盘和肌肉也可少量合成。

瘦素的分泌具有昼夜节律，夜间分泌水平较日间高。体内脂肪储存量是刺激瘦素分泌的主要因素。在机体能量摄入与能量消耗平衡的情况下，瘦素的分泌量可反映体内脂肪储存的多少。瘦素的主要生物学作用如下。

1. **调节体内的脂肪储存量并维持机体的能量平衡** 瘦素一方面以自分泌的方式直接作用于脂肪细胞，抑制脂肪的合成，减少体内脂肪的储存量，并动员脂肪，促进能量的释放。另一方面，瘦素进入中枢神经系统，作用于下丘脑弓状核，抑制与摄食有关的**神经肽 Y**(neuropeptide Y，NPY)的合成和释放，抑制食欲，减少摄食量，从而使体重减轻。但研究发现

笔记栏

部分肥胖者体内瘦素水平很高且常伴有瘦素抵抗，这可能与瘦素从血液向脑脊液的运输障碍以及瘦素信号转导通路或受体后机制缺陷有关。

2. **影响下丘脑 - 腺垂体 - 靶腺轴的活动** 瘦素的生物学作用广泛，对下丘脑 - 腺垂体 - 性腺轴、下丘脑 - 腺垂体 - 甲状腺轴和下丘脑 - 腺垂体 - 肾上腺皮质轴等多种生理活动均有影响。瘦素不仅参与对体重的调节，还调节 GnRH、LH、FSH、胰岛素、生长激素、甲状腺激素的分泌，促进生长发育、造血及血管新生等，影响心血管、胰腺、免疫系统和生殖系统的功能，与肥胖症、糖尿病、心血管疾病、肿瘤、肝病等的发生、发展均有一定的关系。

（程 薇 刘慧敏）

复习思考题

扫一扫
测一测

1. 甲状腺功能亢进的患者可能出现哪些症状？为什么？
2. 试述胰岛素对物质代谢的调节作用及胰岛素分泌不足时可能出现的异常。
3. 长期使用糖皮质激素为何不能突然停药？

第十二章 生　殖

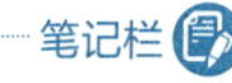

PPT 课件

学习目标

掌握雄激素、雌激素和孕激素的功能及调节。
熟悉下丘脑 - 垂体 - 性腺轴的调控、月经周期中激素对子宫内膜和卵泡的影响。
了解妊娠、分娩和授乳过程。

生物体生长发育成熟后，能够产生与自己相似的子代个体，这种功能称为**生殖**（reproduction）。人类的生殖活动包括生殖细胞的发育、成熟、排卵、受精、受精卵的着床孕育、分娩等一系列过程。生殖活动主要受下丘脑 - 腺垂体 - 性腺轴的调控。

第一节 男性生殖

男性生殖功能主要包括生成精子、完成性活动和分泌男性激素。睾丸是男性的主性器官，具有产生精子和分泌男性激素的双重作用。

一、睾丸的功能

睾丸主要由曲细精管和间质组织构成。曲细精管是精子产生、发育、成熟的部位，曲细精管上皮由生精细胞和支持细胞组成。生精细胞生成精子；支持细胞具有为精子生成提供营养和支持、维持生精微环境稳态、形成血 - 睾屏障和内分泌的功能。间质组织中的间质细胞具有合成和分泌雄激素的功能。

（一）睾丸的生精作用

睾丸的**生精作用**（spermatogenesis）是指曲细精管上皮中的精原细胞发育为成熟精子的过程。睾丸生精自青春期开始启动，一个生精周期需 64~70 天。45 岁后随着曲细精管的萎缩，生精能力逐渐减弱。

生精细胞包括精原细胞、初级精母细胞、次级精母细胞、精子细胞和精子五种，不同发育阶段的生精细胞从基膜至管腔顺序排列，直至成熟精子脱离支持细胞进入管腔（图 12-1）。精子的生成过程包括连续的 3 个阶段：①精原细胞有丝分裂期，形成初级精母细胞；②精母细胞减数分裂期，经两次减数分裂，先后形成次级精母细胞和精子细胞，精子细胞是染色体数目减半的单倍体；③精子分化期，精子细胞经过一系列变形成为外形成熟的精子。

精子形如蝌蚪，由含有亲代遗传物质的头部和具有运动功能的尾部组成，全长约 60μm，是一种高度特化的细胞。新生成的精子本身没有运动能力，需被运送至附睾内发育成熟，停留 18~24 小时后，才获得运动能力。精子主要贮存于输精管。精子与附睾、精囊、前

笔记栏

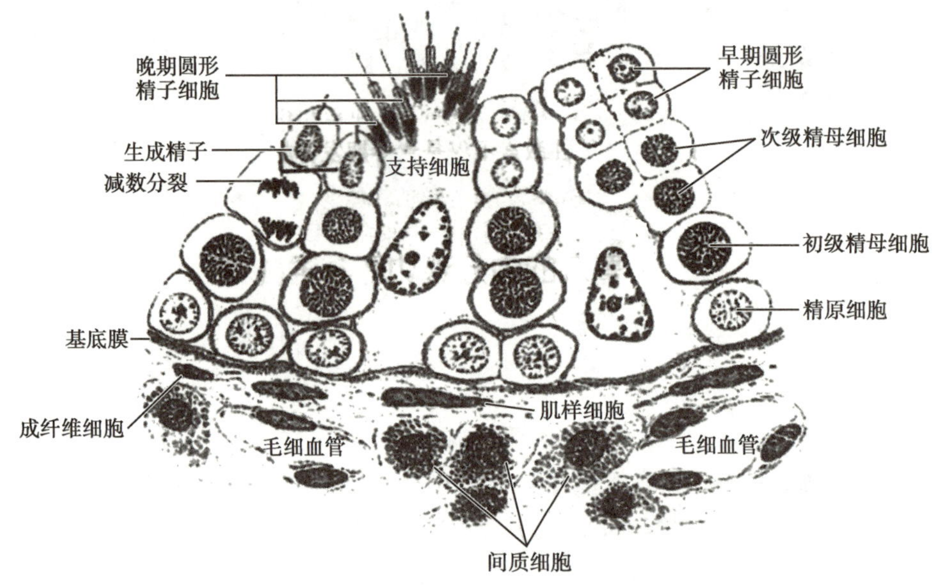

图 12-1 曲细精管显微结构示意图

列腺和尿道球腺的分泌物混合形成精液。通常男子每次射出精液 2~6ml，每毫升精液含 (0.2~4)×10^8 个精子。少于 0.2×10^8 个精子，则不易使卵子受精。精子的生成需要适宜的温度。阴囊内温度较腹腔内低 2℃左右，适合精子生成。在胚胎发育期间，如果睾丸未能下降到阴囊内，称为隐睾症，是男性不育的原因之一。

知识链接

精 子 库

精子与冷冻保护剂混合后，经严格的冷冻程序，采用液氮将精液贮存于 -196℃时可以保存很多年，复苏后仍具有受精能力。冷冻精子库可作为不孕不育症的一种辅助生育手段，或为特殊人群（如患病、接触放射物质的特殊职业等）将来的生育提供保障。

（二）睾丸的内分泌作用

睾丸间质细胞分泌雄激素，包括**睾酮**（testosterone，T）、**双氢睾酮**（dihydrotestosterone，DHT）、**脱氢表雄酮**（dehydroepiandrosterone，DHEA）和**雄烯二酮**（androstenedione），其中睾酮的分泌量最多，双氢睾酮的活性最强。此外，睾丸支持细胞还分泌抑制素和雌激素。

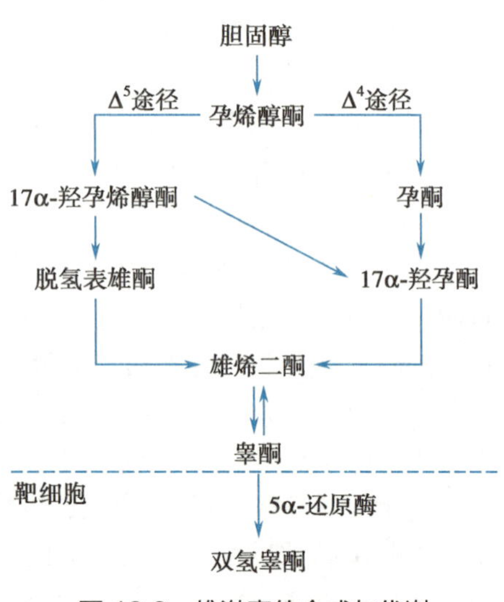

图 12-2 雄激素的合成与代谢

1. 睾酮

（1）合成与代谢：胆固醇经侧链裂解形成孕烯醇酮，再经 17- 羟化脱去侧链，形成雄烯二酮，并进一步转为 19 个碳原子的睾酮。睾酮在部分靶细胞内经 5α- 还原酶的作用变为双氢睾酮（图 12-2），再与受体结合发挥作用。睾酮主要在肝脏代谢、灭活，最终的代谢物随尿液排出。

睾酮的分泌有3次高峰：第一次在胚胎的12~18周；第二次在出生后的第2个月；男性青春期时，睾酮的水平逐渐升高，在20~30岁时，外周血液中睾酮水平达高峰，是睾酮分泌的第三次高峰。50岁以后睾酮水平开始下降。血浆中98%的睾酮与血浆蛋白结合，只有2%的睾酮以游离形式存在。结合形式的睾酮是作为血浆中的储备库，而游离的睾酮才具有生物活性。

（2）睾酮的生理作用

1）维持生精作用：睾酮从间质细胞分泌后，进入曲细精管与支持细胞的**雄激素结合蛋白**（androgen binding protein，ABP）结合后，促进生精细胞的分化和精子的形成。

2）刺激男性生殖器官的生长发育和副性征的出现：①青春期睾酮分泌增加，促使内、外生殖器发育增大，腺体开始分泌；②刺激男性副性征的出现和维持，如喉结突出、嗓音低沉、皮脂腺分泌增多、体毛生长并呈现男性特征分布等。

3）维持和提高性欲：睾酮或双氢睾酮能作用于大脑和下丘脑，引起促性腺激素和性行为改变，从而提高性感，维持正常性欲。

4）对代谢的作用：①促进蛋白质合成，特别是骨骼肌以及生殖器官的蛋白质合成；②促使骨基质增加，钙盐沉积，骨骼生长加速；③有类似醛固酮的促进水钠潴留的作用；④睾酮还可促进红细胞生成，参与造血调节。

2. 抑制素和激活素　抑制素（inhibin）是由睾丸支持细胞分泌的糖蛋白激素，可负反馈抑制腺垂体FSH的分泌，而生理剂量的抑制素对LH的分泌无明显影响。此外，性腺还存在着与抑制素结构近似的物质，称为**激活素**（activin），其作用与抑制素相反，可促进腺垂体分泌FSH。

二、睾丸功能的调节

睾丸的功能受**下丘脑-腺垂体-睾丸轴**（hypothalamus-pituitary-testis axis）调节。下丘脑、腺垂体分泌的激素可促进睾丸的功能。睾丸分泌的激素又可负反馈影响下丘脑和腺垂体相应激素的分泌，从而维持生精过程和各种激素水平的稳定。

（一）下丘脑-腺垂体系统对睾丸的调节

1. **下丘脑**　下丘脑释放促性腺激素释放激素（GnRH），与腺垂体促性腺细胞上的GnRH受体结合，促进腺垂体激素FSH和LH的分泌，FSH和LH经血液循环到达性腺，调节睾丸的功能。

2. **腺垂体**　腺垂体分泌的LH主要作用于间质细胞，与间质细胞膜上的LH受体结合后，通过cAMP-PKA途径促进胆固醇进入线粒体，合成睾酮。FSH作用于生精细胞和支持细胞上的FSH受体，通过cAMP-PKA系统促进支持细胞合成雄激素结合蛋白和抑制素。LH和FSH相互配合，共同调节生精过程。FSH对生精过程有启动作用，LH通过促进间质细胞分泌睾酮而间接维持生精效应。

（二）反馈调节

血中睾酮浓度升高时，可负反馈作用于下丘脑，抑制GnRH的分泌；也可负反馈作用于腺垂体，抑制LH分泌。支持细胞在FSH刺激下分泌的抑制素，可选择性抑制FSH的分泌（图12-3）。

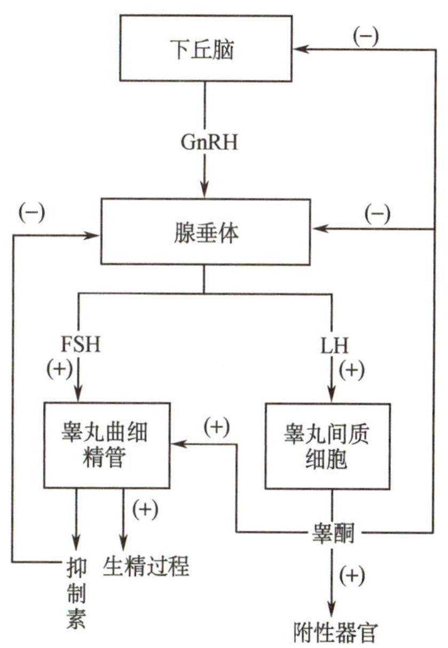

图12-3　下丘脑-垂体-睾丸轴功能调节示意图

笔记栏

第二节　女性生殖

女性生殖功能主要包括卵巢的生卵作用、内分泌功能以及妊娠与分娩等。卵巢是女性的主性器官,可产生和排出卵子,同时又是分泌女性激素的性腺。

一、卵巢的功能

(一) 卵巢的生卵作用

卵泡是卵巢的基本结构和功能单位。卵巢中有许多不同发育阶段的卵泡,未发育的卵泡称原始卵泡。新生女婴卵巢内含有原始卵泡达 200 万个,到青春期时卵巢含有的原始卵泡数降至 30 万 ~40 万个。女性一生中只有 400~500 个卵泡能发育成熟。女性在性成熟以后,卵巢开始具有周期性排卵的功能,即**卵巢周期**(ovarian cycle)。每个周期平均为 28 天,有 15~20 个原始卵泡同时开始生长发育,但通常只有一个卵泡发育成优势卵泡并成熟、排卵,其余的卵泡自行退化闭锁。根据卵泡的发育过程,每个卵巢周期分为**卵泡期**(follicular phase)和**黄体期**(luteal phase)。

卵泡的发育与成熟是一个连续的过程,可分为原始卵泡、生长卵泡(初级卵泡和次级卵泡)和成熟卵泡三个阶段:①原始卵泡:由一个初级卵母细胞和包围它的单层卵泡细胞构成。进入青春期,原始卵泡开始生长发育,卵泡细胞由单层变为多层的颗粒细胞,形成初级卵泡。②生长卵泡:在初级卵泡阶段,卵泡细胞不断分裂增殖,卵母细胞不断增大,其周围有透明带和放射冠形成,形成次级卵泡。次级卵泡阶段出现卵泡腔,分泌卵泡液,卵母细胞和周围的卵泡细胞移向卵泡腔一侧,形成卵丘。与此同时,卵泡基底膜外的间质细胞分化形成了内膜和外膜细胞,内膜细胞和颗粒细胞逐渐成熟并具备了内分泌功能。③成熟卵泡:其体积显著增大,直径可达 18~25mm。优势卵泡逐渐向卵泡表面移行并向外突出,突出处的卵泡表层细胞变薄,最后破裂将卵子排出(图 12-4)。

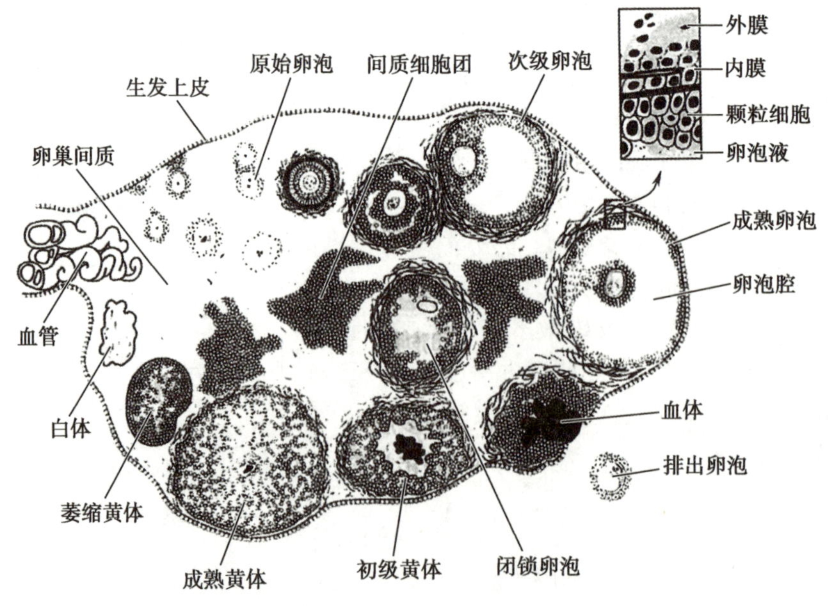

图 12-4　卵巢的内部结构和卵泡壁结构示意图

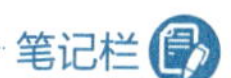

卵泡内的卵原细胞发育为成熟卵子的过程是与卵泡的生长发育同步的。在卵泡发育的同时，初级卵母细胞发育成熟，经过第一次减数分裂为一个次级卵母细胞和一个极体；次级卵母细胞即为成熟的卵子，开始第二次减数分裂，但停滞于第二次减数分裂的中期，直到排卵后受精时第二次减数分裂才得以完成。从原始卵泡到卵子成熟全过程大约14天。

成熟卵泡壁发生破裂，卵细胞、透明带、放射冠随同卵泡液冲出卵泡的过程称**排卵**(ovulation)。排卵后，塌陷的卵泡颗粒细胞和内膜细胞转变为黄体细胞而形成黄体。如排出的卵子未受精，黄体维持两周即退化为白体(月经黄体)；如排出的卵子受精，则黄体成为妊娠黄体。黄体具有内分泌功能。

(二) 卵巢的内分泌作用

卵巢主要分泌雌激素和孕激素，还有少量雄激素和抑制素等其他激素。排卵前由卵泡分泌雌激素，排卵后由黄体分泌雌激素和孕激素。卵泡的内膜细胞和颗粒细胞共同参与雌激素的合成。在LH作用下，内膜细胞产生雄激素(睾酮、雄烯二酮)，通过扩散运至颗粒细胞。在FSH作用下，颗粒细胞内芳香化酶的活性增强，从而使雄激素分别转变为**雌二醇**(estradiol，E_2)和**雌酮**(estrone)。

1. **雌激素的生理作用** 雌激素主要为雌二醇和雌酮，以E_2活性最强，雌三醇是E_2的主要代谢产物。雌激素主要生理作用如下：

(1)对女性生殖器官的作用：雌激素可促进女性生殖器官的生长发育，维持其正常功能。表现为：①促进子宫发育，使子宫内膜产生增生期的改变；在分娩前，雌激素可提高子宫平滑肌的兴奋性和对缩宫素的敏感性；②协同FSH促进卵泡发育，诱导排卵前LH高峰的出现，促进排卵；③促进输卵管的运动，以利于卵子向子宫腔内运送；④使阴道上皮增生、角化，糖原含量增加。糖原分解呈酸性，有利于阴道乳酸菌的生长，从而排斥其他微生物的繁殖，所以雌激素能增强阴道抵抗力。

(2)对女性副性征的作用：雌激素能刺激乳腺导管和结缔组织增生，促进乳腺发育；使全身脂肪和毛发分布具有女性特征，音调较高，骨盆宽大，臀部肥厚等。

(3)对代谢的调节作用：①促进蛋白质合成，特别是促进生殖器官细胞的蛋白质合成，从而促进生长发育；②促进成骨细胞的活动，抑制破骨细胞的活动，促进钙盐沉积，加速骨的生长，促进骨骺软骨愈合；③降低血胆固醇水平，保护心血管，防止动脉硬化；④高浓度的雌激素可促进醛固酮分泌而使水钠潴留。

2. **孕激素的生理作用** 孕激素主要为**孕酮**(progesterone，P)，孕二醇是孕酮的降解产物。孕激素主要由黄体生成，妊娠期胎盘也大量分泌孕激素。孕酮主要作用于子宫内膜和子宫平滑肌，为受精卵着床和妊娠的维持提供保障。孕酮受体的数量受雌激素调节，因此孕酮的作用主要是在雌激素作用的基础上完成的。

(1)对子宫的作用：①在雌激素作用的基础上，孕酮使子宫内膜进一步增生，产生分泌期改变，为受精卵着床做好准备；②使子宫平滑肌兴奋性降低，从而抑制其收缩；③降低母体对胎儿的免疫排斥反应，所以孕酮有安宫保胎的作用；④使宫颈黏液分泌减少且变稠，阻止精子通过。

(2)对乳腺的作用：孕酮可促进乳腺腺泡发育，为分娩后泌乳做准备。

(3)产热作用：使基础体温在排卵后升高0.5℃左右，直至下次月经来临。由于体温在排卵前先表现为短暂降低，排卵后升高，故可通过测量基础体温来判断排卵日期。

此外，孕激素能使血管和消化道平滑肌紧张性降低，导致孕妇容易发生便秘和痔疮。

笔记栏

二、卵巢功能的调节与月经周期

卵巢功能受下丘脑 - 腺垂体调节，而卵巢所分泌激素的周期性变化又使子宫内膜发生周期性改变，引起月经周期，同时对下丘脑 - 腺垂体进行反馈调节，形成下丘脑 - 腺垂体 - 卵巢功能轴。

（一）下丘脑 - 腺垂体 - 卵巢轴的调节

卵巢的生卵和内分泌功能受下丘脑和腺垂体功能的调节。青春期后，下丘脑 GnRH 神经元发育成熟，分泌的 GnRH 能促进腺垂体 FSH 和 LH 的分泌。卵泡的最终成熟受 FSH 和 LH 的双重调控，FSH 是卵泡生长发育的始动因素，LH 在分泌高峰期可以促进排卵和黄体的形成。

卵巢分泌的激素可反馈调节下丘脑和腺垂体的功能。其中，抑制素和孕激素负反馈调节下丘脑和腺垂体的分泌，即抑制素和孕激素分泌增加可以减少 FSH 和 LH 的分泌。但是，雌激素对下丘脑和腺垂体的调节既有负反馈也有正反馈。在卵泡成熟期，血液中雌激素处于持续高水平时，雌激素以正反馈的方式促进下丘脑 GnRH 和腺垂体 FSH、LH 的分泌，特别是 LH 大幅增加达峰值；在黄体期，血液中雌激素处于中等水平，这时雌激素主要以负反馈方式抑制下丘脑和腺垂体的分泌（图 12-5）。

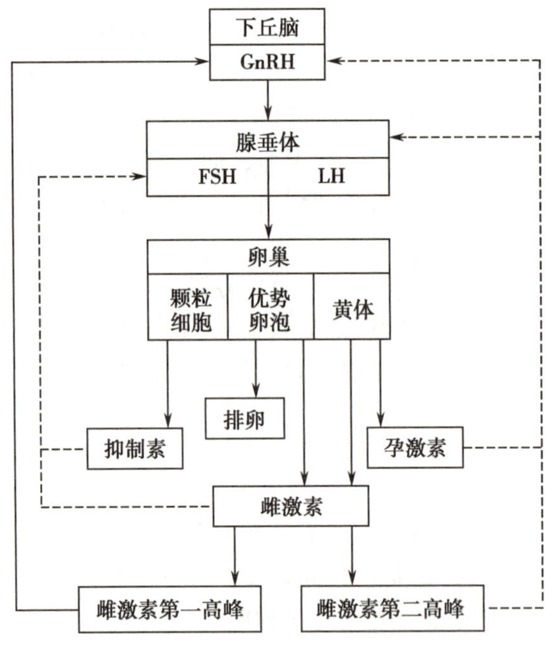

图 12-5　下丘脑 - 腺垂体 - 卵巢轴调节示意图

实线代表促进作用，虚线代表抑制作用

（二）月经周期

月经（menstruation）是指在卵巢激素作用下，子宫内膜发生周期性脱落、流血的现象。月经始于青春期，具有周期性，平均约 28 天为一个周期，故称为**月经周期**（menstrual cycle）。子宫内膜的周期性变化由卵巢功能的周期性变化决定，而后者又受下丘脑和腺垂体的调控（图 12-6）。按照子宫内膜的变化特点，可将月经周期分为月经期（第 1~5 天）、增生期（第 6~14 天）和分泌期（第 15~28 天）；若按卵巢的变化分期，可将月经周期以排卵为界线分为卵泡期（相当于子宫内膜的月经期和增生期）和黄体期（相当于子宫内膜的分泌期）。

案例分析

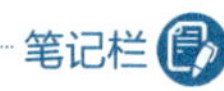

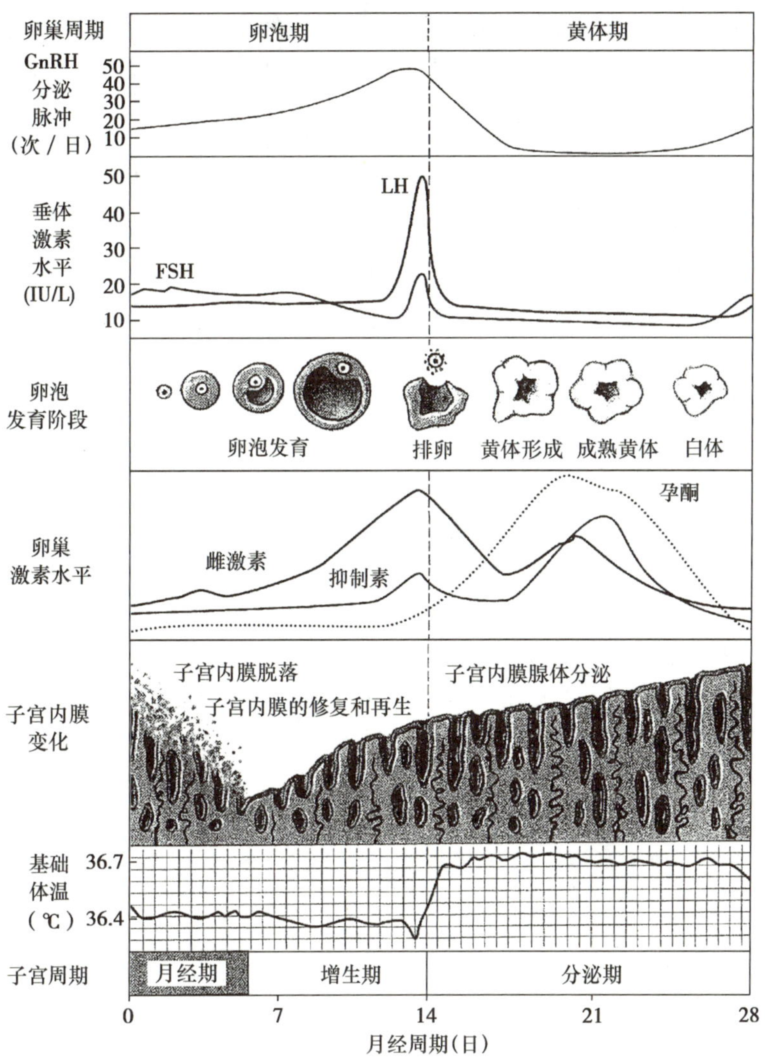

图 12-6 月经周期中子宫内膜、卵巢和血中相关激素水平的变化

1. **卵泡期** 卵泡期开始时,血液中雌激素和孕激素均处于低水平,对卵泡刺激素(FSH)和黄体生成素(LH)分泌的负反馈抑制作用解除,血液中 FSH 和 LH 先后升高,在这两种激素的作用下卵泡生成雌激素并分泌入血;在卵泡期中段,即排卵前约 1 周,血中雌激素浓度明显升高,FSH 则因雌激素反馈抑制而减少,而 LH 仍稳步上升。这一时期,虽然 FSH 处于低水平,但由于雌激素可加强 FSH 对卵泡的刺激作用,使卵泡继续增长,颗粒细胞数增多,雌激素合成和分泌进一步增加。雌激素这种局部正反馈作用,导致血液中雌激素浓度不断提高;在排卵前 1 天左右,雌激素的分泌达到高峰。在雌激素作用下,下丘脑分泌 GnRH,GnRH 刺激腺垂体分泌 FSH 和 LH,其中以 LH 分泌增加最为明显,形成血中 LH 高峰。雌激素促进 LH 大量分泌的这种作用,称为雌激素的正反馈效应。在大量 LH 作用下,成熟的卵泡排出卵子。排卵大约发生于下次月经周期前的第 14 天左右。卵泡期的雌激素引起子宫内膜产生增殖期的改变,即子宫内膜增生发育,腺体增多、变长,但并不分泌。

2. **黄体期** 卵泡排卵后形成黄体,从而进入黄体期。在 LH 的作用下,黄体细胞分泌大量的雌激素和孕激素,使血液中雌激素和孕激素浓度明显升高。这是雌激素的第二次升高,它能使黄体细胞上的 LH 受体增多,促进孕激素的合成,使孕激素维持较高水平。但随着雌激素和孕激素在血液中浓度增加,下丘脑和腺垂体受抑制,GnRH 释放减少,FSH

笔记栏

和 LH 生成明显减少。在雌激素作用的基础上孕激素使子宫内膜产生分泌期改变，即子宫内膜继续增殖变厚，小动脉卷曲增长迅速。子宫内膜呈高度分泌活动，为受精卵着床准备条件。

若未受孕，在月经周期的第 1~5 天，由于 FSH 和 LH 明显减少，黄体退化，孕激素和雌激素血中浓度明显下降，子宫内膜血管发生痉挛性收缩，随后出现子宫内膜剥脱，发生流血，成为月经。孕激素和雌激素明显减少后，使腺垂体的 FSH 和 LH 的分泌又增加，进入下一月经周期。若受孕，则由胎盘分泌绒毛膜促性腺激素，代替腺垂体的 LH 和 FSH，维持妊娠黄体的分泌功能，继续不断地分泌孕激素和雌激素，保证妊娠顺利进行。

知识链接

围绝经期与围绝经期综合征

围绝经期指从卵巢功能开始减退至完全丧失后 1 年的时期（更年期），时间长短因人而异。通常，40~50 岁女性的卵巢功能开始衰退。处于围绝经期的妇女因雌激素分泌水平下降，可能出现以自主神经系统功能紊乱为主一系列生理、心理不适的症候群，称为**围绝经期综合征**。表现为：①月经紊乱及闭经；②阵发潮热及汗出；③注意力难以集中、失眠、遗忘、激动、紧张、工作能力及效率降低等精神症状；④乳腺、生殖器官萎缩，易发生老年性阴道炎等生殖系统疾病；⑤皮肤、毛发干燥、无光泽、视力不佳、关节疼痛等。围绝经期是女性的自然生理过程，大多数妇女可通过神经内分泌的自我调节适应这种变化，不出现或仅有轻微症状，但也有少数妇女症状比较明显，必要时可在专科医生指导下适当补充雌激素以缓解症状。

三、妊娠

妊娠（pregnancy）是新生命产生的过程，包括**受精**（fertilization）、**着床**（implantation）、妊娠的维持和胎儿的生长等。一般以末次月经的第一天算起，人类的妊娠期约为 280 天。

（一）受精与着床

1. **受精**　是精子与卵子融合的过程。精子射出后，必须在女性生殖道内停留一段时间（1~10 小时），才能获得使卵子受精的能力，称精子**获能**（capacitation）。获能的主要部位是子宫腔，其次是输卵管。获能的本质是暴露精子表面与卵子的识别装置，解除对顶体反应的抑制，使精子得以穿入卵内完成受精过程。

精子与卵子在输卵管壶腹部相遇，发生**顶体反应**（acrosome reaction），即精子的顶体外膜与头部的细胞膜首先融合，继之破裂，形成许多小孔，释出顶体酶，溶解卵子外周的放射冠和透明带。精子穿入卵细胞中，两者互相融合，即完成受精（图 12-7）。精子进入卵细胞后，立即触发卵细胞完成第二次减数分裂，形成并释放出第二极体。进入卵细胞的精子，尾部迅速退化，细胞核膨大形成雄性原核，即与雌性原核融合，形成一个具有 23 对染色体的受精卵。

受精卵在输卵管的蠕动和纤毛的作用下，逐渐向子宫腔移动。运动途中不断进行有丝分裂，于受精后的第 3 天形成由 16 个细胞组成的桑葚胚。在受精后第 4~5 天，桑葚胚进入子宫腔并继续分裂变成**胚泡**（blastocyst）。胚泡在子宫腔内停留 2~3 天，胚泡外的透明带变薄、消失，胚泡可以直接从子宫内膜分泌的液体中吸取营养。

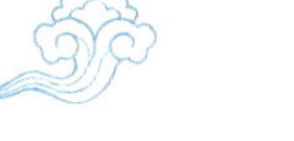

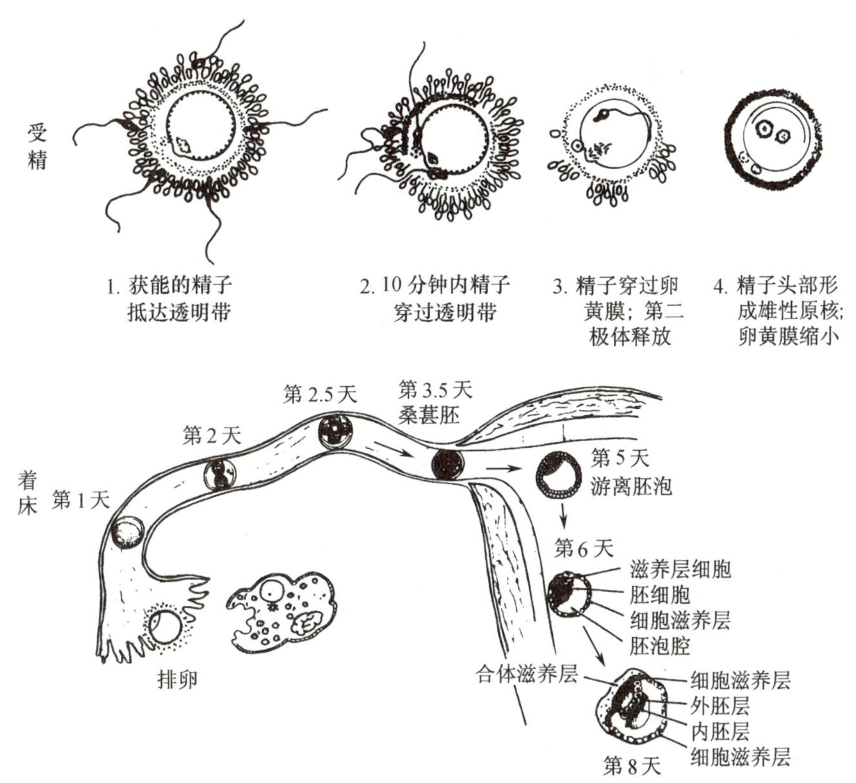

图 12-7 受精与着床的主要过程示意图

2. **着床** 着床是胚泡植入子宫内膜的过程。一般在受精后第 5 天，胚泡外的透明带解体消失，在第 6~7 天开始着床，完成于第 11~12 天。着床过程经过定位、黏着、穿透 3 个阶段(图 12-7)。成功着床必须具备的条件有：①透明带消失；②胚泡的滋养层细胞迅速增殖分化，黏附并植入子宫内膜，导致内膜蜕膜化；③胚泡与子宫内膜必须同步发育并相互配合；④体内必须有足够数量的孕激素，并在雌激素配合下使子宫出现一个短暂的敏感期，才能接受胚泡的着床。

在着床过程中，胚泡不断发出信息，使母体能识别胚泡并发生适应性变化。胚泡可产生多种激素和化学因子，如绒毛膜促性腺激素能刺激月经黄体转变为妊娠黄体，继续分泌妊娠所必需的雌激素和孕激素。

(二) 胎盘

胎儿出生后分娩出的胎儿体外附属组织统称为**胎盘**(placenta)。广义的胎盘还包括胎膜和脐带。

1. **胎盘的营养作用** 胚泡植入后，胎儿生长发育需要的营养物质来源于母体的血液循环。胎盘起着沟通母体和胎儿的血液循环，进行母体和胎儿物质交换的作用。

2. **胎盘的内分泌作用** 胎盘是妊娠期的重要内分泌器官，它能分泌大量的雌激素、孕激素和人绒毛膜促性腺激素，以取代垂体分泌的促性腺激素和卵巢分泌的雌激素与孕激素，所以胎盘对维持正常妊娠具有重要作用。妊娠 3 个月后胎盘可完全取代卵巢和腺垂体的内分泌作用。

(1) **人绒毛膜促性腺激素**(human chorionic gonadotropin，hCG)：hCG 是一种糖蛋白，分子量为 45 000~50 000Da，由胎盘绒毛组织的合体滋养层细胞分泌。hCG 生理作用和化学组成与腺垂体的 LH 相似。它的主要作用是在妊娠早期维持母体黄体继续发育形成妊娠黄体，并使雌激素和孕激素由黄体合成顺利地过渡到由胎盘合成。hCG 可进入母血，并由尿中排

笔记栏

出，在受精后 8~10 天的母血中就有 hCG 存在，在妊娠第 60 天左右达到高峰，然后逐渐下降，于妊娠后 160 天左右降到最低水平。妊娠后期略有增加，在分娩前才停止分泌（图 12-8）。临床上通过检测母体血或尿中 hCG 水平协助诊断早期妊娠。

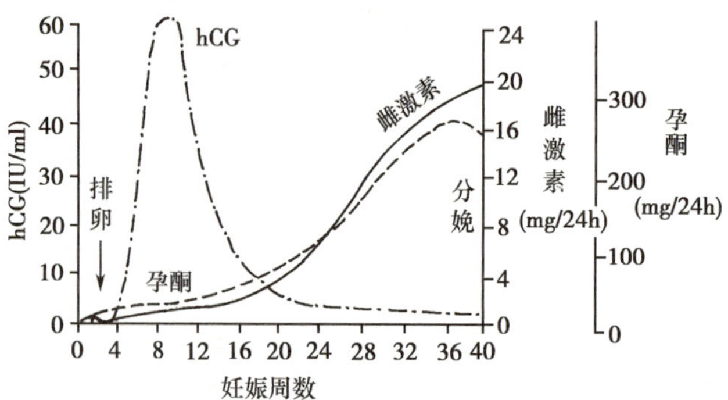

图 12-8 妊娠期间 hCG、雌激素和孕酮分泌变化示意图

（2）**人绒毛膜生长激素**（human chorionic somatomammotropin，hCS）：是胎盘分泌的糖蛋白激素，其化学组成及某些生物活性与生长激素相似。hCS 可促进胎儿生长，可降低母体对葡萄糖的利用，将葡萄糖转移给胎儿作为能量来源；同时使母体游离脂肪酸增多，有利于胎儿摄取更多营养。孕妇血中 hCS 的含量，也是从妊娠 2 个月后开始增加，直至分娩前停止。

（3）**类固醇激素**：hCG 的分泌于妊娠 60 天后逐步下降到最低水平，此时黄体的分泌功能不能维持，但胎盘已于妊娠第 6 周后开始分泌雌激素和孕激素，所以血中雌激素和孕激素浓度仍继续升高，至分娩前达到高峰（图 12-8）。

人胎盘产生多种雌激素，以雌三醇为主，其合成原料来自胎儿肾上腺形成的脱氢表雄酮硫酸盐，在胎儿滋养层细胞内形成。孕激素主要是孕酮。在雌、孕激素作用下，子宫与乳腺继续明显地发育增大。雌激素还可通过产生前列腺素增加胎盘和子宫之间的血液量；孕激素则抑制妊娠时子宫肌收缩，维持子宫内膜和蜕膜，抑制 T 淋巴细胞，避免母体排斥胎儿。

四、分娩

发育成熟的胎儿及其附属物从母体子宫娩出体外的过程称为**分娩**（parturition）。分娩的动力是子宫节律性收缩。分娩启动需要胎儿、胎盘和母体多因素共同作用。引发子宫节律性收缩的主要因素有：①分娩前子宫肌中孕激素 / 雌激素的比例下降，导致前列腺素分泌，触发子宫肌收缩；②子宫蜕膜和胎盘分泌缩宫素，同时子宫平滑肌缩宫素受体数量显著上升，促进子宫肌的强烈收缩；③分娩时的疼痛和精神紧张刺激肾上腺素大量分泌，增强子宫肌的收缩强度；④妊娠黄体、胎盘和子宫蜕膜分泌松弛素，使妊娠妇女骨盆韧带松弛，胶原纤维疏松，子宫颈松软，利于分娩进行。

五、授乳

在胎儿娩出后 24 小时，母体的乳腺即可分泌富含免疫球蛋白的**初乳**（colostrum），并进行**授乳**（lactation）。分娩后，血中的雌、孕激素浓度大大降低，而 PRL 维持较高水平，发挥始动和维持泌乳的作用。哺乳期间，PRL 是控制乳汁分泌的主要激素。乳汁中的蛋白质和脂肪合成受 PRL、生长激素、胰岛素和糖皮质激素的影响；产后 3 周 PRL 水平开始下降。哺乳时，婴儿吸吮乳头，可促进 PRL 分泌，从而维持乳汁生成，为下一次泌乳做准备；同时，婴儿吸吮乳头，通过下丘脑 - 垂体束释放缩宫素引起射乳反射。

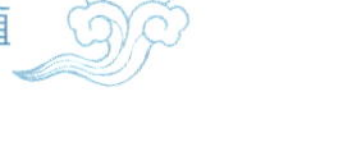

笔记栏

思政元素

合理避孕，关爱妇女身心健康

避孕是指采用一定的方法使女性暂时不受孕。避孕措施主要通过控制生殖过程中的3个关键环节，来达到不受孕的目的，包括抑制精子与卵子的产生，阻止精子与卵子结合，改变子宫环境使其不利于精子获能、生存或不适宜受精卵着床和发育。目前常用的避孕方法有药物避孕、外用避孕、宫内节育器、安全期避孕和绝育术。避孕是防止和减少非意愿妊娠及人工流产（或引产）、保护广大妇女身心健康的重要保障；是生殖健康和全面性教育中的重要内容，是调节生育、有计划生育、选择最佳时机生育的关键性措施；同时也是社会文明进步的体现，是人类社会发展的必然要求和必然选择。

（包怡敏）

复习思考题

为什么有生育要求的男性不能过多使用雄激素？

扫一扫
测一测

主要参考书目

1. 王庭槐 . 生理学[M].9 版 . 北京：人民卫生出版社，2018.
2. 王庭槐 . 生理学[M].3 版 . 北京：人民卫生出版社，2015.
3. 韩济生 . 针刺镇痛的神经化学基础[M]. 北京：北京大学医学出版社，2008.
4. 杨增明，孙青原，夏国良 . 生殖生物学[M].2 版 . 北京：科学出版社，2019.

复习思考题
答案要点

模拟试卷